高等医学院校护理学专业"1+X"书证融通系列教材

外科护理学

主编　米树文　　王锡娟

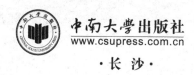

中南大学出版社
www.csupress.com.cn

·长沙·

编委会

主　　编　米树文　王锡娟

副主编　屈　丰　张玉群媛　龙　建　彭钰竹

编　　者　米树文(黔西南民族职业技术学院)

　　　　　王锡娟(黔西南民族职业技术学院)

　　　　　屈　丰(黔西南民族职业技术学院)

　　　　　张玉群媛(黔西南民族职业技术学院)

　　　　　龙　建(贵州城市职业技术学院)

　　　　　彭钰竹(贵州城市职业技术学院)

　　　　　汪　清(黔西南民族职业技术学院)

　　　　　张佳佳(黔西南民族职业技术学院)

前　言

外科护理学是研究如何对外科病人进行整体护理的临床护理学科，包含了外科护理的基本理论、基本知识和基本技术，还有护理心理学、护理伦理学、社会学等人文科学知识。外科护理学也是高职护理专业中的一门核心课程，是护理专业高职生的必修课程和主干课程。对培养学生的护理价值观，树立严格无菌观念，细心观察病情，正确判断处理，抢救配合，实现救死扶伤使命具有十分重要的意义，同时是护理专业学生日后从事手术类科室工作的基础。

本教材在编订上，认真贯彻《"健康中国 2030"规划纲要》的精神，结合高职院校护理专业及助产专业学生的具体学习情况和特点，对教学内容进行了合理的取舍，课程目标是让学生掌握护理基本理论、基本知识和基本技能，培养学生发现问题、分析问题、解决问题、独立思考和评判性思维的能力，为日后走上临床护理工作岗位，夯实所必须具备的知识、技术和能力基础。

为使本教材更符合职业教育规律和培养应用型、适应型护理人才的需要，主要编写特点如下：

一、紧密结合临床护理现状和需求，以病人为中心，以人的健康为出发点，以整体护理观为指导，以护理程序为主线，力求反映健康需求和疾病谱的变化，贴近新知识新技术的进展，紧跟新政策走向，内容逐渐向社区护理、家庭护理延伸；在强调外科护理学基本知识、基本理论和基本技能的基础上，同时也注重整体护理、人文关怀、评判性思维以及综合分析能力的培养。

二、在体例结构上，章前设定学习目标，帮助读者从识记、理解和运用 3 个层面了解教与学的重点内容；设立章前导言，重点说明本章在教材和职业中的作用；设置导入案例，正文针对该护理案例提出护理诊断和措施，以培养学生临床思维，提高其认识问题、解决问题的能力；章中插入文本框，内容涉及知识拓展、经验分享、科学证据、历史长廊以及研究进展等多个方面，以拓宽学生的知识面。

　　三、从护理部分内容的编排上，为节约篇幅，避免同一章节护理内容重复，每章选择 1~2 种常见的疾病，按照护理评估、常见护理问题/诊断、护理目标、护理措施和护理评价 5 个部分进行详细阐述，同一章节的其余疾病只介绍特殊的护理措施。

　　四、根据护士执业资格考试大纲要求，每章节始设置有护考高频考点和护考链接，每章末设置有思考题，帮助学生梳理和总结整章内容及重点知识，复习和巩固已学的知识，以达到温故知新的目的。

　　五、在部分章节融入了思政要素和德育功能，实现思政教育与专业教育的协同推进，让学生在培养丰富的护理知识和精湛的护理技能的同时，树立"以人的健康为中心"的护理观念，培养学生"医德高尚、爱岗敬业、慎独自律、团队协作、友善关爱"的职业素养，让课堂真正成为"传道、授业、解惑"的大阵地。

　　本教材参考了大量国内有关专著、教材和文献资料，在此向相关人员一并致以深切的感谢！

　　本教材在编写过程中，得到了黔西南民族职业技术学院各位领导的大力支持和指导，各位编写人员克服种种困难，按时完成任务，在此谨向各位领导和各位参编老师表示由衷感谢！

　　尽管我们已经尽最大努力，但由于时间仓促，水平和能力有限，教材的不足之处在所难免，敬请有关专家和广大读者批评、指正，今后将根据师生和读者的反馈意见不断修订完善。

编者

2022 年 4 月 25 日

目　录

第一章

绪　论

学习目标

识记：复述外科疾病、外科学和外科护理学的概念。

理解：

1. 概况外科学、外科护理学的发展概况。

2. 说明外科护士应具有的素质。

运用：应用外科护理学的方法学习本课程。

习题二维码1-1

考点提示

序号	主要考点
1	外科护理学范畴及特点
2	外科护士应具备的素质

第一节　外科护理学的任务与发展

外科护理学是阐述和研究对外科患者进行整体护理的一门临床护理学科，是护理学的一个重要组成部分，包含了医学基础理论、外科学基础理论和护理学基础理论及技术，以及护理心理学、护理伦理学等人文科学相关知识，其发展与外科学的发展密不可分。

一、外科护理学的任务

外科护理学的研究任务可从3方面来理解：

①多学科交义，既包括医学基础理论、外科学基础理论、护理学基础理论及技术，又包括护理心理学、护理伦理学和社会学等人文社会科学知识；

②个体化整体护理，以外科疾病病人为研究对象，在现代医学模式和护理观的指导下，以人的健康为中心研究如何根据病人身心、社会和精神文化需求提供整体护理；

③多范畴服务，从治疗和护理病人到预防疾病和促进康复，从医院扩展到社区和家庭，包括疾病普查、咨询指导、协助诊断、疾病护理、康复锻炼和预防残障等。

◆ 二、外科护理学的发展

古代外科学发展过程并不十分清楚，远古时代有用破石、石针治疗伤病的记载。中国的外科学有着悠久的历史。早在旧石器时代，我国祖先就开始用人工制造的器具——砭石治疗伤病。夏商时代甲骨文记载有"疥""疮"等字。周代，《周礼·天官》中所载的"疡医"，即指外科医师，主治肿疡、溃疡、金创等。秦汉时期，我国现存最早的医学专著《黄帝内经》已有"痈疽篇"的外科专长。汉末华佗是我国第一个应用麻沸散作为全身麻醉药进行死骨剔除术、剖腹术的外科医师，堪称我国的外科学鼻祖。汉代以后，我国外科手术有了长足进步，在断肠缝合术、血管结扎术、鼻息肉截除术、痔疮截除术、咽部异物探取术等方面取得了可喜的进步，对外科伤病的认识和治疗水平不断提高，但发展过程漫长且曲折。古代外科学以诊治体表的疾病和外伤为主，期间的医学专著中几乎未出现"护理"一词。

16世纪欧洲文艺复兴时期，人体解剖学不断发展，此后生理学、病理学逐渐形成，为近代外科学的建立奠定基础。由于认为外科技术是"小技"或"卑下的技术"，外科学度过了黑暗的中世纪，处于停滞状态。直到19世纪40年代，麻醉镇痛、消毒灭菌、止血、输血技术先后出现，解决了疼痛、感染、出血和休克4大阻碍外科学发展的难题，外科学进入新的发展阶段，现代外科学由此奠基。同期，克里米亚战争爆发，现代护理学创始人弗洛伦斯·南丁格尔在前线医院看护伤病员的过程中成功应用清洁、消毒、换药、包扎伤口、改善休养环境等护理手段，注重伤病员的心理调节和营养补充，使伤病员病死率从42%降至2.2%，充分证实了护理工作在外科疾病病人治疗过程中的独立地位和意义，由此创建了护理学，获得成功，既体现了外科学的发展，也展示了外科护理学的进步。

现代外科学在原有基础上不断拓展新的领域，高速发展。人工材料与人工脏器（如组织工程材料、纳米生物材料、人工关节、人工心脏瓣膜、克隆技术、基因工程等）的应用为外科学的发展提供了条件，救治了许多以前无法治疗或治愈的病人。腔镜技术、内镜技术、介入技术的使用推动了微创外科的快速发展，大大减少了手术给病人带来的创伤和疼痛。手术机器人和机器人护士的运用，提高了手术的操控性、精确性和稳定性，节省了人力资源，降低了感染风险。

与此同时，外科护理学也紧跟外科的发展步伐，以现代护理观为指导，以护理程序为核心，在深度和广度上不断更新发展。相应领域的专科护士，如伤口造口专科护士、疼痛管理专科护士等不断涌现，不仅能促进外科手术病人康复，提高医疗护理质量，指导和帮助其他护士提高专业水平，还能减少术后并发症的发生，降低医疗费用。

知识拓展

精准外科手术

精准外科手术是现代数字化技术与传统外科手术融合形成的低耗、高效、优质的新型外科手术模式。术前通过数字医学影像技术和三维图像构建对病情进行精确定性分析和准确判断；再通过虚拟现实交互技术进行模拟手术，对手术方案进行反复操作并不断修正，预判手术实施过程可能遇到的个性化问题，并制订相应解决方案，尽量排除因手术经验积累、术式手法等人为因素导致的手术风险；术中利用实时可靠的导航系统高精度、高效率实施手术，以确保手术的微创化、可视化、可控化和标准化。精准外科手术旨在以精细的术前决策、精密的手术方案、精确的手术模拟和精准的手术作业而获得最小创伤侵袭、最大脏器保护、最低医疗耗费和最佳治疗结局的精美手术效果，目前已在肝胆外科、神经外科、心脏外科、妇产科和骨科逐渐使用，越来越受到外科医生的推崇。

第二节　学习外科护理学的方法与要求

外科护理学是护理学的一大分支，它的范畴是在外科学和护理学的历史发展中形成，并且不断更新变化的。随着外科领域的不断拓展，计算机技术的广泛应用于临床、生命科学新技术的不断引入等，外科学和外科护理学都迎来了新的机遇，也面临新的挑战。作为外科护理人员，不仅要热爱护理专业，拥有健康良好的体魄，还应该关注本学科的发展方向，不断学习新技术、接受新理论，提高自身的素质，适应新时代外科护理学的发展要求。只有学习目的明确、有学习欲望和乐于为护理事业无私奉献者，才能心甘情愿地付出精力并学好外科护理学。只有当一个人所学的知识为人所需、为人所用时，才能真正体现知识的价值。

一、树立良好职业思想

学习外科护理学的目的是为了掌握外科护理学的基本理论和技术，更好地为人类健康服务。仅有知识是远远不够的，还必须树立良好的职业思想。职业思想是护士社会价值和理想价值的具体体现，要与护士的职业劳动紧密结合。为人类健康服务需要有正确的思想指导和实质性内容，即在全心全意为病人服务的指导思想下，在实践中运用知识、奉方面必须参加实践，多学习、多动手、多观察。结合临床病例，使学习内容生动形象地展示，同时通过独立思考，将书本知识与临床护理实践灵活结合，能进一步印证、强化书本知识，更加牢固地掌握所学知识，同时能提高发现问题、分析问题和解决问题的能力，不断拓展自己的知识，提高业务水平，更好地贯彻整体护理观念，有助于解决护理实践中的一系列问题。另外，外科护士应审时度势，具体情况具体分析，根据病人病情的变化及时采取相应的护理措施。如外科病人手术后，局部解剖关系和生理功能发生了变化，术后的护理问题也相应发生改变，护理问题的重点或护理的首优问题也随之改变。在护理实践中，不能只看到局部问题，头痛医头，脚痛医脚，而且应关注由局部问题导致的全身反应，严密观察，加强护理，及时评价护理效果。

➡ 二、应用现代护理观指导学习

现代护理学的理论包括 4 个基本概念：人、环境、健康、护理。人是一个统一的整体，世界卫生组织（WHO）将健康定义为："健康不仅是身体 没有疾病和缺陷，还应有完整的心理状态和 良好的社会适应能力。"1980 年美国护士学会（ANA）指出："护理是诊断和处理人类对现存的或潜在的健康问题的反应"。护理的目的是帮助患者适应和改善内外环境的压力，达到健康的状态。

护士是护理的提供者、决策者、管理者、沟通者和研究者，也是教育者。护士的职能 不仅为患者提供舒适的医疗护理环境，还应该为患者提供温馨的心理环境，将患者看成 一个生物、心理、社会、文化等的统一体，为患者提供全面的护理服务。护理是护士和患者共同参与的过程，护理的目的是提高患者的适应能力，提高其参与度，满足患者的需要，使其达到最佳的健康状态。如外科病人手术前会存在种种顾虑，外科护士与病人建立信任关系的基础上通过观察病人并与其沟通交流等，了解其手术前主要的需求，有针对性地讲解有关疾病与手术的相关知识，消除其焦虑情绪，增强其信心与力量，使其从被动接受护理转向主动参与和配合护理。外科护士对手术后病人的护理重点转向病情观察、伤口护理、营养支持、心理护理、疼痛管理和并发症的预防等；对即将出院的病人，则应对其健康问题进行指导和宣教，以促进病人康复。

总之，护士应始终以人为本，以现代护理理念为指导，依据以护理程序为框架的整体护理模式，收集和分析资料、评估病人现有的和潜在的护理问题、采用有效的护理措施并评价其效果，最终达到帮助病人解决健康问题的目的。

➡ 三、坚持理论联系实践

外科护理学是一门实践性很强的应用性学科，学习外科护理学必须遵循理论与实践相结合的原则。一方面要掌握好基本理论、知识和技能；另一方面，要承担起时代赋予的使命，为外科护理学的发展贡献自己的力量。

第三节　外科护士应具备的素质

医学的发展、科学技术的进步、现代护理理念的更新、各学科间的相互渗透和交叉，使外科护理学的内涵得到更广阔的外延和发展。外科急诊、危重病人多，同时由于创伤、麻醉及手术的影响，病情复杂多变，有突发性或病情演变迅速等特点。因此，对外科护士的综合素养提出了更高的要求。

一、高尚的道德素质

护士是人们心目中的白衣天使，肩负救死扶伤、促进人类健康的神圣职责。这就要求每一个外科护士都应树立对自身职业的认同感和爱岗敬业的精神，具备高尚的思想品德和无私的奉献精神，还要有崇高的品德，不怕苦，不怕累，全心全意为病人服务。同时，外科疾病病人的病情瞬息万变，外科护士在工作中应具有强烈的使命感和责任心，严肃认真、一丝不苟、兢兢业业，守护病人的生命和健康。

二、扎实的业务素质

外科护士不仅要具备护理职业岗位所需丰富的理论知识及娴熟的操作技能，还应掌握外科护理专业知识，如外科常见疾病的防治知识、护理知识以及外科急、危、重症救护知识等，将所学知识融会贯通，培养细致的观察力和敏锐的判断力。善于运用语言及非语言表达方式，与病人及其亲属进行有效交流；通过对病人的正确评估，及时发现病人现存或潜在的护理问题，协同医生进行有效处理，同时运用评判性思维方式和使用护理程序为病人提供个性化的整体护理。

护士的科研能力也是业务素质的一项重要内容。护理学的发展需要护理科研的支撑和推动。护理学理论的构建，护理技术、方法的改进，护理设备的改革，护理管理模式的建立等，都有赖于护士去探索规律、总结经验，推动外科护理学的不断发展。因此，外科护士要认真钻研业务，不断开拓创新，善于从实践中发现、思考和解决问题，逐步培养和不断提高科研能力。

三、过硬的专科技能

随着外科学的精细化发展，外科护理学也逐渐细分，外科护士在临床工作中还应有意识地培养自己的专科技能，如外科静脉输液治疗护理、外科伤口护理、肠造口护理、疼痛护理等，使自己掌握并精通，努力使自己成长为相应领域的专科护士，不仅为病人解除相应的护理问题，也可以指导低年资护士，同时还提升个人的职业成就感。

四、具有良好的人文素质

随着时代的发展和社会文化的进步，患者对护理服务提出了更高的要求，以人为本、人文关怀成为现代护理的主题。要全面提高护理质量，就必须在护理工作中坚持坚持"以患者为中心"，尊重患者、关心患者、了解患者，让患者体会到护理人员对他们的关爱，认识到护理人员对他们全心全意服务的诚意。因此，要求护士做到仪表大方，举止端庄，服饰整洁，对待患者有爱心、诚心、耐心、细心、责任心和同情心，在护理工作中能够做到将患者作为一个统一的整体，进行生理、心理和社会的护理，以促进患者的健康，使护士成为病人心目中名副其实的白衣天使。

五、良好的身心素质

外科护理工作有急诊多、工作量大、病人病情急且变化快、突发事件多等特点。当发生工伤、交通事故或特发性事件时，短时间内可能有大批伤员被送达并需立即提供治疗和护理，工作需要加班加点，甚至没时间吃饭、休息，工作负荷骤然加大，如果外科护士不具备健全的体魄、过硬的心理素质和应急能力、开朗的性格和饱满的精神状态，就不能保证及时、有效地参与抢救工作，甚至可能发生差错，危及患者的生命。

随着现代医学科学的进步，医学模式与护理理念的转变，各种新理论、新技术、新设备不断应用于临床，护理工作的范畴也在不断扩大，外科护理学的职能不断拓宽，需要一批愿为促进人类健康服务、具有良好自身素养和专业素养、德才兼备、具有不断开拓创新和勇于探索精神的专科护士。

知识拓展

"为了中华之崛起"

新的学期开始了，老师们向同学们提出一个严肃的问题：读书为了什么？许多同学回答着"为了家父来读书""为明礼而读书""为光耀门庭而读书"……。老师随后问了周恩来，周恩来庄重的回答："为了中华之崛起！"他志向远大，后来成为新中国一代伟人——人民的好总理。

【思考题】

1. 现今，越来越多的智能机器人进入外科护理行业，并能完成很多复杂的护理工作。如墨西哥科学家研制出可以传递手术器械的机器人"护士"；日本科学家制造出可轻易抱起重达80 kg病人的护理机器人；中国也已使用机器人"护士"进行药物配制。

请问：

(1)作为一名外科护士，你认为应该如何利用新的科学技术带来便捷？

(2)在新技术带来便捷的同时，外科护士该如何应对随之而来的挑战？

2. 随着护理工作范围和服务领域的不断扩大，在某个临床护理领域具有丰富工作经验、先进专业知识和高超临床技能的护士主导的护理门诊应运而生，如伤口造口门诊、疼痛管理门诊等。

要想从一名外科护理领域的新手成长为本领域的专科护士或专家，请问：

(1)在外科临床实践中应当如何培养自己的综合素质？

(2)在成长过程中，该如何要求自己？

第二章

水、电解质、酸碱平衡失调

学习目标

识记：

1. 复述等渗性缺水、低渗性缺水、高渗性缺水、水中毒、低钾血症、高钾血症、代谢性酸中毒、代谢性碱中毒、呼吸性酸中毒、呼吸性碱中毒的概念。

习题二维码2-1

2. 简述等渗性缺水、低渗性缺水、高渗性缺水、水中毒、低钾血症、高钾血症、代谢性酸中毒、代谢性碱中毒、呼吸性酸中毒、呼吸性碱中毒的病因。

理解：

1. 解释并比较等渗性缺水、低渗性缺水、高渗性缺水、水中毒的病理生理、临床表现和处理原则。

2. 解释并比较低钾血症、高钾血症的临床表现和处理原则。

3. 解释并比较代谢性酸中毒、代谢性碱中毒、呼吸性酸中毒、呼吸性碱中毒的病理生理、临床表现和处理原则。

运用：

运用护理程序对水、电解质、酸碱平衡失调病人实施整体护理。

章前导言

人体内的液体总称为体液。体液的主要成分为水和电解质。体液平衡是维持机体正常代谢、内环境稳定和各器官生理功能的基本保证，包括水、电解质、酸碱的平衡。体液平衡失调分为容量失调、浓度失调和成分失调3种。容量失调是指细胞外液量等渗性减少或增加，但细胞外液的渗透压无明显改变，如等渗性缺水。浓度失调是指细胞外液量减少或增加，导致细胞外液的渗透压也发生改变，如低钠血症或高钠血症。细胞外液中钠以外其他离子的浓度发生改变，虽能产生各自的病理生理影响，但因渗透微粒数量小，不会明显影响细胞外液的渗透压，仅造成成分失调，如低钾血症或高钾血症、酸中毒或碱中毒等。创伤、感染、手术及其他外科疾病常可导致水、电解质、酸碱平衡失调，若平衡失调程度超过人体的代偿能力，可产生严重后果，甚至危及生命。本章主要阐述水、电解质、酸碱平衡失调的病因、病理生理、临床表现、处理原则及护理措施。

案例导入

> 王先生，52岁，因上腹疼痛4小时入院。
>
> 病人4小时前无明显诱因出现上腹疼痛，疼痛剧烈，并伴恶心、呕吐，呕吐物为胃内容物，量较多。自诉头晕，四肢乏力。发病以来食欲、精神欠佳。
>
> 既往有胃、十二指肠溃疡病史5年，吸烟10年，5支/日。
>
> 体格检查：T 38.5℃，P 116次/分，R 30次/分，Bp 90/65 mmHg，烦躁不安，呼吸急促，腹膜刺激征明显，辅助检查：血常规：RBC 5.5×10^{12}/L，Hb 155 g/L，WBC 16.5×10^9/L，血细胞比容（HCT）65%；血清电解质：K^+ 3.2 mmol/L；动脉血气分析：pH 7.31，碳酸氢根（HCO_3^-）12 mmol/L，二氧化碳分压（$PaCO_2$）25 mmHg。
>
> 请思考：
>
> （1）该病人出现了哪些水、电解质、酸碱平衡失调？
>
> （2）病人目前主要的护理诊断/问题有哪些？
>
> （3）针对病人的护理诊断/问题，应采取哪些相应的护理措施？

体液容量、渗透压及电解质含量是维持机体内环境稳定、进行正常代谢和各器官功能正常的基本保证。外科患者常由于创伤、手术及一些外科疾病导致体内水、电解质和酸碱平衡失调。其一旦失调，机体内环境的稳定将随之发生变化，从而引起一系列病理生理变化，使器官功能紊乱，严重者可致患者死亡。因此，作为外科护士，应该了解哪些原因会使机体发生水、电解质及酸碱代谢失衡，失衡后会有什么样的临床表现，以及怎样护理这类患者。

博学厚德，扶伤济世

第一节　体液平衡

 考点提示

序号	主要考点
1	体液量占体重
2	水平衡、电解质平衡
3	体液平衡的调节
4	酸碱平衡调节途径

一、体液组成及分布

　　体液的主要成分是水分和电解质，体液总量因性别、年龄、胖瘦而有所不同。因肌肉组织含水量高（75%～80%），脂肪细胞不含水而成年男性的肌肉组织比女性更发达，因此，成年男性体液量所占体重的比例（约占60%）高于成年女性（约占55%），两者均有±15%的变化幅度。小儿的体液量占体重的比例较高，婴幼儿可高达70%～80%；60岁以后的男性、女性体液总量均有所减少。

　　体液可分为细胞内液和细胞外液，男性细胞内液约占体重的40%，女性的细胞内液约占体重的35%。男、女性的细胞外液均占体重的20%。细胞外液分为血浆（约占体重的5%）和组织细胞内液间液（约占体重的15%）两部分。细胞内液、组织间液和血浆之间通过不断交换，保持平衡。能迅速地与细胞内液进行交换并取得平衡的细胞外液，因其在维持机体的水和电解质平衡方面具有重要作用，称为功能性细胞外液。另有一小部分的组织间液，仅有缓慢地交换和取得平衡的能力，虽然它们都有各自的功能，但在维持体液平衡方面的作用很小，称无功能性细胞外液，如胸腔液、心包液、脑脊液、关节液等，占体重的1%～2%。某些体液虽然属于无功能性细胞外液，但其变化会导致水、电解质、酸碱平衡紊乱，如胃液、肠液，如大量丧失，会导致缺水和酸碱失衡的发生。

二、体液平衡及调节

（一）水平衡

　　水的平衡对维持内环境稳态起着非常重要的作用，正常成人24小时水的摄入量和排出量均为2000～2500 mL（表2-1），两者保持着出入量的动态平衡，如果摄入不足或排出过多，就可能发生缺水，反之则可引起水潴留。

表2-1　正常人体水分摄入量和输出量的平衡

摄入量（mL）		排出量（mL）	
饮水	1000～1500	尿	1000～1500
食物含水	700	粪	150
内生水	300	呼吸蒸发	350
		皮肤蒸发	500
总量	2000～2500	总量	2000～2500

（二）电解质平衡

　　正常情况下，人体摄入的电解质经消化道吸收并参与体内代谢，多余的主要由肾脏排出，少量由汗液及粪便排出。细胞内、外液的渗透压相等，正常为290～310 mmol/L。细胞外液中的主要阳离子为Na^+主要阴离子为Cl^-、HCO_3^-和蛋白质，细胞内液中的主要阳离子为K^+

和 Mg^{2+}，主要阴离子为磷酸氢根（HPO_4^{2-}）和蛋白质，共同维持细胞内外的渗透压。

1. **Na^+ 的平衡** 钠（Na^+）占细胞外液阳离子总数的90%以上。细胞外液的渗透压主要由 Na^+ 维持。正常成人对钠盐的日需要量为 5~9 g，主要来自食盐，经小肠吸收，大部分通过肾脏排出，小部分随汗液和粪便排出（大量出汗例外），正常血清 Na^+ 浓度为 135~145 mmol/L。肾脏对钠的排泄特点是多吃多排、少吃少排、不吃不排。因此，即使患者禁食，也不易发生低钠血症。

2. **K^+ 的平衡** 全身钾（K^+）总量的98%分布于细胞内，细胞外液中钾含量仅占总量的2%，正常成人对钾盐的日需要量为 2~3 g，主要从食物中摄入，经消化道吸收，80%经肾脏排出，正常血清 K^+ 浓度为 3.5~5.5 mmol/L。肾脏对钾的排泄特点是多吃多排，少吃少排，不吃也排。因此，当患者禁食或进食不足、尿量增多时，容易发生低钾血症。

3. **Cl^- 和 HCO_3^- 的平衡** 细胞外液的阴离子是氯（Cl^-）和碳酸氢根（HCO_3^-），与 Na 共同维持细胞外液的量和渗透压。HCO_3^- 与 Cl^- 的含量有互补作用，当 HCO_3^- 增多时 Cl^- 含量减少，反之，HCO_3^- 减少时 Cl^- 含量增加，以维持细胞外液离子的平衡。

（三）体液平衡的调节

体液的平衡和稳定是由神经内分泌系统来调节的。体液失衡时，一般先通过下丘脑—神经垂体—抗利尿激素系统恢复和维持体液的正常渗透压，然后通过肾素—血管紧张素—醛固酮系统（RAAS）来恢复和维持血容量。但血容量与渗透压相比，前者对机体更为重要，因此，在血容量锐减时，机体将优先保持和恢复血容量，以保证重要器官的灌注。

体内水分缺乏或丧失时，细胞外液渗透压增高，刺激下丘脑—神经垂体—抗利尿激素系统，产生口渴，机体主动增加饮水；同时抗利尿激素分泌增加，使肾近曲小管和集合管上皮细胞加强对水的重吸收，于是尿量减少，水分被保留在体内，从而使细胞外液渗透压降至正常，反之体内水分增多时，细胞外液渗透压降低，口渴反应被抑制，抗利尿激素的分泌减少，尿量增加，使细胞外液的渗透压增至正常。

当循环血量减少和血压下降时，可刺激肾素分泌增加，进而刺激肾上腺皮质分泌醛固酮，后者可促进远曲小管对 Na^+ 增的重吸收和 K^+、氢（H^+）的排泌，水的重吸收增多、尿量减少，使细胞外液增加，循环血量和血压恢复正常。

◆ 三、酸碱平衡的调节

正常的体液保持着一定的 H^+ 浓度，使血浆 pH 维持在 7.35~7.45。但人体在代谢过程中不断产生酸性物质和碱性物质，使体液中的 H^+ 浓度时刻发生变化，为维持体液中 H^+ 浓度在正常范围内，机体主要通过体液的缓冲系统、肺、肾三条途径来完成对酸碱平衡的调节。

1. **缓冲系统** 缓冲系统是调节酸碱平衡最迅速的途径。血液缓冲系统最主要的缓冲对是 HCO_3^-/H_2CO_3，其比值决定血浆的 pH，HCO_3^- 的正常值平均为 24 mmol/L，H_2CO_3 平均值为 1.2 mmol/L，两者的比值为 20:1，这个比值保持稳定，血浆 pH 就能维持于 7.40。

2. **肺** 肺是排出体内挥发酸的主要器官。主要通过呼吸排出 CO_2，从而降低动脉血二氧化碳分压（$PaCO_2$），调节血浆中 H_2CO_3 的浓度。肺的调节作用发生快，但对固定酸不起作用。

3. 肾　肾是调节酸碱平衡的重要器官，一切非挥发性酸和过剩的碳酸氢盐都从肾排泄。肾通过调节排出固定酸及保留碱性物质的量来维持血浆的 HCO_3^- 浓度，使血浆 pH 保持稳定。其调节机制可概括为：①通过 Na^+–H^+ 交换排出 H^+；②通过 HCO_3^- 重吸收保留碱；③通过产生 NH_3，并与 H^+ 结合成 NH_4^+ 后排出而排 H^+；④排泄有机酸。

第二节　水和钠代谢紊乱

 考点提示

序号	主要考点
1	水和钠代谢紊乱三种类型脱水病因、临床表现、处理原则的区别
2	脱水病人的液体疗法
3	脱水病人的病情观察

细胞外液中水和钠的关系极为密切，一旦发生代谢紊乱，失水和失钠常同时存在，但不同病因导致的失水和失钠的程度会有所不同。临床将水、钠代谢紊乱分为 4 种类型：等渗性缺水、低渗性缺水、高渗性缺水和水中毒。

一、病因

1. 高渗性脱水　又称原发性缺水。以缺水为主，缺钠较少，血清钠高于正常范围，细胞外液呈高渗状态，亦称原发性脱水。其原因为：①水摄入不足，如高温环境下饮水不足、长期禁食、上消化道梗阻、昏迷等情况；②水分排出过多，如气管切开或应用渗透性利尿药、高热、呼吸增快等；③器质性病变，如肾衰竭多尿期、糖尿病酸中毒及尿崩症等。

2. 低渗性脱水　细胞外液呈低渗状态，亦称继发性脱水或慢性脱水。其原因为：①胃肠道消化液持续丧失，如反复呕吐、腹泻，肠瘘等；②大创面慢性渗液；③应用排钠性利尿剂，导致细胞外液钠丢失。

3. 等渗性脱水　缺水和缺钠比例大致相等，血清钠在正常范围，细胞外液的渗透压维持正常，亦称急性脱水或混合性脱水，是外科临床最常见的脱水。其原因为：①急性消化液的丢失，如大量呕吐；②感染区或软组织内体液丧失，如急性腹膜炎、急性肠梗阻。

二、病理生理

1. 高渗性脱水　由于失水多于失钠，细胞外液渗透压增加，刺激视丘下部的口渴中枢，患者感到口渴而饮水，引起抗利尿激素分泌增加，肾小管对水的重吸收增加，导致尿量减少，尿比重增高。若继续脱水，循环血量减少，引起醛固酮分泌增加，肾小管对水钠重吸收增加，以维持血容量，同时细胞内液水分向细胞外液转移，导致细胞内液继发脱水，严重时因脑细胞脱水而引起脑功能障碍。

2. 低渗性脱水　由于失钠多于失水，细胞外液呈低渗，水向细胞内转移，引起细胞水肿。由于渗透压降低，早期抗利尿激素分泌减少，肾小管对水的重吸收减少，尿量不减或增多，加重了细胞外液的丢失；晚期，由于血容量减少，抗利尿激素和醛固酮分泌增多，尿量减少。

3. 等渗性脱水　由于水和钠丢失比例大致相等，早期主要是细胞外液丢失，血容量减少，引起肾素–醛固酮系统兴奋，醛固酮分泌增加，促进肾小管对水、钠的重吸收，细胞外液量得以回升。但体液持续丢失后，细胞内液也将逐渐外移，引起细胞脱水。

三、临床表现

1. 高渗性缺水　一般分为3度，临床表现随缺水程度而异。

（1）轻度缺水　缺水量占体重的2%~4%。病人除口渴外，无其他临床表现。

（2）中度缺水　缺水量占体重的4%~6%。病人极度口渴、乏力、烦躁、口舌干燥、皮肤弹性差、眼窝凹陷，尿量减少。

（3）重度缺水　缺水量大于体重的6%。病人除上述症状外，还出现脑功能障碍的表现，如躁狂、幻觉、谵妄甚至昏迷。

（记忆技巧：高渗性缺水临床表现：二四六，轻中重。）

2. 低渗性缺水　细胞外液减少所致的血容量下降是主要特点，临床表现随缺钠程度而异，一般无口渴感。

（1）轻度缺钠　血清钠<135 mmol/L。病人自觉疲乏、头晕、软弱无力。尿量增多。

（2）中度缺钠　血清钠<130 mmol/L。病人除上述表现外，还伴有恶心、呕吐、脉搏细速、血压不稳或下降、脉压变小、浅静脉瘪陷、站立性晕倒等表现。尿量减少。

（3）重度缺钠　血清钠<120 mmol/L。病人神志不清、四肢发凉、腱反射减弱或消失，常发生休克。

3. 等渗性脱水　病人出现恶心、呕吐、厌食、少尿等症状，口唇干燥、眼窝凹陷、皮肤弹性降低，但不口渴。若短时间内体液丧失达到体重的5%，可出现心率加快、脉搏细速、血压不稳或降低、肢端湿冷等血容量不足的表现。当体液继续丧失达体重的6%~7%时，休克表现明显，常伴有代谢性酸中毒。大量胃液丧失所致的等渗性缺水，因有H^+的大量丧失，可并发代谢性碱中毒。

四、辅助检查

1. 高渗性缺水　血清钠>150 mmol/L；红细胞计数、血红蛋白、血细胞比容轻度升高；尿比重增高。

2. 低渗性缺水　血清钠<135 mmol/L；红细胞计数、血红蛋白、血细胞比容及血尿素氮增高；尿比重<1.010，尿Na^+、Cl^-含量明显减少，中度或重度缺钠者尿中几乎不含Na^+和Cl^-。

3. 等渗性缺水　红细胞计数、血红蛋白和血细胞比容均明显增高；血清Na^+、Cl^-一般无明显改变；尿比重增高。

五、治疗原则

1.高渗性脱水　应尽早去除病因，防止体液继续丢失。不能口服的患者，静脉滴注5%葡萄糖注射液。补入量(mL)＝[血钠测得值(mmol/L)−血钠正常值(mmol/L)]×体重(kg)×4。一般分两日补给，当日先给补水量的一半，余下的次日补给，同时补给日需要量；在补水的同时适当补钠，根据尿量适当补钾。

2.低渗性脱水　积极防治原发疾病。一般从静脉补充等渗盐水即可恢复，轻度、中度患者可补给0.9%氯化钠注射液；重度缺钠患者先补充血容量，再考虑应用高渗盐水，如5%氯化钠注射液200~300 mL，尽快纠正血钠过低，以后根据血清钠的测定补充。需要补充钠盐的量(mmol/L)＝[血钠正常值(mmol/L)−血钠测得值(mmol/L)]×体重(kg)×0.6(女性为0.5)。按17 mmolNat＝1 g Na来换算补给氯化钠的量，当日补给计算量的一半和日需要量4.5 g。

3.等渗性脱水　首先应消除引起等渗性脱水的原因，针对细胞外液量的减少，用平衡液、0.9%氯化钠注射液尽快补充血容量。需要补充0.9%氯化钠注射液的量(L)＝(血细胞比容上升值/血细胞比容正常值)×体重(kg)×0.25，同时补给日需要量。在重度脱水、补大量盐水时，避免引起高氯性酸中毒，可采用平衡液补给。

【护理评估】

1.健康史

(1)一般情况：①年龄：老年人及婴幼儿体液调节功能较差，易受到各种不良因素的影响而发生体液平衡失调；②体重：如体重在短期内明显减轻，往往提示有水钠缺失；③生活习惯：了解病人日常的饮食、饮水、运动等情况，分析体液失调的原因。

(2)既往史：评估是否存在引起等渗性缺水的常见病因，如呕吐、腹泻、消化道梗阻、消化道瘘、严重感染或大面积烧伤等。

2.身体状况

(1)症状与体征：①生命体征：评估有无心率加快、脉搏细速、血压不稳或降低、肢端湿冷等血容量不足的表现；②神经系统症状：评估病人的意识状况、有无乏力表现；③皮肤弹性：轻捏手背或前臂皮肤后再松开，若持续20~30秒后才恢复原状，常提示严重体液不足；④口腔黏膜与舌咽：口腔内颊黏膜或齿龈线区出现干燥、吞咽困难，提示体液不足；⑤静脉充盈程度：颈静脉在去枕平卧时若不充盈则提示细胞外液量不足；手背静脉在手下垂5秒钟内不见充盈，提示细胞外液量明显减少。

(2)辅助检查：①血常规：若红细胞计数、血红蛋白、血细胞比容均增高，提示有血液浓缩现象；②血清电解质：了解血清K^+、Na^+、Cl等电解质成分及渗透压是否正常；③中心静脉压(CVP)：正常值为5~10 cmH_2O，低于正常值则提示血容量不足；④尿比重：评估尿比重，尿少而尿比重高提示病人肾脏无严重损害，尿少系体液不足所致。

3.心理-社会状况评估　病人和其亲属的经济状况，对疾病及其伴随症状的认知程度和心理反应，对疾病的承受能力以及对治疗和护理的配合程度等。

【常见护理诊断/问题】

(1)体液不足　与体液丢失过多或水、钠摄入不足有关。

(2)有受伤的危险　与意识障碍、低血压有关。

(3)潜在并发症　休克、酸碱平衡失调、低钾血症等。

【护理目标】

(1)病人体液量恢复平衡,等渗性缺水的症状和体征得到改善。

(2)病人对受伤危险的认知程度增加,未出现受伤现象。

(3)病人未发生并发症,或并发症得到及时发现和处理。

【护理措施】

1.维持充足的体液量

(1)去除病因:采取有效预防或治疗措施,积极处理原发疾病。

(2)补充液体:对已出现体液不足的病人,应根据其生理状况和各项实验室检查结果,遵医嘱及时补充液体。补液时应严格遵循定量、定性、定时的原则。

1)定量:包括生理需要量、已经损失量和继续损失量3部分。

①生理需要量:每日生理需要量的简易计算方法:体重的第1个10 kg×100 mL/(kg·d)+体重的第2个10 kg×50 mL/(kg·d)+其余体重×20 mL/(kg·d)。65岁以上的老年人或心脏病病人,实际补液量应少于计算所得量。小儿每日生理需要量平均为100 mL/(kg·d),可根据年龄、体重进行适当增加或减少。

②已经损失量:又称累积失衡量,指在制定补液计划前已经丢失的体液量,按缺水程度补充,每丧失体重的1%补液400~500 mL计算。由于机体自身具有一定的调节能力,故通常第1个24小时只需补充1/2量,第2日再根据病情及辅助检查结果补充其余的1/2。③继续损失量:又称额外损失量,包括外在性和内在性失液。外在性失液按所丢失液体的不同特点,尽可能等量、等质地补充。内在性失液,如腹(胸)腔内积液、胃肠道积液等需根据病情变化来估计补液量。此外,体温每升高1℃,应按3~5 mL/kg体重增补;中度出汗者,丢失的体液量可估算为500~1000 mL(含钠1.25~2.5 g);大量出汗,估计丢失体液1000~1500 mL;湿透1套衬衣裤,按丢失1000 mL体液计算;气管切开者从呼吸道蒸发的水分24小时可达800~1200 mL。

高渗性缺水的补液量的估算方法:根据临床表现估计失水量占体重的百分比,按每丧失体重的1%,补液量为400~500 mL计算。

低渗性缺水的补钠量可按下列公式计算:需补钠量(mmol)=[正常血钠值(mmol/L)-测得血钠值(mmol/L)]×体重(kg)×0.6(女性为0.5),17 mmol Na^+相当于1g钠盐。此公式仅作为补钠安全剂量的估算,一般当日先补充缺钠量的1/2以解除急性症状,其余1/2量在第2日补充。如将计算的补钠总量全部快速输入,可能会造成血容量过多,对心功能不全者将非常危险。此外,仍需补给每日氯化钠正常需要量4.5 g。

补液量按下列方法计算:

第1天补液量=生理需要量+1/2累计损失量。

第 2 天补液量 = 生理需要量 + 1/2 累计损失量 + 前 1 天继续损失量。

第 3 天补液量 = 生理需要量 + 前 1 天继续损失量。

2）定性：原则是缺什么，补什么。

① 生理需要量：成人对盐、糖的日需要量为：氯化钠 5~9 g，相当于 0.9% 氯化钠注射液 500 mL；氯化钾 2~3 g，相当于 10% 氯化钾注射液 30~40 mL；5%~10% 葡萄糖注射液 1500~2000 mL。

② 已经损失量：等渗性缺水以补充平衡盐溶液为主。

③ 继续损失量：根据实际丧失体液的成分进行补充。

3）定时：根据体液丧失的量、速度及重要脏器的功能状态合理安排补液的速度。若各重要脏器功能良好，应遵循"先快后慢"的原则进行分配，即第 1 个 8 小时补充总量的 1/2，剩余 1/2 在后 16 个小时内均匀输入。

（3）准确记录 24 小时出入水量：入水量包括经胃肠道和非胃肠道摄入的液体，如饮食、饮水、管饲和静脉输液量等；出水量包括大小便量、呕吐物、汗液、引流液以及从呼吸道、创面蒸发的液体量等。其中尿量是反映微循环灌注的重要指标。

（4）疗效观察：补液过程中严密观察补液效果，注意不良反应。

①生命体征：如血压、脉搏、体温的改善情况；

②精神状态：如委靡、嗜睡等症状的改善情况；

③缺水征象：如皮肤弹性下降、眼窝内陷等表现的恢复程度；

④辅助检查：如尿常规、血常规、血清电解质及中心静脉压等指标的变化趋势。

2.减少受伤的危险

（1）监测血压：定时监测血压，告知血压偏低或不稳定者在改变体位时动作宜慢，以免因直立性低血压或眩晕而跌倒受伤。

（2）建立安全的活动模式：与病人及其亲属共同制定活动的时间、量及形式，病人除在床上主动活动外，也可由他人协助在床上作被动运动。根据病人肌张力的改善程度，逐步调整活动内容、时间、形式和幅度，以免长期卧床致失用性肌萎缩。

（3）加强安全防护：

①移去环境中的危险物品，减少意外受伤的可能；

②建立安全保护措施，对定向力差及意识障碍者，加床栏保护、适当约束及加强监护等，以免发生意外。

3.并发症的护理　密切观察有无休克、酸碱平衡失调以及低钾血症的表现，一旦发现，及时与医师沟通，予以处理。

4.健康教育　指导病人在日常生活中应注意均衡饮食，每日保证足够饮水。有高热、呕吐、腹泻等情况时应及早就医治疗。

【护理评价】

通过治疗和护理，病人是否：

①体液量恢复平衡，等渗性缺水的症状和体征改善；

②受伤情况得以预防；

③并发症得以预防，或得到及时发现和处理。

第三节　钾代谢异常

 考点提示

序号	主要考点
1	高钾血症和低钾血症 K^+ 浓度
2	高钾血症和低钾血症的临床表现
3	高钾血症和低钾血症心电图的表现
4	补钾原则

钾代谢异常包括低钾血症和高钾血症，前者较为多见。

 一、低钾血症

血清钾浓度低于 3.5 mmol/L。

【病因】

常见病因有：①钾摄入不足：如长期禁食或进食不足而未及时补充钾盐；②钾丧失过多：如应用排钾利尿药、急性肾衰竭多尿期、肾小管性酸中毒等，以及因呕吐、腹泻、胃肠道引流、肠瘘等造成钾的肾外丢失；③体内钾分布异常：如大量输入葡萄糖和胰岛素造成合成代谢增加，或代谢性碱中毒时 K^+ 向细胞内转移。此外，遗传性少见病低钾性周期性麻痹发作时，因细胞外液中的 K^+ 进入细胞内，可造成血清钾浓度下降。

【临床表现】

1. 神经-肌肉兴奋性降低症状　肌肉无力是最早出现的症状，严重者有软瘫、抬头及翻身困难或呼吸困难，查体见腱反射减弱或消失。

2. 消化道症状　因胃肠平滑肌兴奋性降低，可有恶心、腹胀、肠鸣音减弱或消失。

3. 循环系统症状　有心悸、心动过速、心律不齐、血压下降，严重时发生心室颤动而心脏骤停。

4. 中枢神经抑制症状　因脑细胞代谢功能障碍，早期出现烦躁，严重时有神志淡漠、嗜睡或意识不清。

5. 代谢性碱中毒　血清钾过低时，K^+ 从细胞内移出，与 Na^+ 和 H^+ 交换（每移出 3 个 K^+，即有 2 个 Na^+ 和 1 个 H^+ 移入细胞），使细胞外液的 H^+ 浓度下降；另一方面，肾远曲小管 Na^+-K^+ 交换减少，Na^+-H^+ 交换增加，排 H^+ 增多，尿液呈酸性（反常性酸性尿）。这两方面的作用使病人发生低钾性碱中毒，可出现头晕、躁动、口周及手足麻木、面部及四肢抽动、手足抽搐等表现。

【辅助检查】

血清钾<3.5 mmol/L。心电图检查可作为辅助性诊断手段，典型的心电图改变为 T 波降低、增宽、双相或倒置，随后出现 ST 段降低、Q–T 间期延长。如出现 u 波则更有诊断价值。

【处理原则】

1. 病因治疗　寻找和去除引起低钾血症的原因，如术后鼓励病人及早恢复饮食，积极治疗造成呕吐、腹泻的原发疾病，食用含钾丰富的饮食等。

2. 合理补钾　对严重低钾血症或出现明显并发症者，及时补钾。常用的补钾药物为 10% 氯化钾。细胞内缺钾恢复较慢，纠正低钾血症时不宜操之过急，通常采用分次补钾、边治疗边观察的方法。

【护理评估】

1. 健康史

(1)一般情况：包括年龄、性别、精神状态、饮食习惯等。

(2)既往史：了解有无饮食改变、排泄异常或应用排钾利尿药等可导致低钾血症的原因，有无手术史、创伤史。

(3)家族史：了解家族中有无低钾性周期性麻痹病史者。

2. 身体状况

(1)症状与体征：评估有无神经、肌肉兴奋性降低和肌力改变，如四肢软弱无力、呼吸困难等；有无消化道功能障碍和心脏功能异常。

(2)辅助检查：了解血清钾浓度和心电图改变。

3. 心理-社会状况　评估病人及其亲属对疾病的认知程度和心理反应。

【常见护理诊断/问题】

(1)活动无耐力　与低钾所致的肌无力有关。

(2)有受伤的危险　与软弱无力有关。

(3)潜在并发症　代谢性碱中毒、高钾血症。

【护理目标】

(1)病人肌无力改善，活动耐力增加，活动后无不适反应。

(2)病人未出现受伤情况。

(3)病人未发生并发症，或并发症得到及时发现和处理。

【护理措施】

1. 恢复血清钾浓度

(1)减少钾丢失：遵医嘱给予止吐、止泻等治疗，以减少钾的继续丢失。

(2)遵医嘱补钾：应注意遵循以下原则。

1)尽量口服补钾：常选用10%氯化钾溶液或枸橼酸钾溶液口服。同时鼓励病人多进食含钾丰富的食物，如肉类、牛奶、香蕉、新鲜蔬菜等。不能口服(如昏迷或术后禁食者)或病情较重者，则考虑10%氯化钾注射液稀释后静脉滴注。

2)补钾不宜过早：每小时尿量>40 mL或每日尿量>500 mL时方可补钾，以免钾蓄积在体内而引起高钾血症。

3)浓度不宜过高：静脉补钾时浓度不宜超过0.3%，即1000 mL溶液中最多加入10%氯化钾30 mL(相当于氯化钾3 g)。

4)速度不宜过快：成人静脉补钾的速度不宜超过20 mmol/L(60滴/分)，严禁直接静脉注射氯化钾溶液，以免血钾突然升高导致心脏骤停。

5)总量不宜过多：可依据血清钾降低程度，每日补钾40~80 mmol(以每克氯化钾相等于13.4 mmol钾计算，每日约需补充氯化钾3~6 g)。

(3)病情观察：补钾过程中需密切观察精神状态、肌张力、腱反射、胃肠道功能等变化，动态监测血清钾浓度。快速补钾或补钾量大时应行心电监护，以保证病人的安全。

2.减少受伤的危险　参见本章等渗性缺水的护理相关内容。

3.健康教育　长时间禁食或进食不足者以及近期有呕吐、腹泻、胃肠道引流者，应注意定期监测血清钾浓度并及时补钾，以避免发生低钾血症。

【护理评价】

通过治疗及护理，病人是否：①活动耐力增加，活动后无不适反应；②受伤情况得以预防；③并发症得以预防，或得到及时发现和处理。

➡ 二、高钾血症

血清钾浓度高于5.5 mmol/L。

【病因】

常见病因有：①钾摄入过多：如口服或静脉补钾过多、大量使用含钾药物、大量输入库存血等；②钾排出减少：如急、慢性肾衰竭、长期应用保钾利尿药(如螺内酯、氨苯蝶啶)、盐皮质激素分泌不足等；③体内钾分布异常：如严重挤压伤、大面积烧伤、溶血及代谢性酸中毒时，K^+向细胞外转移。

学习提示 ▶ 高钾血症和低钾血症的病因刚好相反。

【临床表现】

1.神经、肌肉应激性改变　病人很快由兴奋转为抑制状态，表现为神志淡漠、感觉异常、乏力、四肢软瘫、腹胀、腹泻等。

2.微循环障碍　常见于病情较重者，表现为皮肤苍白、湿冷、青紫，低血压等。

3.心血管系统症状　表现为心动过缓或心律不齐，严重时可引起致死性的舒张期心脏骤停。

【辅助检查】

血清钾>5.5 mmol/L。血清钾>7 mmol/L 者，几乎都有异常心电图的表现，有辅助诊断价值。典型的心电图改变为早期 T 波高而尖，Q-T 间期延长，随后出现 QRS 波增宽。

【处理原则】

因高钾血症有导致心脏骤停的危险，故一经诊断应立即处理。

1. 病因治疗　积极治疗原发疾病，改善肾功能。

2. 禁钾　立即停用所有含有钾盐的药物，避免进食含钾量高的食物。

3. 降低血清钾浓度

（1）促使 K^+ 转入细胞内：①碱化细胞外液：静脉给予 5%碳酸氢钠溶液，促使 K^+ 移入细胞内或由尿排出；②促进糖原合成：给予 25%葡萄糖注射液 100~200 mL，以每 5 克葡萄糖加入胰岛素 1U 静脉滴注，必要时每 3~4 小时重复给予。

（2）促使 K^+ 排泄：①呋塞米（速尿）40 mg 静脉推注；②阳离子交换树脂口服或保留灌肠；③肾功能不全或上述治疗无效时，可采取腹膜透析或血液透析。

4. 对抗心律失常　钙与钾有对抗作用，能缓解 K^+ 对心肌的毒性作用。如心电图显示情况严重、出现心律失常时，可用 10%葡萄糖酸钙注射液 20 mL 加 25%葡萄糖 20 mL 缓慢静脉推注，必要时可重复。

【护理措施】

1. 恢复血清钾浓度　①指导病人停用含钾药物，避免进食含钾量高的食物；②遵医嘱用药以对抗心律失常及降低血钾水平；③透析病人做好透析护理，参见内科护理学相关章节。

2. 并发症的护理　①严密监测病人的生命体征、血清钾及心电图改变；②一旦发生心律失常应立即通知医师，积极协助治疗。如发生心脏骤停，立即实施心肺复苏术。

3. 健康教育　告知肾功能减退或长期使用保钾利尿药的病人，应限制含钾食物或药物的摄入，定期监测血清钾浓度，以免发生高钾血症。

第四节　酸碱平衡失调

 考点提示

序号	主要考点
1	代谢性酸中毒的体征
2	呼吸性碱中毒患者用纸袋罩住口鼻目的

pH、HCO_3^- 和 $PaCO_2$ 反映酸碱平衡的基本因素，其中 HCO_3^- 反映代谢性因素，HCO_3^- 原发性减少或增加，可引起代谢性酸中毒或碱中毒；$PaCO_2$ 反映呼吸性因素，$PaCO_2$ 原发性增加

或减少，可引起呼吸性酸中毒或碱中毒。在疾病的发展过程中，往往出现多种混合型的酸碱失调而使病情变得复杂。

一、代谢性酸中毒

代谢性酸中毒系因体内酸性物质积聚或产生过多，或 HCO_3^- 丢失过多所致，是外科临床中酸碱平衡失调最常见的类型。

【病因】

1. 代谢产酸增多是代谢性酸中毒最主要的原因　常见的有 2 种情况：①乳酸酸中毒：见于各种原因引起的缺血缺氧或组织低灌注时，因无氧酵解增强而引起乳酸增加。常见于严重的损伤、感染、高热或休克等；②酮症酸中毒：糖尿病或严重饥饿状态下，因脂肪分解代谢加速，形成过多的酮体而引起。

2. 碱性物质丢失过多　见于腹泻、胆瘘、肠瘘或胰瘘等导致大量碱性消化液丧失，造成 HCO_3^- 排出过多。

3. 肾功能不全　见于急慢性肾功能不全、肾小管性酸中毒或应用肾毒性药物(如碳酸酐酶抑制药)而影响 H^+ 的排出或 HCO_3^- 的重吸收。

【病理生理】

1. 血液缓冲系统的调节　细胞外液中增多的 H^+ 可迅速被体内的 HCO_3^- 所缓冲，使 HCO_3^- 不断被消耗，反应过程中产生的 CO_2 由肺排出。

2. 肺的代偿调节　H^+ 浓度升高可刺激颈动脉体和主动脉体化学感受器，反射性引起呼吸中枢兴奋，表现为呼吸加快加深，加速 CO_2 排出，降低动脉血 $PaCO_2$，维持 HCO_3^-/H_2CO_3 比值重新接近正常范围。呼吸的代偿反应非常迅速，一般酸中毒10分钟后就出现呼吸增强，30分钟后即达代偿，12~24 小时达代偿高峰。

3. 肾的代偿调节　肾小管上皮细胞的碳酸酐酶和谷氨酰胺酶活性增加，促进 H^+ 的排出及 NH_3 的生成，二者形成 NH_4^+ 后排出。此外，$NaHCO_3$ 重吸收亦增加。肾的代偿作用较慢，通常 3~5 日才能达高峰。

4. 细胞的代偿调节　代谢性酸中毒时，细胞外液中过多的 H^+ 进入细胞内，与细胞内的缓冲物质结合。随着 H^+ 的移入，K^+ 移出以维持细胞内外的电平衡，故代谢性酸中毒时常伴有高钾血症。

【临床表现】

轻者症状常被原发疾病掩盖，重者症状明显。

1. 呼吸代偿表现　典型的症状为代偿性呼吸加深加快，呼吸频率可高达 40~50 次/分。酮症酸中毒时呼出的气体有酮味。

2. 中枢神经系统表现　中枢神经系统呈抑制状态，表现为疲乏、嗜睡、感觉迟钝或烦躁不安。严重者可神志不清、昏迷，伴对称性肌张力减弱、腱反射减弱或消失。

3.心血管系统表现　病人面色潮红、心率加快、血压偏低。由于代谢性酸中毒可影响心肌收缩力和周围血管对儿茶酚胺的敏感性，病人易发生休克、心律不齐和急性肾功能不全，一旦发生很难纠正。

【辅助检查】

1.动脉血气分析　①代偿期：血液 pH 在正常范围，HCO_3^- 剩余碱（BE）和 $PaCO_2$ 有一定程度降低；②失代偿期：血液 pH<7.35，HCO_3^- 明显下降，$PaCO_2$ 正常或代偿性降低。

2.血清电解质　血清钾浓度升高。

【处理原则】

1.治疗原发疾病　积极处理原发疾病，消除病因。

2.逐步纠正代谢性酸中毒

（1）轻度代谢性酸中毒（血清 HCO_3^-<16~18 mmol/L）：经消除病因和适当补液后可自行纠正，常无需碱剂治疗。

（2）重症代谢性酸中毒（血清 HCO_3^-<15 mmol/L）：在补液的同时应用碱剂治疗。

3.维持其他电解质平衡　维持 Ca^{2+}、K^+ 平衡。

【护理评估】

1.健康史　了解是否有引起代谢性酸中毒的疾病或诱因存在。

2.身体状况　症状与体征：主要评估：①呼吸：有无加深加快、呼气时是否有酮味；②心血管系统表现：有无心率加快、血压降低、心律失常等；③神经系统表现：有无疲乏、眩晕、嗜睡、感觉迟钝、意识模糊或昏迷等。

3.辅助检查　了解动脉血气分析结果及血清电解质水平等。

4.心理-社会状况评估　病人及其亲属对疾病的认知程度和心理反应。

【常见护理诊断/问题】

1.低效性呼吸型态　与代谢性酸中毒所致的呼吸深快有关。

2.潜在并发症　高钾血症、代谢性碱中毒。

【护理目标】

（1）病人呼吸频率及节律恢复正常。

（2）病人未发生并发症，或并发症得到及时发现和控制。

【护理措施】

1.病情观察　加强对病人生命体征、动脉血气分析、血清电解质等指标的监测，及时发现高钾血症、代谢性碱中毒等并发症，及时通知医师并配合治疗。

2.用药护理

（1）补充碱剂

1）种类：常用5%碳酸氢钠注射液，乳酸钠注射液也可用于治疗代谢性酸中毒，但肝功能不良或乳酸酸中毒时不宜使用。

2）用量：一般主张在动脉血气分析监测下根据病人的 HCO_3^- 分次补碱，补碱量宜小不宜大，首次剂量 100~250 mL。

3）速度：5%碳酸氢钠注射液为高渗性液体，静脉输注速度不宜过快，以免导致高钠血症和血浆渗透压升高。

4）防止药液渗漏：周围静脉输注时若局部出现疼痛、肿胀，应立即更换注射部位，局部用 50%硫酸镁溶液进行湿热敷，以免引起局部软组织坏死。

（2）补钙和补钾：①代谢性酸中毒时血 Ca^{2+} 增多，酸中毒纠正后 Ca^{2+} 减少，可因低钙血症引起手足抽搐、惊厥和神志改变，应及时静脉补充葡萄糖酸钙。②过快纠正酸中毒时大量 K^+ 从细胞外又移回至细胞内，易引起低钾血症，应注意适当补钾。

3. 口腔护理　指导病人养成良好的卫生习惯，用漱口液清洁口腔，避免口腔黏膜干燥、损伤。

【护理评价】

通过治疗及护理，病人是否：①呼吸次数及节律恢复正常；②并发症得到有效预防，或得到及时发现和处理。

二、代谢性碱中毒

代谢性碱中毒系因体内 H^+ 丢失或 HCO_3^- 增多所致。

【病因】

1. H^+ 丢失过多　包括：①经胃丢失 H^+，如幽门梗阻或高位肠梗阻引起的剧烈呕吐、长时间胃肠减压等可使大量的 H^+、Cl^- 丢失，是外科病人发生代谢性碱中毒最常见的原因；②经肾丢失 H^+，如长期应用袢利尿药（如呋塞米）或噻嗪类利尿药时可抑制肾近曲小管对 Na^+ 和 Cl^- 的重吸收，引起低氯性碱中毒。

2. 碱性物质摄入过多　如长期服用碱性药物、治疗代谢性酸中毒时静脉注射过多碳酸氢钠及大量输注库存血时。

3. 低钾性碱中毒　低钾血症时细胞内液中的 K^+ 向细胞外液转移，而细胞外液中的 H^+ 向细胞内转移；同时肾小管上皮细胞 Na^+—K^+ 交换减少，Na^+—Na^+ 交换增加，血 H^+ 下降，病人出现反常性酸性尿，更加重了碱中毒。

【病理生理】

1. 肺的代偿调节　代谢性碱中毒时血清 H^+ 浓度下降，呼吸中枢呈抑制状态，呼吸变浅变慢，使 CO_2 排出减少，$PaCO_2$ 升高，维持 HCO_3^-/H_2CO_3 值接近正常范围。

2. 肾的代偿调节　肾小管上皮细胞的碳酸酐酶和谷氨酰胺酶活性降低，使 H^+ 排出和 NH_3 生成均减少，同时 HCO_3^- 重吸收亦减少，从而使血清 HCO_3^- 减少。

3. 细胞的代偿　调节代谢性碱中毒时细胞外液的 H^+ 浓度降低，细胞内液中的 H^+ 逸出以进行代偿。作为交换，细胞外的 K^+ 进入细胞内而使得细胞外液的 K^+ 浓度降低，故碱中毒常伴有低钾血症。

【临床表现】

轻者常无明显表现，有时可有呼吸变浅、变慢或精神方面的异常，如谵妄、精神错乱或嗜睡等。严重者可因脑代谢障碍而发生昏迷。可伴有低钾血症和缺水的表现。

【辅助检查】

1.动脉血气分析
(1)代偿期：血液 pH 在正常范围，HCO_3^-、BE 有一定程度增高。
(2)失代偿期：血液 pH>7.35，HCO_3^- 明显增高，$PaCO_2$ 正常或代偿性增高。
2.血电解质测定　血清电解质可伴血清钾、氯降低。

【处理原则】

1.治疗原发疾病　代谢性碱中毒的治疗关键在于治疗原发疾病，解除病因。对胃液丢失所造成的代谢性碱中毒，可输入 0.9%氯化钠注射液或 0.5%葡萄糖氯化钠注射液。
2.纠正低钾血症　代谢性碱中毒几乎都伴有低钾血症，故需同时补钾，但应在病人尿量大于 40 mL/h 后开始。
3.应用酸性药物　严重代谢性碱中毒者(pH>7.65，血清 HCO_3^- 为 45~50 mmol/L)，可应用稀释的盐酸溶液(0.1~0.2 mol/L)尽快中和细胞外液中过多的 HCO_3^-。

【护理措施】

1.病情观察　定期监测病人的生命体征、意识状况、动脉血气分析及血清电解质等。及时发现低钾血症、低钙血症等并发症，遵医嘱正确补充钾或钙。
2.用药护理
(1)配制方法：将 1 mol/L 盐酸 150 mL 溶入 1000 mL0.9%氯化钠注射液或 5%葡萄糖注射液中，配置成稀释盐酸注射液(浓度为 0.15 mol/L)。
(2)输注途径：稀释的盐酸注射液应经中心静脉导管输注，严禁经周围静脉输入，以防渗漏导致皮下组织坏死。
(3)输注速度：不宜过快，应缓慢滴入(25~50 mL/h)，每 4~6 小时重复监测动脉血气分析及血清电解质，根据检查结果调节输注速度，以逐步纠正碱中毒。

◇ 三、呼吸性酸中毒

呼吸性酸中毒系指因肺泡通气及换气功能减弱，不能充分排出体内生成的 CO_2，致血液中 $PaCO_2$ 增高引起的高碳酸血症。

【病因】

凡能引起肺泡通气功能不足的疾病均可导致呼吸性酸中毒。常见病因有：①呼吸中枢抑制或呼吸肌麻痹：如全身麻醉过深、镇静药过量、颅脑损伤、重症肌无力、重度低血钾等；②呼吸道阻塞或肺部疾病：如喉头痉挛和水肿、支气管异物、急性肺水肿、慢性阻塞性肺部疾病、肺炎等；③胸部活动受限：如严重胸壁损伤、严重气胸、胸腔积液等；④呼吸机管理不当。

【病理生理】

1. 血液缓冲系统的代偿调节　血液中的 H_2CO_3 和 $NaHPO_4$ 结合，生 $NaHCO_3$ 和 NaH_2PO_4，后者从尿液排出，使血液中的 H_2CO_3 减少、HCO_3^- 增多，但此代偿能力较弱。

2. 肾的代偿调节　肾小管上皮细胞的碳酸酐酶和谷氨酰胺酶活性增加，促使肾小管排出 H^+ 和 NH_4^+ 增加，同时 $NaHCO_3$ 的重吸收亦增加。此代偿过程较慢。

3. 细胞的代偿调节　是急性呼吸性酸中毒时主要的代偿方式，呼吸性酸中毒往往伴有高钾血症。

【临床表现】

病人表现为胸闷、气促、呼吸困难、发绀等。严重者可伴血压下降、谵妄、昏迷等。因 CO_2 潴留引起脑血管扩张、颅内压增高，病人可出现持续性头痛。严重脑缺氧可致脑水肿、脑疝，甚至呼吸骤停。严重呼吸性酸中毒所致的高钾血症可导致心脏骤停。慢性呼吸性酸中毒的临床表现常被原发疾病所掩盖，只有严重的 CO_2 潴留时才出现上述症状。

【辅助检查】

动脉血气分析显示血液 pH 降低、$PaCO_2$ 明显增高、HCO_3^- 正常或代偿性增高。

【处理原则】

积极治疗原发疾病，改善通气功能，解除呼吸道梗阻，必要时行气管插管或气管切开并使用呼吸机辅助呼吸。

【护理措施】

1. 病情观察　持续监测呼吸频率、深度和呼吸肌运动情况以评估呼吸困难的程度，定期监测生命体征、动脉血气分析、血清电解质等。

2. 改善通气　解除呼吸道梗阻，促进排痰，控制感染，扩张小支气管；协助医师进行气管插管或气管切开，并做好相应护理；呼吸机辅助通气者，注意调节呼吸机的各项参数，严格执行呼吸机使用的护理常规。

3. 持续给氧　给予低流量持续给氧，注意浓度不宜过高，以免减弱呼吸中枢对缺氧的敏感性而导致呼吸抑制。

◇ 四、呼吸性碱中毒

呼吸性碱中毒是指因肺泡通气过度、体内 CO_2 排出过多，致 $PaCO_2$ 降低而引起的低碳酸血症。

【病因】

凡能引起过度通气的因素均可导致呼吸性碱中毒。常见的病因有癔症、高热、中枢神经系统疾病、疼痛、创伤、感染、呼吸机辅助通气过度等。

【病理生理】

呼吸性碱中毒时主要由细胞内外的离子交换、细胞内的缓冲作用及肾脏的代偿调节来维持酸碱平衡。呼吸性碱中毒时也可出现低钾血症。

【临床表现】

多数病人有呼吸急促的表现，还可出现眩晕、手足和口周麻木及针刺感、肌肉震颤、手足抽搐，常伴心率加快。危重病人发生急性呼吸性碱中毒常提示预后不良。

【辅助检查】

动脉血气分析结果显示血液 pH 增高、$PaCO_2$ 降低、HCO_3^- 代偿性降低。

【处理原则】

1.积极治疗原发疾病　如调节呼吸机参数、癔症病人适当给予镇静药物等。

2.对症处理　可用纸袋罩住口鼻呼吸，通过增加呼吸道无效腔以减少 CO_2 的呼出。病情严重者可吸入含 5%CO_2 的氧气，从而增加血液 $PaCO_2$。

【护理措施】

1.病情观察　定期监测生命体征、意识状况、动脉血气分析、血清电解质等。若出现手足抽搐应及时补钙。

2.维持正常的气体交换型态　指导病人深呼吸，教会病人使用纸袋呼吸的方法。如因呼吸机使用不当造成，应立即调整呼吸机参数。

【思考题】

1.王先生，45 岁，体重 60 kg，肠梗阻术后第 2 日，禁食、持续胃肠减压。自诉头晕、四肢无力、尿量减少。体格检查：T 37.2℃，P 110 次/分，R 22 次/分，Bp 80/50 mmHg。辅助检查：血清 Na^+ 130 mmol/L、血清 K^+ 3.0 mmol/L。

请问：

(1)该病人出现了何种类型的水、电解质紊乱？

(2)目前主要的护理诊断/问题是什么？

(3)针对该病人的护理诊断/问题，应采取哪些护理措施？

2.李先生，55 岁，因急性腹膜炎入院治疗。自诉腹痛难忍，烦躁不安。体格检查：T 39.2℃，P 116 次/分，R 28 次/分，Bp 80/55 mmHg。呼吸急促，呼气时有烂苹果气味。动脉血气分析示：pH 7.30，HCO_3^- 13 mmol/L，$PaCO_2$ 20 mmHg。

请问：

(1)该病人出现了何种类型的酸碱平衡失调？

(2)目前主要的护理诊断/问题是什么？

(3)针对该病人的护理诊断/问题，应采取哪些护理措施？

第三章

外科休克病人的护理

学习目标

识记：

1. 复述休克的概念、分类、临床表现及治疗原则。

2. 简述低血容量性休克及感染性休克的概念。

理解：

解释休克的病理生理过程。

运用：

1. 运用相关知识参与休克病人的抢救。

2. 运用护理程序对休克病人实施整体护理。

习题二维码3-1

章前导言

　　休克(shock)是机体受到强烈的致病因素(如大出血、创伤、烧伤、感染、过敏、心功能衰竭等)侵袭后，因有效循环血量骤减、组织灌注不足引起的以微循环障碍、细胞代谢紊乱和功能受损为特征的综合征，是严重的全身性应激反应。休克发病急骤，发展迅速，并发症凶险，若未能及时发现及治疗，则可发展至不可逆阶段而引起死亡。本章主要阐述休克的病因与分类、病理生理、临床表现、处理原则及护理措施。

案例导入

　　罗女士，35 岁，因车祸腹部受到撞击 20 分钟急诊入院。

　　体格检查：呼吸浅快，面色苍白，皮肤湿冷。T 36.2℃，P 115 次/分，R 28 次/分，Bp 80/65 mmHg，辅助检查：血常规：RBC $3.5×10^{12}$/L，Hb 80 g/L，血细胞比容30%，WBC $9×10^9$/L；中心静脉压(CVP) 3 cmH_2O。诊断性腹腔穿刺抽出不凝血液 20 mL。

　　请思考：

1. 该病人目前主要的护理诊断/问题有哪些？

2. 针对病人的护理诊断/问题，应采取哪些护理措施？

考点提示

序号	主要考点
1	各类休克共同的病理生理基础
2	休克病人死亡的主要原因
3	休克的临床表现
4	中心静脉压的定义及意义
5	休克病人的护理措施

第一节　概　述

【病理生理】

各类休克的共同病理生理基础是有效循环血量锐减和组织灌注不足及由此导致的微循环、代谢的改变及内脏器官的继发性损害等。

（一）微循环的变化

1. 微循环收缩期　当人体有效循环血量锐减时，血压下降，刺激主动脉弓和颈动脉窦压力感受器引起血管舒缩中枢加压反射，交感神经肾上腺轴兴奋，大量儿茶酚胺释放及肾素-血管紧张素分泌增加等，使心跳加快心排血量增加，以维持循环血量的相对稳定并选择性地使外周和内脏小血管、微血管平滑肌收缩，循环血量重新分布以保证重要器官的供血。由于毛细血管前括约肌强烈收缩，动静脉短路和直接通路开放，增加了回心血量。随着真毛细血管网内血流减少压力降低，血管外液进入血管，也一定程度补充了循环血量。故此期称为休克代偿期。

2. 微循环扩张期　若休克继续发展，流经毛细血管的血流继续减少，组织因严重缺氧处于无氧代谢状态，大量乳酸类酸性代谢产物堆积，组胺等血管活性物质释放，毛细血管前括约肌松弛，使毛细血管广泛扩张，而后括约肌由于对酸中毒耐受力较大，仍处于收缩状态，致大量血液淤滞于毛细血管，毛细血管内静水压升高、通透性增加，血浆外渗至第三间隙；血液浓缩，血黏稠度增加；回心血量进一步减少，血压下降，重要脏器灌注不足，休克进入抑制期。

3. 微循环衰竭期　若休克病程进一步发展，由于微循环内血液浓缩、黏稠度增加和酸性环境中血液的高凝状态使红细胞与血小板易发生凝集，在血管内形成微血栓，甚至发生弥散性血管内凝血（DIC）。随着各种凝血因子消耗，微活纤维蛋白溶解系统，临床出现严重出血倾向。由于组织缺少血液灌注，细胞缺氧更加严重，价值酸性代谢产物和肉毒素的作用，使细胞内溶酶体膜破裂，稀放多种水解酶，造成组织细胞自溶、死亡，引起组织损害甚至多器官功能受损。此期成为休克失代偿期。

(二)代谢变化

1.代谢性酸中毒 在组织灌注不足和细胞缺氧时,体内葡萄糖的无氧酵解使乳酸产生过多。同时,因肝脏灌流量减少,处理乳酸的能力减弱,使乳酸在体内的清除率降低,致体液酸碱平衡失调,出现代谢性酸中毒。

2.能量代谢障碍 无氧代谢产生的三磷酸腺苷(ATP)大大少于有氧代谢时,细胞膜的钠-钾泵功能失常。细胞外钾离子无法进入细胞内,而细胞外液则随钠离子进入细胞内,造成细胞外液减少及细胞过度肿胀、变性、死亡。细胞膜线粒体膜溶酶体膜等细胞器受到破坏时可释放出大量引起细胞自溶和组织损伤的水解酶,其中最重要的是组织蛋白酶,可使组织蛋白分解而生成多种活性肽对机体产生不利影响,进一步加重休克。

休克时儿茶酚胺的大量释放,促进胰高血糖素生成及抑制胰岛素分泌,以加速肝糖原和肌特限分解及刺激垂体分泌促肾上腺皮质激素,使血糖水平升高。休克时蛋白质分解加速,可使血尿素氮、肌酐、尿酸含量增加。

(三)内脏器官继发性损害

休克过程中由于微循环功能障碍及全身炎症反应综合征(SIRS),常引起内脏器官的不可逆损害。若同时或短时间内相继出现 2 个或 2 个以上的器官系统的功能障碍,称为多器官功能障碍综合征(MODS),是造成休克死亡的主要原因。

1.肺 肺是休克引起 MODS 时最常累及的器官。低灌注和缺氧可损伤肺毛细血管内皮细胞和肺泡上皮细胞。其中毛细血管内皮细胞受损可造成血管壁通透性增加,导致肺间质水肿;肺泡上皮细胞受损可造成肺泡表面活性物质生成减少、肺泡表面张力升高,继发肺泡萎陷而引起局限性肺不张及氧弥散障碍,通气/血流比例失调。病人表现为进行性呼吸困难、动脉血氧分压进行性下降,称为急性呼吸窘迫综合征(ARDS)。一旦发生 ARDS,后果极为严重,病死率高达 40%左右。

2.肾 肾是休克时易受损害的重要器官。休克时儿茶酚胺、血管升压素和醛固酮分泌增加,引起肾血管收缩、血流量减少,使肾小球滤过率降低,尿量减少。同时肾内血流重新分布并主要转向髓质,使肾皮质血流量明显减少,肾小管上皮细胞大量坏死,引起急性肾衰竭(ARF)。

3.心 除心源性休克外,其他类型的休克在早期一般无心功能异常。休克加重后,因心率过快使舒张期过短,舒张压下降。由于冠状动脉灌流量的 80%发生于舒张期,因此冠状动脉血流量明显减少,心肌因缺氧和酸中毒而受损。一旦心肌微循环内血栓形成,可引起局灶性心肌坏死和心力衰竭。此外,休克时的酸中毒及高钾血症也可加重心肌损害。

4.脑 休克早期,由于血液重新分布和脑循环的自身调节,脑的血液供应基本能够保证。随着休克的发展,动脉血压持续下降,造成脑灌注压下降和血流量减少,导致脑缺氧。缺氧和酸中毒引起胶质细胞肿胀、血管通透性升高,可继发脑水肿并引起颅内压增高,严重者形成脑疝。

5.肝 休克时肝血流量减少,肝细胞因缺血、缺氧而明显受损。肝窦和中央静脉内可有微血栓形成,导致肝小叶中心发生坏死,肝脏的解毒和代谢能力均下降,可发生内毒素血症,严重时出现肝性脑病和肝衰竭。

6.胃肠道 休克时有效循环血量不足、血压降低,机体因代偿而进行血液重新分布,使胃肠道最早发生缺血和酸中毒。胃肠道黏膜因持续性的缺血、缺氧而发生糜烂、出血或应激性溃疡，同时胃肠道黏膜的屏障结构和功能受到破坏，肠道内的细菌及毒素发生移位，引起肠源性感染或毒血症。

【临床表现】

按照休克的发病过程，其临床表现分为休克代偿期和休克抑制期(表3-1)。

1. 休克代偿期　休克代偿期亦称休克早期，因中枢神经系统兴奋性增高、交感-肾上腺轴兴奋，病人表现为精神紧张、烦躁不安、面色苍白、四肢湿冷、脉搏加快、呼吸急促。动脉血压变化不大，但脉压缩小。尿量正常或减少。若处理及时，休克可很快得到纠正。否则，病情继续发展，很快进入休克抑制期。

2. 休克抑制期　休克抑制期亦称休克期，此期病人表情淡漠、反应迟钝，甚至出现意识模糊或昏迷。皮肤黏膜发绀、四肢冰冷、脉搏细速、呼吸浅促、血压进行性下降。严重者脉搏微弱、血压测不出、呼吸微弱或不规则、尿少或无尿。若皮肤、黏膜出现瘀点、皮瓣，或出现鼻腔、牙龈、内脏出血等，则提示并发 DIC。若出现进行性呼吸困难、烦躁、发绀，给予吸氧仍不能改善时，则提示并发 ARDS。病人常因继发 MODS 而死亡。

表 3-1　休克不同时期的临床表现要点

分期	程度	神志	外周循环				生命体征		尿量	估计失血量
			口渴	皮肤黏膜色泽	体表温度	体表血管	脉搏	血压		
休克代偿期	轻度	神志清楚，伴有痛苦表情，精神紧张	口渴	开始苍白	正常或发凉	正常	100 次/分以下，尚有力	收缩压正常或稍高，舒张压增高，脉压缩小	正常或减少	20%以下(800 mL 以下)
休克抑制期	中度	神志尚清楚，表情淡漠	很口渴	苍白	发冷	表浅静脉塌陷，毛细血管充盈迟缓	100~120 次/分	收缩压为90~70 mmHg，脉压小	尿少	20%~40%(800~1600 mL)
	重度	意识模糊，甚至昏迷	非常口渴，但可能无主诉	显著苍白，肢端青紫	厥冷(肢端更明显)	表浅静脉塌陷，毛细血管充盈非常迟缓	速而细弱，或摸不清	收缩压在70 mmHg以下或不到	尿少或无尿	40%以上(1600 mL 以上)

【辅助检查】

1. 实验室检查

(1)三大常规：①血常规：红细胞计数、血红蛋白降低提示失血；血细胞比容增高提示血浆丢失；白细胞计数和中性粒细胞比值升高提示感染。②尿常规：尿比重增高提示血液浓缩或血容量不足。③大便常规：大便隐血试验阳性或黑便提示消化系统出血。

（2）血生化：检测肝肾功能、血糖、血清电解质等，了解病人是否合并 MODS 及酸碱平衡失调的程度。

（3）凝血功能：当血小板计数<$80×10^9$/L、血浆纤维蛋白原<1.5 g/L 或呈进行性下降、凝血酶原时间较正常延长 3 秒以上、3P（血浆、鱼精蛋白、副凝固）试验阳性、血涂片中破碎红细胞超过 2% 时，提示 DIC。

（4）动脉血气：动脉血氧分压（PaO_2）反映血液携氧状态，PaO_2 正常值为 80~100 mmHg。若 PaO_2<60 mmHg，吸入纯氧后仍无改善，提示 ARDS。二氧化碳分压（$PaCO_2$）是反映通气和换气功能的指标，可作为呼吸性酸中毒或呼吸性碱中毒的判断依据，$PaCO_2$ 正常值为 36~44 mmHg。过度通气可使 $PaCO_2$ 降低，但也可能是代谢性酸中毒呼吸代偿的结果。

（5）动脉血乳酸盐：正常值为 1~1.5 mmd/L，反映细胞缺氧程度，可用于休克的早期诊断（>2 mmol/L），也可用于判断预后。休克时间越长，细胞缺氧程度越严重，其数值也越高，提示预后越差。

（6）胃肠黏膜内 pH：胃肠道对缺血、缺氧较为敏感，测定胃肠黏膜内 pH，可反映组织缺血、缺氧的情况，有助于隐匿型代偿性休克的诊断。pH 的正常值为 7.35~7.45。

2.血流动力学监测

（1）中心静脉压（CVP）：CVP 代表右心房或胸段腔静脉内的压力，可反映全身血容量及右心功能，临床常通过连续动态监测 CVP 准确反映右心前负荷。CVP 正常值为 5~10 cmH_2O。CVP<5 cmH_2O，提示血容量不足；CVP>15 cmH_2O 提示心功能不全；CVP>20 cmH_2O 时，提示存在充血性心力衰竭。

（2）肺毛细血管楔压（PCWP）：应用 Swan-Ganz 漂浮导管测量，反映肺静脉、左心房和左心室压力。PCWP 正常值为 6~15 mmHg，低于正常值提示血容量不足（较 CVP 敏感），高于正常值提示肺循环阻力增加。如发现 PCWP 增高，即使 CVP 正常，也应限制输液量，以免发生肺水肿。

（3）心排血量（CO）和心脏指数（C1）：应用 Swan-Ganz 漂浮导管由热稀释法测得，CO＝心率×每搏心排血量。正常成人 CO 值为 4~6L/min，CI 正常值为 2.5~3.5L/（min·m²）。休克时 CO 及 CI 多降低，但某些感染性休克可增高。

3.影像学检查　　X 线、超声、CT、MRI 等检查有助于了解脏器损伤、感染等情况，及时发现原发病。

4.诊断性穿刺　　疑有腹腔内脏损伤者，可行诊断性腹腔穿刺；疑有异位妊娠破裂出血者，可行后穹窿穿刺。

【处理原则】

尽早去除病因，迅速恢复有效循环血量，纠正微循环障碍，恢复正常代谢，防止 MODS。

1.急救

（1）现场救护：包括损伤处包扎、固定、制动及控制大出血等，必要时使用抗休克裤。

（2）保持呼吸道通畅：松解领扣，解除气道压迫，清除呼吸道异物或分泌物，使头部后仰，保持气道通畅。早期经鼻导管或面罩给氧，必要时行气管插管或气管切开，予呼吸机辅助呼吸。

2.补充血容量　　补液原则为及时、快速、足量，先晶体液后胶体液。在连续监测动脉血压、尿量和 CVP 的基础上，结合病人的神志、皮肤温度、末梢循环、脉率及毛细血管充盈时间等情况，估算补液量和判断补液效果。

3. 处理原发疾病　尽快恢复有效循环血量后，及时针对原发疾病(如内脏大出血、消化道穿孔、急性梗阻性化脓性胆管炎等)进行手术处理。有时应在积极抗休克的同时实施手术，以免延误抢救时机。

4. 纠正酸碱平衡失调　轻症酸中毒在积极扩容、微循环障碍改善后即可缓解，故不主张早期使用碱性药物。重度休克合并严重的酸中毒且经扩容治疗效果不满意时，需用碱性药物纠正，常用 5%碳酸氢钠注射液。由于酸性环境有利于氧与血红蛋白解离，增加组织氧供，有助于休克复苏，故应遵循"宁酸勿碱"的原则，一次应用碱性药物不宜过多。

5. 应用血管活性药物　若经补液、纠正酸中毒等措施后仍未能有效改善休克时，可酌情采用血管活性药物。

(1)血管收缩药：常用的有去甲肾上腺素、多巴胺、间羟胺等。该类药物通过收缩小动脉而有暂时升高血压的作用，但可加重机体缺氧。多巴胺是最常用的血管活性药物，兼具兴奋 α、β 和多巴胺受体的作用。小剂量多巴胺可增加心肌收缩力和增加心排血量，并扩张胃肠道和肾等内脏器官的血管；大剂量则使血管收缩，外周阻力升高。去甲肾上腺素也较为常用，主要兴奋 α 受体，具有兴奋心肌、收缩血管、升高血压、增加冠状动脉血流量的作用。

(2)血管扩张药：分为 2 类。①α 受体阻滞药：解除去甲肾上腺素引起的小血管收缩和微循环淤滞并增强左心室收缩力，如酚妥拉明、酚苄明等。②抗胆碱能药：对抗乙酰胆碱所致的平滑肌痉挛，使血管扩张，改善微循环，如阿托品、山莨菪碱(654-2)等。

(3)强心药：增强心肌收缩力、减慢心率。最常用的药物为强心苷(如毛花苷 C)。

6. DIC 的治疗　对诊断明确的 DIC，早期可用肝素抗凝，用量为 1.0 mg/kg，每 6 小时 1 次。DIC 晚期，纤维蛋白溶解系统亢进，则使用抗纤溶药物，如氨甲苯酸、氨基己酸，以及抗血小板黏附和聚集的药物，如阿司匹林、潘生丁和低分子右旋糖酐。

7. 皮质类固醇和其他药物的应用　皮质类固醇适用于严重休克及感染性休克的病人。其主要作用有：①阻断 α 受体兴奋作用，扩张血管，降低外周血管阻力，改善微循环；②保护细胞内溶酶体，防止溶酶体侵击损伤颅脑；③增强心肌收缩力，增加心排血量；④增强线粒体功能，防止白细胞积聚；⑤促进糖异生，减轻酸中毒。一般主张短期内大剂量应用皮质类固醇药，如地塞米松 1~3 mg/kg，一般使用 1~2 次，以防过多应用引起机体抗感染能力下降、切口愈合不良或加重应激性溃疡等不良反应。严重休克者，可适当延长应用时间。

【护理评估】

1. 健康史

(1)一般情况：了解病人的年龄、性别、经济状况等。

(2)既往史：了解病人有无外伤、脏器破裂、烧伤等大量失血、失液史；有无感染或过敏史；发病以来是否采取补液等治疗措施。了解病人既往健康状况。

2. 身体状况

(1)症状与体征

1)意识和精神状态：意识反映脑组织血液灌流情况，是反映休克的敏感指标。休克早期病人呈兴奋状态或烦躁不安，休克加重时表情淡漠、意识模糊、反应迟钝甚至昏迷。

2)生命体征：①血压：是最常用的监测指标，但并不是反映休克程度最敏感的指标。休克早期血压变化不大，休克晚期血压呈进行性下降。收缩压<90 mmHg、脉压差<20 mmHg，提示休克存在；②脉搏：休克早期脉率增快，且出现在血压变化之前，是休克的早期诊断指标。休克加重时脉搏细弱，甚至摸不到。常用脉率/收缩压(mmHg)计算休克指数，>1.0 提示休克，>2.0 提示严重休克；③呼吸：呼吸急促、变浅、不规则，提示病情严重。呼吸增至30 次/分以上或降至 8 次/分以下，提示病情危重；④体温：多数休克病人体温偏低，但感染休克病人可有高热。若体温突升至40℃以上或骤降至 36℃以下，提示病情危重。

3)皮肤：皮肤的色泽和温度反映体表灌流的情况。除少数感染性休克病人外，大多数休克病人表现为皮肤和口唇黏膜苍白、发绀或呈花斑状，四肢湿冷。补充血容量后若四肢转暖，皮肤温暖、干燥、红润，说明休克好转。

4)尿量：反映肾灌流的情况，也是判断血容量是否补足简单而有效的指标。休克时尿量减少，若<25 mL/h、尿比重增高，提示肾血管收缩或血容量不足；若血压正常而尿量仍少且尿比重低，应考虑急性肾衰竭。

5)局部状况：了解病人有无骨骼、肌肉、皮肤及软组织的损伤；有无局部出血及出血量；腹部损伤者腹膜刺激征和移动性浊音是否阳性。

(2)辅助检查：了解各项实验室检查的结果，动态监测血流动力学指标，以助判断病情的严重程度和制定护理计划。疑有腹腔内脏损伤或异位妊娠破裂出血者行诊断性穿刺，是否抽得不凝血。

3.心理-社会状况　了解病人及其亲属的情绪反应；评估病人及其亲属对疾病、治疗及预后的认知情况及心理承受能力。

【常见护理诊断/问题】

1.体液不足　与大量失血、失液有关。

2.组织灌注量改变　与有效循环血量减少、微循环障碍有关。

3.气体交换受损　与微循环障碍、缺氧和呼吸型态改变有关。

4.有体温失调的危险　与感染或组织灌注不良有关。

5.有感染的危险　与免疫力下降、接受侵入性治疗有关。

6.有受伤的危险　与烦躁不安、意识模糊有关。

【护理目标】

(1)病人体液维持平衡，表现为生命体征平稳、面色红润、四肢温暖、尿量正常。

(2)病人有效循环血量恢复，组织灌流不足得到改善。

(3)病人呼吸道通畅、呼吸平稳，血气分析结果维持在正常范围内。

(4)病人体温维持正常。

(5)病人未发生感染或感染发生后被及时发现并处理。

(6)病人未发生意外受伤。

【护理措施】

1.迅速补充血容量　补液是防止休克继续加重的最重要治疗措施。

2. 建立静脉通路　迅速建立 2 条以上静脉输液通道,大量快速补液(除心源性休克外)。周围静脉萎陷或肥胖病人穿刺困难时,应立即进行中心静脉穿刺,并同时监测 CVP。

3. 合理补液　根据引起休克的不同原因和休克状况,配备合理的补液方案。

4. 种类　一般先快速输入扩容作用迅速的晶体溶液,首选平衡盐溶液,也可选用 3%～7.5% 的高渗盐溶液以减轻组织肿胀;后输入扩容作用持久的胶体溶液,如低分子右旋糖酐、血浆、代血浆、全血、人血白蛋白等。低分子右旋糖酐既可扩容,又可降低血液黏稠度,改善微循环;全血是补充血容量的最佳胶体液,急性失血量超过人体总血量 30% 时应快速输注全血;血细胞比容低于 25%～30% 时,给予浓缩红细胞。

5. 速度和量　根据病人的临床表现、心肺功能、特别是动脉血压及 CVP 等进行综合分析,合理安排及调整补液的速度和量(表 3-2)。血压和 CVP 均低时,提示全身血容量明显不足,需快速大量补液;血压低而 CVP 高时,提示血容量相对较多或可能心功能不全,此时应减慢输液速度,适当限制补液量,以防发生急性肺水肿或心功能衰竭。

表 3-2　中心静脉压、血压与补液的关系

中心静脉压	血压	病因	处理原则
低	低	血容量严重不足	充分补液
低	正常	血容量不足	适当补液
高	低	心功能不全或血容量相对较多	给强心药,纠正酸中毒,舒张血管
高	正常	容量血管过度收缩	舒张血管
正常	低	心功能不全或血容量不足	补液试验*

补液试验*:取等渗盐水 250 mL,于 5～10 分钟内经静脉滴入,若血压升高 CVP 不变,提示血容量不足;若血压不变而 CVP 升高 3～5 cmH$_2$O(0.29～0.49 kPa),提示心功能不全。

(1)病情观察:定时监测病人的生命体征、意识、面色、肢端温度及色泽、CVP、尿量及尿比重等指标的变化,以判断补液效果。若病人从烦躁转为平静、淡漠迟钝转为对答如流、口唇红润、肢体温暖、血压升高、脉压变大、CVP 正常、尿量>30 mL/h,提示血容量已基本补足,休克好转。

(2)记录出入量:准确记录输入液体的种类、数量、时间、速度,并记录 24 小时出入水量以作为后续治疗的依据。

6. 改善组织灌注

(1)取休克体位:头和躯干抬高 20°～30°、下肢抬高 15°～20°,使膈肌下移,有利于呼吸;同时增加肢体回心血量,改善重要脏器血液供应。

(2)使用抗休克裤:其抗休克的原理为通过腹部和腿部加压,控制腹部或下肢的出血,同时促进静脉血液回流,改善重要脏器供血。休克纠正后,应由腹部开始缓慢放气,每 15 分钟测量血压 1 次,以免放气过快引起低血压。若发现血压下降超过 5 mmHg,应停止放气并重新注气。

(3)用药护理

1)用药种类:临床常将血管收缩药和血管扩张药联合应用,以兼顾各重要脏器的血液灌

注水平。大剂量多巴胺可使血管收缩、外周阻力升高，抗休克时不宜采用大剂量多巴胺，可将多巴胺与其他血管收缩药合用。血管扩张药可使血管容量扩大，造成血容量相对不足而导致血压下降，故应在血容量已基本补足而微循环未见好转时使用。在已充分补液、CVP>15 cmH_2O 而动脉压仍低时，可考虑使用强心药。

2) 浓度和速度：应从低浓度、慢速度开始，最好用输液泵来控制滴速。应用心电监护仪每 5~10 分钟测血压 1 次，血压平稳后每 15~30 分钟测 1 次，根据血压及时调整药物的浓度和速度，以防血压骤升或骤降。

3) 用药观察：强心药物用药过程中应注意观察心率、心律及药物的不良反应。

4) 避免药物外渗：药物外渗可引起局部组织坏死，若发现注射部位红肿、疼痛，应立即更换注射部位，局部用 0.25% 普鲁卡因进行封闭。

5) 停药护理：停药时应逐渐降低药物浓度、减慢速度后撤除，以防突然停药引起血压较大波动。

7. 维持有效气体交换

(1) 保持呼吸道通畅：神志淡漠或昏迷者，应将头偏向一侧或置入通气导管，以防舌后坠或呕吐物、气道分泌物等引起误吸。在病情允许的情况下，鼓励病人进行深呼吸训练，协助叩背并进行有效咳嗽、排痰。气管插管或气管切开者应及时吸痰。定时观察呼吸音变化，若有肺部湿啰音或喉头痰鸣者，及时清除呼吸道分泌物。协助病人进行双上肢和胸廓运动，以促进肺扩张。

(2) 改善缺氧：常规给氧，调节氧浓度为 40%~50%、氧流量为 6~8L/min 为宜。严重呼吸困难者，协助医师进行气管插管或气管切开，尽早使用呼吸机辅助呼吸。

(3) 监测呼吸功能：密切观察病人的呼吸频率、节律及深度，动态监测动脉血气分析，了解缺氧程度及呼吸功能。若病人出现进行性呼吸困难、发绀、氧分压<60 mmHg 且吸氧后无改善，提示出现呼吸衰竭或 ARDS，应立即报告医师并协助气管插管行机械通气。

8. 维持正常体温

(1) 监测体温：每 4 小时 1 次，密切观察其变化。

(2) 保暖：体温过低时应注意保暖，可采取加盖被子或调高室温等方法，禁忌用热水袋或电热毯等提高体表温度，以防烫伤及因局部皮肤血管扩张、组织耗氧量增加而引起重要内脏器官血流量进一步减少。

(3) 降温：感染性休克病人出现高热时，应采取物理或药物等方法进行降温。病室应定时通风并调节适宜的温度及湿度，保持床单位的清洁、干燥，及时更换被汗液浸湿的衣被，做好皮肤护理。

(4) 库存血的复温：失血性休克的病人需快速、大量输血时，若所输血液为库存血，应置于常温下复温后再输入，以免造成体温降低。

9. 防治感染　休克时机体处于应激状态，免疫功能下降，抵抗力减弱，易继发感染。应采取下列预防措施：①严格按照无菌原则进行各项护理操作；②预防肺部感染，避免病人误吸，必要时遵医嘱给予超声雾化吸入，以稀释病人痰液便于咳出；③加强留置导尿管的护理，预防泌尿系统感染；④有创面或伤口者，应及时更换敷料，保持创面或伤口清洁干燥；⑤遵医嘱合理应用有效抗生素；⑥提供合理的营养支持，增强机体抵抗力。

10. 预防压疮和意外受伤　病情允许时，协助病人每 2 小时翻身 1 次，按摩受压部位皮肤以预防压疮。烦躁或神志不清的病人，应加床边护栏以防坠床，必要时可用约束带固定四肢，以防止病人自行将输液管道或其他引流管拔出。

11. 监测血糖　部分病人因胰岛素抵抗可出现高血糖，从而导致严重的感染、多发性神经损伤、MODS 甚至死亡。应严密监测血糖变化，遵医嘱应用胰岛素控制血糖。

12. 镇静镇痛　尽量保持病人安静，避免不必要的搬动，必要时给予镇静。疼痛剧烈者适当使用镇痛药物。

13. 健康教育

（1）疾病预防：加强自我防护，避免损伤和意外伤害。

（2）疾病知识：向病人及其亲属讲解各项治疗、护理措施的必要性及疾病的转归过程。向病人及其亲属宣传意外损伤后的初步处理和自救知识。

（3）疾病康复：指导病人出院后注意营养和休息。如出现高热或感染，应及时就诊。

【护理评价】

通过治疗与护理，病人是否：①体液维持平衡，表现为生命体征平稳、面色红润、四肢温暖、尿量正常；②有效循环血量恢复，组织灌流不足得到改善；③呼吸道通畅，呼吸平稳，血气分析结果维持在正常范围内；④体温维持正常；⑤感染得以预防，或感染得到及时控制；⑥意外受伤得以预防，或得到及时发现和处理。

第二节　低血容量性休克

低血容量性休克主要因各种原因引起短时间内大量出血、体液丢失或体液积聚在第三间隙，使有效循环血量减少所致。包括失血性休克和创伤性休克。

一、失血性休克

【病因】

低血容量性休克是外科最常见的休克类型。常因大量出血或体液丢失，或体液积存裂或脏器出血引起的休克称失血性休克失所引起的休克称创伤性休克。多见于上消化道大出血、异位妊娠破裂出血、动脉瘤破裂出血、腹部损伤引起的实质性脏器（如肝、脾）破裂出血、大血管破裂出血等。通常快速失血量超过总血量的 20% 时，即可发生休克。

【处理原则】

在补充血容量的同时积极控制出血。

1. 输血　补充血容量根据血压和脉率变化估计失血量。可先经静脉快速输注平衡盐溶液和人工胶体液。近来有研究发现，对未有效控制的活动性出血引起的失血性休克，采用限制性液体复苏可提高早期生存率。一般认为，维持血红蛋白在 100 g/L、血细胞比容在 30% 为好。若血红蛋白高于 100 g/L 可不必输血；低于 70 g/L 可输浓缩红细胞；急性失血超过总量的30%可输全血。临床上常以血压结合中心静脉压(CVP)的测定指导补液。

2.止血 在补充血容量的同时,对有活动性出血的患者,应迅速控制出血。一般对浅表伤口出血或四肢血管出血,可先采用压迫止血或上止血带方法以暂时止血,待休克初步纠正后,再进行根本的止血措施。对于肝、脾破裂、急性活动性上消化道血病例,应在保持血容量同时积极进行手术准备,及早实施手术止血。

【护理措施】

1.建立静脉补液通道 迅速建立2条以上静脉通路,合理安排补液的种类、量及速度,若病人血压恢复正常并能保持稳定,表明失血量较小且已不再继续出血;若病人血红蛋白浓度>100 g/L、血细胞比容>30%,不必输血;低于以上标准,则可根据病人血压、脉率、中心静脉压及血细胞比容等指标考虑输注血液制品;严密观察病人的生命体征;需要手术者协助医师做好术前准备。

2.其他护理措施 参见本章第一节概述。

二、创伤性休克

【病因】

创伤性休克多由严重外伤引起,如大面积撕脱伤、严重烧伤、全身多发性骨折、挤压伤或大手术等。

【病理生理】

创伤性休克病人不仅存在大量血液或血浆的丢失,同时创伤处又有炎性肿胀和体液渗出,受损组织释放的血管活性物质还可导致微血管扩张和通透性增高,使有效循环血量进一步减少。创伤还可刺激神经系统,引起疼痛和神经-内分泌系统反应,影响心血管功能。特殊部位的损伤,如胸部损伤、颅脑外伤等还可直接影响心血管及呼吸功能。

【处理原则】

补充血容量及对症处理。

1.急救处理 对危及生命的情况,如胸部损伤所致的连枷胸、开放性气胸或张力性气胸,优先紧急处理。骨折处妥善固定并制动,以免加重损伤。

2.补充血容量 积极快速补液仍是创伤性休克的首要措施,补液量及种类应根据病人的临床表现、血流动力学指标、创伤情况等综合考虑。

3.镇静镇痛 创伤后剧烈的疼痛可加重应激反应,应酌情使用镇静镇痛药。

4.手术治疗 一般在血压回升或稳定后进行。

5.预防感染 应尽早使用抗生素。

【护理措施】

1.急救护理 分清轻重缓急,优先处理危及生命的问题,注意保持呼吸道通畅,迅速控制明显的外出血,妥善固定受伤肢体,采取休克体位以增加回心血量。需急诊手术者,积极做好术前准备。

2. 心理护理 由于创伤性休克发生突然,病人及其亲属缺乏心理准备,大多处于极度恐慌、焦虑的状态,甚至可能出现情绪休克。护士应理解并鼓励病人表达情绪,做好安慰及解释工作,使病人及其亲属情绪稳定,能配合各项治疗护理措施。

3. 疼痛护理 对疼痛剧烈者应及时予以镇痛。存在呼吸障碍者禁用吗啡,以免呼吸抑制。

4. 其他护理措施 参见本章第一节概述。

第三节 感染性休克

感染性休克(shock)是指由于病原体(如细菌、真菌或病毒等)侵入人体,向血液内释放内毒素,导致循环障碍、组织灌注不良而引起的休克。

【病因】

常继发于腹腔内感染(如急性腹膜炎、急性化脓性阑尾炎、急性梗阻性化脓性胆管炎等)、烧伤脓毒症、泌尿系统感染等,也可由污染的手术或输液等引起。主要致病菌为革兰阴性菌,因该类细菌可释放大量内毒素而导致休克,故又称为内毒素休克。内毒素与体内的补体、抗体或其他成分结合,可引起血管痉挛,损伤内皮细胞,同时促使体内多种炎性介质释放,引起全身炎症反应综合征(SIRS):①体温$>38℃$,或$<36℃$;②心率>90 次/分;③呼吸急促>20 次/分或过度通气,$PaCO_2<32$ mmHg;④白细胞计数$>12×10^9$/L 或$<4×10^9$/L,或未成熟白细胞比值$>10\%$。SIRS 进一步发展,可导致休克及 MODS。

【病理生理与分类】

按血流动力学改变分为低动力型休克和高动力型休克。

低动力型休克 又称低排高阻型休克,见于革兰阴性菌引起的感染性休克或休克晚期,临床常见。其病理生理特点为外周血管收缩,阻力增高,微循环淤滞,毛细血管通透性增高,渗出增加,造成血容量和心排血量减少。因皮肤湿冷,故又称冷休克。

高动力型休克 又称高排低阻型休克,见于革兰阳性菌引起的休克早期,临床较为少见。其病理生理特点为外周血管扩张,阻力降低,心排血量正常或增高,血流分布异常,动-静脉短路开放增多,存在细胞代谢障碍及能量合成不足。因皮肤比较温暖、干燥,故又称暖休克。病情加重时,暖休克最终可转为冷休克。

【临床表现】

两种类型的感染性休克,其临床表现不同(表3-3)。

表 3-3 感染性休克的临床表现

临床表现	低动力型(冷休克)	高动力型(暖休克)
神志	烦躁不安或淡漠、嗜睡	清醒
皮肤色泽	苍白或发绀	淡红或潮红
皮肤温度	湿冷	温暖、干燥
毛细血管充盈时间	延长	1—2秒
脉搏	细速	慢而有力
脉压(mmHg)	<30	>30
尿量(mL/h)	<25	>30

【处理原则】

休克纠正前，着重纠正休克，同时控制感染；在休克纠正后，着重控制感染。

1.补充血容量　首先快速输入平衡盐溶液，再补充适量的胶体液、血浆、全血等。低分子右旋糖酐可改善微循环，能吸附于红细胞、血小板表面及血管内壁，可预防和治疗 DIC。感染性休克患者，常有心肌和肾受损，故补液期间应监测 CVP，作为调整输液种类和速度的依据。

2.控制感染　尽早处理原发病灶，凡有手术指征者，及时引流脓液或清除感染病灶和坏死组织，抗生素治疗绝不能替代手术治疗。早期、足量、联合应用有效抗生素进行治疗，未获得细菌培养和药敏试验结果前，可先根据临床规律及经验选用抗生素，以后再依据药敏试验结果进行调整。

3.纠正酸碱平衡失调　感染性休克常伴有严重酸中毒，应予以纠正，并复查动脉血气分析结果。

4.应用心血管活性药物　经补充血容量、纠正酸中毒后，如休克仍未见好转，应考虑使用血管扩张药物。心功能受损者，可给予强心药物。注意观察用药期间的血压变化。

5.应用糖皮质激素　一般主张早期、大剂量、短程治疗，使用剂量可达正常剂量的 10~20 倍，但连续使用时间不宜超过 48 小时。

6.其他　如营养支持、重要脏器功能障碍的处理等。

5.【护理措施】　参见本章第一节概述。

【思考题】

1.刘女士，50岁，因呕血3小时入院。3小时前进食苹果后突发呕血3次，色鲜红，量约1400 mL 自诉乏力、嗜睡、尿少3体格检查：T 36.2℃，P 108 次/分，R 26 次/分，Bp 80/55 mmHg，烦躁不安、面色苍白、巩膜稍黄染，心肺检查未见异常。腹部略膨隆，全腹软，剑突下轻压痛，无肌紧张及反跳痛。肝脏未触及，脾脏肋下 1 cm。移动性浊音(−)，肠鸣音活跃。

请问：

(1) 目前该病人处于休克的哪一期?

(2) 目前主要的护理诊断/问题有哪些?

(3) 应采取哪些护理措施?

2. 张先生,23 岁,因持续性腹痛 1 日,加重 2 小时入院。入院诊断:急性化脓性阑尾炎 3 当日于全麻下行"阑尾切除术",手术顺利。术后第 5 日,自诉切口处疼痛加重,伴恶心、呕吐,呕吐物为胃内容物。体格检查:T 39.2℃,P 126 次/分,R 28 次/分,Bp 80/60 mmHg,神志淡漠、面色发绀。切口皮肤红肿,有触痛,肠鸣音减弱。辅助检查:血常规示 WBC 14× 10^9/L,中性粒细胞比值 86%。

请问:

(1) 该病人为哪种类型的休克? 分析出现休克的原因。

(2) 目前主要的护理诊断/问题有哪些?

(3) 应采取哪些护理措施?

第四章

手术室管理和工作

学习目标

识记

1. 描述手术室布局和设置要求。

2. 复述手术室环境清洁和消毒方法及手术室环境管理制度。

3. 陈述手术室护士的职责要求。

4. 列举常用手术体位及适用范围。

理解

1. 比较不同级别洁净手术室的净化标准和适用范围。

2. 理解手术室安全管理相关制度。

运用

1. 执行外科手消毒、穿无菌手术以及戴手套、脱手套。

2. 为手术室不同类别物品选择合适的消毒灭菌方法。

3. 在手术过程中执行无菌操作原则。

4. 识别与传递常用手术器械。

5. 为不同手术病人摆放手术体位。

习题二维码4-1

章前导言

手术室是外科手术的重要场地，要保证手术成功就必须做好手术室工作。手术室护理职责包括：手术前准备，术中配合，术后整理。在手术过程中严格遵守无菌原则，防止手术污染。

案例导入

李先生，65岁，因上腹部隐痛半年，加重伴恶心、呕吐1个月入院。给予对症治疗，效果不佳。胃镜检查示胃窦部溃疡型乳头状管状腺癌。拟行手术治疗。

请思考：

(1) 应安排该病人于何种级别手术室进行手术？

(2) 如何保障该病人围术期安全？

考点提示

序号	主要考点
1	常用手术体位
2	穿手术衣、戴无菌手套的注意事项
3	铺盖手术单的原则
4	手术室的无菌操作原则
5	巡回护士和洗手护士的工作职责区分

第一节　概　述

◆ 一、布局与环境

(一)手术室的设置和布局

1.位置　手术室应选择在大气含尘浓度较低,尽可能远离污染源以保持空气清洁。低层建筑一般选择在中上层或顶层,高层建筑则尽可能避免设在首层或顶层。手术室要与手术科室、检验科、血库、病理科、消毒供应中心、复苏室、监护室等相邻,最好有直接的通道和通讯联系设备。

2.布局　手术室设计强调平面布局和人流、物流的合理、顺畅,以充分发挥手术室的功能,尽可能降低交叉感染的风险。设有病人出入口、工作人员出入口、无菌物品出入口及污物出口。内分洁净走廊和清洁走廊,洁净走廊供医护人员、病人和无菌物品供应使用;清洁走廊供术后手术器械、敷料等污物的运送。手术间、洗手间和无菌物品间等都设置在洁净走廊的周围。手术室按照洁净程度分3个区。

3.洁净区　包括手术间、洗手间、手术间洁净走廊(内走廊)、无菌物品间、药品室、麻醉准备室等。

4.准洁净区　包括器械室、敷料室、洗漱室、消毒室、手术间清洁走廊(外走廊)、恢复室、石膏室等,设在中间。该区是非洁净区进入洁净区的过度区域,进入者不得大声谈笑和高声喊叫,凡已行手臂消毒或已穿无菌手术衣者,不可进入此区。

5.非洁净区　包括办公室、会议室、实验室、标本室、污物室、资料室、电视教学室、值班室、更衣室、更鞋室、医护人员休息室、手术病人亲属等候室等,设在最外侧。交接病人处应保持安静,病人在此换乘手术室平车进入手术间。

6.建筑要求　手术间按照不同用途设计大小,一般大手术间面积40~50 m²,中小手术间面积20~40 m²。心脏手术、器官移植手术等需要的辅助仪器多则需要大手术间,面积60 m²。手术室内净高2.8~3.0 m,走廊宽2.2~2.5 m。门净宽不小于1.4 m,便于平车进出，Ⅱ级以下洁净用房可采用大块瓷砖或涂料，不宜有凹凸。地面有微小倾斜度，可采用水磨石材料，不应设地漏。墙面、地面、天花板交界处呈弧形，不易蓄积尘埃。手术间应有隔音、空气过滤净化装置，以防手术间相互干扰，保持空气清洁。

(二)工作间的设施

1.**手术间的装备与设施**　手术间的数量与手术科室床位比一般为 1：(20~25)。手术间内只允许放置必需的器具和物品，各种物品应有固定的放置地点。手术间的基本配备包括多功能手术床、大小器械桌、升降台、麻醉机、无影灯、器械药品柜、观片灯、输液轨、脚踏凳、各种抉托及固定病人的用品。现代化的手术室有中心供氧、中心负压吸引和中心压缩空气等设施，配备心电监护仪、X 线摄影、显微外科设备及多功能控制面板(包括空调、无影灯、手术台电源、照明、观片灯、呼叫系统、计时器、温湿度显示器及调节开关等)，还有观摩设施供教学和参观使用。

2.**其他工作间的设置和要求**　麻醉准备间是供病人进入手术间前进行麻醉诱导用，麻醉复苏室供全身麻醉病人术后苏醒用，均应备有必要的仪器设备和急救药品。物品准备用房包括器械清洗间、器械准备间、敷料间、无菌间等，应符合洁污流程，以防止物品污染。手术室应有单独的快速灭菌装置，以便进行紧急物品灭菌；同时设有无菌物品贮藏室以存放无菌敷料、器械等；还配有一定空间存放必要的药品、器材和仪器。洗手间设备包括感应式或脚踏式水龙头、无菌刷子、外科消毒洗手液、无菌擦手巾及计时钟等。

(三)洁净手术室

洁净手术室是指采用空气净化技术，使手术室内细菌浓度控制在一定范围，空气洁净度达到一定级别。手术室内温度应保持在 21~25℃，相对湿度 40%~60%。手术间内应设有净化空调系统，通过控制室内的温、湿度和尘埃含量，实现理想的手术环境。

1.**空气净化技术**　是指选用不同的气流方式和换气次数，过滤进入手术室的空气以控制尘埃含量，使空气达到净化的一定级别。净化空气的气流方式有三种：

(1)乱流式气流：气流不平行、方向不单一、流速不均匀，且有交叉回旋的气流。此方式除尘率较低，适用于万级以下的手术室，如污染手术间和急诊手术间。

(2)垂直层流：将高效过滤器装在手术室顶棚内，垂直向下送风，两侧墙下部回风。

(3)水平层流：在一个送风面上布满过滤器，空气经高效过滤，水平流经室内。

采用后两者层流方式的洁净手术室又称为单向流洁净室，其气流分布均匀，不产生涡流，除尘率高，适用于百级至万级的手术室。

2.**洁净手术室净化标准及适用范围**　根据空气的清洁度和细菌浓度可将手术间分为 4 个级别(表 4-1)。

(1)特别洁净手术间(Ⅰ级)：适用于关节置换手术、器官移植手术及心脏外科、脑外科和眼科等无菌手术。

(2)标准洁净手术间(Ⅱ级)：适用于胸外科、整形外科、泌尿外科、肝胆胰外科、骨科和普外科(Ⅰ类切口手术)。，

(3)一般洁净手术间(Ⅲ级)：适用于普外科(非Ⅰ类切口手术)、妇产科等手术。

(4)准洁净手术间(Ⅳ级)：适用于肛肠外科、污染类手术

表 4-1　手术间的分级

等级	手术室名称	空气洁净度级别(级)		最大染菌密度（个/cm²）	沉降法(浮游法)细菌最大平均密度	
		手术区	周边区		手术区	周边区
I	特别洁净手术室	100	1000	5	0.2 个/30 min·Φ90 皿（5 个/m³）	0.4 个/30 min·Φ90 皿（5 个/m³）
II	标准洁净手术室	1000	10000	5	0.7 个/30 min·Φ90 皿（25 个/m³）	1.5 个/30 min·Φ90 皿（50 个/m³）
III	一般洁净手术室	10000	100000	5	2 个/30 min·Φ90 皿（75 个/m³）	04 个/30 min·Φ90 皿（150 个/m³）
IV	准洁净手术室	300000		5	5 个/30 min·Φ90 皿（175 个/m³）	

(四)手术室的环境管理

1. 清洁和消毒　每日手术前 1 小时开启净化空调系统持续净化运行，当日手术结束后净化空调系统继续运行直至恢复该手术间的洁净级别。每日手术结束后应及时对手术间进行清洁及消毒。采用湿式打扫，用消毒液擦拭溅到地面、墙面的血液、药液，用 500 mg/L 有效氯消毒液擦拭手术间内的设备、物品进行消毒后再清洁。特殊感染如肝炎病毒、艾滋病病毒、梅毒阳性病人，手术时使用一次性物品，手术后用 1000 mg/L 有效氯消毒液擦拭地面及房间物品进行消毒后，再清洁。

2. 人员管理　除手术室人员和当日手术者外，其他人员不得擅自进入；患有急性感染性疾病，尤其是上呼吸道感染者不得进入手术室。工作人员进入洁净区必须更换手术室的清洁鞋帽、衣裤、口罩，中途离开需穿外出服、换外出鞋。手术开始后，应尽量减少开门次数、减少走动和不必要的活动，不可在无菌区中间穿行，或在无菌区内大声叫喊、咳嗽。手术间内的人数应根据手术间的大小决定。无菌手术与有菌手术严格分开，若在同一手术间内接台，应先安排无菌手术，后做污染或感染手术。

二、手术人员职责

每台手术的人员配备包括手术医师、麻醉师、护士及其他工勤人员等。手术人员必须有明确的分工和职责，同时也需要相互协作和配合。

(一)手术医师

1. 手术者　负责并主持整个手术操作的全过程。除按术前计划执行手术方案和操作步骤外，还应根据术中发现做出决定。

2. 手术助手　包括第一、第二助手，必要时还有第三助手。主要职责是完成手术野皮肤的消毒和铺巾，协助手术者进行止血、结扎、拭血、暴露手术野、拉钩、剪线等操作，维持手术区整洁。

(二)麻醉医师

负责手术病人的麻醉、给药、监测及处理；协助巡回护士做好输液和输血工作；观察、记录病人整个手术过程中的病情变化，出现异常及时通知手术者，组织抢救处理；术毕协同手术室人员将病人送回病房。

(三)护士

1.器械护士　器械护士又称洗手护士。其工作范围局限于无菌区内，主要职责是负责手术全过程所需器械、物品和敷料的供给，配合医师完成手术。其他工作还包括术前访视和术前准备。

(1)术前访视：术前1日访视病人，了解病人的病情和需求，根据手术种类和范围准备手术器械和敷料。

(2)术前准备：术前15~20分钟洗手、穿无菌手术衣、戴无菌手套；准备好无菌器械台，检查并摆放好各种器械、敷料；协助医师进行手术区皮肤消毒和铺无菌手术单，连接并固定电刀、吸引器等。

(3)清点、核对物品：分别于术前和术中关闭体腔前后及缝合伤口前，与巡回护士共同准确清点各种器械、敷料、缝针等数目，核对后登记。术中增减的用物须反复核对清楚并及时记录。

(4)正确传递用物：手术过程中，按手术步骤向医师传递器械、敷料、缝针等手术用物，做到主动、迅速、准确无误。传递任何器械都要以柄轻击术者伸出的手掌。传递时，手术刀的刀锋朝上，弯钳与弯剪类将弯曲部向上，弯针应以持针器夹在中、后1/3交界处。缝线用无菌巾保护好。传递针线时，应事先将线头拉出6~9 cm，防止线脱出。

(5)保持器械和用物整洁：保持手术野、器械托盘、器械桌、器械及用物的干燥、整洁、无菌。器械分类摆放整齐，用后及时取回擦净，做到"快递、快收"，暂时不用的器械可放于器械台一角。若器械接触过污染部位如阴道、肠道，应分开放置，以防污染扩散。

(6)配合抢救：密切关注手术进展，若出现大出血、心脏骤停等紧急情况，应保持沉着、冷静，备好抢救用品，积极配合医师抢救。

(7)标本管理：妥善保管术中切下的组织或标本，按要求及时送检。

(8)包扎和整理：术后协助医师消毒处理切口，包扎切口并固定好各引流物。

(9)整理用物：按要求分类处理手术器械及各种用物、敷料等。

2.巡回护士　巡回护士又称辅助护士，其工作范围是在无菌区外。主要任务是在台下负责手术全过程中器械、布类、物品和敷料的准备和供给，主动配合手术和麻醉，根据手术需要，协助完成输液、输血及手术台上特殊物品、药品的供给。对病人实施整体护理。

(1)术前准备：术前认真检查手术间内各种药物、物品是否齐全，电源、吸引装置和供氧系统等固定设备是否安全有效。调试好术中需用的特殊仪器如电钻、电凝器等。调节好手术间内光线和温度，创造最佳手术环境及条件。

(2)核对病人：核对床号、姓名、性别、年龄、住院号、诊断、手术名称、手术部位、术前用药。检查病人全身皮肤完整性、肢体活动情况及手术区皮肤的准备情况。了解病情，检查术前皮试结果并询问病人有无过敏史。建立静脉通路并输液；核对病人血型、交叉配血试验结果，做好输血准备。注意保暖和保护病人隐私。

(3)安置体位：协助麻醉医师安置病人体位并注意看护，必要时用约束带，以防坠床。

麻醉后，再按照手术要求协助摆放体位，充分暴露手术区，固定牢固，确保病人安全舒适。若使用高频电刀，则需将负极板与病人肌肉丰富处全面接触，以防灼伤。病人意识清醒者，予以解释，取得其合作。

（4）清点、核对物品：分别于术前和术中关闭体腔前后及缝合伤口前，与洗手护士共同清点、核对后登记，术中及时清点并登记添加物品的数量。严格执行核对制度，避免异物遗留于体内。

（5）术中配合：随时观察手术进展情况，随时调整灯光，及时供应、补充手术台上所需物品。密切观察病人病情变化，保持输液、输血通畅，保证病人术中安全，主动配合抢救工作。认真填写手术护理记录单，严格执行术中用药制度，监督手术人员的无菌操作并及时纠正。

恪守职业道德，
为生命保驾护航

（6）术后整理：术后协助医师清洁病人皮肤、包扎伤口、妥善固定引流管，注意保暖。整理病人物品，护送病人回病房，将病人的术后情况及物品与病区护士交班。整理手术间，补充手术间内的各种备用药品及物品，进行日常清扫及空气消毒。

第二节　手术室物品消毒灭菌

手术过程中使用的所有器械和物品都必须经过严格灭菌处理，以防伤口感染。灭菌的方法很多，最常用的是高压蒸汽灭菌法，多用于耐高温、耐湿的物品。其他方法有环氧乙烷灭菌法、过氧化氢低温等离子灭菌法、低温甲酸蒸汽灭菌法、干热灭菌法等。

一、布单类

布单类包括手术衣和各种手术单，应选用质地细柔且厚实的棉布，颜色以深绿色或深蓝色为宜。

1.手术衣　分大、中、小号，用于遮盖手术人员未经消毒的衣着和手臂。穿上后应能遮至膝下；手术衣前襟至腰部处应双层，以防手术时被血水浸透；袖口制成松紧口，便于手套腕部盖于袖口上。折叠时衣面向里，领子在最外侧，避免取用时污染无菌面。

2.手术单　有大单、中单、无菌巾、各部位手术孔单及各种包布等，均有各自的规格尺寸和一定的折叠方法。各种布单也可根据不同的手术需要，包成各种手术包，以提高工作效率。

3.布单类　均采用高压蒸汽灭菌，保存时间在夏季为 7 日，冬季为 10~14 日，过期应重新灭菌。经环氧乙烷低温灭菌的密封包装纸及塑料袋，灭菌后的有效期可保持半年到 1 年。用过的布单类若污染严重，尤其是 HBeAg 阳性病人使用过的布单类，需先放入专用污物池，用 1000~2000 mg/L 有效氯溶液浸泡 30 分钟后，再洗涤、灭菌。一次性无纺布的手术衣帽和布单类可直接使用，免去了清洗、折叠、包装及再消毒所需的人力、物力和时间，但不能完全替代棉质布单。

二、敷料类

敷料类包括吸水性强的脱脂纱布和脱脂棉花。前者包括不同大小、尺寸的纱布垫、纱布块、纱布球及纱布条；后者包括棉垫、带线棉片、棉球及棉签。用于术中止血、拭血及压迫、包扎等。

各种敷料制作后包成小包，经高压蒸汽灭菌或根据临床需要制作成小包后用纸塑双层包装，采用射线灭菌。特殊敷料，如消毒止血用的碘仿纱条，因碘仿遇高温易升华而失效，故严禁高压灭菌，必须在无菌的条件下制作，保存在消毒、密闭容器内或由厂家使用射线灭菌后一次性包装。使用过的敷料按医疗垃圾处理。感染性手术用过的敷料用大塑料袋集中包好，袋外注明"特异性感染"，及时送室外指定处焚烧。

◇ 三、器械类

手术器械是外科手术操作的必备物品，包括基本器械和特殊器械。

基本器械可分为 5 类，即切割及解剖器械、夹持及钳制器械、牵拉用器械、探查和扩张器、取拿异物钳。多用不锈钢制成，术后用多酶溶液浸泡刷洗，去除器械上的血渍、油垢，用流水冲净再消毒、干燥。对有关节、齿槽和缝隙的器械，应尽量张开或拆卸后进行彻底洗刷。有条件的医院可采取超声清洗、压力清洗方法。洗净后的器械干燥后，用水溶性润滑剂保护，分类打包后高压蒸汽灭菌。

对朊毒体、气性坏疽及突发原因不明的特殊感染手术器械，在医院感染控制部门指导进行处理后，再按普通器械处理方法处理。①朊毒体污染的器械先浸泡于 1 mol/L 氢氯化钠溶液内作用 60 分钟，再按普通器械处理流程处理，压力蒸汽灭菌应选用 134~138℃ 消毒 18 分钟，或 132℃ 消毒 30 分钟或 121℃ 消毒 60 分钟。②气性坏疽污染的器械，先用 3%过氧化氢或 0.2%过氧乙酸或 2000~5000 mg/L 的含氯消毒液浸泡 30~60 分钟，再按普通器械处理流程处理。

特殊器械消毒包括内镜类、吻合器类、其他精密仪器(如高频电刀、电钻、激光刀等)，可根据制作材料选用不同的灭菌方法，较好的方法是环氧乙烷灭菌。

◇ 四、缝线和缝针

手术室用的缝线和缝针多在出厂时已分别包装并灭菌，可在术中直接使用。

1.缝线　用于术中缝合各类组织和脏器，促进手术伤口愈合；也用于结扎血管，起止血作用。缝线的粗细以号码标明，常用有 1~10 号线，号码越大线越粗。细线则以 0 标明，0 数越多线越细。缝线分为不可吸收和可吸收 2 类。前者指不能被组织酶消化的缝线，如丝线、金属线、尼龙线等，黑色丝线是手术中最常用的缝线；后者包括天然和合成 2 种，天然缝线有肠线和胶原线，肠线常用于胃肠、胆管、膀胱等黏膜和肌层的吻合；合成缝线有聚乳酸羟基乙酸线(XLG)、聚二氧杂环己酮线(PDS)等，合成缝线比肠线更易吸收，组织反应更轻，但价格较高。

2.缝针　常用的有三角针和圆针 2 类。前者用于缝合皮肤或韧带等坚韧组织；后者对组织的损伤较小，用于缝合血管、神经、脏器、肌肉等软组织。2 类针都有直针和弯针 2 种，弧度、长短、粗细各异，可根据缝合的组织选择适当的种类。

五、引流物

外科引流是指将人体组织间或体腔中积聚的脓、血或其他液体通过引流物导流至体外的技术。引流物有乳胶片引流条、纱布引流条、烟卷式引流条、引流管等。可根据手术部位、创腔深浅、引流液量和性质等选择合适的引流物。目前使用最多的是各型号的橡胶、硅胶和塑料类引流管，如普通引流管、双腔(或三腔)引流套管、T形引流管、覃状引流管等，可按橡胶类物品灭菌或高压蒸汽灭菌。

第三节　手术病人的准备

一、一般准备

护士在术前应对手术病人进行访视，了解病人的一般情况，回答病人及其亲属有关手术的问题。病人应在手术前提前送入手术室，护士按照手术表安排仔细核对病人，确保手术部位正确，携带药品和各项物品无误，做好麻醉和手术前的各项准备工作。同时，加强心理护理，减轻病人焦虑与恐惧。

二、手术体位准备

巡回护士根据病人的手术部位，调整手术床或利用体位垫、体位架、固定带等物品安置合适的手术体位。其要求是：①最大限度保证病人的舒适与安全；②充分暴露手术野，避免不必要的裸露；③不影响呼吸、循环功能，不影响麻醉医师观察和监测；④妥善固定，避免血管及神经受压、肌肉扭伤、压疮等并发症。常用的手术体位有以下几种(图4-1)。

1. 仰卧位

(1)水平仰卧位：适用于胸部、腹部、下肢等手术。方法：病人仰卧于手术台上，头部垫软枕；双上肢自然放于身体两侧，中单固定双臂；膝下放一软枕，膝部上方或下方 5 cm 用宽约束带固定；足跟用软垫保护。

(2)垂头仰卧位：适用于颈部手术。方法：双肩下垫一肩垫，抬高肩部 20°，头后仰；颈下垫一圆枕以防颈部悬空；头两侧用沙袋固定；将手术床背板抬高 10°~20°，以利头颈部静脉血回流，余同"水平仰卧位"。

(3)上肢外展仰卧位：适用于上肢、乳房手术。方法：患侧上肢外展置于托手器械台上，外展不超过 90°，余同"水平仰卧位"。

2. 侧卧位

(1)一般侧卧位：适用于肺、食管、侧胸壁、侧腰部(肾及输尿管中上段)等手术。方法：病人健侧卧 90°，双臂向前伸展于托手架上，束臂带固定双上肢，头、侧胸部垫软垫，胸背部两侧各垫一个长沙袋，置于中单下固定；上腿屈曲 90°，下腿伸直，两腿间垫以软枕；约束带固定髋部。肾及输尿管中上段手术时，患侧肾区应对准手术台腰桥，使腰部平直舒展，大腿上 1/3 用约束带固定，铺无菌巾后，升高腰桥。

（2）头侧卧位：适用于颞部、颅后窝、枕大孔区等手术。方法：病人侧卧 90°；头下垫头圈或置于头架上，下耳郭置于圈中防止受压，上耳孔塞棉花球以防进水；侧胸部垫软垫，束臂带固定双上肢于支架上；于背部、髋部、耻骨联合部各上一挡板或用宽约束带固定肩部、髋部以固定身体；下腿屈曲、上腿伸直，以放松腹部，两腿间垫软枕，约束带固定髋部。

3. 俯卧位　适用于颅后窝、颈椎后路、脊柱后入路、背部、骶尾部等手术。方法：病人俯卧于手术台，头放于头托或支撑于头架上（颅后窝、颈椎后路手术）；双肘稍屈曲，置于头旁；胸部、髋部各垫一软枕，使腹肌放松；膝部用约束带固定；足背下垫小枕，防止足背过伸。

4. 膀胱截石位　适用于阴道、肛门、尿道、会阴部等手术。方法：病人仰卧，臀部齐手术床缘，臀下垫一中方枕；两腿屈髋、双膝置于腿架上，两腿间角度约为 60°~90°，双腿高度以病人腘窝的自然屈曲下垂为准；腘窝部垫一软枕，并用约束带固定；膝关节摆正，不压迫腓骨小头，以免损伤腓总神经。

5. 半坐卧位　适用于鼻咽部手术。方法：将手术床头端摇高 75°床尾摇低 45°，使病人屈膝半坐在手术床上；整个手术床后仰 15°，双臂用中单固定于体侧。

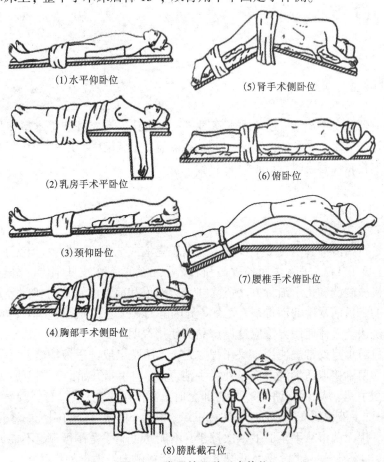

（1）水平仰卧位

（2）乳房手术平卧位

（3）颈仰卧位

（4）胸部手术侧卧位

（5）肾手术侧卧位

（6）俯卧位

（7）腰椎手术俯卧位

（8）膀胱截石位

图 4-1　常用的几种手术体位

三、手术区皮肤消毒

病人体位摆好后，需对手术区域皮肤进行消毒，以杀灭手术切口及其周围皮肤上的病原微生物。消毒前先检查手术区域皮肤的清洁程度、有无破损及感染。

1. 消毒剂　目前国内普遍使用碘伏作为皮肤消毒剂。碘伏属中效消毒剂，可直接用于皮肤、黏膜和切口消毒。

2. 消毒方法　用聚维酮碘(碘伏)涂擦病人手术区域2遍即可。对婴幼儿皮肤、面部皮肤、口鼻腔黏膜、会阴部手术消毒一般采用0.5%安尔碘。植皮时，供皮区用75%乙醇消毒3遍。

3. 消毒范围　包括手术切口周围15~20 cm的区域，如有延长切口的可能，应扩大消毒范围。

4. 消毒原则　①以手术切口为中心向四周涂擦；②感染伤口或肛门会阴部皮肤消毒，应从外周向感染伤口或会阴肛门处涂擦；③已接触污染部位的药液纱球不能回擦。

第四节　手术人员的准备

一、一般准备

手术人员应保持身体清洁，进入手术室时，先要换穿手术衣裤和手术室专用鞋，自身衣服不得外露。戴好口罩、手术帽，头发、口鼻部外露。剪短指甲，并去除甲缘下的积垢。手臂皮肤有破损或化脓性感染时，不能参加手术。

二、外科手消毒

手臂的消毒包括清洁和消毒2个步骤。先用肥皂液或洗手液，按"六步洗手法"彻底清洁双手、前臂和上臂下1/3，去除表面各种污渍，然后用消毒剂作皮肤消毒。外科手消毒是指手术人员通过机械刷洗和化学消毒方法清除并杀灭双手和前臂的暂驻菌和部分常驻菌，达到消毒皮肤的目的。目前常用的消毒剂有乙醇、异丙醇、氯己定、碘伏等。消毒方法有刷洗法、冲洗法和免冲洗法。具体使用方法应遵循产品的使用说明。

刷洗法　目前不建议常规使用。操作程序是：①用肥皂或洗手液清洗双手及手臂，流动水冲净。②用无菌刷接取适量洗手液或外科手消毒液，自手指开始向上刷至肘关节上10 cm，顺序是从指尖至手腕、从手腕至肘部、从肘部至肘上部依次刷洗，左、右手臂交替进行，时间约3分钟(根据洗手液说明)。刷手时要注意甲缘、甲沟、指蹼等处的刷洗。③用流动水自指尖至肘部冲洗。用无菌巾从手至肘上依次擦干，不能超过刷手范围区域，不能回擦。④保持双手拱手姿势，自然干燥。此后双手不得下垂，不能接触未经消毒的物品。

冲洗法　取适量的手消毒剂揉搓双手的每个部位、前臂和上臂下1/3，并认真揉搓2~6分钟，用流动水冲净双手、前臂和上臂下1/3，无菌巾彻底擦干。流动水应达到国家规定标准。特殊情况水质达不到要求时，手术医师在戴手套前，应用醇类消毒剂消毒双手后戴手套。手消毒剂的取液量、揉搓时间及使用方法应遵循产品使用说明书。

免冲洗法　取适量的手消毒剂涂抹至双手的每个部位、前臂和上臂下 1/3，并认真揉搓直至消毒剂干燥。手消毒剂的取液量、揉搓时间及使用方法应遵循产品使用说明。

若无菌性手术完毕，手套未破，需进行另一台手术时，可不重新刷手，仅需取适量消毒剂涂抹双手和前臂，揉搓至干燥后再穿无菌手术衣、戴手套。若前一台为污染手术，接连施行下一台手术前应重新洗手。

三、穿无菌手术衣

1. 传统对开式手术衣穿法　①取手术衣，在较宽敞的地方双手持衣领打开手术衣。双手提住衣领两角，衣袖向前位将衣展开，衣内面朝向自己；②向上轻抛手术衣，顺势将双手插入袖中，两臂平行前伸，不可高举过肩；③巡回护士在穿衣者背后抓住衣领内面，协助拉袖口，并系住衣领

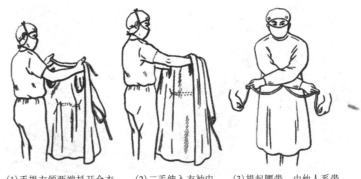

(1)手提衣领两端抖开全衣　(2)二手伸入衣袖中　(3)提起腰带，由他人系带

图 4-2　穿对开式无菌手术衣方法

后带；④穿衣者双手交叉，身体略向前倾，用手指夹住腰带递向后方，由巡回护士接住并系好；⑤穿好无菌手术衣后，双手应保持在腰以上、胸前及视线范围内(图 4-2)。

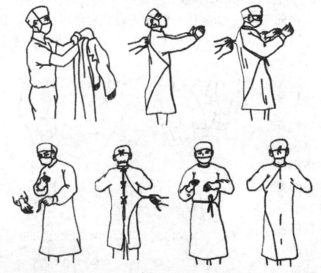

图 4-3　穿遮盖式手术衣方法

2. 全遮盖式手术衣穿法　①取手术衣，在较宽敞的地方双手持衣领打开手术衣。双手提住衣领两角，衣袖向前位将衣展开，衣内面朝向自己；②向上轻抛手术衣，顺势将双手插入袖中，两臂平行前伸；③巡回护士在穿衣者背后抓住衣领内面，协助拉袖口，并系住衣服后

带；④穿衣者戴好无菌手套；⑤解开腰间活结，将腰带递给已戴好手套的手术人员或由巡回护士用无菌持物钳夹持腰带绕穿衣者一周后交穿衣者自行系于腰间(图4-3)。

四、戴无菌手套

无菌手套有干、湿2种，戴法不同，目前临床多采用前者。戴干无菌手套的程序为先穿手术衣，后戴手套，方法分闭合式和开放式2种。戴湿无菌手套的程序为先戴手套，后穿手术衣。

1.闭合式 ①双手伸入袖管后，不要伸出袖口，在袖筒内将无菌手套包装打开平放于无菌台面上；②左手隔着衣袖将左手手套的大拇指与袖筒内的左手拇指对正，右手将手套边反翻向左手背，左手五指张开伸进手套。同法戴右手手套(图4-4)。

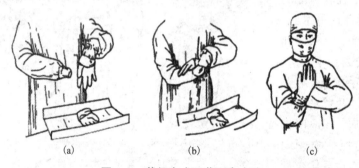

(a)　　　　　(b)　　　　　(c)

图4-4 戴闭合式无菌手套方法

1.开放式 ①从手套袋内取出滑石粉袋，轻轻擦于手背、手掌及指间，使之光滑(一次性手套已涂滑石粉，可省略此步骤)；②掀开手套袋，捏住手套口向外翻折部分(即手套内面)，取出手套，分清左、右侧；③左手捏住并显露右侧手套口，将右手插入手套内，戴好手套，注意未戴手套的手不可接触手套外面(无菌面)；④用已戴好手套的右手指插入左手手套口翻折部的内面(即手套的外面)，帮助左手插入手套并戴好；⑤分别将左、右手套的翻折部翻回，并盖住手术衣的袖口，注意已戴手套的手只能接触手套的外面(无菌面)；⑥用无菌生理盐水冲洗手套上的滑石粉(图4-5)。

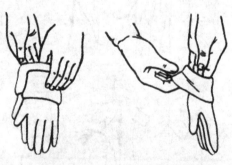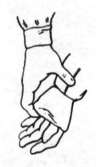

(1)先将右手插入手套内 (2)已戴好手套的右手指插入左手手套的翻折部，帮助左手插入手套内 (3)将手套翻折部翻回盖住手术衣袖口

图4-5 戴开放式手套方法

2.协助他人戴手套 被戴者的手自然下垂，由器械护士用双手撑开一手套，拇指对准被戴者，协助其将手伸入手套并包裹于袖口上。

五、脱手术以及手套

1.脱手术衣 ①他人帮助脱手术衣法：手术人员双手抱肘，由巡回护士将手术衣肩部向肘部翻转，再向手的方向拉扯脱下手术衣，手套的腕部亦随之翻转于手上；②自行脱手术衣法：左手抓住手术衣右肩并拉下，使衣袖翻向外，同法拉下手术衣左肩，脱下手术衣，使衣里外翻，保护手臂及洗手衣裤不被手术衣外面污染。

2.脱手套 用戴手套的手抓取另一手的手套外面，翻转脱下；用已脱手套的拇指伸入另一手套的里面，翻转脱下。注意保护清洁的手部被手套外面污染。

第五节　手术室的无菌操作技术

手术中的无菌操作是预防切口感染、保证病人安全的关键，是影响手术成功的重要因素。所有参加手术的人员都要充分认识其重要性，严格遵守无菌原则，并贯穿手术的全过程。

一、手术中的无菌操作原则

1.明确无菌范围 手术人员刷手后，手臂不可接触未经消毒的物品。穿好手术衣后，手术衣的无菌范围为肩以下、腰以上、双手、双臂、腋中线以前的区域。手术人员手臂应保持在腰水平以上，肘部内收，靠近身体，既不能高举过肩，也不能下垂过腰或交叉于腋下。不可接触手术床边缘及无菌桌桌缘以下的布单。凡下坠超过手术床边缘以下的器械、敷料及缝线等一概不可再取回使用。无菌桌仅桌缘平面以上属无菌，参加手术人员不得挟持无菌桌的边缘。

2.保持物品无菌 无菌区内所有物品均应严格灭菌。手套、手术以及手术用物(如无菌巾、布单)如疑有污染、破损、潮湿，应立即更换。一份无菌物品只能用于一个病人，打开到手术台后即使未用，也不能留给其他病人使用，需重新包装、灭菌后才能使用。

3.保护皮肤切口 在切开皮肤前，可先粘贴无菌塑料薄膜，再经薄膜切开皮肤，以保护切口。切开皮肤及皮下脂肪层后，切口边缘应以无菌大纱布垫或手术巾遮盖，并用缝线及巾钳固定，或进入体腔后使用切口保护器保护切口，仅显露手术野。凡与皮肤接触的刀片和器械不应再用，若需延长切口或缝合前，需用75%乙醇溶液再消毒皮肤1次。手术因故暂停时，切口应用无菌巾覆盖。

4.正确传递物品和调换位置 手术时不可在手术人员背后或头顶方向传递器械及手术用品，应由器械护士从器械升降台侧正面方向递给。手术人员应面向无菌区，在规定区域内活动。同侧手术人员如需交换位置，一人应先退后一步，背对背转身到达另一位置，以防接触对方背部非无菌区。对侧手术人员如需交换位置，需经器械台侧交换。

5.沾染手术的隔离技术 进行胃肠道、呼吸道或宫颈等沾染手术时，切开空腔脏器前，先用纱布垫保护周围组织，并随时吸除外流的内容物，被污染的器械和其他物品应放在污染器械盘内,避免与其他器械接触,污染的缝针及持针器应在等渗盐水中刷洗。完成全部沾染步骤后,手术人员应用灭菌用水冲洗或更换无菌手套,尽量减少污染机会。

6.减少空气污染　手术进行时不应开窗通风或用风扇,室内空调机风口也不能吹向手术台,尽量减少人员走动,以免扬起尘埃,污染手术室内空气。手术过程中保持安静,不高声说话嬉笑,尽量避免咳嗽、打喷嚏,不得已时须将头转离无菌区。请他人擦汗时,头应转向一侧。口罩若潮湿,应更换。每个手术间参观人数不超过 2 人,参观手术人员不可过于靠近手术人员或站得太高,也不可在室内频繁走动。

二、无菌器械桌的准备

无菌器械桌用于术中放置器械,由巡回护士和器械护士共同准备。

1.巡回护士将手术包、敷料包放于桌上,用手打开第一层包布(双层),注意只能接触包布的外面,由里向外展开,手臂不可跨越无菌区。用无菌持物钳打开第二层包布,先对侧后近侧。

2.器械护士穿好无菌手术衣和戴好无菌手套后,用手打开第三层包布。铺在台面上的无菌巾共 6 层,无菌单应下垂至少 30 cm。将器械按使用先后分类,并有序地摆于器械桌上(图 4-6)。放置在无菌桌内的物品不能伸至桌缘外。若无菌桌单被水或血浸湿,则失去无菌隔离作用,应加盖干的无菌巾或更换。若为备用无菌桌(连台手术),应用双层无菌巾盖好,有效期 4 小时。

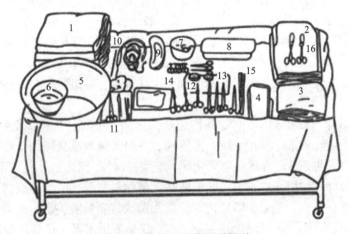

图 4-6　无菌桌无菌物品摆放

三、手术区铺单法

手术区皮肤消毒后,铺无菌单。目的是建立无菌安全区,显露手术切口所必需的最小皮肤区域,其余部位予以遮盖,以避免和减少术中污染。铺单原则是除手术区外,手术区周围要有 4~6 层无菌布单覆盖,外周最少 2 层。以腹部手术为例,一般铺以下三重巾/单(图 4-7)。

　　铺无菌巾又称切口巾,即用4块无菌巾遮盖切口周围。①器械护士持无菌巾折边的1/3,第一、二、三块无菌巾的折边朝向第一助手,第四块的折边朝向器械护士自己,按顺序传递给第一助手。②第一助手接过折边的无菌巾,分别铺于切口下方、上方及对侧,最后铺自身侧。每块巾的内侧缘距切口线3 cm以内。已铺好的无菌巾不可随意移动,如需移动只能向切口外移。③手术巾的4个交角处分别用布巾钳夹住。铺巾完成后,第一助手应再次消毒手臂并穿无菌手术衣,戴无菌手套后再铺其他层的无菌单。

　　铺手术中单将2块无菌中单分别于切口的上、下方。铺巾者需注意避免自己的手触及未消毒物品。

　　铺手术洞单将有孔洞的剖腹大单正对切口,短端向头部、长端向下肢,先向上方再向下方,分别展开。展开时手卷在剖腹单里面,以免污染。要求短端盖住麻醉架,长端盖住器械托盘,两侧和足端应垂下超过手术台边缘30 cm。已铺下的无菌单只能由手术区向外移动,不可向内移动。

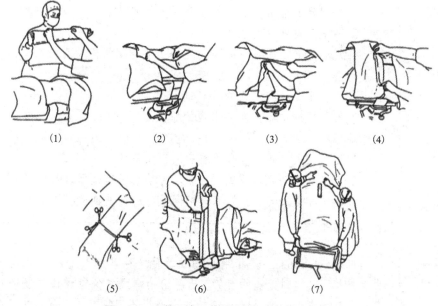

图4-7　手术区铺无菌单方法(腹部手术为例)

【思考题】

　　1.郝先生,46岁,因十二指肠溃疡穿孔拟行急症手术。该病人HBsAg及HBeAg均为阳性。

　　请问:

　　(1)应将该病人安排于何种类型的手术间?

　　(2)术后该病人使用后的物品应如何处理?

第五章

麻醉病人的护理

学习目标

识记

1. 复述麻醉、全身麻醉、吸入麻醉、静脉麻醉、局部麻醉、椎管内麻醉、蛛网膜下隙阻滞、硬脊膜外阻滞、基础麻醉、复合麻醉的概念。

2. 复述麻醉前常用药物的种类及使用目的。

3. 列举各类麻醉的主要并发症。

4. 复述麻醉期间和麻醉恢复期的主要监测指标及临床意义。

理解

1. 比较不同麻醉方式的特点。

2. 解释麻醉主要并发症出现的原因。

运用

1. 运用相关知识，为麻醉前病人提供护理。

2. 识别麻醉病人出现的并发症，并协助医师处理。

3. 运用相关知识，实施麻醉期间及麻醉恢复期监护。

习题二维码5-1

章前导言

麻醉（anesthesia）是指用药物或其他方法使病人的全身或局部暂时失去感觉，以达到无痛的目的，为手术治疗或其他医疗检查及治疗提供条件。麻醉药物对机体的生理功能会产生不同程度的干扰，甚至危及生命。麻醉前应全面评估病人，明确其对麻醉及手术的耐受情况，认真做好麻醉前准备；麻醉过程中应严密监测呼吸、循环、神经等重要系统脏器的功能，维持和调控病人的生理功能，及时发现并处理麻醉并发症；麻醉后应关注病人的复苏状况，确保病人安全度过麻醉恢复期。

案例导入

张女士，47岁，因无意中发现右侧乳房外上方肿块1个月就诊。体格检查：右侧乳房局部皮肤凹陷，于外上象限扪及一约2 cm×2.5 cm×2 cm肿块，质地较硬，与周围组织边界不清。右侧腋窝扪及2个约蚕豆大小淋巴结，可推动。初步诊断为"右侧乳腺癌"。拟行手术治疗。

请思考：
(1)此类手术通常采用何种麻醉方式？
(2)麻醉前需要做哪些准备？
(3)麻醉过程中可能出现哪些并发症？如何预防和处理？

考点提示

序号	主要考点
1	麻醉前病人胃肠道准备
2	麻醉常用药类型、作用
3	麻醉前用药的目的
4	局麻药毒性反应的预防和护理
5	椎管内麻醉后发生头痛的原因以及预防和护理
6	全脊麻发生的原因、主要表现及预防措施
7	全身麻醉并发症的预防和处理

第一节　概　述

一、麻醉学的工作范畴和内容

麻醉学是专门从事研究麻醉和麻醉药的一个医学门类。随着外科技术和麻醉学的不断发展，麻醉技术和理论在其他领域的应用日益增多。麻醉学已由单纯满足手术病人无痛的、任务单一的外科学分支，发展为包括临床麻醉、疼痛治疗、急救复苏和重症监测治疗等多个领域的临床二级学科。工作范围从单纯的手术室扩展到病房、门诊、急诊等场所。

二、麻醉的分类

根据麻醉作用部位和所用药物的不同，临床麻醉分类如下。
(1)全身麻醉简称全麻，指麻醉药经呼吸道吸入或静脉、肌内注射进入体内，产生中枢神经系统抑制，使病人意识消失、全身痛觉丧失、遗忘、反射抑制等。它包括吸入麻醉和静脉麻醉。
(2)局部麻醉简称局麻，指将局麻药应用于身体局部，使身体某一部位的感觉神经传导功能暂时阻断，运动神经传导保持完好或有不同程度被阻滞，病人局部无痛而意识清醒。它包括表面麻醉、局部浸润麻醉、区域阻滞、神经阻滞和神经丛阻滞。

（3）椎管内麻醉是将局部麻醉药物注入椎管内的某一腔隙，使部分脊神经的传导功能发生可逆性阻滞的麻醉方法。它包括蛛网膜下隙阻滞、硬脊膜外隙阻滞，其中硬脊膜外隙阻滞包括骶管阻滞。

（4）复合麻醉是合并或配合使用不同药物或（和）方法施行麻醉的方法。它包括静吸复合麻醉、全麻与非全麻复合麻醉等。

（5）基础麻醉是麻醉前使病人进入类似睡眠状态，以利于麻醉处理的方法。

第二节　麻醉前工作

任何麻醉都可能给病人带来不同程度的损害和风险。为了保障病人在麻醉期间的安全，增强病人对手术和麻醉的耐受性，避免麻醉意外，减少麻醉后并发症，必须做好麻醉前病情评估和准备工作。

一、麻醉前病情评估

麻醉医师一般在麻醉前 1~3 日访视病人，了解病人的病情，解答病人对麻醉的疑问，使病人对麻醉过程有一个较全面的了解，消除其对麻醉和手术的恐惧心理。根据病人的诊断、病史记录及与麻醉有关的检查结果分析具体病情特点，同时与手术医师沟通，了解手术的方式、范围、危险性、大约出血量、是否需要特殊的麻醉处理等，以制定最佳麻醉方案。目前临床常用美国麻醉医师协会（ASA）的病情分级方法判断病人对手术和麻醉的耐受力（表5-1）。

一般认为，Ⅰ级、Ⅱ级病人麻醉和手术耐受力良好，风险较小；Ⅲ级病人麻醉和手术耐受力减弱，风险较大，麻醉前准备要充分，对麻醉期间可能发生的并发症要采取有效措施，积极预防；Ⅳ级病人麻醉风险极大，即使术前准备充分，围术期病死率仍很高；Ⅴ级为濒死病人，麻醉和手术都异常危险，不宜行择期手术。

表 5-1　ASA 病情分级

病情分级	标准
Ⅰ	体格健康，发育营养良好，各器官功能正常
Ⅱ	除外科疾病外，有轻度并存疾病，功能代偿健全
Ⅲ	并存疾病较严重，体力活动受限，但尚能应付日常活动
Ⅳ	并存疾病严重，丧失日常活动能力，经常面临生命威胁
Ⅴ	无论手术与否，生命难以维持 24 小时的濒死病人
Ⅵ	确诊为脑死亡，其器官拟用于器官移植手术

注：如系急症手术病人，在每级数字后标"急"或"E"（emergency），表示风险较择期手术增加。

➤ 二、麻醉前准备

(一)病人准备

1.心理准备 对于麻醉和手术,病人常感到紧张、焦虑,甚至恐惧。这些心理反应对其生理功能有不同程度的干扰,并可能对整个围术期产生不良影响。术前应有针对性地消除其思想顾虑和焦虑情绪,耐心听取并解答其疑问。过度紧张者,可给予药物辅助治疗;有心理障碍者,应请心理医师协助处理。

2.身体准备 麻醉前应尽量改善病人营养不良状况,纠正脱水、电解质紊乱和酸碱平衡失调,治疗合并的内科疾病尤其是冠心病、糖尿病和高血压等,使病人各脏器功能处于较好状态。常规做好胃肠道准备,以免手术期内发生胃内容物反流、呕吐或误吸以及由此导致的窒息或吸入性肺炎。通常成人择期手术前禁食8~12小时,禁饮4~6小时,新生儿、婴幼儿禁食(奶)4~8小时,禁水2~3小时,以保证胃排空。急症手术病人也应充分考虑胃排空问题。

(二)麻醉设备、用具和药品的准备

为使麻醉和手术安全顺利进行,防止意外事件发生,麻醉前必须充分准备好麻醉机、麻醉用品、急救设备和药品、监测设备。

(三)知情同意

在手术前,应向病人和(或)其亲属说明麻醉方式、围术期可能发生的意外情况和并发症、手术前后的注意事项等,并签署麻醉知情同意书。

(四)麻醉前用药

1.目的 ①消除病人紧张、焦虑及恐惧情绪,减少麻醉药物的不良反应;②缓解或消除麻醉操作可能引起的疼痛和不适,增强麻醉效果;③抑制呼吸道腺体分泌,减少唾液分泌,防止发生误吸;④消除因手术或麻醉引起的不良反射,如牵拉内脏引起的迷走神经反射,抑制交感神经兴奋维持血流动力学的稳定。

2.常用药物 应根据麻醉方法和病情选择用药的种类、剂量、给药途径和时间。①种类:一般全麻病人以镇静药和抗胆碱药为主,有剧痛者加用镇痛药;蛛网膜下隙阻滞病人以镇静药为主,硬脊膜外隙麻醉者酌情给予镇痛药。②剂量:一般状况差、年老体弱、恶病质及甲状腺功能低下者用药量应减少,而年轻体壮及甲亢病人用药量应酌情增加。③给药途径和时间:麻醉前用药一般麻醉前30~60分钟肌内注射,精神紧张者手术日前1晚可以口服催眠药或安定镇静药消除其紧张情绪。

表5-2 麻醉前用药

药物类型	药名	作用	用法和用量(成人)
镇静安定药	地西泮	安定镇静、催眠、抗焦虑、抗惊厥	肌内注射 5~10 mg
	咪达唑仑		肌内注射 0.04~0.08 mg/kg
催眠药	苯巴比妥	镇静、催眠、抗焦虑	肌内注射 0.1~0.2 g

续表 5-2

药物类型	药名	作用	用法和用量（成人）
镇痛药	吗啡	镇静、镇痛	肌内注射 0.1 mg/kg
	哌替啶		肌内注射 1 mg/kg
抗胆碱药	阿托品	抑制腺体分泌，解除平滑肌痉挛和迷走神经兴奋	肌内注射 0.01～0.02 mg/kg
	东莨菪碱		肌内注射 0.2～0.6 mg

第三节　局部麻醉

局麻是一种简便易行、安全有效、并发症较少的麻醉方法，病人意识清醒，适用于较表浅、局限的手术。广义的局麻包括椎管内麻醉，但由于后者有其特殊性，故习惯于将它作为单独的麻醉方法。实施局麻应熟悉周围神经解剖，掌握正确的操作技术，熟悉局麻药的药理特性，以避免毒性反应的发生。

【常用局麻药物】

局麻药物分类

局麻药依据其分子结构中间链的不同分为酯类和酰胺类 2 类。

1. 酯类包括普鲁卡因、丁卡因等　酯类药在血浆内被胆碱酯酶分解，胆碱酯酶的量在肝硬化、严重贫血、恶病质和晚期妊娠等情况下可减少，所以使用该类药物时须谨慎。另外，酯类局麻药在血浆内水解或被胆碱酯酶分解，产生的对氨基化合物可形成半抗原，引起变态反应而导致少数病人出现过敏反应。

2. 酰胺类包括利多卡因、布比卡因等　酰胺类局麻药在肝内被肝微粒体酶系水解，肝功能不全者应慎用。酰胺类局麻药正在肝脏内被酰胺酶分解，不形成半抗原，引起过敏反应的极为罕见。

【常用局部麻醉方法】

1. 表面麻醉　将渗透作用强的局麻药用于局部黏膜表面，使其透过黏膜而阻滞黏膜下的神经末梢，产生麻醉作用的方法，称为表面麻醉。多用于眼、鼻腔、口腔、咽喉、气管及支气管、尿道等处的浅表手术或检查。常用药物为 1%～2% 丁卡因或 2%～4% 利多卡因。根据手术部位不同，选择不同给药方法。如眼科手术用滴入法；鼻腔、口腔手术用棉片贴敷法或喷雾法；尿道和膀胱手术用注入法等。若滴入眼内或注入尿道，由于局麻药能较长时间与黏膜接触，应减少剂量。

2. 局部浸润麻醉　沿手术切口线分层注入局麻药，阻滞神经末梢，称为局部浸润麻醉。常用药物为 0.25%～1% 普鲁卡因或 0.25%～0.5% 利多卡因。施行浸润麻醉时，穿刺针沿切口线一端刺入行皮内注射，形成橘皮样皮丘，然后穿刺针经皮丘刺入，分层注药。若需浸润远方组织,穿刺针应从先前已浸润过的部位刺入,以减少穿刺疼痛。注意事项:①每次注药前回抽,以防注入血管;②注射完毕后等待 4~5 分钟,使其作用完全;③局麻药中加入适量肾上腺素可减缓药物吸收,延长作用时间;④感染及癌肿部位不宜用局部浸润麻醉。

3. 区域阻滞　围绕手术区,在其四周和底部注射局麻药,以阻滞支配手术区的神经干和末梢的方法称为区域阻滞。用药同局部浸润麻醉。其优点在于避免刺入肿瘤组织,手术区的局部解剖不会因注药而难于辨别。适用于局部肿块切除,如乳腺良性肿瘤切除术。

4. 神经及神经丛阻滞　将局麻药注入神经干、丛、节的周围,暂时阻滞相应区域的神经冲动传导并产生麻醉作用,称神经阻滞或神经丛阻滞。其操作较简单,注射一处即可获得较大区域的阻滞麻醉。临床常用臂丛神经阻滞、颈丛神经阻滞、肋间神经阻滞和指(趾)神经阻滞等。

【常见护理诊断/问题】

潜在并发症:局麻药毒、副反应。

【护理措施】

1. 毒性反应的护理

(1)原因:①用药过量;②药物误注入血管内;③注射部位血液供应丰富或局麻药中未加入血管收缩药;④病人全身情况差,对局麻药耐受能力降低等。

(2)表现:①中枢毒性表现:舌或口唇麻木、头痛头晕、耳鸣、视物模糊、言语不清、肌肉颤搐、意识模糊、惊厥、昏迷,甚至呼吸停止。②心血管毒性表现:传导阻滞、血管平滑肌和心肌抑制,出现心律失常、心肌收缩力减弱、心排血量减少、血压下降,甚至心脏骤停。

(3)预防:①一次用药量不超过限量;②注药前回抽.,无回血者方可注射;③根据病人具体情况及用药部位酌减剂量;④如无禁忌,局麻药内加入适量肾上腺素;⑤麻醉前给予巴比妥类或苯二氮䓬类药物,以提高毒性阈值。

(4)处理:一旦发生,立即停药,尽早给氧,加强通气。轻度毒性反应者可静脉注射地西泮 0.1 mg/kg 或咪达唑仑 0.1~0.5 mg/kg,预防和控制抽搐。如出现抽搐或惊厥,常静脉注射硫喷妥钠 1~2 mg/kg,必要时行气管插管。如出现低血压,可用麻黄碱或间羟胺等维持血压,心率缓慢者则静脉注射阿托品。一旦呼吸心跳停止,应立即进行心肺复苏。

2. 过敏反应的护理　酰胺类罕见,酯类发生机会较多。

(1)表现:在使用少量局麻药后,出现荨麻疹、咽喉水肿、支气管痉挛、低血压及血管神经性水肿等,严重时可危及生命。

(2)预防:因局麻药皮肤试验的假阳性率高达 50%,故不必常规行局麻药皮试,若病人有过敏史,可选用酰胺类局麻药。

(3)处理:一旦发生,立即停药,保持呼吸道通畅,给氧;遵医嘱注射肾上腺素,同时给予糖皮质激素和抗组胺药;维持循环稳定,适量补充血容量,紧急时可适当选用血管加压药。

3. 麻醉后护理　局麻手术对机体影响小,若术中无异常,一般不需特殊护理。门诊手术病人应在手术室外休息,无异常反应后方可离开,并告知病人若有不适,随时就诊。

第四节　椎管内麻醉

一、蛛网膜下隙阻滞

蛛网膜下隙阻滞，又称腰麻，是将局麻药注入蛛网膜下隙，阻断部分脊神经的传导功能而引起相应支配区域痛觉暂时消失的麻醉方法。

【适应证和禁忌证】

1. 适应证　　适用于下腹部、盆腔、下肢及肛门会阴部手术。

2. 禁忌证　　①中枢神经系统疾病，如脊髓病变、颅内高压者；②败血症、穿刺部位或附近皮肤感染者；③休克、脊椎外伤或脊椎严重畸形者；④凝血功能障碍者；⑤精神疾病及不合作者等。

【常用局麻药】

常用的麻醉药有丁卡因、普鲁卡因、利多卡因、布比卡因和罗哌卡因等，加入 10% 葡萄糖注射液可配制成重比重液；加入注射用水可配制成轻比重液。最常用的丁卡因重比重溶液俗称为 1:1:1 液，即 1% 丁卡因、3% 麻黄碱及 10% 葡萄糖注射液各 1 mL 混合成 3 mL 溶液；将丁卡因 10 mg 溶于 10 mL 注射用水内，即配成 0.1% 轻比重液。

【麻醉方法】

1. 腰椎穿刺术　　病人侧卧在手术台上，取低头、弓腰、抱膝姿势。一般选择第 3~4 或 4~5 腰椎棘突间隙为穿刺点（图 5-1）。消毒穿刺点及周围 15 cm 范围皮肤，铺无菌孔巾。穿刺点确定后，在局麻下用腰椎穿刺针垂直依次刺入皮肤、皮下组织、棘上韧带、棘间韧带、黄韧带、硬脊膜和蛛网膜。当穿破黄韧带和硬脊膜时有突破感，进针刺破硬脊膜和蛛网膜、拔出针芯有脑脊液滴出，说明穿刺成功。

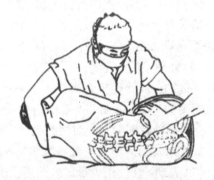

图 5-1　腰椎穿刺体位及穿刺点

随后将一定浓度和剂量的局麻药物经腰椎穿刺针注入蛛网膜下隙。

2. 麻醉平面的调节　　局麻药注入蛛网膜下隙后，应在短时间内调节和控制麻醉平面。麻醉平面是指皮肤感觉消失的界限。临床上常用针刺皮肤试痛或用浸过冷盐水的棉棒试冷温觉测知麻醉平面。麻醉平面调节是蛛网膜下隙阻滞中最重要的环节，平面过低可致麻醉失败，平面过高对生理影响较大，甚至危及生命。影响麻醉平面的因素有很多，如局麻药药液的比重、剂量、容积、病人身高、脊柱生理弯曲度和腹腔内压力等，其中药物剂量是主要因素。此外，穿刺间隙高低、病人体位和注药速度也是调节平面的重要因素。

【常见护理诊断/问题】

潜在并发症：血压下降、心率减慢、呼吸抑制、恶心、呕吐(术中并发症)；腰麻后头痛、尿潴留(术后并发症)。

【护理措施】

(一)麻醉期间监护

1.常规监测及护理 严密监测病情变化，着重观察生命体征、手术情况、术中出血量等，常规监测皮肤和黏膜色泽、血氧饱和度，听诊肺部呼吸音等。建立静脉通路，遵医嘱补液，保证足够的循环血量。

2.术中并发症的护理

(1)血压下降或心率减慢：血压下降常发生在高平面腰麻，因脊神经被阻滞后，麻醉区域的血管扩张，回心血量减少，心排血量降低所致。若麻醉平面超过第4胸椎(T4)，心交感神经被阻滞，迷走神经相对亢进，引起心率过缓。血压下降者，可先快速输液200~300 mL，以扩充血容量；必要时静脉注射麻黄碱，以收缩血管、维持血压。心率过缓者可静豚注射阿托品。

(2)呼吸抑制：常见于胸段脊神经阻滞，表现为肋间肌麻痹、胸式呼吸减弱、胸闷、气促、说话费力、咳嗽无力、发绀等。全脊椎麻醉病人可出现呼吸停止、血压下降甚至心脏骤停。呼吸功能不全时应给氧、借助面罩辅助呼吸。一旦呼吸停止立即行气管插管、人工呼吸。

(3)恶心、呕吐：常见原因有：①麻醉平面过高，发生低血压和呼吸抑制，造成脑缺血缺氧而兴奋呕吐中枢；②迷走神经功能亢进，胃肠道蠕动增强；③术中牵拉腹腔内脏；④对术中辅助用药较敏感等。术前可用阿托品预防，一旦发生应针对原因进行处理，如给氧，升高血压，暂停手术牵拉以减少迷走刺激，必要时用氟哌利多、昂丹司琼等药物预防和治疗。

(二)麻醉后监护

1.常规监测和护理 密切监测生命体征，防止麻醉后并发症的出现，尤其应关注病人呼吸及循环功能。麻醉后早期每15~30分钟测血压、脉搏、呼吸、血氧饱和度1次，并做好记录，病情稳定后可延长监测的间隔时间。同时还要观察尿量、体温、肢体的感觉和运动情况，各种引流液的颜色、性状和量。如有异常应及时报告医师。

2.术后并发症的护理

(1)腰麻后头痛：发生率为3%~30%，常出现在术后2~7日。

1)原因：主要因腰椎穿刺时刺破硬脊膜和蛛网膜，脑脊液流失，颅内压下降，颅内血管扩张刺激所致。

2)表现：疼痛位于枕部、顶部或颞部，呈搏动性，抬头或坐立位时头痛加重，平卧时减轻或消失。

3)预防：①麻醉时采用细穿刺针，提高穿刺技术，避免反复穿刺，缩小针刺裂孔；②保证围术期输入足量液体防止脱水；③术后应常规去枕平卧6~8小时。

4)处理：①平卧休息，每日补液或饮水2500~4000 mL；②遵医嘱给予镇痛或安定类药物；③用腹带捆紧腹部；④严重者于硬脊膜外隙注入0.9%氯化钠注射液或5%葡萄糖注射液或右旋糖酐注射液 15~30 mL，必要时采用硬膜外自体血充填疗法。

（2）尿潴留

1）原因：因支配膀胱的副交感神经恢复较迟、下腹部、肛门或会阴部手术后切口疼痛、手术刺激膀胱及病人不习惯床上排尿所致。

2）表现：膀胱内充满尿液不能排出，或排尿不畅、尿频，常有尿不尽感，伴有下腹部疼痛。

3）预防：术前指导，解释术后易出现尿潴留的原因，指导病人练习床上排尿，嘱术后一旦有尿意，及时排尿。

4）处理：①促进排尿：可经针刺足三里、三阴交等穴位，或热敷、按摩下腹部、膀胱区；②遵医嘱肌内注射副交感神经兴奋药卡巴胆碱；③必要时留置导尿管。

二、硬脊膜外隙阻滞

硬脊膜外隙阻滞，又称硬膜外麻醉，是将局麻药注入硬脊膜外间隙，阻滞脊神经根，使其支配区域产生暂时性麻痹。与腰麻不同，硬脊膜外隙阻滞可采用连续给药法，或根据病情、手术范围和时间分次给药，使麻醉时间按手术需要延长。临床上常用连续给药法。

【适应证与禁忌证】

1. 适应证　最常用于横膈以下各种腹部、腰部和下肢手术；颈部、上肢和胸壁手术也可应用，但在管理上较复杂。

2. 禁忌证　与腰麻相似，严重贫血、高血压及心功能代偿功能不良者慎用；低血容量、进针部位感染、菌血症、凝血功能障碍或处于抗凝治疗期间者禁用。

【常用麻醉药】

常用麻醉药物有利多卡因、丁卡因和布比卡因等。利多卡因常用浓度为 1%～2%，5～8 分钟起效，维持 1 小时左右，反复用药后易出现快速耐药性。丁卡因常用浓度为 0.25%～0.33%，10～20 分钟起效，维持 1.5~3 小时。布比卡因常用浓度为 0.5%～0.75%，7～10 分钟起效，维持 2~3 小时。

【麻醉方法】

1. 硬膜外穿刺术　病人的准备及体位和腰麻相同。穿刺针较粗，如需留置导管则用勺形头穿刺针。在局麻下，针头依次穿过皮肤、皮下组织、棘上韧带、棘间韧带和黄韧带，穿过黄韧带时有突然落空感，测试有负压现象，回抽无脑脊液流出，证明确在硬脊膜外腔隙内，即可将麻醉药注入。如果手术时间长，需要持续给药时，将导管从穿刺针头内插入，待导管超出勺状针头 3~4 cm 时，将针头拔出，而将导管置在硬脊膜外腔隙，外面用胶布妥善固定。一般给药时先给试探剂量，观察 5～10 分钟，若无下肢发热、麻木或活动障碍等腰麻现象，血压、脉搏平稳，即可按手术需要正式给药，否则停止给药。

2. 麻醉平面的调节　硬膜外阻滞的麻醉平面与腰麻不同，呈节段性。影响麻醉平面的主要因素如下：

（1）穿刺间隙：麻醉平面高低主要取决于穿刺间隙的高低。如果穿刺间隙选择不当，可使麻醉平面与手术部位不符而致麻醉失败，或因麻醉平面过高致呼吸循环功能抑制。

（2）局麻药容积：注入局麻药容积越大、注射速度越快、扩散范围越广，阻滞平面也越宽。

（3）导管位置和方向：导管方向影响药物的扩散方向。导管向头端插入时，药液易向胸、颈段扩散；向尾端插入时，则易向腰、骶段扩散。导管口偏向一侧，可出现单侧麻醉。

（4）其他：如药液浓度、注药方式、注药速度、病人情况和体位等对麻醉平面也有影响。

【常见护理诊断/问题】

潜在并发症：全脊椎麻醉、局麻药毒性反应、血压下降、呼吸抑制、恶心、呕吐、脊神经损伤、硬膜外血肿、导管拔除困难或折断。

【护理措施】

（一）麻醉期间监护

1.常规监测和护理　严密监测生命体征、手术情况、术中出血量等，常规监测皮肤和黏膜色泽、血氧饱和度，听诊肺部呼吸音等。建立静脉通路，遵医嘱补液，保证足够的循环血量。

2.术中并发症的护理

（1）全脊椎麻醉：是硬膜外麻醉最危险的并发症。

1）原因：局麻药全部或部分注入蛛网膜下隙。

2）表现：病人在注药后迅速出现呼吸困难、血压下降、意识模糊或消失，甚至呼吸、心跳停止。

3）预防：①严格遵守操作规程；②注药前先回抽有无脑脊液；③注射时先用试验剂量，确定未入蛛网膜下隙后方可继续给药。

4）处理：①立即停药；②行面罩正压通气，必要时行气管插管维持呼吸；③加快输液速度，遵医嘱给予升压药，维持循环功能。

（2）局麻药毒性反应：多因导管误入血管内或局麻药吸收过快所致。因此注药前必须回抽，检查硬膜外导管内有无回血。局麻药毒性反应的护理见本章第二节。

（3）血压下降：因交感神经被阻滞，阻力血管和容量血管扩张所致。尤其是上腹部手术时，因胸腰段交感神经阻滞的范围较广，并可阻滞心交感神经引起心动过缓，更易发生低血压。一旦发生，加快输液，必要时静脉注射麻黄碱，以提升血压。

（4）呼吸抑制：与肋间肌及膈肌的运动抑制有关。为了减轻对呼吸的抑制，应采用小剂量、低浓度局麻药，以减轻运动神经阻滞。同时在麻醉期间，严密观察病人的呼吸，常规面罩给氧，并做好呼吸急救准备。

（5）恶心、呕吐：原因、表现及护理方法参见腰麻病人的护理。

（二）麻醉后护理

1.常规监测和护理

（1）病情观察：密切监测生命体征，麻醉后早期每15~30分钟测血压、脉搏、呼吸一次，并做好记录，病情稳定后可延长监测的间隔时间。关注病人呼吸及循环功能，同时还要观察尿量、体温、肢体的感觉和运动情况，各种引流液的颜色、性状和量。如有异常应及时报告医师。

（2）体位：硬膜外麻醉后不会引起头痛，但因交感神经阻滞后，血压多受影响，所以平卧（可不去枕）4~6小时。

2. 术后并发症的护理

（1）脊神经根损伤

1）原因：穿刺针可直接创伤或因导管质硬而损伤脊神经根或脊髓。

2）表现：在穿刺或置管时，如病人有电击样异感并向肢体放射，说明已触及神经。病人出现局部感觉或(和)运动障碍，并与神经分布相关。

3）处理：①立即停止进针，调整进针方向，以免加重损伤。②异感持续时间长者，可能损伤严重，应放弃阻滞麻醉。③脊神经根损伤者，予对症治疗，数周或数月即自愈。

（2）硬膜外血肿

1）原因：因硬膜外穿刺和置管时损伤血管所致。

2）表现：病人出现剧烈背痛，进行性脊髓压迫症状，伴肌无力、尿潴留、括约肌功能障碍，血肿压迫脊髓可并发截瘫。

3）处理：尽早行硬膜外穿刺抽出血液，必要时切开椎板，清除血肿。

（3）导管拔除困难或折断

1）原因：椎板、韧带及椎旁肌群强直或置管技术不当、导管质地不良、拔管用力不当等。

2）表现：导管难以拔出或者拔除过程中折断。

3）处理：①如遇到拔管困难，切忌使用暴力，可将病人置于原穿刺体位，热敷或在导管周围注射局麻药后再行拔出。②若导管折断，无感染或神经刺激症状者，可不取出，但应密切观察。

第五节　全身麻醉

全身麻醉是目前临床上最常用的麻醉方法。全身麻醉病人表现为神志消失、全身的痛觉丧失、遗忘、反射抑制和一定程度的肌肉松弛。它能满足全身各部位手术需要，较之局部和椎管阻滞麻醉更舒适、安全。

【全身麻醉的分类】

1. 吸入麻醉　系将挥发性麻醉药物或气体经呼吸道吸入肺内，再经肺泡毛细血管吸收进入血液循环，到达中枢神经系统，产生全身麻醉的方法。由于麻醉药经肺通气进入体内和排出，故麻醉深度的调节较其他方法更为容易。

2. 静脉麻醉　系将麻醉药物经静脉注射进入体内，通过血液循环作用于中枢神经系统而产生全身麻醉的方法。其优点是诱导迅速，对呼吸道无刺激，不污染手术室，麻醉苏醒期也较平稳，使用时无需特殊设备；缺点为麻醉深度不易调节，容易产生快速耐药，无肌松作用，长时间用药后可致体内蓄积和苏醒延迟。

【常用全身麻醉药物】

（一）吸入麻醉药

吸入麻醉药指经呼吸道吸入进入体内产生全身麻醉作用的药物。一般用于全身麻醉的维持，有时也用于麻醉诱导。吸入麻醉药的强度以最低肺泡有效浓度（MAC）衡量。MAC是指某种吸入麻醉药在一个大气压下和纯氧同时吸入时，能使50%病人对手术刺激不发生摇头、四肢运动等反应的最低肺泡浓度，MAC越小，麻醉效能越强。常用的吸入麻醉药如下。

1.氧化亚氮　又称笑气，其麻醉作用甚弱，MAC为1.05%。由于对呼吸、循环影响较小，常与强效吸入全身麻醉药复合应用，以降低后者的用量，减少不良反应，并可加快麻醉诱导和苏醒。但是，氧化亚氮N_2O可致弥散性缺氧，故需与氧同用，氧浓度控制在30%以上。此外，N_2O会使体内气体容积增大，故肠梗阻、气腹、气胸病人不宜使用。

2.恩氟烷　又称安氟醚，其麻醉性能较强，MAC为1.7%。对中枢神经系统有抑制作用，可使脑血流量和颅内压增加，吸入浓度过高时可产生惊厥。对呼吸和心肌收缩力也有较强抑制作用，麻醉过深可抑制呼吸和循环。可用于麻醉诱导和维持，诱导较快；因其可使眼压减低，故对眼内手术有利。但严重心脏疾病、癫痫、颅内压过高者应慎用。

3.异氟烷　又称异氟醚，是恩氟烷的异构体，其麻醉性能强，MAC为1.15%。低浓度时，对脑血流无影响；高浓度时，可使脑血管扩张，脑血流增加和颅内压增高。对心肌的抑制作用较轻，但可明显降低外周血管阻力。对呼吸有轻度抑制作用，对呼吸道有刺激。可用于麻醉诱导和维持，也可用于术中控制性降压。

4.七氟烷　又称七氟醚，其麻醉性能较强，MAC为2.0%。对中枢神经系统有抑制作用，对脑血管有舒张作用，可引起颅内压增高。对心肌有轻度抑制，可降低外周血管阻力。对呼吸道无刺激，对呼吸有较强抑制作用。用于麻醉诱导和维持，麻醉后苏醒迅速，苏醒过程平稳。

5.地氟烷　又称地氟醚，其麻醉效能较弱，MAC为6.0%。可抑制大脑皮质的电活动，降低脑氧代谢率。对心肌有轻度抑制作用。对呼吸有轻度抑制作用，对呼吸道有轻度刺激。用于麻醉诱导和维持，麻醉诱导和苏醒都非常迅速。

（二）静脉麻醉药

1.硫喷妥钠　常用的超短效巴比妥类静脉麻醉药，常用浓度为2.5%。小剂量静脉注射有镇静、催眠作用，剂量稍大时，注药后15~30秒即可使病人入睡，作用时间为15~20分钟。可降低脑代谢率及氧耗量，降低脑血流量和颅内压。有直接抑制心肌和扩张血管作用。有较强的中枢性呼吸抑制作用。可抑制交感神经而使副交感神经作用相对增强，使咽喉及支气管的敏感性增加。适用于麻醉诱导、短小手术麻醉、控制惊厥及小儿基础麻醉。哮喘、肌强直性萎缩症、循环抑制及严重低血压者禁用。

2.氯胺酮　镇痛作用强，静脉注药后30~60秒起效，维持10~15分钟，肌内注射后约5分钟起效，维持30分钟。可增加血流、颅内压及脑代谢率。有兴奋交感神经作用，使心率增快、血压及肺动脉压升高。用量大或注射速度快，或与其他麻醉性镇痛药合用时，可引起呼吸抑制，甚至呼吸暂停。可使唾液和支气管分泌物增加，对支气管平滑肌有肌松作用。适用于体表小手术、清创、换药、全麻诱导和维持、小儿基础麻醉。主要不良反应为：引起一过性呼吸暂停，幻觉、噩梦及精神症状，使眼压和颅内压增高。故癫痫、高血压、颅内压增高及缺血性心脏病病人应慎用。

3. 依托咪酯　又称乙醚酯，是短效催眠药，无镇痛作用。可降低脑血流量、颅内压及代谢率，对心率、血压及心排血量的影响均小，不增加心肌氧耗量。主要用于全麻诱导，适用于年老体弱和危重病人。

4. 丙泊酚　又称普鲁泊福或异丙酚，具有镇静、催眠及轻微镇痛作用。起效快，维持时间仅3~10分钟，停药后苏醒迅速而完全，醒后无明显后遗症。可降低脑血流量、颅内压和脑代谢率；对心血管系统有明显抑制作用及血管舒张作用，可致严重低血压；对呼吸有明显抑制作用。主要用于全麻的诱导与维持、门诊小手术和检查的麻醉，对老年人及术前循环功能不全者应减量。

（三）肌肉松弛药

简称肌药，能阻断神经-肌传导功能而使肌肉松弛，无镇静、镇痛作用，是全麻时重要的辅助用药，分为2类。

1. 去极化肌松药　以琥珀胆碱为代表，起效快，肌肉松弛完全且短暂。临床主要用于全麻时气管插管。不良反应有眼压升高、颅内压升高、高血钾、心律失常等。

2. 非去极化肌松药　常用药物有琥珀胆碱（司可林）、泮库溴铵（潘可罗宁）、维库溴铵（万可罗宁）、阿曲库铵（卡肌宁）等。临床用于全麻诱导插管和术中维持肌肉松弛。重症肌无力者禁用，有哮喘史及过敏体质者慎用。

（四）麻醉性镇痛药

1. 吗啡　作用于大脑边缘系统可消除紧张和焦虑，提高痛阈，解除疼痛，但有明显抑制呼吸中枢作用。常作为麻醉前用药和麻醉辅助药，也可与催眠药、肌松药合用行全静脉麻醉（TIVA）。

2. 哌替啶（杜冷丁）　具有镇静、催眠、解除平滑肌痉挛作用。对心肌有抑制作用，对呼吸也有轻度抑制作用。常作为麻醉前用药和麻醉辅助药，或用于术后镇痛。

3. 芬太尼　是人工合成的强镇痛药。对中枢神经系统的作用与其他阿片类药物相似。对呼吸有抑制作用，但对心血管系统的影响较轻。用于麻醉辅助用药或缓解插管时的心血管反应。

【全身麻醉的实施】

（一）全身麻醉诱导

病人接受全身麻醉药后，由清醒状态到意识丧失，并进入全麻状态后进行气管插管的阶段称为全麻诱导期。此期为麻醉过程中的危险阶段，机体各器官功能因麻醉药的作用可表现出亢进或抑制，引起一系列的并发症而威胁病人生命。因此，应尽快缩短诱导期，使病人平稳转入麻醉状态。实施麻醉诱导前，备好麻醉机、气管插管用具和吸引器，开放静脉和胃肠减压管，测定血压和心率的基础值，并监测心电图和血氧饱和度（SpO_2）。全麻诱导方法有2种。

1. 吸入诱导法　分开放点滴法和面罩吸入诱导法2种，目前常用后者，即将麻醉面罩扣于病人口鼻部，开启麻醉药蒸发器并逐渐增加吸入浓度，待病人意识消失并进入麻醉状态时，静脉注射肌松药后行气管插管。

2. 静脉诱导法　先以面罩吸入纯氧 2~3 分钟，增加氧储备并排出肺及组织内的氮气。根据病情选择注入合适的静脉麻醉药，并严密监测病人的意识、循环和呼吸变化。病人意识消失后再注入肌松药，待全身骨骼肌及下颌逐渐松弛，呼吸由浅至完全停止时，应用麻醉面罩行人工呼吸，然后进行气管插管。插管成功后，立即与麻醉机连接并行人工呼吸或机械通气。与吸入诱导法相比，静脉诱导较迅速，病人也较舒适，无环境污染，但麻醉深度的分期不明显，对循环的干扰较大。

(二)全身麻醉的维持

主要任务是维持适当的麻醉深度以满足手术要求，保证循环和呼吸等生理功能稳定。

1. 吸入麻醉药　维持指经呼吸道吸入一定浓度的吸入麻醉药，以维持适当的麻醉深度。临床上常将 N_2O 与挥发性麻醉药合用。需要时可加用肌松药。

2. 静脉麻醉药　维持指经静脉给药维持适当麻醉深度。静脉给药方法有单次、分次和连续注入法 3 种。

3. 复合全身麻醉　指 2 种或 2 种以上的全身麻醉药或(和)方法复合应用，彼此取长补短，以达到最佳临床麻醉效果。根据给药的途径不同，复合麻醉可分为 2 种。

(1)全静脉麻醉：在静脉麻醉诱导后，采用多种短效静脉麻醉药复合应用，以间断或连续静脉注射法维持麻醉。为加强麻醉效果，往往将静脉麻醉药、麻醉性镇痛药和肌松药结合在一起，

既发挥各种药物的优点，又克服其不良作用。

(2)静吸复合麻醉：全静脉麻醉的深度缺乏明显的标志，给药时机较难掌握，有时麻醉可突然减浅。因此，常于麻醉变浅时间断吸入挥发性麻醉药。这样既可维持麻醉相对稳定，又可减少吸入麻醉药的用量，且有利于麻醉后迅速苏醒。

(三)全身麻醉深度的判断

全身麻醉的深度一般是指全身麻醉药抑制伤害性刺激下中枢、循环、呼吸功能及应激反应的程度。目前，乙醚麻醉分期仍可作为临床麻醉中判断和掌握麻醉深度的参考。临床常将麻醉深度分为浅麻醉期、手术麻醉期和深麻醉期(表 5-3)。

表 5-3　通用临床麻醉深度的判断标准

麻醉分期	呼吸	循环	眼征	其他
浅麻醉期	不规律，呛咳，气道阻力高，喉痉挛	血压升高，心率增快	瞬目反射(-)，眼睑反射(+)，眼球运动(+)，流泪	吞咽反射(+)，出汗(+)，分泌物多，刺激时体动
手术麻醉期	规律，气道阻力小	血压稍低但稳定，手术刺激无改变	眼睑反射(-)，眼球固定中央	刺激时无体动，黏膜分泌物消失
深麻醉期	膈肌呼吸，频率增快	血压下降	对光反射(-)，瞳孔扩大	

【护理评估】

(一) 麻醉前和麻醉中评估

1.健康史 ①一般情况：包括年龄、性别、职业等；②既往史：了解既往手术、麻醉史；近期有无呼吸道或肺部感染；有无影响完成气管插管的因素，如颌关节活动受限、下颌畸形或颈椎病等；有无呼吸、循环、中枢神经系统疾病等；③生活史：了解有无烟、酒等嗜好及药物成瘾史；④用药史：了解目前用药情况及不良反应，有无过敏；⑤其他：包括婚育史、家族史等。

2.身体状况

(1)症状与体征：评估意识和精神状态、生命体征；有无营养不良、发热、脱水及体重减轻；有无皮肤、黏膜出血及水肿等征象；评估有无牙齿缺少或松动、是否有义齿。

(2)辅助检查：了解血、尿、大便常规、血生化检查、血气分析、心电图及影像学检查结果；有无重要脏器功能不全、凝血机制障碍及贫血、低蛋白血症等异常。

3.心理-社会状况 评估病人及其亲属对麻醉方式、麻醉前准备、麻醉中护理配合和麻醉后康复知识的了解程度；是否存在焦虑或恐惧等不良情绪；其担心的问题，家庭和单位对病人的支持程度等。

(二) 麻醉后评估

1.术中情况 麻醉方式、麻醉药种类和用量；术中失血量、输血量和补液量；术中有无局麻药的全身中毒反应或呼吸心脏骤停等异常情况发生。

2.身体状况

(1)症状与体征：评估病人的意识、血压、心率和体温；心电图及血氧饱和度是否正常；基本生理反射是否存在；感觉是否恢复；有无麻醉后并发症征象等。

(2)辅助检查：了解血、尿常规、血生化检查、血气分析、重要脏器功能等检查结果有无异常。

3.心理-社会状况 了解病人对麻醉和术后不适(如恶心、呕吐、切口疼痛等)的认识，术后是否有不良情绪反应，其家庭和单位对病人的支持程度等。

【常见护理诊断/问题】

1.潜在并发症 反流与误吸、呼吸道梗阻(上呼吸道梗阻和下呼吸道梗阻)、通气量不足、低氧血症、低血压或高血压、心律失常、高热、抽搐和惊厥。

2.有受伤的危险 与麻醉未完全清醒或感觉未完全恢复有关。

【护理目标】

(1)病人未发生并发症，或并发症得到及时发现和处理。

(2)病人未发生意外伤害。

【护理措施】

(一) 麻醉期间的护理

1.病情观察 麻醉期间，应连续监测病人呼吸和循环功能状况，必要时采取相应措施维持病人呼吸和循环功能正常。

（1）呼吸功能：主要监测指标为：①呼吸的频率、节律、幅度及呼吸运动的类型等；②皮肤、口唇、指（趾）甲的颜色；③脉搏血氧饱和度（SpO_2）；④PaO_2、$PaCO_2$、pH；⑤潮气量、每分通气量；⑥呼吸末二氧化碳（$PETCO_2$）。

（2）循环功能：主要监测指标为：①脉搏；②血压；③CVP；④肺毛细血管楔压（PCWP）；⑤心电图；⑥尿量；⑦失血量。

（3）其他：①全身情况：注意表情、神志的变化，严重低血压和缺氧可使病人表情淡漠和意识丧失；②体温监测：特别是小儿，体温过高可致代谢性酸中毒和高热惊厥，体温过低易发生麻醉过深而引起循环抑制，麻醉后苏醒时间延长。

2. 并发症的护理

（1）反流与误吸：由于病人的意识、咽反射消失，一旦有反流物即可发生误吸，引起急性呼吸道梗阻，如不能及时有效进行抢救，可导致病人窒息甚至死亡。误吸胃液可引起肺损伤、支气管痉挛和毛细血管通透性增加，导致肺水肿和肺不张。肺损伤程度与吸入的胃液量和 pH 有关。为预防反流和误吸，应减少胃内物滞留，促进胃排空，降低胃液 pH，降低胃内压，加强对呼吸道的保护。

（2）呼吸道梗阻

1）上呼吸道梗阻：指声门以上的呼吸道梗阻。①原因：机械性梗阻常见，如舌后坠、口腔分泌物阻塞、异物阻塞、喉头水肿、喉痉挛等。②表现：不全梗阻表现为呼吸困难并有鼾声；完全梗阻时有鼻翼扇动和三凹征。③处理：迅速将下颌托起，放入口咽或鼻咽通气管，清除咽喉部分泌物和异物。喉头水肿者，给予糖皮质激素，严重者行气管切开。喉痉挛者，应解除诱因、加压给氧，无效时静脉注琥珀胆碱，经面罩给氧，维持通气，必要时气管插管。

2）下呼吸道梗阻：指声门以下的呼吸道梗阻。①原因：常为气管导管扭折、导管斜面过长而紧贴在气管壁上、分泌物或呕吐物误吸、支气管痉挛等所致。②表现：轻者出现肺部啰音，重者出现呼吸困难、潮气量减低、气道阻力增高、发绀、心率加快、血压下降。③处理：一旦发现，立即报告医师并协助处理。

（3）通气量不足：①原因：在麻醉期间或麻醉后，由麻醉药、麻醉性镇痛药和肌松药产生的中枢性或外周性呼吸抑制所致。②表现：CO_2 潴留或（和）低氧血症，血气分析示 $PaCO_2 > 50$ mmHg，pH < 7.30。③处理：给予机械通气维持呼吸直至呼吸功能完全恢复；必要时遵医嘱给予拮抗药物。

（4）低氧血症：①原因：吸入氧浓度过低、气道梗阻、弥散性缺氧、肺不张、肺水肿、误吸等。②表现：病人吸空气时，$SpO_2 < 90\%$，$PaO_2 < 60$ mmHg 或吸纯氧时 $PaO_2 < 90$ mmHg，呼吸急促、发绀、躁动不安、心动过速、心律不齐、血压升高等。③处理：及时给氧，必要时行机械通气。

（5）低血压：①原因：主要有麻醉过深、失血过多、过敏反应、肾上腺皮质功能低下、术中牵拉内脏等。②表现：麻醉期间收缩压下降超过基础值的30%或绝对值低于80 mmHg。长时间严重低血压可致重要器官低灌注，并发代谢性酸中毒等。③处理：首先减浅麻醉，补充血容量，必要时暂停手术操作，给予血管收缩药，待麻醉深度调整适宜，血压平稳后再继续手术。

（6）高血压：①原因：除原发性高血压者外，多与麻醉浅、镇痛药用量不足、未能及时控制手术刺激引起的应激反应有关。②表现：麻醉期间收缩压高于 160 mmHg 或收缩压高于基础值的 30%。③处理：有高血压病史者，应在全麻诱导前静脉注射芬太尼，以减轻气管插管引起的心血管反应。术中根据手术刺激程度调节麻醉深度，必要时行控制性降压。

（7）心律失常：①原因：因麻醉过浅、心肺疾病、麻醉药对心脏起搏系统的抑制、麻醉和手术造成的全身缺氧、心肌缺血而诱发。②表现：以窦性心动过速和房性早搏多见。③处理：保持麻醉深度适宜，维持血流动力学稳定，维持心肌氧供需平衡，处理相关诱因。

（8）高热、抽搐和惊厥：①原因：可能与全身麻醉药引起中枢性体温调节失调有关，或与脑组织细胞代谢紊乱、病人体质有关。婴幼儿由于体温调节中枢尚未完全发育成熟，体温易受环境温度的影响，若高热处理不及时，可引起抽搐甚至惊厥。②处理：一旦发现体温升高，应积极进行物理降温，特别是头部降温，以防脑水肿。

（二）麻醉恢复期的护理

1. **病情观察**　苏醒前有专人护理，常规持续监测生命体征和 SPO_2，同时注意病人皮肤、口唇色泽及周围毛细血管床的反应，直至病人完全清醒，呼吸循环功能稳定。

2. **维护呼吸功能**　①常规给氧；②保持呼吸道通畅，包括术前应禁食、禁饮，术后去枕平卧、头偏向一侧，及时清除口咽部分泌物，对于痰液黏稠、量多者，应鼓励有效咳痰，并使用抗生素、氨茶碱、皮质醇及雾化吸入等，帮助排痰和预防感染；③手术结束后，除意识障碍病人需带气管插管回病房外，一般应待病人意识恢复、拔除导管后送回病房。此阶段工作可在手术室或在麻醉后恢复室（PACU）完成，某些危重病人则需直接送入重症监护室（ICU）。

3. **维持循环功能稳定**　在麻醉恢复期，血压容易波动，体位变化也可影响循环功能。低血压的主要原因包括低血容量、静脉回流障碍、血管张力降低等；高血压常见原因有术后疼痛、尿潴留、低氧血症、高碳酸血症、颅内压增高等。应严密监测血压变化，出现异常时查明原因，对症处理。

4. **其他**　监护注意保暖，提高室温。保持静脉输液及各引流管通畅，记录苏醒期用药及引流量。严密观察有无术后出血，协助做某些项目的监测并记录。

5. **防止意外伤害**　病人苏醒过程中常出现躁动不安或幻觉，容易发生意外伤害；应注意适当防护，必要时加以约束，防止病人发生坠床、碰撞及不自觉地拔出输液或引流管等意外伤害。

6. **明确麻醉苏醒进展情况**

（1）采用麻醉后评分法评定病人苏醒进展：①活动：四肢均能活动计 2 分；能活动 2 个肢体计 1 分；不能活动计 0 分。②呼吸：能深呼吸并咳嗽计 2 分；呼吸困难或间断计 1 分；无自主呼吸计 0 分。③循环：与麻醉前基础血压相比，收缩压变化率在 ±20% 内计 2 分；20%～50% 计 1 分；>50% 计 0 分。④意识：清醒、回答问题正确计 2 分；呼其名时会睁眼计 1 分；呼唤无反应计 0 分。⑤色泽：面、口唇、指端色泽正常计 2 分；苍白、灰暗计 1 分；明显青紫计 0 分。总分>7 分，提示可离开麻醉复苏室。

（2）不用评分表者，达到以下标准，可转回病房：①神志清醒，有定向力，回答问题正确；②呼吸平稳，能深呼吸及咳嗽，SPO_2>95%；③血压及脉搏稳定 30 分钟以上，心电图无严重的心律失常和心肌缺血改变。

7. **安全转运病人**　在转运前应补足容量，轻柔、缓慢地搬动病人。转送过程中妥善固定各管道，防止脱出。有呕吐可能者，将其头偏向一侧；全麻未醒者，在人工辅助呼吸状态下转运；心脏及大手术、危重病人，在人工呼吸及监测循环、呼吸等生命体征下转运。

【护理评价】

通过治疗和护理，病人是否：①并发症得以预防，或得到及时发现和处理。②意外受伤得以预防，或得到及时发现和处理。

【思考题】

蒋女士，30岁，在局部浸润麻醉下行"前臂纤维瘤切除术"，局部注入利多卡因 300 mg。注药后约10分钟，病人出现眩晕、寒战、四肢抽搐、惊厥，继而出现呼吸困难、血压下降、心率减慢。

请问：

(1)该病人目前主要的护理诊断/问题是什么？

(2)发生该护理诊断/问题的原因有哪些？如何进行护理？

第六章
手术前后病人的护理

学习目标

识记

1. 复述围术期、围术期护理的概念。

2. 简述手术的分类。

3. 简述术后常见并发症及其观察要点。

理解

1. 概括术前适应性锻炼的具体内容。

2. 解释术前合并有糖尿病、高血压的病人血糖、血压的控制范围及用药注意事项。

3. 归纳总结术后病情观察的要点。

运用

1. 运用手术切口分类及愈合等级知识，对手术切口愈合情况进行记录。

2. 运用相关知识，指导病人进行术前胃肠道准备。

3. 运用所学知识，对围术期常见并发症采取正确的护理措施。

4. 应用护理程序对围术期病人实施整体护理。

习题二维码6-1

章前导言

手术是治疗外科疾病的重要手段，但麻醉、手术创伤也会加重，病人的生理和心理负担，导致并发症、后遗症等不良后果。为获得良好的手术效果，除正确的手术操作外，还需要在手术前、中、后3个阶段进行精心的护理。重视围术期护理是使病人手术耐受性增加、获得最佳手术治疗效果的重要保证，也有助于预防和减少术后并发症，促进早日康复，使病人重返家庭和社会。

案例导入

张先生，66岁，因进食梗噎感1个月入院。

病人1个月前无明显诱因出现进食时梗噎感，早期进食干硬食物尤为明显，近日出现饮水呛咳，声音嘶哑。

既往史：既往有高血压和糖尿病，长期服用降压和降糖药物。

生活史：吸烟 30 余年，10 支/日。

体格检查：T 36.5℃，P 72 次/分，R 21 次/分，Bp 140/90 mmHg，发育良好，营养中等，神清合作，浅表淋巴结无肿大，心肺腹检查无异常。

辅助检查：空腹血糖 6.3 mmol/L，Hb 143 g/L。胃镜检查示距门齿 32 cm 后壁侧见不规则新生物突出，表面糜烂、质脆，触之易出血，提示食管癌。

请思考：

(1) 应从哪几个方面针对该病人进行护理评估？

(2) 该病人手术前需要提供哪些护理措施？

考点提示

序号	主要考点
1	术前一般准备、特殊准备与护理
2	术后卧位的安置
3	术后病情观察、饮食护理、休息与活动
4	术后不适及处理
5	术后并发症的处理

第一节　概　述

(一) 围术期的概念

围术期是指从确定手术治疗时起，至与这次手术有关的治疗基本结束为止的一段时间。它包括手术前、手术中、手术后 3 个阶段：①手术前期：从病人决定接受手术到将病人送至手术台；②手术期：从病人被送上手术台到病人手术后被送入复苏室(观察室)或外科病房；③手术后期：从病人被送到复苏室或外科病房至病人出院或继续追踪。

围术期护理是指在围术期为病人提供全程、整体的护理。旨在加强术前至术后整个治疗期间病人的身心护理，通过全面评估，充分做好术前准备，并采取有效措施维护机体功能，提高手术安全性，减少术后并发症，促进病人康复。围术期护理也包括 3 个阶段，每个阶段护理工作重点不同：①手术前期：系统评估病人各器官功能和心理状况，发现潜在的危险因素，充分做好准备。②手术中期：主要是由手术室护士完成，包括手术环境的准备、手术中病人的护理和麻醉病人的护理。③手术后期：解除病人术后不适，防治并发症，促进病人早日康复。

(二)手术分类

1.按手术目的分类

(1)诊断性手术：以明确诊断为目的，如活体组织检查、剖腹探查术等。

(2)根治性手术：以彻底治愈疾病为目的。

(3)姑息性手术：以减轻症状为目的，用于条件限制而不能行根治性手术时，如晚期胃窦癌行胃、空肠吻合术，以解除幽门梗阻症状，但不切除肿瘤。

2.按手术时限分类

(1)急症手术：病情危急，需要在最短时间内进行必要的准备后迅速实施手术，以抢救病人生命。如外伤性肝、脾破裂和肠破裂、胸腹腔大血管破裂等。

(2)限期手术：手术时间可以选择，但有一定限度，不宜过久以免延误手术时机，应在限定的时间内做好术前准备。如各种恶性肿瘤的根治术、已用碘剂做术前准备的针对甲亢的甲状腺大部切除术等。

(3)择期手术：手术时间没有期限的限制，可在充分的术前准备后进行手术。如一般的良性肿瘤切除术、腹股沟疝修补术等。

手术的具体种类取决于疾病当时的情况，同一种外科疾病的不同发展阶段手术种类可能会不同。如单纯胆囊结石是择期手术，但若同时并发急性胆囊炎，则变成急症手术；胃溃疡是择期手术，但若发生癌变，就成了限期手术，若并发急性穿孔、腹膜炎，则成为急症手术。

第二节　手术前病人的护理

手术前要充分评估病人的情况，不仅要关注疾病本身，还要详细了解病人的全身情况，评估是否存在增加手术风险的因素，包括可能影响整个病程的潜在因素，如循环、呼吸、消化、泌尿、内分泌、血液、免疫等系统的功能及营养、心理状态等。因此，需详细询问病史，进行全面的体格检查，了解各项辅助检查结果，以准确估计病人的手术耐受力，同时发现问题，在术前予以纠正，术后加以防治。

【护理评估】

(一)健康史

重点了解与本次疾病有关或可能影响病人手术耐受力及预后的病史：

1.一般情况　性别、年龄、职业、生活习惯、烟酒嗜好等。

2.现病史　自患病以来健康问题发生、发展及应对过程。

3.既往史　如各系统伴随疾病、过敏史、外伤手术史等。

4.用药史　如抗凝药、抗生素、镇静药、降压药、利尿药、皮质激素、甾类化合物(类固醇)等的使用情况及不良反应。

5.月经、婚育史　如女性病人的月经情况，包括初潮年龄、月经周期、绝经年龄；婚育史主要包括初婚年龄、婚次，女性病人还包括妊娠次数、流产次数和生产次数等情况。

6.家族史　家庭成员有无同类疾病、遗传病史等。

(二) 身体状况

1. 主要器官及系统功能状况

(1) 循环系统：脉搏速率、节律和强度；血压；皮肤色泽、温度及有无水肿；体表血管有无异常，有无颈静脉怒张和四肢浅静脉曲张；有无心肌炎、心脏瓣膜疾病、心绞痛、心肌梗死、心力衰竭。

(2) 呼吸系统：胸廓形状；呼吸频率、深度、节律和形态(胸式/腹式呼吸)；呼吸运动是否对称；有无呼吸困难、发绀、咳嗽、咳痰、哮鸣音、胸痛等；有无肺炎、肺结核、支气管扩张、慢性阻塞性肺病或长期吸烟史。

(3) 泌尿系统：有无排尿困难、尿频、尿急；尿液的量、颜色、透明度及比重；有无肾功能不全、前列腺增生或急性肾炎。

(4) 神经系统：有无头晕、头痛、眩晕、耳鸣、瞳孔不对等或步态不稳；有无意识障碍或颅内高压。

(5) 血液系统：有无牙龈出血、皮下紫癜或外伤后出血不止。

(6) 消化系统：有无黄疸、腹水、呕血、黑便、肝掌、蜘蛛痣等症状或体征，并通过实验室检查评估肝功能，了解有无增加手术危险性的因素，如肝功能不全和肝硬化等。

(7) 内分泌系统：有无甲状腺功能亢进、糖尿病及肾上腺皮质功能不全。

2. 辅助检查 了解实验室各项检查结果，如血、尿、大便三大常规和血生化检查结果，了解 X 线、超声、CT 及 MRI 等影像学检查结果，以及心电图、内镜检查报告和特殊检查结果。

3. 手术耐受力评估 病人的手术耐受力。①耐受良好：全身情况较好、无重要内脏器官功能损害、疾病对全身影响较小者；②耐受不良：全身情况不良、重要内脏器官功能损害较严重，疾病对全身影响明显、手术损害大者。

(三) 心理-社会状况

病人手术前难免有紧张、恐惧等情绪，或对手术及预后有多种顾虑，医护人员应给予鼓励和关怀，耐心解释手术的必要性及可能取得的效果、手术的危险性及可能发生的并发症，以及清醒状态下施行手术因体位造成的不适等，使病人以积极的心态配合手术和术后治疗与护理。另外，还要了解家庭成员、单位同事对病人的关心及支持程度；了解家庭的经济承受能力等。

【常见护理诊断/问题】

1. 焦虑/恐惧 与罹患疾病、接受麻醉和手术、担心预后及住院费用高、医院环境陌生等有关。

2. 营养失调 低于机体需要量与疾病消耗、营养摄入不足或机体分解代谢增强等有关。

3. 睡眠型态紊乱 与疾病导致的不适、环境改变和担忧有关。

4. 知识缺乏 缺乏手术、麻醉相关知识及术前准备知识。

5. 体液不足 与疾病所致体液丢失、液体摄入量不足或体液在体内分布转移等有关。

【护理目标】

(1) 病人情绪平稳，能配合各项检查和治疗。

（2）病人营养素摄入充分、营养状态改善。

（3）病人安静入睡，休息充分。

（4）病人对疾病有充分认识，能说出治疗及护理的相关知识及配合要点。

（5）病人体液得以维持平衡，无水、电解质及酸碱平衡失调，主要脏器灌注良好。

【护理措施】

（一）心理准备

1. 建立良好的护患关系　了解病人病情及需要，给予解释和安慰。通过适当的沟通技巧，取得病人信任，态度礼貌温和，尊重病人的权利和人格，为病人营造安静舒适的术前环境。

2. 心理支持和疏导　鼓励病人表达感受，倾听其诉说，帮助病人宣泄恐惧、焦虑等不良情绪；耐心解释手术的必要性，介绍医院技术水平及手术成功病例，增强病人对治疗成功的信心，动员病人的社会支持系统，使其感受到被关心和重视。

3. 认知干预　帮助病人正确认识病情，指导病人提高认知和应对能力，积极配合治疗和护理。

4. 健康教育　帮助病人认识疾病、手术的相关知识及术后用药的注意事项，向病人说明术前准备的必要性，逐步掌握术后配合技巧及康复知识，使病人对手术的风险及可能出现的并发症有足够的认识及心理准备。

（二）一般准备与护理

1. 饮食和休息　加强饮食指导，鼓励摄入营养丰富、易消化的食物。消除引起不良睡眠的诱因，创造安静舒适的环境，告知放技巧，促进病人睡眠。病情允许者，适当增加白天活动，必要时遵医嘱给予口服镇静安眠药。

2. 适应性训练　①指导病人床上使用便盆，以适应术后床上排尿和排便；②教会病人自行调整卧位和床上翻身，以适应术后体位的变化；③部分病人还应指导其进行术中体位训练。

3. 补血和补液　拟行大、中手术前，遵医嘱做好血型鉴定和交叉配血试验，备好一定数量的浓缩红细胞或血浆。凡有水、电解质及酸碱平衡失调或贫血者，术前予以纠正。

4. 术前检查　遵医嘱协助病人完成术前各项心、肺、肝、肾功能及凝血时间、凝血酶原时间、血小板计数等检查，必要时监测有关凝血因子。

5. 预防感染　术前应采取措施增强病人的体质，及时处理已知感染灶，避免与其他感染者接触，严格遵循无菌技术原则，遵医嘱合理应用抗生素。预防性抗生素适用于：①涉及感染灶或切口接近感染区域的手术；②开放性创伤、创面已污染、创伤至实施清创的间隔时间长或难以彻底清创者；③操作时间长、创面大的手术；④胃肠道手术；⑤癌肿手术；⑥涉及大血管的手术；⑦植入人工制品的手术；⑧器官移植术。

6. 呼吸道准备　①戒烟：吸烟者术前2周戒烟，防止呼吸道分泌物过多引起窒息。②深呼吸运动：指导胸部手术病人进行腹式呼吸训练，具体方法是先用鼻深吸气，尽量使腹部隆起，坚持3~5秒，呼气时缩唇，气体经口缓慢呼出。对腹部手术者，指导其进行胸式呼吸训练，胸式呼吸只是肋骨上下运动及胸部微微扩张，具体做法是先用鼻深吸气，使胸部隆起，略微停顿，然后由口呼气。③有效咳嗽：指导病人取坐位或半坐卧位，咳嗽时将双手交叉，手掌根部放在切口两侧，向切口方向按压，以保护伤口，先轻轻咳嗽几次，使痰松动，然后再深吸气后用力咳嗽，排出痰液。对于痰液黏稠病人，可采用雾化吸入，或服用药物使痰液稀薄，利于咳出；④控制感染：已有呼吸道感染者，术前给予有效治疗。

7. 胃肠道准备　①成人择期手术前禁食 8~12 小时，禁饮 4 小时，以防麻醉或术中呕吐引起窒息或吸入性肺炎；②术前一般不限制饮食种类，消化道手术者，术前 1~2 日进食流质饮食；③术前一般无需放置胃管，但消化道手术或某些特殊疾病(如急性弥漫性腹膜炎、急性胰腺炎等)，应放置胃管；④非肠道手术者，嘱其术前 1 晚排便，必要时使用开塞露或用肥皂水灌肠等方法促使残留粪便排出，以防麻醉后肛门括约肌松弛，粪便排出，增加污染机会；⑤肠道手术前 3 日开始做肠道准备；⑥幽门梗阻者，术前洗胃。

8. 手术区皮肤准备

(1)洗浴：术前 1 日下午或晚上，清洁皮肤。细菌栖居密度较高的部位(如手、足)，或不能接受强刺激消毒剂的部位(如面部、会阴部)，术前可用氯己定(洗必泰)反复清洗。腹部手术者应注意脐部清洁。若皮肤上有油脂或胶布粘贴的残迹，用松节油或 75%乙醇溶液擦净。

(2)备皮：手术区域若毛发细小，可不必剃毛；若毛发影响手术操作，手术前应予剃除。手术区皮肤准备范围包括切口周围至少 15 cm 的区域，不同手术部位的皮肤准备范围可见表 6-1 和图 6-1。

表 6-1　不同手术的皮肤准备

手术部位	备皮范围
颅脑手术	剃除全部头发及颈部毛发、保留眉毛
颈部手术	上自唇下，下至乳头水平线，两侧至斜方肌前缘
胸部手术	自锁骨上及肩上，下至脐水平，包括患侧上臂和腋下，胸背均超过中线 5 cm 以上
上腹部手术	上自乳头水平，下至耻骨联合，两侧至腋后线
下腹部手术	上自剑突，下至大腿上 1/3 前内侧及会阴部，两侧至腋后线，剃除阴毛
腹股沟手术	上自脐平线，下至大腿上 1/3 内侧，两侧至腋后线，包括会阴部，剃除阴毛
肾手术	上自乳头平线，下至耻骨联合，前后均过正中线
会阴部及肛门手术	上自髂前上棘，下至大腿上 1/3，包括会阴部及臀部，剃除阴毛
四肢手术	以切口为中心包括上、下方各 20 cm 以上，一般超过远、近端关节或为整个肢体

(四)健康教育

健康教育的内容包括：①告知病人疾病相关的知识，使之理解手术的必要性；②告知麻醉、手术的相关知识，使之掌握术前准备的具体内容；③术前加强营养，注意休息和活动，提高抗感染能力；④注意保暖，预防上呼吸道感染；⑤戒烟，早晚刷牙，餐后漱口，保持口腔卫生；⑥指导病人进行术前适应性锻炼，包括呼吸功能锻炼、床上活动、床上使用便盆等。

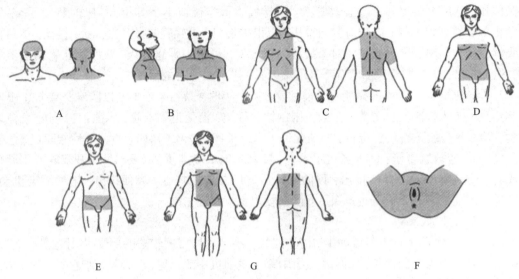

图 6-2 不同手术皮肤准备范围

【护理评价】

通过治疗与护理,病人是否:①情绪及心理状态平稳;②营养不良得以纠正;③睡眠良好;④对疾病有充分认识,能说出治疗及护理的相关知识及配合要点;⑤体液维持平衡,主要脏器功能处于良好状态。

第三节　手术后病人的护理

手术损伤可导致病人防御能力下降,术后伤口疼痛、禁食及应激反应等均可加重病人的生理、心理负担,不仅可能影响创伤愈合和康复过程,而且可能导致多种并发症的发生。手术后病人的护理重点是防治并发症,减少痛苦与不适,尽快恢复生理功能,促进康复。

【护理评估】

(一)术中情况

了解手术方式和麻醉类型,手术过程是否顺利,术中出血、输血、补液量以及留置引流管的情况等,以判断手术创伤大小及对机体的影响。

(二)身体状况

1. 一般状况　评估病人的体温、脉搏、呼吸、血压,同时观察意识状态。

2. 伤口状况　了解伤口部位及敷料包扎情况,有无渗血、渗液。

3. 引流管　了解引流管种类、数量、位置及作用,引流是否通畅,引流液的颜色、性状和量等。

4. 肢体功能　了解术后肢体感知觉恢复情况及四肢活动度。

5. 出入水量评估　术后病人尿量、各种引流的丢失量、失血量及术后补液量和种类等。

6. 营养状态评估　术后病人每日摄入营养素的种类、量和途径，了解术后体重变化。

7. 术后不适　了解有无伤口疼痛或术后活动性疼痛、恶心、呕吐、腹胀、呃逆、尿潴留等术后不适及不适的程度。

8. 术后并发症评估　有无术后出血、感染、伤口裂开、深静脉血栓形成等并发症及危险因素。

9. 辅助检查　了解血常规、尿常规、生化检查、血气分析等实验室结果，尤其注意尿比重、血清电解质、血清清蛋白及转铁蛋白的变化。

（三）心理-社会状况

评估术后病人及其亲属对手术的认识和看法，了解病人术后的心理感受，进一步评估有无引起术后心理变化的原因：①担心不良的病理检查结果、预后差或危及生命；②手术致正常生理结构和功能改变，担忧手术对今后生活、工作及社交带来不利影响，如截肢、结肠造口等；③术后出现伤口疼痛等各种不适；④身体恢复缓慢，出现并发症；⑤担忧住院费用昂贵，经济能力难以维持后续治疗。

【常见护理诊断/问题】

（1）疼痛与手术创伤、特殊体位等因素有关。

（2）舒适的改变：疼痛、腹胀、尿潴留与手术后卧床、留置各类导管和创伤性反应有关。

（3）有体液不足的危险与手术导致失血、体液丢失、禁食禁饮、液体量补充不足有关。

（4）低效性呼吸型态与术后卧床、活动量少、伤口疼痛、呼吸运动受限等有关。

（5）营养失调：低于机体需要量与术后禁食、创伤后机体代谢率增高有关。

（6）焦虑与恐惧与术后不适、担心预后差及住院费用等有关。

（7）潜在并发症：术后出血、伤口感染或裂开、肺部感染、泌尿系统感染或深静脉血栓形成等。

【护理目标】

（1）病人主诉疼痛减轻或缓解。

（2）病人术后不适程度减轻。

（3）病人体液平衡得以维持，循环系统功能稳定。

（4）病人术后呼吸功能改善，血氧饱和度维持在正常范围。

（5）病人术后营养状况得以维持或改善。

（6）病人情绪稳定，能主动配合术后治疗和护理。

（7）病人术后并发症得以预防，或得到及时发现和处理。

【护理措施】

（一）一般护理

1. 安置病人　①与麻醉师和手术室护士做好床旁交接；②搬运病人时动作轻稳，注意保护头部、手术部位、各引流管和输液管道；③正确连接并固定各引流装置；④检查输液是否通畅；⑤遵医嘱给氧；⑥注意保暖，但避免贴身放置热水袋，以免烫伤。

2. 体位　根据麻醉类型及手术方式安置病人体位。全麻未清醒者，取平卧位，头偏向一侧，使口腔分泌物或呕吐物易于流出，避免误吸。蛛网膜下隙阻滞麻醉者，应平卧或头低卧位6~8小时，防止脑脊液外渗而致头痛。硬脊膜外阻滞麻醉者平卧6小时后、局部麻醉及全身麻醉清醒者，可根据手术部位及病人状况调整体位：①颅脑手术者，如无休克或昏迷，可取15°~30°头高脚低斜坡卧位；②颈、胸部手术者，取高半坐卧位，以利于呼吸和引流；③腹部手术者，取低半坐卧位或斜坡卧位，以减少腹壁张力，便于引流，并可使腹腔渗血渗液流入盆腔，避免形成膈下脓肿；④脊柱或臀部手术者，取俯卧或仰卧位；⑤腹腔内有污染者，在病情许可的情况下，尽早改为半坐位或头高脚低位；⑥休克病人，取中凹卧位或平卧位；⑦肥胖病人取侧卧位，以利于呼吸和静脉回流。

知识拓展

围术期病人的护理安全管理

围术期病人的安全一直是全球护理工作者高度关注的问题。围术期护理涉及环节多，且相互交叉和影响，具体内容包括：①身体照护安全：疼痛对手术病人的影响日益受到人们的关注，已经成为第5生命体征，有效的疼痛管理是衡量手术安全质量的关键环节。另外，病人手术中的低体温可导致麻醉苏醒时间延长和伤口感染，采取各种切实有效的护理措施进行围术期体温的保护是至关重要的。②健康教育的信息支持：评估并满足病人围术期的健康教育信息需求，可提高病人安全和护理服务的质量。③心理支持和尊重：尊重围术期病人并给予心理上支持和帮助，能缓冲手术应激源的冲击，唤起积极正向的应对机制，保证病人围术期的安全。④专科护理能力：围术期专科护理的技术水平高低与病人的安全密切相关，加强围术期的护理技术培训，是保障病人安全的一项重要措施。目前，我国医院围术期安全管理内容多以经验性为主，迫切需要规范围术期护理安全评价的内容和要素，为临床的安全管理提供内容依据和量化标准，加强以循证实践为基础的围术期安全管理。

---

3. 病情观察

(1) 生命体征及意识：中、小型手术病人，手术当日每小时测量1次脉搏、呼吸、血压，监测6~8小时至生命体征平稳。对大手术、全麻及危重病人，必须密切观察；每15~30分钟测量1次脉搏、呼吸、血压及瞳孔、神志，直至病情稳定，随后可改为每小时测量1次或遵医嘱定时测量，并做好记录。

(2) 中心静脉压：如果手术中有大量血液、体液丢失，在术后早期应监测中心静脉压。

(3) 出入水量：对于中等及较大手术，术后继续详细记录24小时出入水量；对于病情复杂的危重病人，留置尿管，观察并记录每小时尿量。

(4) 其他：特殊监测项目需根据原发病及手术情况而定。呼吸功能或心脏功能不全者可采用Swan-Ganz导管以监测肺动脉压、肺动脉楔压及混合静脉血氧分压等；胰岛素瘤病人术后需定时监测血糖、尿糖；颅脑手术后病人监测颅内压及苏醒程度；血管疾病病人术后定时监测指(趾)端末梢循环状况等。

4. 静脉补液　由于手术野的不显性液体丢失、手术创伤及术后禁食等原因，术后病人多需接受静脉输液直至恢复进食。术后输液的量、成分和输注速度，取决于手术的大小、器官功能状态和疾病严重程度。必要时遵医嘱输注血浆、浓缩红细胞等，以维持有效循环血量。

5. 饮食护理

(1)非腹部手术：视手术大小、麻醉方法及病人的全身反应而定。体表或肢体的手术，全身反应较轻者，术后即可进食；手术范围较大，全身反应明显者，待反应消失后方可进食。局部麻醉者，若无任何不适，术后即可进食。椎管内麻醉者，若无恶心、呕吐，术后3~6小时可进食；全身麻醉者，应待麻醉清醒，无恶心、呕吐后方可进食。一般先给予流质，以后逐步过渡到半流质或普食。

(2)腹部手术：尤其消化道手术后，一般需禁食24~48小时，待肠道蠕动恢复、肛门排气后开始进食少量流质，逐步递增至全量流质，至第5~6日进食半流质，第7~9日可过渡到软食，第10~12日开始普食。术后留置空肠营养管者，可在术后第2日自营养管输注肠内营养液。

6. 休息与活动　早期活动有利于增加肺活量、减少肺部并发症、改善血液循环、促进伤口愈合、预防深静脉血栓形成、促进肠蠕动恢复及减少尿潴留的发生。原则上应早期床上活动，争取在短期内下床活动。病人麻醉清醒后即可鼓励病人在床上做深呼吸、间歇翻身、四肢主动与被动活动等。活动时，固定好各导管，防跌倒，并予以协助。有特殊制动要求(如脊柱手术后)、休克、心力衰竭、严重感染、出血及极度衰弱的手术病人则不宜早期活动。

7. 引流管护理　区分各引流管放置的部位和作用，并做好标记，妥善固定。保持引流通畅，若引流液黏稠，可通过负压吸引防止管道堵塞；术后经常检查引流管有无扭曲、压迫或堵塞。观察并记录引流液的量、性状和颜色，如有异常及时通知医师。如使用引流瓶，注意无菌操作，每日更换。熟悉各类引流管的拔管指征。①置于皮下等浅表部位的乳胶片一般术后1~2日拔除；②烟卷引流一般术后3日拔除；③作为预防性引流渗血的腹腔引流管，若引流液甚少，可于术后1~2日拔除；若作为预防性引流渗液用，则需保留至所预防的并发症可能发生的时间后再拔除，一般为术后5~7日；④胸腔闭式引流管通常经体格检查及胸部X线证实肺膨胀良好方可拔除；⑤胃肠减压管在肠功能恢复、肛门排气后拔除。其他引流管视具体情况而定。

8. 手术伤口护理　观察伤口有无渗血、渗液，伤口及周围皮肤有无发红及伤口愈合情况，及时发现伤口感染、伤口裂开等异常。保持伤口敷料清洁干燥，并注意观察术后伤口包扎是否限制胸、腹部呼吸运动或指(趾)端血液循环。对躁动、昏迷病人及不合作患儿，可适当使用约束带并防止敷料脱落。

(1)外科手术切口的分类：根据外科手术切口微生物污染情况，外科手术切口分为清洁切口、清洁-污染切口、污染切口、感染切口。

1)清洁切口(Ⅰ类切口)：手术未进入感染炎症区，未进入呼吸道、消化道、泌尿生殖道及口咽部位。

2)清洁-污染切口(Ⅱ类切口)：手术进入呼吸道、消化道、泌尿生殖道及口咽部位，但不伴有明显污染。

3)污染切口(Ⅲ类切口)：手术进入急性炎症但未化脓区域；开放性创伤手术；胃肠道、尿路、胆道内容物及体液有大量溢出污染；术中有明显污染(如剖胸心脏按压)。

4)感染切口：有失活组织的陈旧创伤手术；已有临床感染或脏器穿孔的手术。

(2)切口愈合等级

1)甲级愈合：用"甲"字代表，指愈合良好，无不良反应。

2)乙级愈合：用"乙"字代表，指愈合处有炎症反应，如红肿、硬结、血肿、积液等，但未化脓。

3)丙级愈合:用"丙"字代表,指切口化脓,需要做切开引流等处理。

(3)缝线拆除时间:根据切口部位、局部血液供应情况和病人年龄、营养状况决定。一般头、面、颈部为术后4~5日拆除,下腹部、会阴部为术后6~7日拆除,胸部、上腹部、背部和臀部为术后7~9日拆除,四肢为术后10~12日(近关节处可适当延长)拆除,减张缝线为术后14日拆除。青少年病人拆线时间可以适当缩短,年老、营养不良者拆线时间适当延迟,切口较长者先间隔拆线,1~2日后再将剩余缝线拆除。用可吸收缝线行美容缝合者可不拆线。

9.其他 做好口腔、皮肤等基础护理,保持口腔、皮肤的清洁,预防感染。

(二)术后不适的护理

1.疼痛

(1)原因:麻醉作用消失后,病人开始感觉切口疼痛,在术后24小时内最剧烈,2~3日后逐渐减轻。另外,病人术后咳嗽、深呼吸、下床行走和关节功能锻炼时可引起术后活动性疼痛,剧烈疼痛可影响各器官的正常生理功能和病人休息。

(2)护理:①观察病人疼痛的时间、部位、性质和规律;②鼓励病人表达疼痛的感受,简单解释切口疼痛的规律;③尽可能满足病人对舒适的需要,如协助变换体位,减少压迫等;④指导病人正确运用非药物镇痛方法,减轻机体对疼痛的敏感性,如分散注意力等;⑤大手术后1~2日内,可持续使用病人自控镇痛泵进行止痛。病人自控镇痛(PCA)是指病人感觉疼痛时,通过按压计算机控制的微量泵按钮,向体内注射事先设定的药物剂量进行镇痛,给药途径以静脉、硬膜外最为常见,常用药物有吗啡、芬太尼、曲马多或合用非甾体类消炎药等;⑥遵医嘱给予镇静、镇痛药,如地西泮、布桂嗪(强痛定)、哌替啶等;⑦在指导病人开展功能活动前,一方面告知其早期活动的重要性,取得配合,另一方面还要根据病人的身体状况,循序渐进地指导其开展功能活动,若病人因疼痛无法完成某项功能活动时,及时终止该活动并采取镇痛措施。

知识拓展

术后疼痛管理新进展

国际疼痛学会(IASP)将疼痛视为是一种与组织损伤有关的不愉快的感觉和情感体验。术后疼痛是急性疼痛,给病人带来很大痛苦,处理不及时会给机体造成一系列不良影响。多模式镇痛、超前镇痛、个体化镇痛等积极的术后镇痛治疗可以降低围术期心血管并发症、肺不张、感染、下肢血栓形成及肺栓塞的发生率。多模式镇痛是联合应用多种镇痛药物和方法,达到镇痛作用相加或协同,同时减少每种药物的剂量,降低相应不良反应,从而达到最大的效应/不良反应比。联合用药的途径包括静脉、硬膜外、神经阻滞、局部麻醉、口服、外用贴剂等,常用药物包括阿片类与非甾体类消炎药、环氧合酶-2(COX-2)抑制药或对乙酰氨基酚等。超前镇痛是指在伤害性刺激作用于机体前采取一定措施,通过阻止神经纤维传递疼痛信号至中枢神经系统,防止神经中枢敏感化,减轻术后疼痛。个体性镇痛即镇痛治疗方案个体化,通过监控PCA的按压次数、评估疼痛强度及相关镇痛药物不良反应,实现个体化的术后疼痛管理,提高病人对术后镇痛的满意度,减少医护人员的工作量,提高工作效率。

2.发热　是术后病人最常见的症状。由于手术创伤的反应，术后病人的体温可略升高
0.1~1℃，一般不超过38℃、称之为外科手术热或吸收热，术后1~2日逐渐恢复正常。

（1）原因：术后24小时内的体温过高（>39℃），常为代谢性或内分泌异常、低血压、肺
不张或输血反应等。术后3~6日的发热或体温降至正常后再度发热，应警惕继发感染的可
能，如手术切口、肺部及尿路感染等。如果发热持续不退，要密切注意是否因更为严重的并
发症所引起，如体腔内术后残余脓肿等。

（2）护理：①监测体温及伴随症状；②及时检查切口部位有无红、肿、热、痛或波动感；
③遵医嘱应用退热药物或（和）物理降温；④结合病史进行胸部X线、超声、CT、切口分泌物
涂片和培养、血培养、尿液检查等，寻找病因并针对性治疗。

3.恶心、呕吐

（1）原因：①最常见的原因是麻醉反应，待麻醉作用消失后症状常可消失；②剖腹手术
对胃肠道的刺激或引起幽门痉挛；③药物影响，常见的如环丙沙星类抗生素、单独静脉使用
复方氨基酸、脂肪乳剂等；④严重腹胀；⑤水、电解质及酸碱平衡失调等。

（2）护理：①呕吐时，头偏向一侧，及时清除呕吐物；②使用镇痛泵者，暂停使用；③行
针灸治疗或遵医嘱给予止吐药物、镇静药物及解痉药物；④持续性呕吐者，应查明原因并
处理。

4.腹胀

（1）原因：术后早期腹胀是由于胃肠蠕动受抑制所致，随胃肠蠕动恢复即可自行缓解。
若术后数日仍未排气且兼有腹胀，可能是腹膜炎或其他原因所致的肠麻痹。若腹胀伴有阵发
性绞痛、肠鸣音亢进，可能是早期肠粘连或其他原因所引起的机械性肠梗阻，应作进一步
检查。

（2）护理：①胃肠减压、肛管排气或高渗溶液低压灌肠等；②协助病人多翻身，下床活
动；③遵医嘱使用促进肠蠕动的药物，如新斯的明肌内注射；④若是因腹腔内感染，或机械
性肠梗阻导致的腹胀，非手术治疗不能改善者，做好再次手术的准备。

5.尿潴留　对术后6~8小时尚未排尿或虽排尿但尿量较少者，应在耻骨上区叩诊检查，
明确有无尿潴留。

（1）原因：①合并有前列腺增生的老年病人；②蛛网膜下隙麻醉后或全身麻醉后，排尿
反射受抑制；③切口疼痛引起后尿道括约肌和膀胱反射性痉挛，尤其是骨盆及会阴部手术
后；④手术对膀胱神经的刺激；⑤病人不习惯床上排尿；⑥镇静药物用量过大或低血钾等。

（2）护理：①稳定病人情绪，采用诱导排尿法，如变换体位、下腹部热敷或听流水声等；
②遵医嘱采用药物、针灸治疗；③上述措施无效时在无菌操作下导尿，一次放尿不超过
1000 mL，尿潴留时间过长或导尿时尿量超过500 mL者，留置导尿管1~2日。

6.呃逆

（1）原因：可能是神经中枢或膈肌直接受刺激所致，多为暂时性。

（2）护理：①术后早期发生者，压迫眶上缘，抽吸胃内积气、积液；②遵医嘱给予镇静或
解痉药物；③上腹部手术后出现顽固性呃逆者，要警惕吻合口漏或十二指肠残端漏、膈下积
液或感染的可能，作超声检查可明确病因。一旦明确，配合医师处理；④未查明原因且一般
治疗无效时，协助医师行颈部膈神经封闭治疗。

(三) 术后并发症的护理

术后并发症可分为 2 类,一类是各种手术都可能发生的并发症,将在本节重点介绍;另一类是与手术方式相关的特殊并发症,将在相应章节予以介绍。

1. 术后出血 可发生于手术切口、空腔脏器及体腔内。病人出现心动过速、血压下降、尿量减少等休克或休克代偿期的表现,引流液量多且颜色鲜红。

(1)原因:术中止血不完善、创面渗血未完全控制、原先痉挛的小动脉断端舒张、结扎线脱落、凝血功能障碍等是术后出血的常见原因。

(2)护理:①严密观察病人生命体征、手术切口,若切口敷料被血液渗湿,可怀疑为手术切口出血,应打开敷料检查切口以明确出血状况和原因;②注意观察引流液的性状、量和颜色变化。如胸腔手术后,若胸腔引流血性液体持续超过 100 mL/h,提示有内出血;③未放置引流管者,可通过密切的临床观察,评估有无低血容量性休克的早期表现,如烦躁、心率增快(常先于血压下降)、尿量少、中心静脉压低于 5 cmH$_2$O(0.49 kPa)等,特别是在输入足够的液体和血液后,休克征象仍未改善或加重,或好转后又恶化,都提示有术后出血;④腹部手术后腹腔内出血,早期临床表现不明显,只有通过密切的临床观察,必要时行腹腔穿刺,才能明确诊断;⑤少量出血时,一般经更换切口敷料、加压包扎或全身使用止血药即可止血;出血量大时,应加快输液速度,遵医嘱输血或血浆,做好再次手术止血准备。

2. 切口并发症

(1)切口裂开:多见于腹部及肢体邻近关节部位。常发生于术后 1 周左右或拆除皮肤缝线后 24 小时内。病人在一次突然用力或有切口的关节伸屈幅度较大时,自觉切口剧痛,随即有淡红色液体自切口流出,浸湿敷料。切口裂开可分为全层裂开和深层裂开而皮肤缝线完整的部分裂开。腹部切口全层裂开可有内脏脱出。

1)原因:营养不良者组织愈合能力差、缝合不当、切口感染或腹内压突然增高,如剧烈咳嗽、喷嚏、呕吐或严重腹胀等。

2)护理:①预防:对年老体弱、营养状况差、估计切口愈合不良者,术前加强营养支持;对估计发生此并发症可能性大者,在逐层缝合腹壁切口的基础上,加用全层腹壁减张缝线,术后用腹带适当加压包扎切口,减轻局部张力,延迟拆线时间;及时处理和消除慢性腹内压增高的因素;手术切口位于肢体关节部位者,拆线后避免大幅度动作。②处理:一旦发生大出血,立即平卧,稳定病人情绪,避免惊慌,告知病人勿咳嗽和进食进饮;凡肠管脱出者,切勿将其直接回纳至腹腔,以免引起腹腔感染,用无菌生理盐水纱布覆盖切口,用腹带轻轻包扎,与医师联系,立即送往手术室重新缝合。

(2)切口感染:若术后 3~4 日,切口疼痛加重,切口局部有红、肿、热、压痛或波动感等,伴有体温升高、脉率加快和白细胞计数升高,可怀疑为切口感染。

1)原因:切口内留有死腔、血肿、异物或局部组织供血不良,合并有贫血、糖尿病、营养不良或肥胖等。

2)护理:①预防:术中严格遵守无菌原则、严密止血,防止残留死腔、血肿或异物等;保持伤口清洁、敷料干燥;加强营养支持,增强病人抗感染能力;遵医嘱合理使用抗生素;术后密切观察手术切口情况。②处理:感染早期给予局部理疗,使用有效抗生素;化脓切口需拆除部分缝线，充分敞开切口，清理切口后，放置凡士林油纱条(布)引流脓液，定期更换敷料，争取二期愈合；若需行二期缝合，做好术前准备。

3.呼吸系统并发症

(1)肺部感染：常发生在胸部、腹部大手术后，特别是高龄、有长期吸烟史、术前合并呼吸道感染者。

1)原因：术后呼吸运动受限、呼吸道分泌物积聚及排出不畅是引起术后肺部感染的主要原因。

2)护理：①保持病室适宜温度(18~22℃)、湿度(50%~60%)，维持每日液体摄入量在2000~3000 mL；②术后卧床期间鼓励病人每小时重复做深呼吸5~10次，协助其翻身、叩背，促进气道内分泌物排出；③教会病人保护切口和有效咳嗽、咳痰的方法，即用双手按住季肋部或切口两侧以限制咳嗽时胸部或腹部活动幅度，保护手术切口并减轻因咳嗽震动引起的切口疼痛，在数次短暂的轻微咳嗽后，再深吸气用力咳痰，并作间断深呼吸；④协助病人取半卧位，病情许可尽早下床活动；⑤痰液黏稠者予以雾化吸入；⑥遵医嘱应用抗生素及祛痰药物。

(2)肺栓塞：是由内源性或外源性的栓子堵塞肺动脉的主干或分支，引起肺血液循环障碍的临床和病理生理综合征，包括肺血栓栓塞症、脂肪栓塞综合征、肿瘤栓塞、羊水栓塞、空气栓塞和细菌栓塞。

1)原因：引起术后肺栓塞的因素较多，常见于年龄>50岁、下肢静脉血栓形成、创伤、软组织损伤、心肺疾病、肥胖、某些血液病等情况。

2)护理：①密切监测生命体征，绝对卧床休息；②遵医嘱合理使用溶栓和抗凝药物治疗；③呼吸支持，给予吸氧，必要时予以气管插管及机械通气；④适当给予镇静镇痛药物缓解病人的焦虑和恐惧症状。

4.泌尿系统并发症　泌尿系统感染常见，常起自膀胱，若上行感染可引起肾盂肾炎。急性膀胱炎主要表现为尿频、尿急、尿痛，伴或不伴有排尿困难，一般无全身症状。急性肾盂肾炎多见于女性，表现为畏寒、发热、肾区疼痛等。

(1)原因：因长期留置导尿管或反复多次导尿、身体抵抗力差等所致。

(2)护理：①留置导尿管者，严格遵守无菌原则；②鼓励病人多饮水，保持尿量在1500 mL/d以上；③观察尿液，留取尿标本并及时送检，根据尿培养及药物敏感试验结果选用有效抗生素控制感染。

5.消化道并发症　常见急性胃扩张、肠梗阻等并发症。腹腔手术后胃肠道功能的恢复一般在术后12~24小时开始，此时可闻及肠鸣音；术后48~72小时整个肠道蠕动可恢复正常，肛门排气、排便。预防措施：①胃肠道手术前留置胃管；②维持水、电解质和酸碱平衡，及早纠正低血钾、酸中毒等；③术后禁食、胃肠减压；④取半卧位，按摩腹部；⑤尽早下床活动。

6.深静脉血栓　多见于下肢。起初病人常感腓肠肌疼痛和紧束，或腹股沟区出现疼痛和压痛，继而出现下肢凹陷性水肿，沿静脉走行有触痛，可扪及条索变硬的静脉。一旦血栓脱落可引起肺栓塞，导致死亡。

(1)原因：①术后腹胀、长时间制动、卧床等引起下腔及髂静脉回流受阻(特别是老年及肥胖病人)、血流缓慢；②手术、外伤、反复穿刺置管或输注高渗性液体、刺激性药物等致血管壁和血管内膜损伤；③手术导致组织破坏、癌细胞的分解及体液的大量丢失致血液凝集性增加等。

（2）护理

1）预防：鼓励病人术后早期下床活动；卧床期间进行肢体的主动和被动运动；按摩下肢比目鱼肌和腓肠肌，促进血液循环；术后穿弹力袜以促进下肢静脉回流；对于血液处于高凝状态者，可预防性口服小剂量阿司匹林或复方丹参片。

2）处理：①严禁经患肢静脉输液及局部按摩，以防血栓脱落；②抬高患肢、制动，局部50%硫酸镁湿敷，配合理疗和全身性抗生素治疗；③遵医嘱静脉输注低分子右旋糖酐和复方丹参注射液，以降低血液黏滞度，改善微循环；④血栓形成3日内，遵医嘱使用溶栓剂（首选尿激酶）及抗凝药（肝素、华法林）进行治疗。

7. 压疮 是术后常见的皮肤并发症。

（1）原因：术后病人由于切口疼痛、手术特殊要求需长期卧床，局部皮肤组织长期受压，同时受到汗液、尿液、各种引流液等的刺激以及营养不良、水肿等原因，导致压疮的发生率较高。

（2）护理

1）预防：①定时翻身，每2小时翻身1次；②正确使用石膏、绷带及夹板；③保持病人皮肤及床单清洁干燥，使用便盆时协助病人抬高臀部；④协助并鼓励病人坚持每日进行主动或被动运动，鼓励早期下床；⑤给予营养支持；⑥使用翻身枕、气垫床或水胶体敷料等预防压疮。

2）处理：①去除致病原因。②小水疱未破裂可自行吸收；大水疱在无菌操作下用注射器抽出疱内液体，再用无菌敷料包扎。③浅表溃疡用透气性好的保湿敷料覆盖；坏死溃疡者，清洁创面、去除坏死组织，保持引流通畅。

（四）心理护理

加强巡视，建立相互信任的护患关系，鼓励病人说出自身想法，明确其心理状态，给予适当的解释和安慰；满足其合理需要，提供有关术后康复、疾病方面的知识，帮助病人缓解术后不适；帮助病人建立疾病康复的信心，告知其配合治疗与护理的要点；鼓励病人加强生活自理能力，指导病人正确面对疾病及预后。

（五）健康教育

1. 休息与活动 保证充足的睡眠，活动量按照循序渐进的原则，从少到多、从轻到重，若出现不适症状，嘱咐病人及时就医。

2. 康复锻炼 告知病人康复锻炼的知识，指导术后康复锻炼的具体方法。

3. 饮食与营养 恢复期病人合理摄入均衡饮食，避免辛辣刺激食物。

4. 用药指导 需继续治疗者，遵医嘱按时、按量服药，定期复查肝、肾功能。

5. 切口处理 伤口拆线后用无菌纱布覆盖1~2日，以保护局部皮肤。若带开放性切口出院者，将门诊换药时间及次数向病人及家属交代清楚。

6. 定期复诊 告知病人恢复期可能出现的症状，有异常立即返院检查。一般手术后1~3个月门诊随访1次，以评估和了解康复过程及伤口愈合情况。

【护理评价】

通过治疗与护理，病人是否：①疼痛减轻；②术后不适如腹胀、尿潴留等减轻；③体液维持平衡；④呼吸功能改善；⑤营养状况改善；⑥情绪稳定，能配合术后治疗和护理；⑦并发症得以预防，或得到及时发生和处理。

【思考题】

1. 齐先生，65岁，因甲状腺癌住院，拟实施甲状腺大部切除术。该病人患高血压13年，2型糖尿病6年，一直服用降血压和降血糖的相关药物。吸烟40余年，6~8支/日。平时喜食辛辣食物，既往有习惯性便秘。

请问：

(1) 该病人手术前应做哪些特殊准备？

(2) 应教会该病人哪些术前适应性训练？

2. 张先生，55岁，因胸闷、咳嗽、痰中带血、低热3个月入院。胸部X线示右肺门旁3.4 cm×3.5 cm块状阴影，同侧肺门淋巴结肿大，支气管纤维镜检查确诊为右侧中心型肺癌。该病人在全麻下行右全肺叶切除术+淋巴结清扫术。术后麻醉清醒拔除气管插管返回病房，病人主诉疼痛、胸闷、咳嗽、痰液难以咳出，且呼吸费力。体格检查：T 37.2℃，P 98次/分，R 32次/分，Bp 120/80 mmHg，痛苦面容，口唇发绀，双肺均可闻及痰鸣音。请问：

(1) 该病人目前主要的护理诊断/问题是什么？

(2) 针对该问题，如何进行护理？

第七章

外科感染病人的护理

习题二维码7-1

学习目标

1. 列举外科感染的类型。
2. 复述外科感染病因、临床表现、治疗原则。
3. 陈述全身性感染的概念、临床表现及治疗原则。
4. 陈述破伤风的病因、病理及治疗原则。

理解

1. 解释外科感染的特点。
2. 比较破伤风与气性坏疽的临床特点。

运用

运用所学知识和技能对外科人实施护理。

章前导言

外科感染是外科常见临床病症，涉及全身各个部位和组织器官。本章内容主要包括浅表软组织的化脓性感染、手部急性化脓性感染、全身性感染及特异性感染病人的护理，器官与组织的局限性感染、深部体腔感染病人的护理将在相关章节中介绍。外科感染的特点及外科感染病人的护理是章学习的重点。

案例导入

刘先生，42岁，因全身肌肉阵发性痉挛伴头痛、头晕1天入院。

病人1周前在田间劳动时左脚被铁钉刺伤，在当地卫生院给予简单清创处理。现感全身乏力、头晕、头痛、咀嚼无力，背部、胸部肌肉较僵硬，病人全身肌肉强直性收缩、阵发性痉挛，呼吸急促，呼吸道分泌物多。

既往身体健康，无药物过敏史，无外伤史。

体格检查：T 38.6℃，P 95次/分，R 20次/分，Bp 124/80 mmHg，神志清楚，苦笑面容，颈项强直。心肺未发现异常，腹肌紧张，全腹无压痛和反跳痛，肠鸣音正常。左足底有1伤口，直径约0.5 cm，局部红肿，挤压时有脓液流出。

辅助检查：血常规示 WBC $14×10^9$/L 中性粒细胞比值82%。

请思考：

(1) 该病人患有哪种疾病？发生的原因是什么？

(2) 受伤后采取哪些措施可使病人免于患病？

(3) 目前病人最主要的护理诊断/问题是什么？应采取哪些护理措施？

第一节　概　述

考点提示

序号	主要考点
1	急性感染的病程
2	诊断脓肿的主要依据
3	感染的局部治疗和全身性治疗

感染是指病原体入侵机体引起的局部或全身炎症反应。外科感染是指需要外科治疗的感染，包括组织损伤、手术、空腔器官梗阻、器械检查、留置导管等并发的感染。外科感染的特点为：①感染多与创伤、手术有关；②常为多种细菌引起的混合感染；③大部分感染病人有明显而突出的局部症状和体征，严重时可有全身表现；④感染常集中于局部，发展后可导致化脓、坏死等，常需手术或换药处理。

【分类】

外科感染的病原菌种类多，可侵及人体不同部位的组织器官，引起多种病变。临床可按照致病原菌种类和病变性质、病程及发生情况进行分类。

(一) 按病原菌的种类和病变性质分类

1. 非特异性感染　也称化脓性感染或一般性感染，大多数外科感染属于此类，如疖、痈、丹毒、急性乳腺炎、急性阑尾炎、急性腹膜炎等。常见的致病菌有葡萄球菌、链球菌、大肠埃希菌、变形杆菌、铜绿假单胞菌、拟杆菌等。感染可由单一病原菌引起，也可由几种病原菌共同作用形成混合感染。病变通常先有急性炎症反应，如红、肿、热、痛和功能障碍，继而进展为局部化脓。

2. 特异性感染　是由结核分枝杆菌、破伤风梭菌、产气荚膜梭菌、炭疽杆菌、白色假丝酵母菌等特异性病原菌引起的感染。因致病菌不同，可有独特的表现。

(二) 按病程分类

根据病程长短可分为急性、亚急性和慢性感染。病程在3周以内为急性感染；病程超过

2 个月为慢性感染；介于急性与慢性感染之间为亚急性感染。

(三)其他分类

1.按病原菌的入侵时间分类　分为原发性感染和继发性感染。由伤口直接污染造成的感染为原发性感染；在伤口愈合过程中发生的感染为继发性感染。

2.按病原菌的来源分类　分为外源性感染和内源性感染。病原菌由体表或外环境侵入体内造成的感染称外源性感染；由原存体内(如肠道、胆道、肺或阑尾等)的病原菌造成的感染称内源性感染，亦称自身感染。

3.按感染发生的条件分类　可分为机会感染、二重感染和医院内感染等。

【病因】

外科感染发生的原因包括 2 个方面，即病原菌的致病因素和机体的易感因素。

(一)病原菌的致病因素

外科感染的发生与病原菌的数量和毒力有关。所谓毒力是指病原菌形成毒素或胞外酶的能力及入侵、穿透和繁殖的能力。

1.黏附因子　病原菌侵入人体后产生的黏附因子有利于其附着于组织细胞并入侵。有些病原菌有荚膜或微荚膜，能抗拒吞噬细胞吞噬或杀菌作用而在组织内生长繁殖，并导致组织细胞损伤。

2.病菌毒素　多种病菌可释放胞外酶、外毒素、内毒素，统称病菌毒素。这些毒素可导致感染扩散、组织结构破坏、细胞功能损害和代谢障碍等，是引起临床症状和体征的重要因素。

3.数量与增殖速率　侵入人体组织的病原菌数量越多，增殖速度越快，导致感染的概率越高。

(二)机体的易感因素

正常情况下，人体天然免疫和获得性免疫共同参与抗感染的防御机制，当某些局部因素或全身因素导致这些防御机制受损时，就可能引起感染。

1.局部因素　①皮肤或黏膜破损，如开放性创伤、烧伤、胃肠穿孔、手术、穿刺等使屏障破坏，病原菌易于入侵。②管腔阻塞，使内容物淤积，细菌大量繁殖而侵入组织，如阑尾腔和乳腺导管阻塞、肠梗阻、胆道梗阻、尿路梗阻等。③留置于血管或体腔内的导管处理不当，为病原菌侵入开放了通道，如静脉导管、脑室引流管等。④异物与坏死组织的存在，可抑制吞噬细胞功能，如内固定器材、假体植入、外伤性异物等。⑤局部组织血供障碍或水肿、积液，降低了组织防御和修复的能力；局部组织缺氧不仅抑制吞噬细胞的功能，还有助于致病菌的生长，如血栓闭塞性脉管炎、大隐静脉曲张、切口积液、压疮等。

2.全身因素　凡能引起全身抗感染能力下降的因素均可促使感染的发生：①严重损伤或休克；②糖尿病、尿毒症、肝硬化等慢性消耗性疾病；③长期使用肾上腺皮质激素、免疫抑制剂、抗肿瘤化学药物和放射治疗；④严重营养不良、贫血、低蛋白血症、白血病或白细胞过少等；⑤先天性或获得性免疫缺陷，如艾滋病；⑥高龄老人与婴幼儿抵抗力差，属于易感人群。

> **知识拓展**
>
> ### 超级细菌
>
> 超级细菌是指一些毒性很强、对绝大多数抗生素都耐药的细菌。人体被"超级细菌"感染后，医疗上往往束手无策，常导致病人死亡。超级细菌的发生发展与抗生素的滥用和细菌发生变异有关。目前称为"超级细菌"的主要有耐甲氧西林金黄色葡萄球菌、耐万古霉素肠球菌、耐万古霉素葡萄球菌、耐碳青霉烯类肠杆菌科细菌、多重耐药铜绿假单胞菌、泛耐药鲍曼不动杆菌、产超广谱 β 内酰胺酶肠杆菌、多重耐药结核杆菌 8 种。细菌的耐药性是不可避免的，然而并不是不可控制的。要减少细菌的耐药性，最重要的措施是合理选择和使用抗生素。

【病理生理】

(一)炎症反应

致病菌侵入组织并繁殖，产生多种酶与毒素，并激活凝血、补体、激肽系统以及血小板和巨噬细胞等，产生大量炎症介质，引起血管扩张与通透性增加；白细胞和巨噬细胞进入感染部位发挥吞噬作用，单核-巨噬细胞通过释放促炎细胞因子协助炎症及吞噬过程，渗出液中的抗体与细菌表面抗原结合，激活补体，参与炎症反应。炎症反应使入侵的微生物局限化，最终被清除，同时局部出现红、肿、热、痛等炎症的特征性表现。部分炎症介质、细胞因子和病菌毒素等也可进入血流，引起全身炎症反应，导致全身血管扩张，血流增加(高血流动力学状态)以及全身水肿。全身炎症反应介导的组织特异性破坏是多器官功能障碍发生发展的直接机制。

(二)感染的结局

感染的演变与结局取决于致病菌的种类、数量和毒性，机体抵抗力，感染的部位以及治疗护理措施是否得当等，可能出现以下结局。

1.炎症消退 当机体抵抗力较强、抗生素治疗及时和有效时，吞噬细胞和免疫成分能较快地抑制病原菌，清除组织细胞崩解产物与死菌，使炎症消退，感染痊愈。

2.炎症局限 当机体抵抗力占优势时，感染可被局限化，组织细胞崩解物和渗液可形成脓性物质，积聚于创面和组织间隙，形成脓肿。经有效治疗，小的脓肿可以吸收消退；较大的脓肿破溃或经手术引流后感染好转，感染部位长出肉芽组织、形成瘢痕而痊愈。

3.炎症扩散 病菌毒性大、数量多和(或)机体抵抗力较差时，感染难以控制并向感染灶周围或经淋巴、血液途径迅速扩散，导致全身性外科感染，如菌血症或脓毒症，严重者可危及生命。

4.转为慢性炎症 致病菌大部分被消灭，但尚有少量残存；在机体抵抗力与致病菌毒力相持的情况下，组织炎症持续存在，局部中性粒细胞浸润减少、成纤维细胞和纤维细胞增加，变为慢性炎症。一旦机体抵抗力降低，致病菌可再次繁殖，感染可重新急性发作。

【临床表现】

1.局部表现　急性炎症局部有红、肿、热、痛和功能障碍的典型表现。体表或较表浅化脓性感染均有较明显的局部疼痛和触痛,皮肤肿胀、发红、温度升高,还可出现肿块、硬结或脓肿。体表脓肿形成后,触之有波动感。深部脓肿穿刺可抽出脓液。慢性感染可出现局部肿胀或硬结,但疼痛多不明显。

2.全身表现　随感染轻重而表现不一。感染轻者可无全身症状,感染重者常有发热、呼吸心跳加快、头痛乏力、全身不适、食欲减退等表现。严重感染导致脓毒症时可出现神志不清、尿少、乳酸血症等器官灌注不足的表现,甚至出现感染性休克和多器官功能障碍等。

3.器官系统功能障碍　感染侵及某一器官时,该器官或系统出现功能异常,可出现相应表现。如泌尿系统感染时有尿频、尿急、尿痛;胆道感染或肝脓肿时,出现腹痛和黄疸;急性阑尾炎时常有恶心呕吐等。

4.特殊表现　特异性感染者可出现特殊的临床表现,如破伤风有肌强直性痉挛,气性坏疽和其他产气菌感染局部出现皮下捻发音等。

【辅助检查】

1.实验室检查　白细胞计数及分类测定是最常用的检查,白细胞计数>12×10^9/L 或<4×10^9/L 或出现未成熟的白细胞,常提示感染严重;病程较长的重症病人可有红细胞计数和血红蛋白减少。血、尿、痰、分泌物、渗出物、脓液或穿刺液作涂片、细菌培养及药物敏感试验,可明确致病菌种类。

2.影像学检查　超声检查用于探测肝、胆、胰、肾、阑尾、乳腺等的病变及胸腔、腹腔、关节腔内有无积液。X 线检查适用于检测胸腹部或骨关节病变,如肺部感染、胸腔积液或积脓等。CT 和 MRI 有助于诊断实质性器官的病变,如肝脓肿等。

【处理原则】

局部治疗与全身治疗并重。消除感染病因,祛除毒性物质(脓液和坏死组织),增强抗感染能力和促进组织修复。

(一)局部治疗

1.保护感染部位　局部制动,避免受压,抬高患处,必要时可用夹板或石膏夹板固定,以免感染扩散。

2.物理疗法　可局部热敷、超短波或红外线辐射治疗等,改善局部血液循环,促进炎症局限、吸收或消退。

3.局部用药　浅表的急性感染在未形成脓肿阶段可选用鱼石脂软膏、金黄散等外敷,组织肿胀明显者可予50%硫酸镁溶液湿热敷,以促进局部血液循环,加速肿胀消退和感染局限化。

4.手术治疗　感染形成脓肿时,需手术切开引流,深部脓肿可在超声引导下穿刺引流。脏器感染或已发展为全身性感染时应积极处理感染病灶或切除感染组织。

(二)全身治疗

1.应用抗生素　小范围或较轻的局部感染,可不用或仅口服抗生素,较重或有扩散趋势的感染，需全身用药。早期可根据感染部位、临床表现及脓液性状估计致病菌的种类，选用适当的抗生素。获得细菌培养和药物敏感试验结果后，根据检查结果选用敏感抗生素。

2. 支持疗法 ①保证病人有充足的休息和睡眠，保持良好的免疫防御能力；②及时补液，维持体液平衡；③加强营养，给予高能量、富含维生素、高蛋白、易消化的饮食。对不能进食、明显摄入不足或高分解代谢者，酌情提供肠内或肠外营养支持。严重感染者可输注血浆、人血白蛋白、丙种球蛋白或少量多次输注新鲜血液等，提高机体免疫防御能力。

3. 对症治疗 全身中毒症状严重者，在大量应用抗生素的同时，可短期使用糖皮质激素，以改善一般状况，减轻中毒症状；出现感染性休克者，应给予抗休克治疗；高热病人给予物理或药物降温，减少身体的消耗；体温过低时注意保暖；疼痛剧烈者，给予镇痛药物；抽搐者给予镇静解痉药物；合并糖尿病者，给予降糖药物控制血糖。

第二节 浅部组织的化脓性感染

考点提示

序号	主要考点
1	面部三角区疖挤压的危险
2	口底、颌下的急性蜂窝织炎切开减压的目的
3	颈部蜂窝织炎气管切开的目的
4	急性蜂窝织炎选择抗生素的依据
5	下肢感染肿胀的的护理措施
6	下肢急性淋巴管炎引起肢体肿胀时局部外敷药液

浅部软组织的化脓性感染是指发生于皮肤、皮下组织、淋巴管、淋巴结、肌间隙及其周围疏松结缔组织等处的由化脓性致病菌引起的各种感染。

一、疖

疖是指单个毛囊及其周围组织的化脓性感染，好发于毛囊及皮脂腺丰富的部位，如头面部、颈项、背部、腋窝及腹股沟等处。致病菌大多为金黄色葡萄球菌或表皮葡萄球菌。多个同时或反复发生在身体各部，称为疖病。（考点总结：致病菌主要为金黄色葡萄球菌的疾病：疖、痈、手部感染、急性乳腺炎、化脓性关节炎、新生儿脐炎、急性感染性心内膜炎）

【病因与病理】

疖常与皮肤不洁、局部擦伤、皮下毛囊与皮脂腺分泌物排泄不畅或机体抵抗力降低有关。正常皮肤的毛囊和皮脂腺常有细菌存在，但只有在全身或局部抵抗力降低时，细菌才迅速繁殖并产生毒素,引起疖肿。因金黄色葡萄球菌多能产生血浆凝固酶,可使感染部位的纤维蛋白原转变为纤维蛋白,从而限制了细菌的扩散,炎症多表现为局限性、有脓栓形成。

【临床表现】

1.局部表现 初起时,局部皮肤出现红、肿、热、痛的小硬结。数日后肿痛范围扩大,小硬结中央组织坏死、软化,出现黄白色的脓栓,触之稍有波动感,继而脓栓脱落、破溃,待脓液流尽后炎症逐渐消退。

2.全身表现 疖一般无明显的全身症状。但若发生在血液丰富的部位,或全身抵抗力减弱时,可有全身不适、畏寒、发热、头痛和厌食等毒血症状。鼻、上唇及周围所谓"危险三角区"的面疖如被挤压或处理不当,致病菌可沿内眦静脉和眼静脉向颅内扩散,引起化脓性海绵状静脉窦炎,出现颜面部进行性肿胀,伴寒战、高热、头痛、呕吐甚至昏迷等症状,病情严重,可危及生命。

【处理原则】

1.局部治疗 早期未溃破的炎性结节可用热敷、超短波照射等物理疗法,亦可外涂碘酊、鱼石脂软膏或金黄散。出现脓头时,可用碘酊点涂局部;脓肿形成时,应及时切开排脓,以呋喃西林湿纱条或以化腐生肌的中药膏外敷。未成熟的疖,切勿挤压,以免引起感染扩散。

2.全身治疗 全身症状明显、面部疖或并发急性淋巴管炎和淋巴结炎者,应给予抗生素治疗。

【护理措施】

1.控制感染

(1)局部处理:保持疖周围皮肤清洁;避免挤压未成熟的疖,尤其是"危险三角区"的疖,防止感染扩散;对脓肿切开引流者,在严格无菌操作下,及时更换敷料。

(2)病情观察:观察体温变化,注意有无寒战、高热、头痛、头晕、意识障碍等症状;注意有无白细胞计数升高、血细菌培养阳性等全身性化脓性感染征象。

(3)用药护理:遵医嘱及早合理应用抗生素,协助行细菌培养和药物敏感试验。

2.提高机体抵抗力 注意休息,加强营养,鼓励进食高能量、高蛋白、富含维生素的饮食,提高机体抵抗力。

3.维持正常体温 高热病人给予物理或药物降温,鼓励病人多饮水。

4.健康教育 注意个人卫生,保持皮肤清洁;淡热环境中要勤洗澡,及时更换衣服;对免疫力差的老年人、婴幼儿及糖尿病病人应加强防护。

◆ 二、痈

痈是指相邻近的多个毛囊及周围组织的急性化脓性感染,也可由多个疖融合而成。好发于颈部、背部等皮肤厚韧的部位,也可见于上唇、腹壁的软组织。致病菌主要为金黄色葡萄球菌。常见于成年人尤其是糖尿病及免疫力低下的病人。

【病因与病理】

痈的发生与皮肤不洁、擦伤、机体抵抗力低下有关。感染常从一个毛囊底部开始,沿阻力较小的皮下组织蔓延,再沿深筋膜向四周扩散,并向上侵及毛囊群而形成多个"脓头"。痈的急性炎症浸润范围大,感染可累及深层皮下结缔组织,使其表面发生血运障碍甚至坏死。痈自行破溃较慢,全身反应较重。

【临床表现】

1.局部表现　早期为皮肤小片暗红硬肿、热痛,其中可有多个脓点。随着病情进展,皮肤硬肿范围扩大,局部疼痛加剧;脓点增大增多,中心处破溃流脓、组织坏死脱落,疮口呈蜂窝状如同"火山口"。病灶周围可出现浸润性水肿,区域淋巴结肿大,局部皮肤因组织坏死可呈现紫褐色。

2.全身表现　病人多伴有寒战、高热、食欲不振、乏力等全身症状。严重者可致全身化脓性感染而危及生命。唇痈容易引起颅内化脓性海绵状静脉窦炎。

【处理原则】

1.局部治疗　早期可用50%硫酸镁或75%乙醇溶液湿敷,或鱼石脂软膏、金黄散外敷,促进炎症消退,减轻疼痛。已有溃破者需及时切开引流,可采用+形切口,清除坏死组织,脓腔内填塞无菌生理盐水纱条或凡士林纱条。术后24小时更换敷料,改呋喃西林纱条湿敷抗感染。以后每日换药,待炎症控制后伤口内可用生肌膏,以促进肉芽组织生长。

2.全身治疗　及时使用抗生素,可选用磺胺甲基异恶唑加甲氧嘧啶或青霉素、红霉素等抗生素,以后根据细菌培养和药物敏感试验结果选药。糖尿病者,根据病情控制饮食同时给予胰岛素治疗。

【护理措施】

1.控制疼痛　抬高感染的肢体并制动,以免加重疼痛。疼痛严重者,遵医嘱给予镇痛药。

2.其他护理措施　参见"疖"的护理。

◈ 三、急性蜂窝织炎

急性蜂窝织炎是指皮下、筋膜下、肌间隙或深部疏松结缔组织的急性弥漫性化脓性感染。常见致病菌为溶血性链球菌,其次为金黄色葡萄球菌,少数由厌氧菌和大肠埃希菌引起。

【病因与病理】

常因皮肤、黏膜损伤或皮下疏松结缔组织受感染引起。由于溶血性链球菌感染后可释放毒性较强的溶血素、透明质酸酶和链激酶等,加之受侵组织较疏松,病变发展迅速,炎症不易局限;与周围正常组织界限不清,常累及附近淋巴结,可致明显的毒血症。

【临床表现】

表浅者初起时局部红、肿、热、痛，继之炎症向四周迅速扩散，肿痛加剧，并出现大小不同的水疱。局部皮肤发红，指压后稍褪色，红肿边缘界限不清。病变中央常因缺血而发生坏死。深部感染者，表皮的症状多不明显，可有局部水肿和深部压痛，常有寒战、高热、头痛、乏力等全身症状。

由于致病菌的种类与毒性、病人的状况、感染原因和部位不同，可有以下几种特殊类型。

1. 产气性皮下蜂窝织炎　致病菌以厌氧菌为主。多发生在会阴部或下腹部，常因皮肤受损处严重污染而发生。病变主要局限于皮下结缔组织，不侵犯肌层。早期表现类似一般性蜂窝织炎，但病变进展快，局部可触及皮下捻发感，蜂窝组织和筋膜出现坏死，且伴进行性皮肤坏死，脓液恶臭，全身症状严重。

2. 新生儿皮下坏疽　多发生在背部、臀部等经常受压的部位。初起时皮肤发红，触之稍硬，随后病变范围扩大，中心部分变暗变软，皮肤与皮下组织分离，可有皮肤漂浮感或波动感，甚至皮肤坏死，呈灰褐色或黑色，可破溃流脓。患儿出现发热、拒奶、哭闹不安或嗜睡等症状。

3. 颌下急性蜂窝织炎　多见于小儿，感染起自口腔或面部。除红、肿、热、痛等局部症状和高热、乏力、精神萎靡等全身症状外，还可发生喉头水肿和气管受压，引起呼吸困难，甚至窒息。

【处理原则】

1. 局部治疗　早期蜂窝织炎，可用50%硫酸镁溶液湿敷，或以金黄散、鱼石脂膏外敷等，若形成脓肿切开引流；颌下急性蜂窝织炎，及早切开减压，以防喉头水肿，压迫气管；其他各型皮下蜂窝织炎，可在病变处做多个小切口，以浸有药液的湿纱条引流；对产气性皮下蜂窝织炎，伤口用3%过氧化氢溶液冲洗和湿敷。（考点提示：口底、颌下的蜂窝织炎应尽早切开减压，目的是防止喉头水肿；颈部蜂窝织炎给与气管切开的目的是预防窒息）

2. 全身治疗　注意休息，加强营养，必要时给予解热镇痛药物。及时应用有效抗生素，合并厌氧菌感染者加用甲硝唑。

（考点提示：抗生素选择的依据是细菌培养和药物敏感试验）

【护理措施】

1. 预防窒息　特殊部位，如口底、颌下、颈部等的蜂窝织炎可影响病人呼吸，应注意观察病人有无呼吸费力、呼吸困难、窒息等症状，及时发现并处理；警惕突发喉头痉挛，做好气管插管等急救准备。

2. 健康教育　重视皮肤日常清洁卫生，防止损伤；受伤后及早医治。婴儿和老年人抗感染能力较弱，应重视生活护理。

3. 其他护理措施　参见"疖"和"痈"的护理。

四、急性淋巴管炎及淋巴结炎

急性淋巴管炎是指致病菌经破损的皮肤、黏膜，或其他感染灶侵入淋巴管，引起淋巴管及其周围组织的急性炎症。浅部急性淋巴管炎发生在皮下结缔组织层内，沿集合淋巴管蔓延，很少发生局部组织坏死或化脓。急性淋巴管炎波及所属淋巴结时，即为急性淋巴结炎。浅部急性淋巴结炎好发于颈部、腋窝和腹股沟，也可见于肘内侧或腘窝等处。致病菌主要有乙型溶血性链球菌、金黄色葡萄球菌等。浅部急性淋巴结炎可化脓形成脓肿。

【病因与病理】

致病菌可来源于口咽部炎症、足癣、皮肤损伤以及各种皮肤、皮下化脓性感染灶。淋巴管炎可引起管内淋巴回流障碍，并使感染向周围组织扩散。淋巴结炎为急性化脓性感染，病情加重可向周围组织扩散，其毒性代谢产物可引起全身性炎症反应。若大量组织细胞崩解液化，可积聚成为脓肿。

【临床表现】

1.急性淋巴管炎　分为网状淋巴管炎(丹毒)和管状淋巴管炎。

(1)网状淋巴管炎：又称丹毒，起病急，病人有畏寒、发热、头痛、全身不适等症状。皮肤出现鲜红色片状红瘰，略隆起，中间颜色稍淡，周围较深，边界清楚。局部有烧灼样疼痛，红肿区可有水疱，附近淋巴结常肿大、有触痛，感染加重可导致全身性脓毒症。丹毒可复发，下肢丹毒反复发作可引起淋巴水肿，甚至发展成"象皮肿"。

(2)管状淋巴管炎：分为浅、深2种：①皮下浅层急性淋巴管炎：表现为伤口近侧表皮下有一条或多条"红线"，质硬有压痛。②皮下深层淋巴管炎：无"红线"表现，但可出现患肢肿胀，有条形压痛区。两种淋巴管炎都可引起畏寒、发热、头痛、乏力、全身不适、食欲减退等全身症状。

2.急性淋巴结炎　轻者仅有局部淋巴结肿大、触痛，与周围组织分界清楚，多能自愈。重者可有多个淋巴结肿大，可融合形成肿块，疼痛加重，表面皮肤发红发热，并伴有全身症状。淋巴结炎可发展为脓肿，脓肿形成时有波动感，少数可破溃流脓。

> **学习提示** ▶ 急性蜂窝织炎和网状淋巴管炎局部均可出现红肿，但蜂窝织炎分界不清，而网状淋巴管炎则分界清楚。

【处理原则】

主要是对原发病灶的处理。应用抗生素、休息和抬高患肢，均有利于早期愈合。急性淋巴结炎形成脓肿时，应做切开引流。

【护理措施】

注意保持个人卫生和皮肤清洁；积极协助预防和治疗原发病灶，如扁桃体炎、龋齿、手足癣及各种皮肤化脓性感染等。其他护理措施参见本节"疖"和"痈"的护理。丹毒有接触传染性，应予以接触隔离。

> **学习提示** ▶ 丹毒、破伤风、疱疹性口腔炎均需以接触性隔离。

第三节　手部急性化脓性感染

考点提示

序号	主要考点
1	脓性指头炎的表现及切开方法
2	脓性指头炎的护理

临床常见的手部急性化脓性感染包括甲沟炎)、脓性指头炎、腱鞘炎、滑囊炎和掌深间隙感染。常由手部微小擦伤、刺伤和切伤等引起手部感染的临床表现，与其解剖生理功能密切相关。

甲沟炎和脓性指头炎

甲沟炎是甲沟及其周围组织的感染。脓性指头炎是手指末节掌面皮下的化脓性感染。

【病因】

致病菌多为金黄色葡萄球菌。甲沟炎多因手指的轻微外伤，如刺伤、挫伤、剪指甲过深和逆剥皮刺等引起。脓性指头炎可由甲沟炎扩散、蔓延所致，也可因手指末节刺伤或皮肤受损引起。

【临床表现】

1. 甲沟炎　常先发生在一侧甲沟皮下，开始时，出现红、肿、痛，炎症可自行或经过治疗后消退，也可迅速化脓，一般不易破溃流脓。脓肿自甲沟一侧可蔓延至甲根部或对侧甲沟，形成半环形脓肿。若未及时切开排脓，感染向深层蔓延可形成指头炎或指甲下脓肿（图 7-1），此时可见甲下有黄白色脓液，甲与甲床分离。若处理不当，可发展为慢性甲沟炎或指骨骨髓炎。甲沟炎多无全身症状。

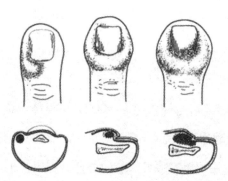

图 7-1　指甲下脓肿

2. 脓性指头炎　早期表现为指头发红、轻度肿胀、针刺样疼痛，继而肿胀加重、疼痛剧烈。当肿胀压迫指动脉时，疼痛转为搏动性跳痛，患指下垂时加重，剧痛常使病人烦躁、彻夜不眠。此时多伴有全身症状，如发热、全身不适、白细胞计数升高等。感染进一步加重时，局部组织缺血坏死，神经末梢因受压和营养障碍而麻痹，指头疼痛反而减轻，皮肤颜色由红转白。若治疗不及时，常可引起指骨缺血性坏死，形成慢性骨髓炎，伤口经久不愈。

【处理原则】

1. 局部治疗　早期局部热敷、理疗，外敷鱼石脂软膏、金黄散等。甲沟脓肿形成可在甲沟处纵向切开引流；如甲床下积脓，应将指甲拔除，或将脓腔上的指甲剪去，以利于脓液充分引流。脓性指头炎应悬吊前臂平置患手，避免下垂以减轻疼痛。患指一旦出现跳痛、肿胀明显，及时切开减压和引流，以免发生指骨坏死和骨髓炎。

2.全身治疗　感染加重或伴有全身症状者，给予青霉素、磺胺药等抗生素，注意休息，对症处理。

【护理措施】

1.维持正常体温　①严密监测体温、脉搏变化，高热时给予物理或药物降温；②协助治疗，局部给予热敷、理疗、外敷药物等，促进炎症消退，行脓肿切开引流者，保持脓腔引流通畅；③保证休息和睡眠，多饮水，加强营养，提高病人的抗感染能力；④遵医嘱及时合理使用抗生素。

2.缓解疼痛　患指制动并抬高，以促进静脉和淋巴回流，减轻局部充血、水肿，缓解疼痛^创面换药时，动作轻柔、避免加重疼痛；必要时换药前适当应用镇痛药以减轻疼痛。

3.病情观察　密切观察伤口渗出物和引流物的颜色、性状及量的变化；患手局部有无肿胀、疼痛和肤色改变；有无感染扩散的征象。

4.健康教育　①功能锻炼：炎症消退或切开引流1周左右，指导病人进行按摩、理疗和手功能的锻炼，以防止肌肉萎缩、肌腱粘连、关节僵硬等手功能的失用性改变，促进手功能尽早恢复。②日常防护：保持手部清洁，加强劳动保护，预防手损伤。③损伤处理：重视手部任何微小的损伤，伤后应用碘伏消毒，无菌纱布包扎，以防发生感染；手部感染应及早就诊。

第四节　全身性外科感染

 考点提示

序号	主要考点
1	急性感染的病人采血行细菌或真菌培养的时间
2	急性感染病人发生寒战、高热时 应注意保暖

全身性感染是指致病菌侵入人体血液循环，并在体内生长繁殖或产生毒素而引起的严重的全身性感染中毒症状。全身性外科感染主要包括脓毒症和菌血症。脓毒症是指因致病菌因素引起的全身性炎症反应，体温、循环、呼吸、神志有明显的改变者。细菌侵入血液循环，血培养检出病原菌者，称为菌血症。

【病因】

全身性外科感染常继发于严重创伤后的感染或各种化脓性感染，如大面积烧伤创面感染、开放性骨折合并感染、急性弥漫性腹膜炎、急性梗阻性化脓性胆管炎、绞窄性肠梗阻等。

感染的发生与致病菌数量多、毒力强和(或)机体抗感染能力低下有关。常见致病菌包括：①革兰阴性杆菌：最常见，主要有大肠埃希菌、铜绿假单胞菌、变形杆菌等；②革兰阳性球菌：常见的有金黄色葡萄球菌、溶血性链球菌、肠球菌等；③无芽胞厌氧菌：常见的有拟杆菌，梭状杆菌、厌氧葡萄球菌和厌氧链球菌；④真菌：常见有白色假丝酵母菌、曲霉菌、毛霉菌、新型隐球菌等。

导致脓毒症的危险因素包括：①机体抵抗力低下，如老人、婴幼儿、营养不良者；合并糖尿病、尿毒症、长期应用糖皮质激素或抗癌药者；②长期中心静脉置管引起的静脉导管感染；③局部病灶处理不当，脓肿未及时引流，清创不彻底，伤口存有异物、死腔、引流不畅等；④使用广谱抗生素改变了原有共生菌状态，非致病菌或条件致病菌得以大量繁殖，转为致病菌引发感染。

【临床表现】

全身性感染的表现包括原发感染病灶、全身炎症反应和器官灌注不足3个方面。其共性表现是：①骤起寒战，继之高热，体温可高达40℃~41℃，老年人及衰弱病人可出现体温不升(低于36℃)；②头痛、头晕、恶心、呕吐、腹胀、腹泻、面色苍白或潮红、出冷汗，神志淡漠、谵妄甚至昏迷；③心率加快、脉搏细速，呼吸急促或困难；④肝脾可肿大，严重者出现黄疸或皮下出血瘀斑等。

如病情发展，病人出现意识模糊、体温不升、面色苍白或发绀、四肢冰凉、血压降低、白细胞计数减少，常提示为革兰阴性菌引起的感染性休克。感染如未能控制，可发展为多器官功能不全乃至衰竭。

【辅助检查】

1. 实验室检查　①血常规：白细胞计数明显升高或降低，中性粒细胞核左移、幼稚型粒细胞增多，出现中毒颗粒。多数病人有贫血征象，且进行性加重。②尿常规：可见蛋白、血细胞、酮体和管型等。③血生化：可有不同程度的酸中毒、代谢失衡和肝、肾功能受损征象。④细菌学检查：病人寒战、发热时采血进行细菌培养，较易发现致病菌。

2. 影像学检查　X线、超声、CT等检查有助于对原发感染灶的情况作出判断。

【处理原则】

采用综合治疗措施，重点是处理原发感染灶。

1. 处理原发感染灶　及时彻底清除坏死组织和异物、消灭死腔、免分引流脓肿。对暂时不明确原发感染灶者，应全面检查。

2. 应用抗生素　在未获得细菌培养结果之前，可先根据原发感染灶的性质，尽早、足量、联合应用抗生素，以后再根据细菌培养及药物敏感试验结果予以调整针对真菌性脓毒症的抗生素，停用广谱抗生素，改用必需的窄谱抗生素，并全身应用抗真菌药物。

3. 支持疗法　补充血容量、纠正低蛋白血症；控制高热、纠正水电解质紊乱和酸碱平衡失调；治疗原有的全身性疾病，如糖尿病等。

【护理措施】

1. 控制感染，维持正常体温　①观察体温、脉搏变化及原发感染灶的处理效果等。寒战、高热发作时，正确采集血标本做细菌培养。②遵医嘱及时、准确应用抗生素，观察药物疗效及不良反应。③高热病人给予物理或药物降温，及时补充液体和电解质。④加强静脉留置导管的护理：严格无菌操作，每日常规消毒静脉留置导管入口部位，及时更换敷料，以免并发导管性感染。

2. 营养支持　给予高热量、高蛋白、富含维生素、易消化饮食；鼓励病人多饮水。进食不足者，遵医嘱给予肠内或肠外营养支持，必要时输注入血白蛋白、血浆等。对严重感染者，可多次少量输注新鲜血液、免疫球蛋白等。

3. 并发症的护理

(1)感染性休克：密切观察病情，若发现意识障碍、体温降低或升高、脉搏及心率加快、血压下降、呼吸急促、面色苍白或发绀、尿量减少、白细胞计数明显增多等感染性休克表现，及时报告医师，配合抢救，如置病人于合适体位、建立输液通道、吸氧等。

(2)水电解质紊乱：注意观察病人有无皮肤弹性降低、尿量减少或血细胞比容增高等脱水表现，定时监测血清电解质变化，发现异常及时报告医师，配合处理。高热和大量出汗病人，若病情许可，鼓励其多饮水；遵医嘱及时补充液体和电解质。

4. 健康教育　①注意劳动保护，避免损伤。②注意饮食卫生，避免肠源性感染。③加强营养、体育锻炼，提高机体抵抗力。④有感染病灶存在时应及时就医，防止感染进一步发展。应尽早查明并适当处理隐匿的病灶。

第五节　特异性感染

考点提示

序号	主要考点
1	破伤风既往史的评估
2	破伤风病人注射破伤风抗毒素的目的
3	破伤风病人治疗的重要环节
4	破伤风病人最早出现的症状
5	破伤风病人的各项护理措施
6	破伤风病人治疗首选的抗生素
7	破伤风病人换下敷料的处理方法

◆ 一、破伤风

破伤风是由破伤风梭菌侵入人体伤口并生长繁殖、产生毒素所引起的一种以肌肉强直性收缩和阵发性痉挛为特征的急性特异性感染。常继发于各种创伤后，亦可发生于不洁条件下分娩的产妇和新生儿。

【病因】

致病菌为破伤风梭菌，是革兰阳性厌氧性芽胞梭菌。平时存在于人畜的肠道内，随粪便排出体外，以芽胞状态分布于自然界，广泛存在于灰尘、粪便和土壤中。破伤风梭菌不能侵入正常皮肤和黏膜，一旦发生开放性损伤，可通过伤口直接侵入人体发生感染。尤其是伤口窄而深、局部缺血、异物存留、组织坏死、填塞过紧、引流不畅或同时混有其他需氧菌感染等导致伤口缺氧，当机体抵抗力低下时，更利于破伤风的发生。

【病理生理】

在伤口缺氧环境中，破伤风梭菌迅速繁殖并产生大量毒素，主要致病因素为外毒素（痉挛毒素和溶血毒素）。痉挛毒素与神经组织有特殊亲和力，可经血液循环和淋巴系统作用于脊髓前角细胞和脑干运动神经核，抑制突触释放抑制性传递介质。运动神经元因失去中枢抑制而兴奋性增强，致使随意肌紧张与痉挛；同时可阻断脊髓对交感神经的抑制，导致交感神经过度兴奋，引起血压升高、心率加快、体温升高、大汗等症状。溶血毒素可引起局部组织坏死和心肌损害。

【临床表现】

根据临床表现分为潜伏期、前驱期和发作期 3 期。

1. 潜伏期　通常为 7~8 日，最短 24 小时，最长可达数月。潜伏期越短，预后越差。新生儿破伤风常在断脐后 7 日左右发病，故俗称"七日风"。

2. 前驱期　表现为乏力、头晕、头痛、咀嚼无力、张口不便、烦躁不安、打呵欠，局部肌肉发紧、酸痛、反射亢进等。以张口不便为主要特征。

3. 发作期　典型症状是在肌肉紧张性收缩（肌强直、发硬）的基础上，呈阵发性强烈痉挛，通常最先受影响的肌群是咀嚼肌，出现咀嚼不便、张口困难，甚至牙关紧闭；病情进一步加重，依次影响面肌、颈项肌、背腹肌、四肢肌、膈肌和肋间肌，病人可出现苦笑面容、颈项强直、角弓反张、屈膝、弯肘、半握拳等痉挛状态；呼吸肌和膈肌受影响时表现为呼吸困难，甚至呼吸暂停。在肌肉紧张性收缩的基础上，任何轻微的刺激，如光线、声音、接触、饮水等，均可诱发全身肌群强烈的阵发性痉挛。发作时，病人口吐白沫、大汗淋漓、呼吸急促、口唇发绀、流涎、牙关紧闭、磨牙、头颈频频后仰，手足抽搐不止。每次发作持续数秒或数分钟不等，间歇时间长短不一。发作时病人意识清楚，十分痛苦。强烈肌痉挛可致肌肉断裂，甚至骨折。膀胱括约肌痉挛可引起尿潴留。持续呼吸肌群和膈肌痉挛可致呼吸骤停，甚至窒息。肌痉挛及大量出汗可导致水、电解质、酸碱平衡失调，严重者可发生心力衰竭。病人死亡的主要原因为窒息、心力衰竭或肺部感染。

病程一般为 3~4 周,自第 2 周起症状缓解,肌紧张和反射亢进可持续一段时间。

学习提示 ▶ 破伤风又称"锁口风",因此其潜伏期和典型症状就不难理解和记忆。

【辅助检查】

实验室检查很难诊断破伤风。合并化脓菌感染者可有白细胞计数和中性粒细胞比值增高。

【处理原则】

采取积极的综合治疗措施,包括消除毒素来源、中和游离毒素、控制和解除肌痉挛,防治并发症。

1. 消除毒素来源　有伤口者,需在注射破伤风抗毒素后,进行彻底清创。清除伤口的异物、坏死组织或脓液,敞开伤口充分引流,并用 3%过氧化氢溶液冲洗。

2. 中和游离毒素　早期使用破伤风抗毒素(TAT),常规用量 2~5 万 U,肌内注射或加入 5%葡萄糖注射液 500~1000 mL 中缓慢静脉滴注,剂量不宜过大,用药前应作皮内过敏试验,以免引起过敏反应或血清病。破伤风免疫球蛋白(TIG)早期应用有效,用法为 3000~6000U 肌内注射,一般只用 1 次。

3. 控制和解除肌痉挛　是治疗的重要环节。目的是使病人镇静,降低其对外界刺激的敏感性,控制或减轻痉挛。可根据病情交替使用镇静、解痉药物,如 10%水合氯醛 20~40 mL 口服或灌肠;苯巴比妥钠 0.1~0.2 g,肌内注射;地西泮 10 mg 肌内注射或静脉滴注,1 次/日。病情较重者,可用冬眠 1 号合剂(由氯丙嗪、异丙嗪各 50 mg,哌替啶 100 mg 加入 5%葡萄糖注射液 250 mL 配成)静脉缓慢滴入,但低血容量时忌用。痉挛发作频繁不易控制者,可静脉缓慢注射硫喷妥钠,每次 0.25~0.5 g,但要警惕发生喉头痉挛和呼吸抑制,用于已作气管切开者比较安全。

4. 防治并发症　是降低破伤风病人病死率的重要措施。①肺部并发症:对于抽搐频繁,药物不易控制的严重病人,尽早行气管切开术、吸痰,必要时行呼吸机辅助呼吸,做好呼吸道管理,保持呼吸道通畅,避免发生窒息、肺不张、肺部感染等。已发生肺部感染者,根据菌种选用抗生素。②水、电解质紊乱:及时补充水、电解质。③营养不良:加强营养支持,必要时输注血浆、人血白蛋白或新鲜全血。④继发感染:青霉素 80 万~100 万 U,肌内注射,每 4~6 小时 1 次,或大剂量静脉滴注;也可给予甲硝唑 2.5 g/d,分次口服或静脉滴注,持续 7~10 日。

学习提示 ▶ 首选的抗生素是青霉素。

【预防】

1. 正确处理伤口　遇到可疑伤口应彻底清除伤口内异物、坏死组织、积血等,用 3%过氧化氢溶液冲洗和湿敷伤口,破坏有利于细菌生长的缺氧环境。

2. 人工免疫　包括主动免疫和被动免疫。

(1)主动免疫:注射破伤风类毒素抗原,使人体产生抗体以达到免疫的目的。有主动免疫者,伤后仅需肌内注射类毒素 0.5 mL,便可迅速强化机体的抗破伤风免疫力。

（2）被动免疫：对伤前未接受主动免疫者，尽早皮下注射破伤风抗毒素（TAT）1500～3000U 或人体破伤风免疫球蛋白。因为破伤风的发病有潜伏期，尽早注射 TAT 有预防作用，但其作用短暂，有效期为 10 日左右，因此，对深部创伤、有潜在厌氧菌感染者，可在 1 周后追加注射 1 次。TAT 易致过敏反应，注射前必须做过敏试验，阳性者按脱敏法注射。每次注射后需观察有无面色苍白、皮疹、皮肤瘙痒、打喷嚏、关节疼痛和血压下降等症状；一旦发生，立即停止注射，同时皮下注射肾上腺素 1mg 或肌内注射麻黄碱 50 mg（成人剂量）。目前最佳的被动免疫是肌内注射 250～500U 破伤风免疫球蛋白（TIG），一次注射后在人体可存留4～5 周，免疫效能强于破伤风抗毒素约 10 倍。人体破伤风免疫球蛋白是由人体血浆中免疫球蛋白提纯而成，因无血清反应，故不需做过敏试验，早期应用有效。

【护理评估】

1. 健康史

（1）一般情况：评估病人有无开放性伤口，尤其注意了解伤口的污染程度、深度、开口大小、是否进行过清创和（或）破伤风人工免疫注射。询问有无产后感染或新生儿脐带消毒不严。

（2）既往史：了解病人以往是否有外伤史，是否进行过破伤风免疫注射。

2. 身体状况

（1）症状与体征：①评估病人的前驱症状、肌肉收缩和痉挛症状发作的持续时间、间隔时间、严重程度等。②观察病人有无呼吸困难、窒息或肺部感染等并发症。③若为新生儿，注意其脐带残端有无红肿等感染征象。

（2）辅助检查：了解血常规检查是否显示有化脓性细菌感染。

3. 心理-社会状况　①评估病人有无焦虑、恐惧甚至濒死感；②隔离性治疗期间病人是否感到孤独和无助；③了解亲属对疾病的认识和对病人身心的支持程度。

【常见护理诊断/问题】

1. 有窒息的危险　与持续性呼吸肌痉挛、误吸、痰液堵塞气道有关。

2. 有受伤的危险　与强烈的肌痉挛有关。

3. 有体液不足的危险　与反复肌痉挛消耗、大量出汗有关。

4. 潜在并发症　肺不张、肺部感染、尿潴留、心力衰竭等。

【护理目标】

（1）病人呼吸道通畅，呼吸平稳。

（2）病人未发生坠床、舌咬伤及骨折等意外伤害。

（3）病人体液得以维持平衡，生命体征及尿量正常。

（4）病人潜在并发症得以预防，或得到及时发现和处理。

【护理措施】

1. 保持呼吸道通畅　备气管切开包及氧气吸入装置，急救药品和物品准备齐全。病人如频繁抽搐药物不易控制，无法咳痰或有窒息危险，应尽早行气管切开，以便改善通气，清除呼吸道分泌物，必要时进行人工辅助呼吸。气管切开病人应注意做好呼吸道管理，包括气道雾化、湿化、冲洗等。协助病人定时翻身、叩背，以利于排痰。病人进食时注意避免呛咳、误吸；频繁抽搐者，禁止经口进食。

2. 防止病人受伤　使用带护栏的病床，必要时加用约束带固定病人，防止痉挛发作时病人坠床和自我伤害；关节部位放置软枕保护，防止肌腱断裂和骨折；抽搐时，应用合适的牙垫，防止舌咬伤。

3. 维持体液平衡　遵医嘱补液，保持静脉输液通路通畅，在每次抽搐发作后检查静脉通路，防止因抽搐致静脉通路堵塞、脱落而影响治疗。

4. 加强营养　协助病人进食高能量、高蛋白、富含维生素的饮食，进食应少量多次，以免引起呛咳、误吸；病情严重者不能经口进食者，予以鼻饲或静脉输液，必要时予以全肠外营养，以维持人体正常需要。

5. 病情观察　设专人护理，每4小时测量体温、脉搏、呼吸1次，根据需要测血压。病人抽搐发作时，观察、记录抽搐的次数、时间、症状。注意病人意识、尿量的变化，加强心肺功能的监护，密切观察有无并发症发生。

6. 人工冬眠的护理　应用人工冬眠过程中，应密切观察病情变化，做好各项监测，随时调整冬眠药物剂量，使病人处理于浅睡状态，具体护理措施参见第十章颅内压增高病人护理。

7. 一般护理

(1)安置休养环境：将病人安置于单人隔离病室，温度湿度适宜，保持安静，遮光。避免各类干扰，减少探视，医护人员说话、走路要低声、轻巧；使用器具时避免发出噪音。治疗、护理等各项操作尽量集中，可在使用镇静药30分钟内进行，以免刺激打扰病人而引起抽搐。

(2)用药护理：遵医嘱及时、准确使用TAT、破伤风免疫球蛋白、镇静解痉药物、抗生素、降温药等，并观察记录用药后的效果。

(3)隔离消毒：破伤风梭菌具有传染性，应严格执行接触隔离制度。护士接触病人应穿隔离衣、戴帽子、口罩、手套等，身体有伤口者不能参与护理。所有器械、敷料专用，使用后予以灭菌处理，用后的敷料须焚烧。病人用过的碗、筷、药杯等用0.1%~0.2%过氧乙酸溶液浸泡后，再煮沸消毒30分钟。病人换下的被服包好送环氧乙烷室灭菌后，再送洗衣房清洗、消毒。病人排泄物需经消毒后再处理。病室内空气、地面、用物等需定时消毒。

(考点总结：被破伤风、气性坏疽、铜绿假单胞菌、肺结核病人痰液污染的敷料均可采用焚烧的方法处理)

8. 健康教育

(1)疾病预防：加强自我保护意识，避免皮肤受伤。避免不洁接产，以防止发生新生儿及产妇破伤风等。儿童应定期注射破伤风类毒素或百白破三联疫苗，以获得主动免疫。

(2)就诊指导：出现下列情况应及时到医院就诊，注射破伤风抗毒素：①任何较深而窄的外伤切口，如木刺、锈钉刺伤；②伤口虽浅，但沾染人畜粪便；③医院外未经消毒处理的急产或流产；④陈旧性异物摘除术前。

【护理评价】

通过治疗与护理，病人是否：①呼吸道通畅，呼吸平稳；②舌咬伤、坠床及骨折等意外伤害得以预防；③体液维持平衡；④并发症得以预防，或得到及时发现和处理。

➡ 二、气性坏疽

气性坏疽是由梭状芽胞杆菌所引起的一种以及坏死或肌炎为特征的急性特异性感染。此类感染发展急剧，预后差。

【病因】

致病菌为革兰阳性的厌氧梭状芽胞杆菌，引起本病的主要有产气荚膜杆菌、水肿杆菌、腐败杆菌和溶组织杆菌等，常为多种致病菌的混合感染。梭状芽胞杆菌广泛存在于人畜粪便和泥土中，故伤后污染此菌机会较多，但发生感染者不多。人体是否致病取决于机体抵抗力和伤口的缺氧环境。在人体抵抗力低下，同时存在开放性骨折伴血管损伤、挤压伤伴深部肌肉损伤、长时间使用止血带、石膏包扎过紧、肛门或会阴部的严重创伤等易继发气性坏疽。

【病理生理】

梭状芽胞杆菌的致病因素主要是外毒素和酶。部分酶能通过脱氮、脱氨、发酵作用，产生大量不溶性气体，如硫化氢、氮气等，积聚在组织间；某些酶能使组织蛋白溶解，造成组织细胞坏死、渗出，产生恶性水肿。因水、气夹杂，组织急剧膨胀，局部张力迅速增高，从而压迫微血管，进一步加重组织的缺血、缺氧和失活，更有利于细菌生长繁殖，形成恶性循环。此外，这类细菌还可产生卵磷脂酶、透明质酸酶等使细菌易于穿透组织间隙而加速扩散。病变一旦开始，可沿肌束或肌群向上、下扩展，肌肉转为砖红色，外观似熟肉，失去弹性。如侵犯皮下组织，气肿、水肿与组织坏死可迅速沿筋膜扩散。活体组织检查可见肌纤维间有大量气泡和革兰阳性粗短杆菌。

【临床表现】

气性坏疽的临床特点是病情发展迅速，病人全身情况可在 12～24 小时内全面迅速恶化。潜伏期一般为 1～4 日，最短 8～10 小时。

1. 局部表现　早期，病人自觉伤肢沉重，有包扎过紧感或疼痛感。随病变发展，伤处出现"胀裂样"剧痛，常为最早的症状，一般镇痛药不能缓解。患部肿胀明显，呈进行性加重，压痛剧烈。伤口周围皮肤肿胀、苍白、发亮，很快变为紫红色，进而变为紫黑色，并出现大小不等的水疱。轻压伤口周围可有捻发感，常有气泡从伤口溢出，并有稀薄、恶臭的浆液样血性分泌物流出。伤口内肌肉坏死，呈暗红色或土灰色，失去弹性，刀割时不收缩，也不出血。

2. 全身表现　病人出现头晕、头痛、表情淡漠或烦躁不安、高热、脉速，呼吸急促、大汗和进行性贫血。晚期病人可出现感染性休克、外周循环障碍和多器官功能衰竭等。

【辅助检查】

1. 实验室检查　①伤口渗出物涂片可检出粗大的革兰阳性梭菌，同时可行渗出物细菌培养；②红细胞计数和血红蛋白降低，白细胞计数增加；③血生化检查可协助了解各脏器功能状态。

2.影像学检查　X线、CT检查常显示伤口肌群有气体。

【处理原则】

一经诊断,立即开始积极治疗,以挽救病人的生命,减少组织的坏死,降低截肢率。

1.彻底清创　在积极抗休克和防治严重并发症的同时施行彻底清创术。病变区广泛、多处切开,清创范围达正常组织,切口敞开、不予缝合。若整个肢体已广泛感染、病变不能控制时,应果断进行截肢以挽救生命,残端不予缝合。术中、术后采用氧化剂冲洗和湿敷伤口,术后及时更换敷料,必要时再次清创。

2.应用抗生素　大剂量青霉素静脉滴注,每日1000万~2000万U。大环内酯类(如琥乙红霉素、麦迪霉素)和硝基咪唑(如甲硝唑、替硝唑)也有一定疗效。

3.高压氧治疗　提高组织间的含氧量,造成不适合细菌生长繁殖的环境。

4.全身支持疗法　输血、纠正水电解质紊乱、营养支持和对症处理(解热、镇痛)等,以改善机体抵抗力。

【护理措施】

1.疼痛护理　疼痛剧烈者,遵医嘱给予麻醉镇痛剂或采用自控镇痛泵。观察局部疼痛的性质、程度和特点。对截肢后出现幻觉疼痛者,应给予耐心解释,解除病人忧虑和恐惧。

2.控制感染,维持正常体温　动态观察和记录体温、脉搏等变化;高热者予以物理降温或药物降温;遵医嘱及时、准确、合理应用抗生素。给予营养支持,提高病人抗感染能力。

3.伤口护理　观察伤口周围皮肤的色泽、局部肿胀程度和伤口分泌物性质;对切开或截肢后的敞开伤口,应用3%过氧化氢溶液冲洗、湿敷,及时更换伤口敷料。对接受高压氧治疗者,注意观察氧疗后的伤口变化,做好记录。

4.病情观察　对高热、烦躁、昏迷病人应密切观察其病情变化,若发现病人出现意识障碍、体温降低或升高、脉搏和心率加快、呼吸急促、面色苍白或发绀、尿量减少、血白细胞计数明显增多等感染性休克表现时,及时报告医师,并积极配合治疗和护理。

5.心理护理　解释手术的必要性和重要性,帮助其正确理解并接受截肢术,鼓励病人正确看待肢体残障,加强社会支持,增强其逐渐适应自身形体和日常生活变化的信心。

6.消毒隔离　严格按照接触隔离的制度执行,具体参见本章"破伤风"的护理。

7.健康教育　①加强预防气性坏疽的知识普及和宣教,加强劳动保护,避免损伤;②伤后及时到医院正确处理伤口;③指导截肢病人安装和使用假肢,进行截肢后的适应性训练,教会病人自我护理的技巧,使其逐渐达到生活自理。

【思考题】

1.王先生,23岁,上唇疖红肿热痛3天,未采取任何治疗措施。1天前用手挤压后出现寒战、高热、头痛、昏迷。体格检查:T 40℃,P 108 次/分,R 26 次/分,Bp 102/86 mmHg;意识模糊,眼部肿胀压痛,上唇隆起有压痛,心肺未发现异常,腹平软,无压痛。辅助检查:血常规示 WBC $12×10^9$/L,中性粒细胞比值85%

请问：

(1)该病人病情发生了什么变化？可能的原因是什么？

(2)目前主要的护理诊断/问题是什么？应采取哪些护理措施？

(3)健康教育的重点是什么？

2.江女士，32岁，2天前在家洗鱼时不小心刺破右手示指，用创可贴简单包扎。现感手指头发红、疼痛、肿胀，手下垂时疼痛加重，感觉全身乏力不适。体格检查：T 38℃，P 98次/分，R 20次/分，Bp 102/86 mmHg；神志清楚，心肺腹检查未见异常；右手示指末端红肿，有触痛。辅助检查：血常规示 WBC $12×10^9$/L，中性粒细胞比值78%。

请问：

(1)该病人手部发生了什么感染？

(2)目前主要的护理诊断/问题是什么？应采取哪些护理措施？

(3)如病情进一步发展：会产生什么严重后果？

第八章

损伤病人的护理

学习目标

识记
1. 简述创伤的分类、修复过程、临床表现及处理原则。
2. 简述烧伤现场的抢救措施和处理原则。
理解
1. 分析创伤、烧伤的病理生理。
2. 说明创伤愈合的影响因素。
运用
1. 正确评估烧伤病人的烧伤面积、烧伤深度和严
2. 运用所学知识对烧伤病人实施整体护理。

习题二维码8-1

章前导言

    损伤(injury)是指各种致伤因素作用于人体所造成的组织结构完整性破坏或功能障碍及其所引起的局部和全身反应。引起损伤的原因主要有:①机械性因素,如锐器切割、钝器撞击、重物挤压、火器等;②物理性因素,如高温、寒冷、电流、放射线、激光、声波等;③化学性因素,如强酸、强碱、毒气等;④生物性因素,如毒蛇、犬、猫、昆虫等咬、抓、螫伤。本章主要介绍机械性因素导致的创伤、物理性的烧伤和冷伤、生物性的大蛇咬伤等病人的护理。

案例导入

    杨先生,39 岁,因开水烫伤致创面疼痛、口渴、胸闷 1 小时急诊入院。

    体格检查:T 37℃,P 110 次/分,R 22 次/分,Bp 106/94 mmHg。体重 65 kg。病人烦躁不安,呻吟,表情痛苦,面部、胸、腹部、两前臂、双手、两小腿、双足部烫伤,背部散在烫伤面积约 3 手掌大小,均有水疱。

请思考:
(1)作为现场目击者,应采取哪些救护措施?
(2)该病人烫伤面积、深度及严重程度如何?
(3)目前病人存在哪些护理诊断/问题?
(4)伤后第 1 个 24 小时补液总量是多少?如何安排补液种类和速度?

第一节 创伤病人护理

 考点提示

序号	主要考点
1	软组织闭合性损伤的护理
2	挤压综合征的判断
3	伤口换药溶液的选择
4	疑有脊柱骨折的转运方法
5	现场急救优先处理
6	感染伤口换药顺序
7	清创术最佳时间

创伤是指机械性致伤因素作用于人体所造成的组织结构完整性的破坏或功能障碍，是临床最常见的一种损伤。

（一）按伤后皮肤完整性分类

按皮肤完整性是否受损分为开放性与闭合性创伤两大类。

1. 闭合性损伤　皮肤保持完整性，无开放性伤口称闭合性损伤，包括；①挫伤：多为浅表软组织挫伤，表现为局部破损、肿胀、触痛或皮肤红、青紫；②扭伤：外力作用使关节超过正常的活动范围，造成关节囊、韧带、肌腱等组织撕裂破坏；③挤压伤 机体或躯干肌肉丰富部位较长时间受钝力挤压，严重时肌肉组织广泛缺血、坏死变性，随之坏死组织的分解产物（肌红蛋白乳酸等）吸收，有可能发生挤压综合征出现高钾血症和急性肾衰竭；④爆震伤（冲击伤）爆炸产生的强烈冲击波可对胸腹部等器官造成损伤，伤者体表无明显损伤，但胸腹腔内脏器或鼓膜可发生出血破裂或水肿等。闭合性创伤常有深部器官损伤。

2. 开放性创伤　受伤部位皮肤或黏膜完整性遭到破坏，深部组织伤口与外界相通，此为开放性创伤。包括：①擦伤：粗糙物伤及皮肤表层、表皮及部分真皮被不规则地刮除。②刺伤：尖锐器物刺入组织的损伤，伤口深而细小。③切割伤：多因锐利器械切割组织而造成损伤，切口长度、深度各不相同。创缘平整，仅少数伤口的边缘组织因有破碎而较粗糙。④裂伤：钝器打击所致皮肤和皮下组织断裂，创缘多不整齐，周围组织破坏较严重。⑤撕脱伤：伤口不规则，浅表和深部组织撕脱断裂，周围组织破坏较严重，出血多，易发生休克和感染。⑥砍伤：也由刃器造成，但作用力较大，接近垂直方向运动，伤口较深，多伤及骨。⑦火器伤：弹片或枪弹造成的创伤，可能发生贯通伤（既有入口又有出口者），也可能导致非贯通伤（只有入口没有出口者），损伤范围大，坏死组织多，易感染，病情复杂。

> **学习提示** ▶ 区分开放性损伤和闭合性损伤，关键是看伤口有没有和外界相通，如擦伤，导致皮肤破损与外界相通，故为开放性损伤。

(二)按伤情轻重分类

一般分为轻度受伤 中度受伤重度受伤。轻度受伤主要是局部软组织伤；中度受伤主要是广泛软组织伤、上下肢开放骨折肢体挤压伤创伤性截肢及一般的胸腹脏器伤；重度受伤指危及生命或治疗后有可能严重残疾者。现代创伤学已制订多种评分法，如院前评分的院前指数(PHI)CRAMS 评分法、创伤评分(trauma score, TS)正创伤评分法(RTS)、格拉斯哥昏迷评分(GCS)等；院内评分法的简明损伤定级标准损伤严重度评分等，这些评分法对创伤进行分度，利于评估创伤对生命和全身的影响。

【病理生理】

创伤可导致机体出现一系列局部和全身性防御性反应，目的是维持机体内环境的稳定。

(一)局部反应

主要表现为创伤性炎症反应，与一般急性炎症反应基本相同。创伤后组织破坏释放各种炎性介质，引起毛细血管壁通透性增高，血浆成分外渗；白细胞等趋化因子迅速聚集于伤处吞噬和清除病原微生物或异物，并出现疼痛、发热等炎症表现。一般 3~5 日后趋于消退。局部反应的轻重与致伤因素的种类、作用时间、组织损害程度/性质、污染程度以及是否有异物存留等有关。

(二)全身反应

全身反应即全身性应激反应，是致伤因素作用于机体后引起的一系列神经内分泌活动增强并引发各种功能和代谢改变的过程，是一种非特异性应激反应。

1. 神经-内分泌系统反应 在疼痛、精神紧张、有效血容量不足等因素综合作用下，下丘脑-垂体-肾上腺皮质轴和交感神经-肾上腺髓质轴分泌大量儿茶酚胺、肾上腺皮质激素、抗利尿激素、生长激素和胰高血糖素；同时，肾素-血管紧张素-醛固酮系统也被激活。上述 3个系统相互协调，共同调节全身各器官功能和代谢，动员机体的代偿能力，对抗致伤因素的损害作用，保证重要脏器的灌注。

2. 体温变化 创伤后大量释放的炎症介质如肿瘤坏死因子、白细胞介素等作用于下丘脑体温调节中枢引起机体发热。

3. 代谢变化 创伤后，由于神经内分泌系统的作用，机体分解代谢增强，主要表现为基础代谢率增高，能量消耗增加，糖、蛋白质、脂肪分解加速，糖异生增加，水电解质代谢紊乱。

4. 免疫反应 严重创伤后，中性粒细胞、单核-巨噬细胞吞噬和杀菌能力减弱；淋巴细胞数量减少、功能下降；免疫球蛋白含量降低；补体系统过度耗竭等因素综合作用导致机体免疫防御能力下降，对感染的易感性增加。

(三)组织修复和创伤愈合

1. 组织修复的方式 基本方式是由伤后增生的细胞和细胞间质再生增殖、充填、连接或代替缺损组织。理想的修复是完全由原来性质的组织细胞修复缺损组织，恢复其原有的结构和功能,称为完全修复;由于人体各种组织细胞固有的再生增殖能力不同,大多数组织伤后不能由原来性质的细胞修复而是由其他性质的细胞(多为成纤维细胞)增生替代完成。

2.创伤的修复过程　一般分为3个既相互区分又相互联系的阶段。

(1)炎症反应阶段:伤后立即发生,常持续3~5日。主要是血管和细胞反应、免疫应答、血液凝固和纤维蛋白的溶解,目的在于清除坏死组织,为组织再生和修复奠定基础。

(2)组织增生和肉芽形成阶段:局部炎症开始不久,即可有新生细胞出现。成纤维细胞、内皮细胞等增殖、分化、迁移,分别合成、分泌胶原等组织基质和逐渐形成新生毛细血管,并共同构成肉芽组织,充填伤口,形成瘢痕愈合。

(3)组织塑形阶段:主要是胶原纤维交联增加、强度增加;多余的胶原纤维被胶原蛋白酶降解;过度丰富的毛细血管网消退,伤口黏蛋白和水分减少,最终达到受伤部位外观和功能的改善。

3.创伤愈合的类型

(1)一期愈合:组织修复以原来细胞为主,仅含少量纤维组织,局部无感染、血肿及坏死组织,伤口边缘整齐、严密、呈线状,组织结构和功能修复良好。多见于创伤程度轻、范围小、无感染的伤口和创面。

(2)二期愈合:以纤维组织修复为主,修复较慢,瘢痕明显,愈合后对局部结构和功能有不同程度的影响。多见于损伤程度重、范围大、坏死组织多及伴有感染的伤口。

4.影响创伤愈合的因素

(1)局部因素:伤口感染是最常见的影响因素。其他如创伤范围大、坏死组织多、异物存留,局部血液循环障碍、伤口引流不畅、伤口位于关节处、局部制动不足、包扎或缝合过紧等也不利于伤口愈合。

(2)全身因素:主要有高龄、营养不良、大量使用细胞增生抑制剂(如皮质激素等),合并有糖尿病、结核、肿瘤等慢性疾病及出现全身严重并发症(如多器官功能不全)等也常影响伤口愈合。

【临床表现】

创伤的原因、部位、程度不同,其临床表现各异。本节仅介绍常见创伤的共性表现,内脏损伤表现在相关章节介绍。

1.局部表现

(1)疼痛:疼痛的程度与创伤程度、部位、性质、范围、炎症反应强弱及个人耐受力等有关。疼痛于活动时加剧,制动后减轻,常在受伤2~3日后逐渐缓解。

(2)肿胀:由局部出血及液体渗出所致,常伴有皮肤青紫、瘀斑、血肿,伤后2~3日达到高峰。严重肿胀可致局部或远端肢体血供障碍。

(3)功能障碍:由局部组织结构破坏、疼痛、肿胀或神经系统损伤等原因所致。

(4)伤口和出血:开放性创伤多有伤口和出血。因创伤原因不同,其伤口特点不同,如擦伤的伤口多较浅;刺伤的伤口小而深;切割伤的伤口较整齐;撕裂伤的伤口多不规则。受伤程度和部位不同,其出血量不同。若有小动脉破裂,可出现喷射性出血。

2.全身表现

(1)体温增高:中、重度创伤病人常有发热,体温一般不超过38.5℃,并发感染时可有高热，颅脑损伤致中枢性高热体温可高达 40℃。

（2）全身炎症反应综合征：创伤后释放的炎性介质、疼痛、精神紧张和血容量减少等因素引起体温、心血管、呼吸和血细胞等方面的异常。主要表现为体温增高或过低，意识障碍，呼吸急促或困难，脉搏微弱，脉率过快或心律不齐，收缩压或脉压过低，面色苍白或口唇、肢端发绀。

【辅助检查】

1. 实验室检查　血常规可判断失血、血液浓缩或感染等情况；尿常规有助于判断有无泌尿系统损伤和糖尿病。血清电解质和血气分析有助于了解有无水、电解质、酸碱平衡失调。对疑有肾损伤者，可进行肾功能检查。血、尿淀粉酶有助于判断是否有胰腺损伤等。

2. 影像学检查　X 线检查可了解有无骨折、脱位、胸腹腔有无积液积气、伤处异物情况等。超声、CT 和 MRI 有助于实质性器官损伤及脊髓、颅底、骨盆底部等处损伤的诊断。

3. 诊断性穿刺和导管检查　胸腔穿刺可明确血胸或气胸；腹腔穿刺或灌洗可明确内脏破裂、出血；心包穿刺可证实心包积液或积血。放置导尿管或膀胱灌洗可诊断尿道或膀胱的损伤，留置中心静脉导管可监测中心静脉压，辅助判断血容量和心功能。

【处理原则】

本节重点介绍创伤救治的一般原则和措施，各部位创伤的具体治疗方法详见相关章节。

（一）现场急救

妥善的现场救护是挽救各种类型创伤病人生命的重要保证，为进一步救治奠定基础。急救措施包括复苏、通气、止血、包扎、固定等，优先解决危及生命的紧急问题，并将病人迅速安全运送至医院。

（二）进一步救治

伤员经现场急救被送到医院后，应立即对病情进行再次评估、判断和分类，采取针对性的措施进行救治。

1. 局部处理

（1）闭合性损伤：单纯软组织损伤者，予以局部制动，患肢抬高，局部冷敷，12 小时后改用热敷或红外线治疗、服用云南白药等。局部如有血肿形成时可加压包扎。闭合性骨折和脱位者，需进行复位、固定；合并重要脏器、组织损伤者，应手术探查和修复处理。

（2）开放性损伤：擦伤、表浅的小刺伤和小切割伤，可用非手术治疗。其他的开放性损伤需要手术处理，以修复断裂的组织。

2. 全身处理　①维持呼吸和循环功能；②镇静镇痛；③防治感染：开放性创伤在伤后 12 小时内注射破伤风抗毒素，并合理使用抗生素；④支持治疗。

【护理评估】

1. 健康史

（1）一般情况：了解病人的年龄、性别、职业、饮食及睡眠情况等。

（2）外伤史：了解病人的受伤原因、时间、地点、部位；伤后表现、有无危及生命的损伤、现场救治及转运途中伤情变化等。

(3)既往史：了解病人伤前是否饮酒，是否合并高血压、糖尿病、营养不良等慢性疾病；是否长期使用皮质激素类、细胞毒性类药物；有无药物过敏史等。

2.身体状况

(1)症状与体征：了解受伤部位，检查受伤处有无伤口、出血；有无血肿、异物、青紫、瘀斑、肿胀、疼痛及功能障碍；有无合并伤及其他脏器损伤等。观察伤者意识、生命体征、尿量等变化，有无休克及其他并发症发生。

(2)辅助检查：了解实验室检查、影像学检查及穿刺、导管等各项检查有无异常。

3.心理-社会状况　评估病人及其亲属对突受创伤打击的心理承受程度以及心理变化，有无紧张、恐惧或焦虑等。随时了解病人对创伤的认知程度及对治疗的信心。

【常见护理诊断/问题】

1.体液不足　与伤后失血、失液有关。
2.疼痛　与创伤、局部炎症反应或伤口感染有关。
3.组织完整性受损　与组织器官受损伤、结构破坏有关。
4.潜在并发症　休克、感染、挤压综合征等。

【护理目标】

(1)病人有效循环血量恢复，生命体征平稳。
(2)病人自述疼痛逐渐减轻。
(3)病人的伤口得以妥善处理，受损组织逐渐修复。
(4)病人无发生并发症，或并发症得到及时发现和处理。

【护理措施】

1.急救护理

(1)抢救生命：在现场经简单的评估，找出危及生命的紧迫问题，立即就地救护。必须优先抢救的急症主要包括心跳和(或)呼吸骤停、窒息、大出血、开放性或张力性气胸、休克等。其措施主要包括：①心肺复苏：一经确诊为心跳、呼吸骤停，应立即采取胸外心脏按压及人工呼吸；②保持呼吸道通畅：立即解开病人衣领，清理口鼻腔，置通气导管、给氧等；③止血：采用手指压迫、加压包扎、扎止血带等迅速控制伤口大出血；④纠正呼吸紊乱：如封闭胸部开放性伤口、胸腔穿刺排气等；⑤恢复循环血量：有条件时，现场开放静脉通路，快速补液；⑥监测生命体征：现场救护中，应时刻注意生命体征、意识的变化。

(2)包扎：目的是保护伤口、减少污染、压迫止血、固定骨折和减轻疼痛。一般用无菌敷料或清洁布料包扎，如有腹腔内脏脱出，应先用干净器皿保护后再包扎，勿轻易还纳，以防污染。

(3)固定：肢体骨折或脱位可使用夹板、就地取材或利用自身肢体、躯干进行固定，以减轻疼痛、防止再损伤，方便搬运。较重的软组织损伤也应局部固定制动。

(4)搬运：正确的搬运可减少伤员痛苦，避免继发损伤。经过现场初步处理后迅速、安全、平稳地转送伤员。多用担架或徒手搬运。搬运脊柱损伤者应保持伤处稳定，勿弯曲或扭动，以免加重损伤；搬运昏迷病人应将头偏向一侧，或采取半卧位/侧卧位，以保持呼吸道通畅。

2. **维持有效循环血量**　有效止血后，迅速建立 2~3 条静脉输液通道，给予输液、输血或应用血管活性药物等，以尽快恢复有效循环血量并维持循环的稳定。髂静脉或下肢静脉损伤及腹膜后血肿者，禁止经下肢静脉输液、输血，以免加重出血。

3. **病情观察**　①密切监测意识、呼吸、血压、脉搏、中心静脉压和尿量等，并认真做好记录。②闭合性损伤病人，重点注意生命体征是否平稳，血压有无波动；开放性损伤病人，重点观察伤口有无出血、渗出、感染征象，伤口引流是否通畅等。③胸部损伤者有呼吸急促时，应警惕是否发生气胸等；腹部损伤者出现腹部胀痛时，应警惕是否发生腹内脏器破裂或出血；肢体损伤严重者，定时测量肢体周径，注意末梢循环、肤色和温度。

4. **缓解疼痛**　肢体受伤时应可用绷带、夹板、石膏、支架等维持有效固定和制动姿势，避免因活动而加重疼痛。疼痛严重者遵医嘱使用镇静、镇痛药物。

5. **妥善护理创面**

（1）开放性损伤：根据伤口情况选择不同的处理方法。

1）清洁伤口：消毒后可以直接缝合。

2）污染伤口：指有细菌污染而尚未构成感染的伤口。开放性创伤早期为污染伤口，采用清创术对伤口进行清洗、扩创、缝合等处理，目的是将污染伤口变为清洁伤口，为组织愈合创造良好条件。清创时间越早越好，伤后 6~8 小时是最佳时间，此时清创一般可达到一期缝合。若伤口污染较重或超过 8~12 小时后方处理，清创后伤口放置引流条并行延期缝合。清创术后伤肢抬高制动，注意观察伤口有无出血、感染征象、引流是否通畅，肢端循环情况；定时更换伤口敷料。遵医嘱应用破伤风抗毒素及抗生素。

3）感染伤口：开放性伤口污染严重或较长时间未得到处理，已发生感染，此时要先引流，再行更换敷料，又称换药，是处理感染伤口的基本措施。其目的是清除伤口的分泌物、坏死组织和脓液，保持引流通畅，控制感染；改善肉芽组织状态，减少瘢痕形成。

（2）闭合性损伤：软组织损伤，抬高或平放受伤肢体；12 小时内予以局部冷敷和加压包扎，以减少局部组织的出血和肿胀。伤后 12 小时起改用热敷、理疗、药物外敷等，以促进血肿和炎症的吸收。注意观察皮下出血及血肿的变化情况。伤情稳定后鼓励病人早期活动，指导病人进行功能锻炼。

> **学习提示**▶ 下肢损伤或手术，除骨筋膜室综合征、毒蛇咬伤时肢体应降低外，其余均可抬高患肢。

6. **并发症的护理**　观察受伤部位的出血、疼痛、伤口修复等情况，肢体损伤严重者，定时测量肢体周径，注意末梢循环、肤色和温度。尤其是闭合性内脏损伤，需要严密观察有无休克及创伤后各种并发症的发生。

（1）伤口感染：多见开放性损伤病人。若伤口出现红、肿、热、痛或已减轻的疼痛加重，体温升高、脉速，白细胞计数增高等，表明伤口已发生感染。遵医嘱使用抗生素，加强换药。

（2）挤压综合征：凡四肢或躯干肌肉丰富的部位受到重物长时间挤压致肌肉组织缺血性坏死，继而引起肌红蛋白血症、肌红蛋白尿、高血钾和急性肾衰竭为特点的全身性改变，称为挤压综合征，又称为 Bywaters 综合征。当局部压力解除后，出现肢体肿胀、压痛、肢体主动活动及被动牵拉活动引起疼痛、皮肤温度下降、感觉异常、弹性减弱，在 24 小时内出现茶褐色尿或血尿等改变时，提示可能发生挤压综合征，应及时报告医师配合处理：①早期患肢禁止抬高、按摩及热敷；②协助医师切开减压，清除坏死组织；③遵医嘱应用碳酸氢钠及利尿药，防止肌红蛋白阻塞肾小管；④对行腹膜透析或血液透析治疗的肾衰竭病人做好相应护理。

7.心理护理　创伤往往突发，不仅对病人造成身体上的伤害，同时也对其心理造成一定的创伤，尤其是一些严重创伤影响到病人的外观和功能，伤者会出现焦虑和恐惧心理，为病人提供细致的生活照顾和社会支持，有助于减轻焦虑和恐惧，帮助病人树立信心。

8.健康教育　①普及安全知识，加强安全防护意识，避免受伤。一旦受伤，无论是开放性或闭合性创伤，都要及时到医院就诊，接受正确的处理，以免延误抢救。②伤后恢复期加强功能锻炼，促进机体功能恢复，防止肌肉萎缩和关节僵硬等并发症的发生。

【护理评价】

通过治疗与护理，病人是否：①体液维持平衡，生命体征稳定；②疼痛得到有效控制；③伤口愈合；④并发症得以预防，或得到及时发现和处理。

第二节　烧伤病人护理

 考点提示

序号	主要考点
1	烧伤的病理生理改变(早期为休克)
2	烧伤面积的新九分法
3	烧伤面积的计算
4	烧伤伤情的判断(面积计算、深度判断)
5	烧伤创面感染的致病菌
6	烧伤补液的计算、原则
7	烧伤病人为预防休克应补充
8	大面积烧伤的隔离种类
9	颈部烧伤重点观察内容
10	双手烧伤康复期的放置
11	面部烧伤最主要的护理问题

烧伤泛指由热力、电流、化学物质、激光、放射线等所造成的组织损伤。热力烧伤是指由火焰、热液、蒸汽、热固体等引起的组织损伤。通常所称的或狭义的烧伤，一般指热力所

造成的烧伤。本节主要介绍热力烧伤的相关内容。

【病理生理】

1. 局部变化　由于局部热损伤产生的炎性反应，毛细血管扩张及通透性增高，血浆样液体渗至细胞间、皮质间或体外，形成水肿、水疱或创面渗液；深度烧伤可致皮肤脱水、凝固，甚至炭化形成焦痂。

2. 全身变化　较大面积烧伤后，可引起全身性的烧伤反应，机体释放出多种血管活性物质，如组胺、S-HT、激肽、前列腺素类、儿茶酚胺、氧自由基、肿瘤坏死因子、血小板活化因子、溶酶体酶等，引起烧伤后微循环变化和毛细血管通透性增加，导致血容量减少、红细胞丢失、负氮平衡和免疫功能降低等，从而诱发休克，继发肺部感染、急性呼吸衰竭、急性肾衰竭、烧伤脓毒症、应激性溃疡等并发症，使病情更加恶化。

【临床分期】

根据烧伤病理生理特点，病程大致分为 4 期，各期之间往往互相重叠和互相影响，分期的目的是为了突出各阶段临床处理的重点。

1. 体液渗出期　组织烧伤后立即发生的反应是体液渗出，一般以伤后 6～12 小时内最快，持续 24～48 小时，以后渐趋稳定并开始回吸收。此期由于体液的大量渗出和血管活性物质的释放，容易发生低血容量休克，临床上又称为休克期。

2. 急性感染期　从烧伤渗出液回吸收开始，感染的危险即已存在并将持续至创面完全愈合。烧伤后早期因为皮肤生理屏障被破坏，致病菌在创面中的坏死组织和渗出液中大量繁殖；严重烧伤后的应激反应及休克的打击，全身免疫功能低下，对病原菌的易感性增加，通常在休克的同时即可并发局部和全身性感染。深度烧伤形成的凝固性坏死及焦痂，在伤后 2～3 周可进入广泛组织溶解阶段，此期细菌极易通过创面侵入机体引起感染，此阶段为烧伤并发全身性感染的又一高峰期。

烧伤感染可来自创面、肠道、呼吸道或静脉导管等，在严重烧伤时，内源性感染是早期全身性感染的重要来源，细菌可通过呼吸道、肠道等进入血液循环，播散至各脏器，严重者可引起多器官功能障碍综合征。

3. 创面修复期　烧伤后组织修复在炎症反应的同时即已开始。创面的修复与烧伤的深度、面积及感染的程度密切相关。浅度烧伤多能自行修复，无瘢痕形成；深Ⅱ度烧伤靠残存的上皮岛融合修复，如无感染，3～4 周逐渐修复，留有瘢痕；Ⅲ度烧伤形成瘢痕或挛缩，可导致肢体畸形和功能障碍，需要皮肤移植修复。

4. 康复期　深度创面愈合后，可形成瘢痕，严重者影响外观和功能，需要锻炼、工疗、体疗和整形以期恢复；某些器官功能损害及心理异常也需要一个恢复过程；深Ⅱ度和Ⅲ度创面愈合后，常有瘙痒或疼痛、反复出现水疱，甚至破溃，并发感染，形成残余创面，这种现攀的终止往往需要较长时间；严重大面积深度烧伤愈合后，由于大部分汗腺被毁，机体热调节体温能力下降，在夏季，这类伤员多感全身不适，常需 2～3 年的调整适应过程。

学习提示 ▶ 烧伤早期主要死亡原因是休克，晚期主要死亡原因是感染。

【伤情判断与临床表现】

伤情判断根据烧伤的面积、深度和部位而定，同时应考虑全身情况，如休克、吸入性损伤或复合伤。

(一)烧伤面积和深度估计

1.烧伤面积　以相对于体表面积的百分率表示。估计方法有多种，目前国内多采用中国新九分法和手掌法。

(1)中国新九分法：将全身体表面积划分为 11 个 9% 的等份，另加 1%，其中头颈部为 9%(1 个 9%)、双上肢为 18%(2 个 9%)、躯干(包括会阴)为 27%(3 个 9%)、双下肢(包括臀部)为 46%(5 个 9%+1%)，详见(表 8-1 和图 8-1)。所示

儿童头较大，下肢相对短小，可按下法计算：头颈部面积=[9+(12-年龄)]%，双下肢面积=[46-(12-年龄)]%。

手掌法：用病人自己的手掌测量其烧伤面积。不论年龄或性别，若将五指并拢、单掌的掌面面积占体表面积的 1%。此法适用于小面积烧伤的估计，也可辅助九分法评估烧伤面积(图 8-2)。

记忆提示▶ 三三三、五六七；双臀占五会阴一；双腿十三双足七。

表 8-1　烧伤面积中国新九分法

部位		占人体表面积(%)		占儿童体表面积(%)
头颈	头部	3		
	面部	3	9×1	9+(12-年龄)
	颈部	3		
双上肢	双手	5		
	双前臂	6	9×2	9×2
	双上臂	7		
躯干	躯干前	13		
	躯干后	13	9×3	9×3
	会阴	1		
双下肢	双臀	5 *	9×5+1	
	双大腿	21		
	双小腿	13		46×5-(12-年龄)
	双足	7 *		

注：* 成年女性双臀、双足各占 6%

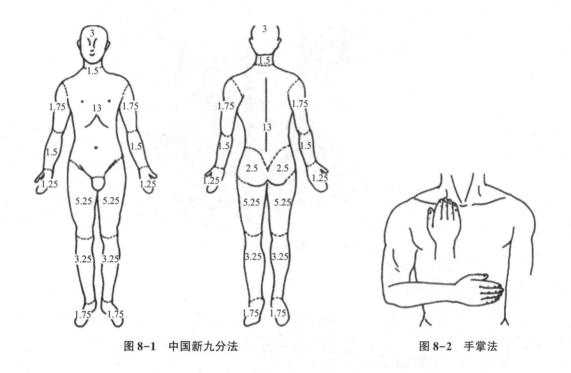

图 8-1　中国新九分法　　　　　　　　　图 8-2　手掌法

2. 烧伤深度　目前普遍采用 3 度 4 分法，即 Ⅰ 度、浅 Ⅱ 度、深 Ⅱ 度、Ⅲ 度。其中，Ⅰ 度及浅 Ⅱ 度烧伤属浅度烧伤；深 Ⅱ 度和 Ⅲ 度烧伤属深度烧伤。烧伤深度的判断见表 8-2。组织损害层次见图 8-3。

表 8-2　烧伤深度的判断

烧伤深度		组织损伤	局部表现	预后
（红斑性）	Ⅰ 度	表皮浅层	皮肤红斑干燥、灼痛，无水疱	3~7 日脱屑痊愈
Ⅱ 度 （水疱性）	浅 Ⅱ 度	表皮全层、真皮浅层	红肿明显，疼痛剧烈；有大小不一的水疱，疱壁薄，创面基底潮红	1~2 周内愈合，多有色素沉着
	深 Ⅱ 度	真皮深层	水肿明显，痛觉迟钝，拔毛痛；水疱较小，疱壁较厚，创面基底发白或红白相间	3~4 周愈合，常有瘢痕形成和色素沉着
（焦痂性）	Ⅲ 度	皮肤全层，皮下、肌肉或骨骼	痛觉消失，创面无水疱，干燥如皮革样坚硬，呈蜡白或焦黄色甚至炭化，形成焦痂，痂下可见树枝状栓塞的血管	3~4 周后焦痂自然脱落，愈合后留有瘢痕或畸形

学习提示 ▶ 考题中如果出现水疱，答案可以确定在浅 Ⅱ 度和深 Ⅱ 度之间；浅 Ⅱ 度创面红润，而深 Ⅱ 度红白相间。

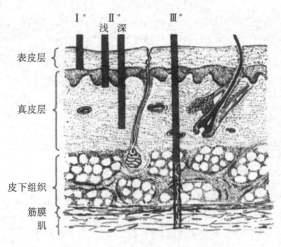

图 8-3　热烧伤深度分度示意图

（二）烧伤严重程度判断

按烧伤的总面积和烧伤的深度将烧伤程度分为 4 类（通常情况下，烧伤总面积的计算不包括 I 度烧伤）。

1. 轻度烧伤　Ⅱ度烧伤总面积在 10% 以下。

2. 中度烧伤　Ⅱ度烧伤面积在 11%~30%，或Ⅲ度烧伤面积在 10% 以下。

3. 重度烧伤　烧伤总面积 31%~50%，或Ⅲ度烧伤面积 11%~20%；或总面积、Ⅲ度烧伤面积虽未达到上述范围，但已发生休克、吸入性损伤或有较重复合伤者。

4. 特重烧伤　烧伤总面积在 50% 以上，或Ⅲ度烧伤面积在 20% 以上，或存在较重的吸入性损伤、复合伤等。

（三）全身表现

小面积、浅度烧伤无全身症状，大面积、重度烧伤病人伤后 48 小时内易发生低血容量性休克，主要表现为口渴、脉搏细速、血压下降、皮肤湿冷、尿量减少、烦躁不安等。感染发生后可出现体温骤升或骤降，呼吸急促、心率加快、创面骤变，白细胞计数骤升或骤降；其他如尿素氮、肌酐清除率、血糖、血气分析都可能变化。

（四）吸入性损伤表现

吸入性损伤又称呼吸道烧伤，是指吸入火焰、蒸汽或化学性烟尘、气体等所引起的呼吸系统损伤。其致伤因素为热力或燃烧时烟雾中的化学物质，如一氧化碳、氰化物等，这些化学物质能引起局部腐蚀和全身中毒。多见于头面部烧伤病人，面、颈、口鼻周围常有深度烧伤创面，鼻毛烧毁，口鼻有黑色分泌物；有呼吸道刺激症状，咳炭末样痰，呼吸困难，声音嘶哑，肺部可闻及哮鸣音；多死于吸入性窒息。

【处理原则】

（一）现场急救

正确施行现场急救，去除致伤原因，迅速抢救危及病人生命的损伤，如窒息、大出血、开放性气胸.、中毒等。若心跳呼吸停止，立即就地实施心肺复苏术。

1.迅速脱离热源　如火焰烧伤应尽快灭火，脱去燃烧衣物，就地翻滚或跳入水池，熄灭火焰，以阻止高温继续向深部组织渗透，并减轻创面疼痛。互敷者可就近用棉被或毛毯覆盖，隔绝灭火。切忌用手扑打火焰奔跑呼叫，以免增加损伤。热液浸渍的衣裤，可冷水冲淋后剪开取下，以免强力剥脱而撕脱水疱皮。小面积烧伤立即用清水连续冲洗或浸泡，既可止痛，又可带走余热。。酸、碱烧伤，即刻脱去或剪开沾有酸、碱的衣服，以大量清水冲洗为首选，且冲洗时间宜适当延长。如系生石灰烧伤，可先去除石灰粉粒，再用清水长时间冲洗，以避免石灰遇水产热加重损伤。磷烧伤时立即将烧伤部位浸入水中或用大量清水冲洗，同时在水中拭去磷颗粒；不可将创面暴露在空气中，避免剩余磷继续燃烧。创面注意忌用油质敷料，以免磷在油中溶解而被吸收中毒。电击伤时迅速使病人脱离电源，呼吸心跳停止者，立即行口对口人工呼吸和胸外心脏按压等复苏措施。

学习提示▶烧伤后立即用冷水冲洗10分钟。

2.抢救生命　是急救的首要原则，要配合医生首先处理窒息、心脏骤停、大出血、休克、开放性或张力性气胸等危急情况。对头、颈部烧伤或疑有呼吸道烧伤时，应备齐氧气和气管切开包等抢救物品，并保持口、鼻腔通畅。必要时协助医生做气管切开手术。持续生命体征监测。

3.预防休克　稳定病人情绪、镇静和止痛。合并呼吸道烧伤或颅脑损伤者忌用吗啡。伤后应尽早实施补液方案，尽量避免口服补液。若病情平稳，口渴者可口服淡盐水，但不能饮白开水。中度以上烧伤需转运者须建立静脉通道，途中需持续输液。

4.保持呼吸道通畅　火焰烧伤后呼吸道受热力、烟雾等损伤，可引起呼吸困难、呼吸窘迫。

5.其他救治　应尽快建立静脉通道，给予补液治疗，避免过多饮水，以免发生呕吐及水中毒，若病情平稳，口渴者可适量口服淡盐水或烧伤饮料。安慰和鼓励病人保持情绪稳定。疼痛剧烈可酌情使用镇静、镇痛药物。

学习提示▶尽量避免饮白开水。

6.妥善转运　在现场急救后，轻病人即可转送。烧伤面积较大者，如不能在伤后1~2小时内送到附近医院，应在原地积极抗休克治疗，待休克控制后再转送。转运途中应建立静脉输液通道，保持呼吸道通畅。

(二)防治休克

严重烧伤特别是大面积烧伤病人，防治休克至关重要。静脉补液是防治休克的主要措施。

1.补液总量　根据烧伤早期体液渗出的规律估计补液总量。国内通常按病人的烧伤面积和体重计算补液量。

(1)伤后第1个24小时：补液总量的一半应在伤后8小时内输入。每1%烧伤面积(Ⅱ度、Ⅲ度)每千克体重应补充胶体液和电解质液共1.5 mL(儿童为1.8 mL，婴儿为2 mL)，另加每日生理需要量2000 mL(儿童60~80 mL/kg，婴儿100 mL/kg)。即：

第1个24小时补液量=体重(kg)×烧伤面积×1.5 mL(儿童为1.8 mL，婴儿为2 mL)+2000 mL(儿童60~80 mL/kg，婴儿100 mL/kg)

（2）伤后第 2 个 24 小时：电解质液和胶体液为第 1 个 24 小时的一半，再加每日生理需要量 2000 mL。

2. 补液种类　胶体液和电解质液的比例为 1:2，大面积深度烧伤者与小儿烧伤其比例可改为 1:1。胶体液首选血浆，紧急抢救时可用低分子量的血浆代用品，但总用量不宜超过 1000 mL，Ⅲ度烧伤病人可适量输全血。电解质溶液首选平衡盐液，并适当补充碳酸氢钠溶液。生理需要量一般用 5%~10% 葡萄糖注射液。

（三）处理创面

主要目的是清洁保护创面，防治感染，促进创面愈合；减少瘢痕产生，最大限度恢复功能。

1. 初期清创　在控制休克之后尽早清创，即清洗、消毒、清理创面。Ⅰ度烧伤创面不需要特殊处理，能自行消退。浅Ⅱ度创面的小水疱可不予处理，大水疱可用无菌注射器抽吸，疱皮破裂可用无菌油性敷料包扎。深度创面坏死表皮应去除。清创后创面根据烧伤的部位、面积及医疗条件等选择采用包扎疗法或暴露疗法。

2. 包扎疗法　包扎可以保护创面、减少污染和及时引流创面渗液。适用于面积小或四肢的浅Ⅱ度烧伤。创面清创后用油性纱布覆盖创面，再用多层吸水性强的干纱布包裹，包扎厚度为 2~3 cm，包扎范围应超过创面边缘 5 cm。包扎松紧适宜，压力均匀，为避免发生粘连或畸形，指（趾）之间要分开包扎。

3. 暴露疗法　将病人暴露在清洁、温暖、干燥的空气中，使创面的渗液及坏死组织干燥成痂，以暂时保护创面。适用于头面、会阴部烧伤及大面积烧伤或创面严重感染者。创面可涂 1% 磺胺嘧啶银软膏、碘伏等外用药物。

> **学习提示** ▶ 创面感染引起的脓毒症重度烧伤后病人死亡的最主要原因，常见致病菌为铜绿假单胞菌。

4. 手术疗法　对深度烧伤创面，应及早采用积极的手术治疗，包括切痂（切除烧伤组织达深筋膜平面）或削痂（削除坏死组织至健康平面），并立即植皮。小面积深度烧伤者，可采用自体游离皮片移植、皮瓣移植等方法，以修复皮肤与组织的严重缺损，减轻功能障碍。大面积烧伤者，因自体供皮区不足，可用大张异体皮开洞嵌植小块自体皮、异体皮下移植微粒自体皮、网状皮片移植等方法，以尽量覆盖创面，减少感染机会，减轻瘢痕挛缩，降低致残率。

（四）防治感染

烧伤感染来源有外源性与内源性感染，常见致病菌有铜绿假单胞菌、金黄色葡萄球菌、大肠埃希菌、白色葡萄球菌等。近年来真菌感染逐渐增多。

1. 改善机体防御功能　积极地纠正休克，给予肠内或肠外营养，尽可能用肠内营养，因其接近生理，可促使肠黏膜屏障的修复，且并发症较少。

2. 正确处理创面　是防治全身性感染的关键措施。特别是深度烧伤创面，是主要感染源，应早期切痂、削痂、植皮。中度、重度烧伤需注射 TAT 预防破伤风。

3. 合理应用抗生素　及早使用抗生素和破伤风抗毒素，以后再根据创面细菌培养和药物敏感试验结果进行调整。

【护理评估】

1. 健康史

(1) 一般情况：了解病人的年龄、性别、职业、饮食及睡眠情况等。

(2) 外伤史：了解病人烧伤原因和性质、受伤时间、现场情况、有无吸入性损伤；迅速评估有无合并危及生命的损伤；现场采取的急救措施、效果如何，途中运送情况。

(3) 既往史：了解病人有无营养不良、呼吸系统疾病，是否合并高血压、糖尿病等慢性疾病，是否长期应用皮质激素类或接受化学治疗、放射治疗。

2. 身体状况

(1) 症状与体征：评估生命体征是否平稳，有无口渴、面色苍白或发绀、皮肤湿冷、尿量减少、烦躁不安或意识障碍等血容量不足的表现；评估烧伤面积、深度和程度；有无声音嘶哑、咳炭末样痰、呼吸困难、哮鸣音等吸入性烧伤的迹象。有无寒战、高热或体温不升，中性粒细胞比值升高等全身感染的征象。

(2) 辅助检查：了解血细胞比容、尿比重、血生化检查及电解质水平、血气分析、影像学检查有无异常发现。

3. 心理-社会状况　大面积烧伤可能会给病人造成畸形、功能障碍；头面部烧伤病人因担心面部留下瘢痕影响以后的生活和工作，会出现恐惧、焦虑、绝望等负性情绪，尤其是未婚女青年，表现更为突出，甚至会产生自杀的意念。故需评估病人及家属对突受打击的心理承受程度及心理变化和对治疗及康复费用的经济承受能力。评估伤者对康复期功能锻炼知识的知晓程度。

【常见护理诊断/问题】

1. 有窒息的危险　与头面部、呼吸道或胸部等部位烧伤有关。
2. 体液不足　与烧伤创面渗出液过多、血容量减少有关。
3. 皮肤完整性受损　与烧伤导致组织破坏有关。
4. 有感染的危险　与皮肤完整性受损有关。
5. 悲伤　与烧伤后毁容、肢残及躯体活动障碍有关。

【护理目标】

(1) 病人呼吸道通畅，呼吸平稳。

(2) 病人生命体征平稳，平稳度过休克期。

(3) 病人烧伤创面逐渐愈合。

(4) 病人未发生感染。

(5) 病人情绪稳定，能配合治疗及护理，敢于面对伤后的自我形象。

【护理措施】

1. 维持有效呼吸

(1) 保持呼吸道通畅：及时清除呼吸道分泌物，鼓励病人深呼吸、用力咳嗽、咳痰；对气道分泌物多者，定时帮助其翻身、叩背、改变体位，以利于气道分泌物排出；必要时吸痰。密切观察呼吸情况，若病人出现刺激性咳嗽、咳炭末样痰、呼吸困难、呼吸频率增快，血氧饱和度下降、血氧分压下降等表现时，应积极做好气管插管或气管切开术的准备，并加强术后护理。

(2)给氧：吸入性损伤病人多有不同程度缺氧，一般用鼻导管或面罩给氧，氧浓度40%左右，氧流量4~5L/min。合并一氧化碳中毒者可经鼻导管给高浓度氧或纯氧吸入，有条件者应积极采用高压氧治疗。

2.维持有效循环血量

(1)轻度烧伤者：可予口服淡盐水或烧伤饮料(100 mL液体中含食盐0.3 g、碳酸氢钠0.15 g、糖适量)。

(2)中重度烧伤者：①迅速建立2~3条能快速输液的静脉通道，以保证各种液体及时输入。②遵循"先晶后胶，先盐后糖，先快后慢"的输液则辅安颅脑夜种类和速度，以尽早恢复有效循环血量。③根据动脉血气分析、中心静脉压、心率、尿量、末梢循环、精神状态等判断液体复苏的效果。

液体复苏有效的指标是：①成人每小时尿量为30~50 mL，小儿每公斤体重每小时不低于1 mL；②病人安静，无烦躁不安；③无明显口渴；④脉搏、心跳有力，脉率在120次/分以下，小儿脉率在140次/分以下；⑤收缩压维持在90 mmHg、脉压在20 mmHg以上，中心静脉压为5~12 cmH$_2$O；⑥呼吸平稳。

3.加强创面护理，促进愈合

(1)包扎疗法护理：①抬高肢体并保持各关节功能位；②保持敷料清洁和干燥，敷料潮湿时，立刻予以更换；③密切观察创面，及时发现感染征象，如发热、伤口异味、疼痛加剧、渗出液颜色改变等，需加强换药及抗感染治疗，必要时可改用暴露疗法；④包扎松紧适宜，压力均匀，达到要求的厚度和范围，注意观察肢体末梢血液循环情况，如肢端动脉搏动、颜色及温度。

(2)暴露疗法护理：①严格消毒隔离制度。保持病室清洁，空气流通，室内温度维持在28~32℃，湿度适宜，每日空气消毒2次。床单、被套等均经高压蒸汽灭菌处理，其他室内物品每日用消毒液擦拭消毒，便器用消毒液浸泡；接触创面时要戴无菌手套，接触另一烧伤病人创面时要更换手套或洗手，防止发生医院内交叉感染。②保持创面干燥，渗出期应定时以消毒敷料吸去创面过多的分泌物，表面涂以抗菌药物，以减少细菌繁殖，避免形成厚痂。若发现痂下有感染，应立即去痂引流，清除坏死组织。③定时翻身或使用翻身床，交替暴露受压创面，避免创面长时间受压而影响愈合。④创面已结痂时注意避免痂皮裂开引起出血或感染。极度烦躁或意识障碍者，适当约束肢体，防止抓伤。

(3)植皮手术护理：深度烧伤创面愈合慢或难以愈合，且瘢痕增生可造成畸形并引起功能障碍，应早期采取切痂、削痂和植皮，做好植皮手术前后的护理。①术前准备：受皮区术前用生理盐水湿敷。取皮前1日剃除供皮区毛发，勿损伤皮肤；用肥皂、清水清洁皮肤。②术后护理：供皮区包扎或半暴露，2周后换药，如有渗血、异味、剧烈疼痛应及时检查；受皮区包扎或暴露，保持清洁，防止受压；植皮区部分应适当固定制动，若需移动植皮肢体，应以手掌托起，切忌拉动；大腿根部植皮区要防止大小便污染。

(4)特殊烧伤部位的护理

1)眼部烧伤：及时用无菌棉签清除眼部分泌物，局部涂烧伤膏或用烧伤纱布覆盖加以保护，以保持局部湿润。

2）耳部烧伤：及时清理流出的分泌物，并在外耳道入口处放置无菌干棉球并经常更换；耳周部烧伤应用无菌纱布铺垫，尽量避免侧卧，以免耳郭受压，防止发生中耳炎或耳软骨炎。

3）鼻烧伤：及时清理鼻腔内分泌物及痂皮，鼻黏膜表面涂烧伤膏以保持局部湿润、预防出血；合并感染者用抗菌药液滴鼻。

4）会阴部烧伤：多采用暴露疗法。及时清理创面分泌物，保持创面干燥、清洁；在严格无菌操作下留置导尿管，并每日行会阴抹洗 2~3 次，预防尿路及会阴部感染。

4. 防治感染　①遵医嘱及早应用抗生素，观察全身情况及创面变化，若病人出现寒战、高热、脉搏加快，创面出现脓性分泌物、坏死或异味等，应警惕创面感染、全身性感染的发生。应反复做细菌培养以掌握创面的菌群动态和药物敏感情况。②正确处理创面，加强换药，并采取必要的消毒隔离措施，防止交叉感染。③营养支持，增强抗感染能力。烧伤病人呈高代谢状态，极易造成负氮平衡。予以高蛋白、高能量、富含维生素、清淡易消化饮食，少量多餐。经口摄入不足者，经肠内或肠外补充营养，以保证摄入足够的营养素。

5. 心理护理　耐心倾听病人对烧伤的不良感受，给予真诚的安慰和劝导，取得病人的信任，耐心解释病情，说明各项治疗的必要性和安全性，使其了解病情、创面愈合和治疗的过程，并消除顾虑、积极合作；利用社会支持系统的力量，鼓励病人面对现实，树立战胜疾病的信心，并鼓励病人积极参与社交活动和工作，减轻心理压力、放松精神和促进康复。

6. 健康教育　①宣传防火、灭火和自救等安全知识。②指导康复训练，最大限度恢复机体的生理功能。③创面愈合过程中，可能出现皮肤干燥、痒痛等，告知病人避免使用刺激性肥皂清洗，水温不宜过高，勿搔抓。烧伤部位在一年内避免太阳曝晒。④指导生活自理能力训练，鼓励参与一定的家庭和社会活动，重新适应生活和环境，树立重返工作岗位的信心。

【护理评价】

通过治疗与护理，病人是否：①呼吸道通畅，呼吸平稳；②血容量恢复，生命体征稳定③创面愈合；④感染得以预防，或被及时发现与控制；⑤正确面对伤后自我形象的改变，逐渐适应外界环境及生活。

第三节　咬伤病人护理

 考点提示

序号	主要考点
1	毒蛇咬伤急救措施
2	犬咬伤病人的护理

自然界中的动物，如蛇、狗、毒蜘蛛、蝎、蜂、蜈蚣、蚂蟥等，常常利用其齿、爪、刺、角等对人类进行袭击，造成咬伤、蜇（刺）伤，严重者可致残或致死。最常见的是犬咬伤和蛇咬伤。

一、犬咬伤

随着家养宠物数量的增多，犬咬伤的发生率也相应增加。被病犬咬伤后，其唾液中携有的致病病毒，可以引发狂犬病。狂犬病又称恐水症，是由狂犬病病毒引起的一种人畜共患的中枢神经系统急性传染病，多见于犬、狼、猫等食肉动物咬伤。狂犬病目前尚无有效的治疗方法，一旦发病，病死率近乎100%，因此预防狂犬病的发生尤其重要。

【病因与病理】

狂犬病病毒主要存在于病畜的脑组织及脊髓中，其涎腺和涎液中也含有大量病毒，并随涎液向体外排出。故被病犬咬、抓后，病毒可经唾液–伤口途径进入人体导致感染。狂犬病病毒对神经组织具有强大的亲和力，在伤口入侵处及其附近的组织细胞内可停留1~2周，并生长繁殖，若未被迅速灭活，病毒会沿周围组织传入神经上行到达中枢神经系统，引发狂犬病。

【临床表现】

感染病毒后是否发病与潜伏期的长短、咬伤部位、入侵病毒的数量、毒力及机体抵抗力有关。潜伏期可以10日到数月，一般为30-60日。咬伤越深、部位越接近头面部，其潜伏期越短、发病率越高。

1.症状　发病初起时伤口周围麻木、疼痛，逐渐扩散到整个肢体；继之出现发热、烦躁、乏力、恐水、怕风、咽喉痉挛；最后导致肌瘫痪、昏迷、循环衰竭甚至死亡。

2.体征　有利齿造成的深而窄的伤口，出血，伤口周围组织水肿。

【处理原则】

1.局部处理　咬伤后迅速彻底清洗伤口极为重要。浅小伤口用2%碘酊和75%乙醇溶液常规消毒处理；深大伤口需立即彻底清创，用大量生理盐水、稀释的碘伏冲洗伤口后再用0.1%苯扎溴铵或3%过氧化氢溶液充分地清洗，伤口应开放引流，不予缝合或包扎。

2.全身治疗

（1）免疫治疗：于伤后第1、3、7、14、28日各注射1剂狂犬病疫苗。严重咬伤如头、面、颈、上肢等，经彻底清创后，在伤口底部及其四周注射抗狂犬病免疫血清或狂犬病免疫球蛋白，同时按上述方法全程免疫接种狂犬病疫苗。可联合使用干扰素，以增强保护效果。

（2）防治感染：常规使用破伤风抗毒素，必要时使用抗生素防止伤口感染。

【护理措施】

1.预防和控制痉挛　①预防：保持室内安静、避免风、光、声的刺激；避免水的刺激，输液时注意将液体部分遮挡；专人护理，各种检查、治疗及护理尽量集中进行，或在应用镇静药后进行。②处理：一旦发生，立即遵医嘱使用镇静药物等。狂躁型病人必要时适当约束肢体，以防受伤。

2.保持呼吸道通畅　及时清除口腔及呼吸道分泌物，保持呼吸道通畅，做好气管插管或气管切开的准备。

3.输液和营养支持　发作期病人因多汗、流涎和不能饮水，常呈缺水状态，需静脉输液，补充能量，维持水电解质及酸碱平衡。可采用鼻饲饮食，在痉挛发作间歇或应用镇静剂后缓慢注入。

4.预防感染　遵医嘱应用抗生素并观察用药效果。加强伤口护理，早期患肢下垂，保持伤口充分引流。严格执行接触性隔离制度，接触病人应穿隔离衣、戴口罩和手套。病人的分泌物及排泄物须严格消毒。

5.健康教育　①宣传狂犬病的预防措施，加强对犬的管理。②教育儿童不要接近、抚摸或挑逗猫、犬等动物，以防发生意外。若儿童被犬抓伤但伤痕不明显，或被犬舔已破损的皮肤，或与病犬有密切接触者，应尽早注射狂犬病疫苗。③被犬或其他动物咬伤后，尽早彻底进行伤口处理及注射狂犬病疫苗。

二、毒蛇咬伤

蛇咬伤以南方为多，多发生于夏、秋两季。蛇分为无毒蛇和毒蛇2类。无毒蛇咬伤只在局部皮肤留下两排对称的细小齿痕，轻度刺痛，无生命危险。毒蛇咬伤后伤口局部常有一对大而深的牙痕，蛇毒注入体内，引起严重的全身中毒症状，甚至危及生命。本节仅介绍毒蛇咬伤。

【病因与病理】

蛇毒含有多种毒性蛋白质、多肽以及酶类。按蛇毒的性质及其对机体的作用可分为3类。①神经毒素：主要作用于神经系统，对中枢神经和神经肌肉节点有选择性毒性作用，引起肌肉麻痹和呼吸麻痹，常见于金环蛇、银环蛇咬伤；②血液毒素：主要影响血液及循环系统，对血细胞、血管内皮细胞及组织有破坏作用，可引起出血、溶血、休克或心力衰竭等，见于竹叶青蛇、五步蛇咬伤；③混合毒素：兼有神经毒素和血液毒素的作用，如腹蛇、眼镜蛇的毒素。

【临床表现】

1.局部表现　局部伤处疼痛，肿胀蔓延迅速，淋巴结肿大，皮肤出现血疱、瘀斑，甚至局部组织坏死。

2.全身表现　全身虚弱、口周感觉异常、肌肉震颤，或发热恶寒、烦躁不安、头晕目眩、言语不清、恶心呕吐、吞咽困难、肢体软瘫、腱反射消失、呼吸抑制，最后导致循环呼吸衰竭。部分病人伤后可因广泛的毛细血管渗漏引起肺水肿、低血压、心律失常；皮肤黏膜及伤口出血，血尿、尿少，出现肾功能不全以及多器官衰竭。

【处理原则】

1.局部处理　伤口上方绑扎，阻断毒素吸收；伤口局部抽吸、冲洗、清创，促进毒素排出；伤口周围用胰蛋白酶局部封闭，破坏蛇毒。

2.全身治疗

(1)解蛇毒中成药：常用南通蛇药、上海蛇药或广州蛇药等，可口服亦可局部敷贴。一些新鲜草药,如半边莲、七叶一枝花、白花蛇舌草等也有解蛇毒作用。

(2)抗蛇毒血清:有单价和多价 2 种,应尽早使用。对已明确毒蛇种类的咬伤首选针对性强的单价血清,如不能确定毒蛇的种类,则可选用多价抗蛇毒血清。用前需做过敏试验,阳性者采用脱敏注射法。

(3)其他治疗:①使用破伤风抗毒素和抗生素防治感染;②快速、大量静脉输液,或用呋塞米或甘露醇等利尿药,加快蛇毒排出,减轻中毒症状;③积极抗休克、改善出血倾向,或治疗心、肺、肾等功能障碍。

【护理措施】

1. 急救护理

(1)伤肢绑扎:蛇咬伤后忌奔跑,伤肢制动、放置低位,立即用布带或止血带等在伤肢的近心端伤口上方绑扎,以阻断淋巴、静脉回流为度。每 1S~30 分钟要松开 1~2 分钟,以免发生肢体循环障碍。

(2)伤口排毒:现场用大量清水或肥皂水冲洗伤口及其周围皮肤;挤出毒液。入院后用 0.05%高锰酸钾溶液或 3%过氧化氢溶液反复冲洗伤口,清除残留的毒牙及污物。伤口较深者,可切开或以三棱针扎刺伤口周围皮肤(若伤口流血不止,则不宜切开),再以拔火罐、吸乳器等抽吸促使毒液流出,并将肢体放在低位,以利于伤口渗液引流。

(3)局部冷敷:可以减轻疼痛,减慢毒素吸收,降低毒素中酶的活性。将伤肢浸入 4~7℃冷水中,3~4 小时后改用冰袋冷敷,持续 24~36 小时。

(4)破坏毒素:根据伤口局部反应大小,用胰蛋白酶 2000~S000U 加入 0.05%普鲁卡因或注射用水 20 mL 做局部环形封闭,能够降解蛇毒。也可给予抗蛇毒药物外敷。

2. 伤口护理 将伤肢置于低垂位并制动,保持创面清洁和伤口引流通畅。注意观察伤口渗血、渗液情况,有无继续坏死或脓性分泌物等。经彻底清创后,伤口可用 1:5000 高锰酸钾或高渗盐水溶液湿敷,有利于引流毒液和消肿。

3. 抗毒排毒 迅速建立静脉通道,遵医嘱尽早使用抗蛇毒血清、利尿药、快速大量输液等以中和毒素、促进毒素排出。若病人出现血红蛋白尿,遵医嘱予 5%碳酸氢钠静脉输入,以碱化尿液。补液时注意观察心肺功能,以防快速、大量输液导致肺水肿。使用抗蛇毒血清时,密切观察病人有无畏寒、发热、胸闷、气促、腹痛不适、皮疹等过敏症状。

4. 营养支持 给予高能量、高蛋白、富含维生素、易消化饮食,鼓励病人多饮水,忌饮酒、浓茶、咖啡等刺激性饮料,以免促进血液循环而加快毒素吸收。对于不能进食者可予营养支持并做好相应的护理。

5. 病情观察 密切监测生命体征、意识、面色、尿量及伤肢温度的变化等。

6. 心理护理 安慰病人,告知毒蛇咬伤的治疗方法及治疗效果,帮助病人树立战胜疾病的信心,以减轻恐惧,保持情绪稳定,积极配合治疗和护理。

7. 健康教育 宣传毒蛇咬伤的有关知识,强化自我防范意识。在野外作业时,做好自我防护,如戴帽子、穿长衣长裤、穿雨靴、戴橡胶手套等,随身携带解蛇毒药片,以备急用。勿轻易尝试抓蛇或玩蛇。露营时选择空旷干燥地面,晚上在营帐周围点燃火焰。

【思考题】

1. 汤先生，35 岁，因骑摩托车跌倒致左小腿受伤，局部疼痛伴出血 1 小时就诊。体格检查：神志清楚，生命体征平稳，左小腿部有一长 5 cm 伤口，见皮肤和皮下组织裂开，创面有出血，且有泥土污染；未发现其他部位受伤。病人神情紧张，害怕疼痛并担心伤口感染。请问：

(1) 现场应采取哪些急救措施？

(2) 病人目前最主要的护理诊断/问题是什么？应采取哪些护理措施？

2. 张先生，27 岁，体重 60 kg，因火焰烧伤半小时急诊入院。体格检查：P 108 次/分，R 26 次/分，Bp 86/68 mmHg。神志清楚。头面颈部烧伤，有大水疱，创面发红、疼痛明显；右上肢烧伤有焦痂，无疼痛感；右下肢烧伤有小水疱，疼痛较轻；左上肢与前胸烧伤有红斑，无水疱但疼痛明显。

请问：

(1) 受伤现场如何急救？

(2) 目前的烧伤伤情如何判断?.

(3) 目前病人最主要的护理诊断/问题是什么？应采取哪些护理措施？

第九章

肿瘤病人的护理

章前导言

肿瘤分为良性肿瘤、恶性肿瘤以及交界性肿瘤3种类型。恶性肿瘤具有浸润和转移能力，瘤细胞分化不成熟，生长速度快，对机体危害大。多采取局部与整体相结合的综合治疗方法，在去除或控制原发病灶后进行转移灶的治疗。肿瘤病人的术前评估、术后护理及放射治疗、化学治疗的护理是本章学习的重点。

案例导入

王先生，56岁，因腹痛6个月，加重伴呕血、黑便2周入院。

病人6个月前无明显诱因出现上腹隐痛、不适，口服抗酸药复方氢氧化铝、去痛片等后稍缓解。近2周自觉腹痛加重，餐后尤明显，伴呕吐、黑便和呕血。发病以来，精神萎靡，食欲不振，体重较前减轻约6 kg。

既往身体健康，无药物过敏史，喜食盐腌食品。

体格检查：T 36.0℃，P 80次/分，R 18次/分，Bp 115/80 mmHg，左锁骨上窝触及3个肿大淋巴结，质硬，固定。心肺腹检查无异常。

辅助检查：胃镜示胃小弯近幽门局部隆起，黏膜皱襞消失，中央有一 4 cm×3 cm 溃疡，边缘不规则隆起，切面呈灰白色，质硬，底部凸凹不平，有出血坏死。

请思考：

(1)此病人的临床诊断可能是什么？

(2)目前存在哪些护理诊断/问题？

(3)该病人拟采取手术治疗，术后应采取哪些护理措施？

(4)术后 2 周，病人开始第 1 疗程化学治疗，治疗后应采取哪些护理措施以减少并发症的发生？

考点提示

序号	主要考点
1	肿瘤确诊最直接而可靠的检查
2	放射疗法的护理
3	化疗常见不良反应的预防及护理
4	肿瘤病人心理变化的判断

第一节　概　述

肿瘤是机体正常细胞在不同始动与促进因素长期作用下产生的增生与异常分化所形成的新生物。新生物一旦形成，不受正常机体生理调节，也不因病因消除而停止增生，而是破坏正常组织与器官。

根据肿瘤的形态及其对机体的影响，即肿瘤的生物学行为，肿瘤可分为良性肿瘤、恶性肿瘤、介于良恶性肿瘤之间的交界性肿瘤 3 类。

1.良性肿瘤　一般称为"瘤"，无浸润和转移能力。良性肿瘤通常有包膜或边界清楚，呈膨胀性生长，生长速度缓慢，色泽和质地接近相应的正常组织。瘤细胞分化成熟，组织和细胞形态变异较小，少有核分裂象。彻底切除后少有复发。对机体危害小。

2.恶性肿瘤　来自上皮组织者称为"癌"；来源于间叶组织者称为"肉瘤"；胚胎性肿瘤常称母细胞瘤，如神经母细胞瘤、肾母细胞瘤等。但某些恶性肿瘤仍沿用传统名称"瘤"或"病"，如恶性淋巴瘤、精原细胞瘤、白血病、霍奇金病等。恶性肿瘤具有浸润和转移能力，通常无包膜，边界不清，向周围组织浸润生长，生长速度快。瘤细胞分化不成熟，有不同程度的异型性，对机体危害大；病人常因肿瘤复发、转移而死亡。

3.交界性肿瘤　少数肿瘤形态上属良性，但常浸润性生长，切除后易复发，甚至出现转移，在生物学行为上介于良性与恶性之间，故称交界性或临界性肿瘤，如包膜不完整的纤维瘤、黏膜乳头状瘤、唾液腺多形性腺瘤等。有的肿瘤虽为良性，但由于生长部位与器官特性所致的恶性后果，而显示为恶性生物行为，如颅内良性肿瘤伴颅内高压、肾上腺髓质肿瘤伴恶性高血压及胰岛素瘤伴低血糖等。

第二节　恶性肿瘤

恶性肿瘤是机体在各种致瘤因素长期作用下，某一正常组织细胞发生异常分化和过度增生的结果；这种现象一旦形成，具有向周围组织乃至全身侵袭和转移的特性，其生长变化快慢与机体免疫功能有关。随着疾病谱的改变，恶性肿瘤对人类的威胁日益突出，为男性第 2 位死因，女性第 3 位死因，是目前最常见的死亡原因之一。

【病因】

肿瘤的病因迄今尚未完全明确。大量流行病学调查、实验研究及临床观察发现环境与行为对人类恶性肿瘤的发生有重要影响。据统计，约 80% 以上的恶性肿瘤与环境因素有关，环境因素有致癌因素与促癌因素。机体的内在因素在肿瘤的发生发展中也起着重要作用。

1.环境因素

（1）物理因素：①电离辐射：X 线防护不当可致皮肤癌、白血病等；吸入放射污染粉尘可致骨肉瘤和甲状腺肿瘤等，是医源性致癌的原因之一。②紫外线：可引起皮肤癌，对易感个体(着色性干皮病病人)作用明显。③其他：如烧伤深瘢痕长期存在易癌变，皮肤慢性溃疡可能致皮肤鳞癌，石棉纤维可导致肺癌，滑石粉与胃癌有关等。

（2）化学因素：①烷化剂：其生物学作用类似 X 射线，如有机农药、硫芥、乙酯杀螨醇等，可致肺癌及造血器官肿瘤等。②多环芳香烃类化合物：与煤烟垢、煤焦油、沥青等物质经常接触的工人易患皮肤癌与肺癌。③氨基偶氮类：易诱发膀胱癌、肝癌。④亚硝胺类：与食管癌、胃癌和肝癌的发生有关。⑤真菌毒素和植物毒素：黄曲霉素易污染粮食，可致肝癌、肾癌、胃与结肠的腺癌。⑥其他：某些金属(镍、铬、砷)可致肺癌等，氯乙烯能诱发人肝血管肉瘤，二氯二苯基、三氯乙烷(DDT)和苯可致肝癌。

（3）生物因素：主要为病毒，致癌病毒可分为 2 类。①DNA 肿瘤病毒：如 EB 病毒与鼻咽癌、伯基特淋巴瘤有关，单纯疱疹病毒反复感染与宫颈癌有关，乙型肝炎病毒与肝癌有关等。②RNA 肿瘤病毒：如 C 型 RNA 病毒则与白血病、霍奇金病有关。少数寄生虫和细菌也可引起人类肿瘤，如华支睾吸虫与肝癌有关，埃及血吸虫可致膀胱癌，日本血吸虫可引起大肠癌；幽门螺旋杆菌与胃癌的发生有关。

2.机体因素

（1）遗传因素：肿瘤有遗传倾向性，即遗传易感性，如结肠息肉病、乳腺癌、胃癌等。BRCA-I 基因突变者易患乳腺癌，APC 基因突变者易患肠道息肉病。相当数量的食管癌、肝癌、胃癌、乳腺癌或鼻咽癌病人有家族史。

（2）内分泌因素：某些激素与肿瘤发生有关，如雌激素和泌乳素与乳腺癌有关，生长激素可以刺激癌的发展。

（3）免疫因素：具有先天或获得性免疫缺陷者易发生恶性肿瘤，如艾滋病病人易患恶性肿瘤；器官移植后长期使用免疫抑制剂者，肿瘤的发生率比正常人群高 50~100 倍。

【病理生理】

1. 发生发展　可分为癌前期、原位癌及浸润癌 3 个阶段。癌前期表现为上皮增生明显，伴有不典型增生；原位癌通常指癌变细胞局限于上皮层、未突破基底膜的早期癌；浸润癌指原位癌突破基底膜向周围组织浸润、发展，破坏周围组织的正常结构。

2. 细胞分化　肿瘤细胞的分化程度不同，其恶性程度和预后亦不同。恶性肿瘤细胞可分为高分化、中分化和低分化(或未分化)3 类，或称Ⅰ级、Ⅱ级、Ⅲ级。高分化(Ⅰ级)细胞形态接近正常，恶性程度低；低分化或未分化(Ⅲ级)细胞核分裂较多，高度恶性，预后不良；中分化(Ⅱ级)的恶性程度介于两者之间。

3. 生长方式　主要呈浸润性生长，肿瘤沿组织间隙、神经纤维间隙或毛细血管扩展，边界不清，实际扩展范围远较肉眼所见大，局部切除后极易复发。

4. 生长速度　恶性肿瘤生长快、发展迅速，病程较短。良性肿瘤恶变时亦可逐渐增大，合并出血、感染时短期内明显增大。

5. 转移方式　恶性肿瘤易发生转移，转移方式有 4 种。

（1）直接蔓延：肿瘤细胞向与原发灶相连的组织扩散生长，如直肠癌、宫颈癌侵及骨盆壁。

（2）淋巴转移：多数先转移至邻近区域淋巴结，也可出现"跳跃式"越级转移。皮肤真皮层淋巴管转移可出现皮肤水肿，如乳腺癌乳房病灶处皮肤可呈"橘皮"样改变。毛细淋巴管内的癌栓致相邻毛细血管扩张充血，可呈炎症表现如炎性乳腺癌。皮肤淋巴管转移还可使局部呈卫星结节。

（3）血行转移：肿瘤细胞随血流转移至远处，如腹内肿瘤可经门静脉系统转移到肝；四肢肉瘤可经体循环静脉系统转移到肺。

（4）种植性转移：肿瘤细胞脱落后在体腔或空腔脏器内的转移，如胃癌种植到盆腔。

6. 肿瘤分期　恶性肿瘤的临床分期有助于合理制定治疗方案，正确评价治疗效果，判断预后。目前广泛使用的是国际抗癌联盟提出的 TNM 分期法。T 指原发肿瘤、N 为淋巴结、M 为远处转移。再根据肿块大小、浸润深度等在字母后标以 0 至 4 的数字，表示肿瘤发展程度。0 代表无，1 至 4 数字越大，程度越高；有远处转移为 M1，无为 M0。根据 TNM 的不同组合，诊断为不同的期别。临床无法判断肿瘤体积时则 TX 表示。

【临床表现】

肿瘤的临床表现取决于肿瘤性质、发生组织、所在部位以及发展程度。一般早期多无明显症状。待病人有特征性症状时病变常已属晚期。

知识拓展

恶性肿瘤的早期信号

　　下列 10 项症状并非恶性肿瘤的特征性症状，但常被认为是恶性肿瘤的早期信号：①身体任何部位发现肿块并逐渐增大；②身体任何部位发现经久不愈的溃疡；③中年以上妇女出现阴道不规则流血或白带增多；④进食时胸骨后不适、灼痛、异物感或进行性吞咽困难；⑤久治不愈的干咳或痰中带血；⑥长期消化不良，进行性食欲减退，不明原因的消瘦；⑦排便习惯改变或便血；⑧鼻塞、鼻出血；⑨黑痣增大或破溃出血；⑩无痛性血尿。注意到这些早期信号并及时进行必要的检查常可发现较早期的恶性肿瘤病人。另外来自有特定功能器官或组织的肿瘤可有明显的症状，如肾上腺髓质的嗜铬细胞瘤早期可出现高血压，胰岛细胞瘤伴有低血糖症。

　　1. 局部表现

　　(1) 肿块：常是体表或浅表肿瘤的首要症状，相应的可见扩张或增大增粗的静脉。肿瘤性质不同，其硬度、移动度及边界可不同。位于深部或内脏的肿块不易触及，但可出现脏器受压或空腔器官梗阻等症状。

　　(2) 疼痛：肿块膨胀性生长、破溃或感染等使神经末梢或神经干受刺激或压迫，出现局部刺痛、跳痛、烧灼痛、隐痛或放射痛，常难以忍受，尤以夜间更明显。空腔脏器肿瘤可致痉挛而产生绞痛，如肿瘤致肠梗阻后发生的肠绞痛。

　　(3) 溃疡：体表或空腔器官的肿瘤若生长迅速，可因血液供应不足继发坏死，或因继发感染而发生溃烂，可有恶臭及血性分泌物。

　　(4) 出血：体表及与体外相交通的肿瘤，发生破溃、血管破裂可致出血。发生在上消化道者可有呕血或黑便；在下消化道者可有血便或黏液血便；在胆道与泌尿道者，除血便和血尿外，常伴局部绞痛；肺癌可发生咯血或血痰；肝癌破裂可致腹腔内出血。

　　(5) 梗阻：肿瘤可堵塞或压迫空腔器官导致梗阻，出现不同的临床表现，如胃癌伴幽门梗阻可致呕吐，肠肿瘤可致肠梗阻；胰头癌和胆管癌可压迫胆总管而出现黄疸。

　　(6) 浸润与转移症状：可出现区域淋巴结肿大、局部静脉曲张、肢体水肿。若发生骨转移可有疼痛、硬结或病理性骨折等表现。

　　2. 全身表现　　早期病人多无明显的全身症状，或仅有非特异性表现，如消瘦、乏力、体重下降、低热、贫血等；晚期出现全身衰竭，呈现恶病质。不同部位肿瘤，恶病质出现迟早不一，消化道肿瘤病人出现较早。某些部位的肿瘤可呈现相应器官的功能亢进或低下，继发全身性改变，如颅内肿瘤引起颅内压增高和定位症状等。

【辅助检查】

　　1. 实验室检查

　　(1) 常规检查：包括血、尿及大便常规检查。其阳性检查结果并非恶性肿瘤的特异性标志，但常可提供诊断线索。如恶性肿瘤病人常可伴血沉加快；白血病者血常规明显改变；泌尿系统肿瘤可见血尿；胃肠道肿瘤病人可伴贫血及大便隐血试验阳性等。

(2)血清学检查:用生化方法可测定人体内肿瘤细胞产生的分布在血液、分泌物、排泄物中的肿瘤标志物,可以是酶、激素、糖蛋白、胚胎性抗原或肿瘤代谢产物。大多数肿瘤标志物在恶性肿瘤和正常组织之间并无质的差异,故特异性较差,但肿瘤标志物的检测和动态观察有助于肿瘤的诊断和鉴别、判断疗效和预后、提示治疗后复发和转移。常用的血清酶学检查有碱性磷酸酶(AKP)、酸性磷酸酶(ALP)、乳酸脱氢酶(LDH)。

(3)肿瘤相关抗原:常用的肿瘤免疫学标志物癌胚抗原(CEA)在结肠癌、胃癌、肺癌、腺癌均可增高,对预测大肠癌复发有较好的作用。甲胎蛋白(AFP)对肝癌、前列腺特异抗原(PSA)对前列腺癌、抗 EB 病毒抗原的 IgA 抗体对鼻咽癌、人绒毛膜促性腺激素(hCG)对滋养层肿瘤的诊断均有较高的特异性及敏感性,但仍存在一定的假阳性。

(4)流式细胞分析术:分析染色体 DNA 倍体类型、DNA 指数等,结合肿瘤病理类型可以判断肿瘤的恶性程度及推测其预后。

(5)基因或基因产物检查:核酸中碱基排列具有极其严格的特异序列,基因诊断即利用此特征,根据检测样品中有无特定序列以确定是否存在肿瘤或癌变的特定基因,从而作出诊断。基因检测敏感而特异,常早于临床症状出现之前,如早期发现尿液中存在突变的基因,数年后始发癌症。由于其敏感特性,可对手术切缘组织进行检测,如阳性则易局部复发,从而估计预后。

2. **影像学检查** X 线、超声波、各种造影、放射性核素、电子计算机断层扫描(CT)、磁共振成像(MRI)和正电子发射断层成像(PET-CT)等各种检查方法可明确有无肿块及肿块的部位、形态、大小等,有助于肿瘤的诊断及其性质的判断。

3. **腔镜或内镜检查** 应用腔镜或内镜技术直接观察空腔器官、胸腔、腹腔、纵隔等部位的病变,同时可取细胞或组织行病理学检查,并能对小的病变如息肉做摘除治疗;还可向输尿管、胆总管或胰管插入导管做 X 线造影检查。

4. **病理学检查** 是目前确定肿瘤的直接而可靠的依据。

(1)临床细胞学检查:取材方便、易被接受,被临床广泛应用。①体液自然脱落细胞:肿瘤细胞易于脱落,可取胸水、腹水、尿液沉渣、痰液等进行涂片。②黏膜细胞:食管拉网、胃黏膜洗脱液、宫颈刮片及内镜下肿瘤表面刷脱细胞。③细针吸取(FNA)或超声引导穿刺吸取肿瘤细胞涂片进行染色检查。

(2)病理组织学检查:皮下软组织或某些内脏实性肿块采用穿刺活检,体表或腔道黏膜的表浅肿瘤采用钳取活检。对于深部或体表较大而完整的肿瘤,可穿刺活检,或于手术中切取组织行快速(冷冻)切片诊断。病理组织学检查理论上有可能促使恶性肿瘤扩散,因此应在术前短期内或术中施行。

(3)免疫组织化学检查:有助于提高肿瘤诊断的准确率,判断组织来源,发现微小癌灶,正确分期及判断恶性程度。

【处理原则】

肿瘤治疗多采用综合治疗方法,包括手术治疗、化学治疗、放射治疗、生物治疗、中医中药及内分泌治疗等。具体的治疗方案应经多科医师参与的多学科协作诊疗模式(,MDT)讨论,结合肿瘤性质、分期和病人的全身状态而选择决定。

1. **手术治疗** 是目前早中期实体肿瘤首选的治疗方法。根据手术应用目的不同而分为

7类。

(1)预防性手术：用于治疗癌前病变，防止其发生恶变或发展为进展期癌。如家族性结肠息肉病者可通过预防性结肠切除而降低结肠癌的发生率。

(2)诊断性手术：指经不同方式，如切除活检术或剖腹探查术获取肿瘤组织标本并经病理学检查明确诊断后再进行相应的治疗。

(3)根治性手术：指手术切除全部肿瘤组织及可能累及的周围组织和区域淋巴结，以求达到彻底治愈的目的。

(4)姑息性手术：属于解除或减轻症状而非根治性的手术，适用于恶性肿瘤已超越根治性手术切除的范围，无法彻底清除体内全部病灶，如晚期大肠癌伴肠梗阻时行肠造口术以减轻病人痛苦、改善生活质量和延长生存时间。

(5)减瘤手术：又称减量手术，是指对于体积较大、单纯手术无法根治的恶性肿瘤，宜行大部切除，术后继以化学治疗、放射治疗、生物治疗等以控制残余的肿瘤细胞。但减瘤手术仅适用于原发病灶大部切除后，残余肿瘤能用其他治疗方法有效控制者，如卵巢癌、Burkitt淋巴瘤、睾丸癌等。

(6)复发或转移灶手术：复发肿瘤应根据具体情况及手术治疗、化学治疗、放射治疗的疗效而定，凡能手术者应考虑再行手术。如乳腺癌术后局部复发可再行局部切除术。转移肿瘤的手术切除适合于原发灶已得到较好控制，而转移病灶可切除者。

(7)重建和康复手术：对恶性肿瘤病人来说，生活质量是极其重要的问题，而外科手术在病人术后的重建和康复方面起着独特而重要的作用。乳腺癌改良根治术后经腹直肌皮瓣转移乳房重建，头颈部肿瘤术后局部组织缺损的修复等均能提高肿瘤根治术后病人的生活质量。

2.化学治疗　简称化疗，是一种应用特殊化学药物杀灭恶性肿瘤细胞或组织的治疗方法，是中晚期肿瘤病人综合治疗的重要手段。恶性滋养细胞肿瘤、急性淋巴细胞白血病等可以单独应用化学治疗治愈。颗粒细胞白血病、乳腺癌、肾母细胞癌等通过化学治疗可以使肿瘤缓解或缩小，可使手术范围缩小。一些肿瘤在手术后可进一步化学治疗以提高疗效，如胃肠道癌、鼻咽癌、宫颈癌、前列腺癌和非小细胞肺癌等。化学治疗药物种类很多，应根据肿瘤特性、病理类型选用敏感的药物并制定联合化学治疗方案。

(1)药物分类：传统的抗癌药物分类法是根据药物的化学结构、来源及作用机制分为7类：①细胞毒素类药物：烷化剂类，其氮芥基团作用于 DNA、RNA、酶和蛋白质，导致细胞死亡。如氮芥、环磷酰胺、白消安等。②抗代谢类药物：对核酸代谢物与酶结合反应有相互竞争作用，影响与阻断核酸的合成，如甲氨蝶呤、氟尿嘧啶、阿糖胞苷等。③抗生素类：如阿霉素、丝裂霉素、放线菌素 D 等具有抗肿瘤作用。④生物碱类：主要干扰细胞内纺锤体的形成，使细胞停留在有丝分裂中期。常用的有长春新碱、羟基喜树碱、紫杉醇等。⑤激素类：改变内环境进而影响肿瘤生长，或增强机体对肿瘤侵害的抵抗力。常用的有他莫昔芬(三苯氧胺)、己烯雌酚、黄体酮等。⑥分子靶向药物：以肿瘤相关的特异分子作为靶点的单克隆抗体和小分子化合物，其作用靶点可以是细胞受体、信号转导和抗血管生成等。单抗类常用的有曲妥珠单抗、利妥昔单抗、西妥昔单抗和贝伐单抗等；小分子化合物常用的有伊马替尼、吉非替尼等。⑦其他：如丙卡巴肼、羟基脲、铂类等。

(2)治疗方式：从理论上讲化学治疗药物只能杀灭一定百分比的肿瘤细胞，即使某一种药物能杀灭 99.99% 的肿瘤细胞，尚存留 0.001% 肿瘤细胞，仍可出现临床复发。多药物联合应用是控制复发的可能途径。根据化学治疗在治疗中的地位和治疗对象不同，其临床应用主要有以下 4 种。

1）诱导化学治疗常为静脉给药，用于可治愈肿瘤或晚期播散性肿瘤，此时化学治疗是首选或唯一可选的治疗。应用化学治疗希望达到治愈或使病情缓解后再选用其他治疗。

2）辅助化学治疗：也称为保驾化疗。常为静脉给药，用于肿瘤已被局部满意控制后的治疗，如在肿瘤根治术后或治愈性放射治疗后，针对可能残留的微小病灶进行治疗，以达到进一步提高局部治疗效果的目的。

3）初始化学治疗：初始化学治疗也被称为新辅助化学治疗，用于尚可选用手术或放射治疗的局限性肿瘤，应用初始化学治疗可使肿瘤缩小，进而缩小手术范围、减少放射治疗剂量或提高局部治疗的疗效。

4）特殊途径化学治疗：除静脉滴注或注射、口服、肌内注射外，可将有效药物作腔内注射、动脉内注入、动脉隔离灌注或者门静脉灌注，以提高药物在肿瘤局部的浓度。

3. 放射治疗　简称放疗，是利用放射线的电离辐射作用，破坏或杀灭肿瘤细胞，从而达到治疗目的的一种方法，是治疗恶性肿瘤的主要手段之一，目前约 70% 的恶性肿瘤病人在病程不同时期因不同的目的需要接受放射治疗。临床上应用的放射线有电磁辐射如 X 线、γ线；粒子辐射如 α 射线、β 射线、质子射线、中子射线等。放射治疗技术包括远距离治疗（外照射）、近距离治疗（腔内放射治疗）、立体定向放射治疗（X 或 γ 刀）和适形放射治疗等。

（1）适应证：①对射线高度敏感的淋巴造血系统肿瘤、性腺肿瘤、多发性骨髓瘤、肾母细胞瘤等低分化肿瘤。②对射线中度敏感的表浅肿瘤和位于生理管道的肿瘤，如皮肤癌、鼻咽癌、口腔癌、宫颈癌、肛管癌、中耳癌等。③放射治疗与手术综合治疗的肿瘤，如乳腺癌、食管癌、支气管肺癌、卵巢癌、脑肿瘤等。④放射治疗价值有限，仅能缓解症状的肿瘤，如喉癌、下咽癌、甲状腺癌和尿道癌等。⑤对放射治疗不敏感或价值不大的肿瘤，如成骨肉瘤、纤维肉瘤、脂肪肉瘤、恶性黑色素瘤、胃肠道高分化癌、胆囊癌、肾上腺癌等。

（2）禁忌证：①晚期肿瘤，伴严重贫血、恶病质者；②外周血白细胞计数低于 $3.0×10^9$/L，血小板计数低于 $50×10^9$/L，血红蛋白低于 90 g/L 者；③合并各种传染病，如活动性肝炎、活动性肺结核者；④有心、肺、肾、肝等功能严重不全者；⑤接受放射治疗的组织器官已有放射性损伤者。⑥对放射线中度敏感的肿瘤已有广泛远处转移或经足量放射治疗后近期内复发者。

4. 生物治疗　是应用生物学技术改善个体对肿瘤的应答反应及直接效应的治疗，包括免疫治疗与基因治疗 2 类。免疫治疗有非特异性和特异性之分，前者如接种卡介苗、麻渗疫苗、注射干扰素等；后者是接种自身或异体瘤苗或肿瘤免疫核糖核酸等，目的在于通过调动人体防御系统、提高免疫功能，达到抗肿瘤的效果。基因治疗是应用基因工程技术，干预存在于靶细胞的相关基因表达水平以达到治疗目的。肿瘤的基因治疗方法目前尚处于研究阶段。

5. 中医中药治疗　应用中医扶正法、化瘀散结、清热解毒，通经活络等原理，以中药补益气血、调理脏腑，配合手术及放化疗，促进肿瘤病人的康复。

6. 内分泌治疗　某些肿瘤的发生和发展与体内激素水平密切相关，可进行内分泌治疗，如增添激素或内分泌去势治疗等。

【预防】

恶性肿瘤是由环境、遗传、病毒感染和生活方式(包括饮食、运动)等多种因素相互作用而引起的,所以目前尚无可利用的单一预防措施。国际抗癌联盟认为1/3恶性肿瘤是可以预防的,1/3恶性肿瘤若能早期诊断是可以治愈的,1/3恶性肿瘤可以减轻痛苦,延长寿命。并据此提出了恶性肿瘤的三级预防概念。

1. 一级预防　为病因预防,是指消除或减少可能致癌的因素,降低发病率。约80%以上人类恶性肿瘤与环境因素有关,因此实现一级预防的措施在于保护环境,控制大气、水源、土壤等污染;改变不良的饮食习惯、生活方式,如戒烟、酒,多食新鲜蔬菜水果,忌食高盐、霉变食物;减少职业性暴露于致癌物,如石棉、苯、甲醛等;接种疫苗等。

2. 二级预防　是指早期发现、早期诊断、早期治疗,以提高生存率,降低病死率。一般以某种肿瘤的高发区及高危人群为对象进行选择性筛查,可改善检出肿瘤病人的预后。

3. 三级预防　是指治疗后的康复,包括姑息治疗和对症治疗,以提高生存质量、减轻痛苦、延长生命。近年来开展的化学预防和免疫预防为癌症预防开拓了新领域。

【护理评估】

(一)治疗前评估

1. 健康史

(1)一般情况:包括年龄、性别、婚姻和职业;女性病人月经史、生育史、哺乳史。

(2)病因和诱因:有无吸烟、长期饮酒;有无不良的饮食习惯或与职业因素有关的接触与暴露史;家族中有无肿瘤病人;有无经历重大精神刺激、剧烈情绪波动或抑郁。

(3)既往史:询问有无其他部位肿瘤病史或手术治疗史,有无其他系统伴随疾病。有无用(服)药史、过敏史。

(4)家族史:了解有无相关肿瘤家族史等。

2. 身体状况　病人的病情、相关的辅助检查结果,评估病人对手术、放射治疗、化学治疗的适应情况等。

(1)症状与体征

1)局部表现:评估有无肿块及肿块的部位、大小、外形、软硬度、表面温度、血管分布、界限及活动度;有无疼痛,疼痛的性质与程度;肿瘤有无坏死、溃疡、出血及空腔器官肿瘤导致的梗阻等继发症状。

2)全身表现:评估易发生肿瘤转移的部位,如颈部、锁骨上、腹股沟区有无肿大淋巴结;有无肿瘤引起的相应器官功能改变和全身性表现,如颅内肿瘤引起颅内压增高和定位症状等;有无消瘦、乏力、体重下降、低热、贫血、恶病质症状。

(2)辅助检查:包括定性、定位诊断性检查及有关内脏器官功能的检查。了解病人实验室检查结果,超声、X线、CT和MRI检查有无占位,是否行放射性核素扫描及其结果,评估病人内脏器官功能损害程度,营养状况,心、肺、肾等重要内脏器官功能和病人对手术以及各种治疗的耐受情况。

3. 心理-社会状况　了解病人对疾病诱因、常见症状、拟采取的手术方式、手术过程、手术可能导致的并发症、放射治疗、化学治疗、介入治疗、疾病预后及康复知识的认知及配合程度。评估病人对疾病诊断的心理承受能力，对治疗效果、预后等的心理反应。评估家庭的经济承受能力；病人及其亲属对恶性肿瘤及其治疗方法、预后的认知程度及心理承受能力；病人亲属与病人的关系；病人的社会支持系统等。

(二) 治疗后评估

1. 术后评估　评估和了解手术方式、肿瘤的临床分期及预后，术后康复及心理变化等情况。

2. 化学治疗　后评估和判断病人是否出现化学治疗药物的毒副反应，包括：①静脉炎、静脉栓塞或药物外渗引起皮肤软组织损伤；②恶心、呕吐、腹泻、口腔溃疡等；③骨髓抑制，白细胞、血小板减少；④肝、肾功能损害及神经系统毒性；⑤免疫功能降低，容易并发细菌或真菌感染；⑥其他，如脱发、色素沉着、过敏反应等。

3. 放射治疗后评估　评估有无放射治疗毒性作用及不良反应出现，包括骨髓抑制(白细胞减少、血小板减少)、皮肤黏膜改变和胃肠道反应等。

【常见护理诊断/问题】

1. 焦虑与恐惧　与担忧疾病治疗效果、预后、治疗费用等有关。
2. 营养失调：　低于机体需要量与肿瘤所致高分解代谢状态及摄入减少、吸收障碍以及化学治疗、放射治疗所致味觉改变、食欲下降、进食困难、恶心呕吐等有关。
3. 疼痛　与肿瘤生长侵及神经、肿瘤压迫及手术创伤有关。
4. 潜在并发症　感染、出血、皮肤和黏膜受损、静脉炎、静脉栓塞及脏器功能障碍。

【护理目标】

(1) 病人的焦虑、恐惧程度减轻。
(2) 营养状况得以维持或改善。
(3) 疼痛得到有效控制，病人自述舒适感增加。
(4) 皮肤未发生感染、出血、皮肤和黏膜受损、静脉炎、器官功能障碍等并发症，或并发症得到及时发现和处理。

【护理措施】

(一) 手术病人的护理

1. 术前护理

(1) 减轻焦虑和恐惧："谈癌色变"是不少人的反应。因文化背景、心理特征、病情及对疾病的认知程度不同，病人会产生不同的心理反应，应有针对性地进行心理疏导，消除负性情绪的影响，增强战胜疾病的信心。

1) 震惊否认期：病人初悉病情后，眼神呆滞，不言不语，知觉淡漠甚至晕厥，继之极力否认，甚至辗转多家医院就诊、咨询。对此期病人，应鼓励家属给予其情感上的支持和生活上的关心，使之有安全感。

2) 愤怒期：当病人接受疾病现实后，会产生恐慌、哭泣，继而愤怒、烦躁、不满，甚至出现冲动性行为。对此期病人，应通过交谈和沟通尽量诱导病人表达自身的感受和想法，纠正其认知错误，教育和引导病人正视现实。

3）协议期：病人步入"讨价还价"阶段，常心存幻想，祈求生命的延长。此期病人易接受他人的劝慰，有良好的遵医行为。因此，应维护病人的自尊，兼顾身心需要，提供心理护理。

4）抑郁期：当治疗效果不理想时，病人往往感到绝望无助，对治疗失去信心，表现为悲伤抑郁、沉默寡言、黯然泣下，甚至有自杀倾向，应予重视。对抑郁期病人，应给予更多关爱和抚慰，满足其各种需求。

5）接受期：病人经过激烈的内心挣扎，接受事实，心境变得平和，不再自暴自弃，能积极配合治疗和护理。晚期病人常处于消极被动的应付状态，处于平静、无望的心理状态。对进入接受期病人，应加强交流，了解并满足其需求，尽可能提高其生活质量。

以上心理变化可同时或反复发生，且不同心理特征者在心理变化分期方面存在很大差异，各期持续时间、出现顺序也不尽相同。

（2）纠正营养不良：术前全面了解病人的体质、营养状况和进食情况。肿瘤病人因疾病消耗、营养不良或慢性失血可引起贫血、水电解质紊乱，应补充其不足，纠正营养失调，提高其对手术的耐受性，保证手术安全。鼓励病人增加蛋白质、糖类和维生素的摄入；伴疼痛或恶心不适者餐前可适当用药物控制症状；对口服摄入不足者，通过肠内、肠外营养支持改善营养状况。

（3）缓解疼痛：术前疼痛系肿瘤浸润神经或压迫邻近内脏器官所致。护士除观察疼痛的部位、性质、持续时间外，还应为病人创造安静舒适的环境，鼓励其适当参与娱乐活动以分散注意力，并与病人共同探索控制疼痛的不同途径，如松弛疗法、音乐疗法等，同时鼓励家属参与镇痛计划。

2. 术后护理

（1）饮食和营养支持：术后能经口进食者鼓励尽早进食，并给予易消化且富有营养的饮食；消化道功能尚未恢复之前，可经肠外途径供给所需能量和营养素，以利创伤修复；也可经管饲提供肠内营养，促进胃肠功能恢复。康复期病人少量多餐、循序渐进恢复饮食。

（2）镇痛护理：术后麻醉作用消失，切口疼痛会影响病人的身心康复，应遵医嘱及时予以镇痛治疗，解释正确用药的重要性；晚期肿瘤疼痛难以控制者，可按 WHO 三级阶梯镇痛方案处理。①一级镇痛法：疼痛较轻者，可用阿司匹林等非阿片类解热消炎镇痛药；②二级镇痛法：适用于中度持续性疼痛者，用可待因等弱阿片类药物；③三级镇痛法：疼痛进一步加剧，改用强阿片类药物，如吗啡、哌替啶等。癌性疼痛给药遵循口服、按时（非按需）、按阶梯、个体化给药的原则。镇痛药物剂量根据病人的疼痛程度和需要由小到大直至病人疼痛消失为止，不应对药物限制过严，导致用药不足。

（3）并发症的护理：根治性手术范围广、创伤大，且多数肿瘤病人年龄较大，全身营养状况较差，故手术耐受性差、风险大，病人术后易并发呼吸道、泌尿系统、切口或腹腔内感染等。为促进病人康复，减少并发症发生，护士应：①指导病人床上使用便器；②胸、腹部手术者，鼓励其多翻身、深呼吸、有效咳嗽和咳痰；③术后严密观察生命体征的变化；④加强引流管护理；⑤观察切口渗血、渗液情况，保持伤口敷料干燥；⑥观察切口的颜色、温度，尤其是皮瓣移植术后，如发现颜色苍白或青紫、局部变冷应及时处理；⑦加强皮肤和口腔护理；⑧早期肢体活动及下床活动，促进肠蠕动、减轻腹胀、预防肠粘连，并增进食欲、促进血液循环及切口愈合，但应注意保暖和安全。

(二)化学治疗病人的护理

1. 恶心呕吐的护理　病人出现恶心呕吐较为普遍,严重呕吐会导致营养不良,严重影响治疗进程及效果。为了减少恶心呕吐发生,化学治疗前 1 小时禁食并给予止吐药。护士应严密观察病人呕吐情况,根据呕吐轻重,遵医嘱给予相应的止吐药。治疗期间鼓励病人少食多餐,食物多样化,注意食物的色、香、味,进食营养、清淡易消化的流质或半流质食物,并多进食蔬菜水果等绿色食品。

2. 腹泻的护理　腹泻是化学治疗常见的不良反应,会导致营养流失,严重时易导致肠出血及穿孔,影响治疗效果。护士应密切观察病人腹痛及排便情况,及时发现肠出血及穿孔等不良反应,遵医嘱用药并给予相应护理措施。饮食以易消化、低纤维食物为主,鼓励多饮水。

3. 保护皮肤黏膜　指导病人保持皮肤清洁、干燥,不用刺激性物质如肥皂等,治疗时要重视病人对疼痛的主诉,鉴别疼痛的原因,若怀疑药物外渗即停止输液,并针对外渗药液的性质给予相应的处理。对刺激性强、作用时间长的药物,若病人的外周血管条件差,可行深静脉置管。

4. 防止静脉炎、静脉栓塞的发生　化学治疗最常见的给药途径为静脉给药,通常经深静脉或中心静脉置管给药。根据药性选用适宜的溶媒稀释;合理安排给药顺序,掌握正确的给药方法,减少对血管壁的刺激;有计划地由远端开始选择静脉并注意保护,妥善固定针头以防滑脱、药物外漏。一旦发生药物外渗,及时停止药物输注,使用注射器回抽外渗药液,根据药物特性,相应选择冰袋冷敷、热敷、局部封闭治疗等措施。

5. 脏器功能障碍的预防和处理　了解化学治疗方案,熟悉化学治疗药物剂量、作用途径、给药方法及毒不良反应,做到按时、准确用药。化学治疗药物要现配现用,不可久置。推注过程中注意控制速度,并严密观察病人的反应。化学治疗过程中密切观察病情变化、监测肝肾功能、了解病人的不适、准确记录 24 小时出入水量,鼓励多饮水、采用水化疗法、碱化尿液等以减少或减轻化学治疗所致的毒不良反应。

6. 感染的预防　每周查 1 次血常规,白细胞计数低于 $3.5×10^9/L$ 者应遵医嘱停药或减量。血小板计数低于 $80×10^9/L$、白细胞计数低于 $1.0×10^9/L$ 时,应做好保护性隔离,预防交叉感染;给予必要的支持治疗,如中药调理、成分输血,必要时遵医嘱应用升血细胞类药。加强病室空气消毒,减少探视;预防医源性感染;对大剂量强化化学治疗者实施严密的保护性隔离或置于层流室。

7. 出血的护理　观察病人血常规变化,骨髓严重抑制者,注意有无皮肤瘀斑、齿龈出血、血尿、血便等全身出血倾向;监测血小板计数,低于 $50×10^9/L$ 时避免外出,低于 $20×10^9/L$ 时要绝对卧床休息,限制活动。协助做好生活护理,注意安全、避免受伤,同时监测病人的生命体征和神志的变化。尽量避免肌内注射及用硬毛牙刷刷牙。

8. 其他　注意休息,协助病人逐渐增加日常活动;保持病室整洁,创造舒适的休养环境,减少不良刺激。协助脱发病人选购合适的发套,避免因外观改变所致的负性情绪。

(三)放射治疗病人的护理

1. 防止皮肤、黏膜损伤　病人放射治疗期间应注意:①照射野皮肤忌摩擦、理化刺激,忌搔抓;保持清洁干燥,洗澡禁用肥皂、粗毛巾搓擦,局部用软毛巾吸干。②穿着柔软的棉质衣服,及时更换;③局部皮肤出现红斑瘙痒时禁搔抓,禁用乙醇、碘酊等涂擦;④照射野皮肤有脱皮现象时，禁用手撕脱，应让其自然脱落，一旦撕破难以愈合；⑤外出时戴帽，避免阳光直接曝晒，减少阳光对照射野皮肤的刺激。

2. 感染的预防　①监测病人有无感染症状和体征，每周查 1 次血常规。发现白细胞低于 $3×10^9/L$ 血小板低于 $80×10^9/L$ 时需暂停治疗。②严格执行无菌操作，防止交叉感染。③指导并督促病人注意个人卫生，如口腔清洁等。④外出时注意保暖，防止感冒诱发肺部感染。⑤鼓励病人多进食，增加营养，提高免疫力。

3. 照射器官功能障碍的预防和处理　肿瘤所在器官或照射野内的正常组织受射线影响可发生一系列反应，如膀胱照射后可出现血尿，胸部照射后形成放射性肺纤维变，胃肠道受损后出血、溃疡和形成放射性肠炎等。放射治疗期间加强对照射器官功能状态的观察，对症护理，有严重不良反应时报告医师，暂停放射治疗。

(四) 健康教育

1. 保持心情舒畅　肿瘤病人应保持良好的心态，避免情绪刺激和波动，否则可促进肿瘤的发生和发展。

2. 动员社会支持　鼓励病人亲属给予病人更多的关心和照顾，增强病人自尊感和被爱感，提高其生活质量。

3. 加强营养　均衡饮食，摄入高热量、高蛋白、富含膳食纤维的各类营养素，多食新鲜水果，饮食宜清淡，易消化。

4. 适量运动　适量、适时运动，以改善精神面貌，调整机体内在功能，增强抵抗力，减少各类并发症。

5. 功能锻炼　对于因术后器官、肢体残缺而引起生活不便者，应早期协助和鼓励其进行功能锻炼，如截肢术后的义肢锻炼、全喉切除术后的食管发音训练等，使其具备基本的自理能力和必要的劳动能力，减少对他人的依赖。

6. 继续治疗　肿瘤治疗以手术为主，辅以放射治疗、化学治疗等综合手段。鼓励病人积极配合治疗，勇敢面对现实，克服治疗带来的身体不适，坚持接受治疗。根据病人和家属的理解能力，有针对性地提供化学治疗、放射治疗等方面的信息资料，提高其对各种治疗反应的识别和自我照顾能力。督促病人按时用药和接受各项后续治疗，以利缓解临床症状、减少并发症、降低复发率。

7. 复诊指导　肿瘤病人应终生随访，在手术治疗后最初 2 年内至少每 3 个月复查 1 次，之后每半年复查 1 次，5 年后每年复查 1 次。随访可早期发现复发或转移征象。复查的内容根据不同肿瘤而有所不同，主要包括如下：

(1) 肿瘤切除后复发情况：有无局部和区域淋巴结肿大，如乳腺癌术后检查胸壁、腋窝淋巴结和锁骨上淋巴结情况。

(2) 肿瘤有无全身转移情况：了解肺部转移情况可摄胸部 X 线；观察肝转移可用超声或 CT 检查；腹部恶性肿瘤术后复查应注意直肠指诊，以早期发现盆腔种植性转移；怀疑骨转移可作 ECT 全身骨扫描。

(3) 与肿瘤相关的肿瘤标志物、激素和生化指标检查：如白血病复查血常规、肝癌复查甲胎蛋白、大肠癌复查癌胚抗原、绒癌和睾丸癌检查促性腺激素、垂体泌乳素瘤术后检查血清泌乳素变化情况。尤其是术前上述指标增高，术后恢复正常，而在随访中又出现逐渐升高的往往提示肿瘤复发。

（4）机体免疫功能测定：以了解病人的免疫状况。

【护理评价】

通过治疗与护理，病人是否：①焦虑、恐惧程度减轻，学会有效的应对方法，情绪平稳；②摄入足够的营养素，体重得以维持；③疼痛减轻，病人舒适度增加；④皮肤黏膜保持完整，感染、出血、静脉炎、静脉栓塞、内脏器官功能障碍等并发症得以预防，或得到及时发现和处理。

【思考题】

1. 王女士，56岁，1年前行左乳腺癌根治手术，近1个月出现两侧前胸及腰背痛，逐渐加重，难以忍受，核素骨扫描提示肿瘤骨转移。病人愤怒、烦躁、不满。

请问：

（1）该病人目前的心理反应属于哪一期？应如何进行护理？

（2）恶性肿瘤晚期的三级阶梯镇痛方案原则是什么？

2. 贾先生，60岁，矿工，因无明显诱因咳嗽、痰中带血丝1年余，加重2个月入院。既往身体健康。吸烟25年，15支/日。辅助检查：胸部CT示右下肺肿块。纤维支气管镜示右侧支气管距开口约2 cm处黏膜水肿糜烂，表面高低不平，管腔狭小，仅留一小空隙；病理组织活检示：鳞状细胞癌。

请问：.

（1）该病人发生肺癌的危险因素有哪些？

（2）对该病人进行手术治疗，术后主要的护理措施包括哪些？

（3）该病人术后三级预防措施包括哪些？

第十章

颅内压增高及脑疝病人的护理

识记
1. 复述颅内压增高、脑疝的概念。
2. 简述颅内压增高的病因、临床表现和辅助检查。
理解
解释颅内压增高和脑疝的病理生理及处理原则。
运用
运用护理程序对颅内压增高及脑疝病人实施整体护理。

习题二维码10-1

章前导言

颅内压增高是神经外科常见的临床综合征。颅脑损伤、肿瘤、血管疾病、脑积水或炎症等多种病理损害发展至一定阶段，都可使颅腔内容物体积增加，在一定范围内，人体可通过调节维持颅内压的平衡，若颅内压持续超过正常上限，则会出现相应的临床症状，甚至导致脑疝的发生，危及病人生命。及时处理引起颅内压增高的病因，并采取措施有效降低颅内压是治疗和护理的关键。颅内压增高和脑疝的发生机制、临床表现、急救与护醒本章学习的重点。

案例导入

罗先生，36岁，因头痛、视物不清1个月入院。1个月前无明显诱因出现头痛，为全颅间断性剧烈胀痛，伴视物模糊，呈进行性加重，无恶心、呕吐、发热。5日前出现右枕部隐痛，呈持续性，时轻时重，仍视物模糊，遂入院治疗。

既往身体健康，无药物过敏史，无传染病史。

体格检查：T 36.5℃，P 96次/分，R 23次/分，Bp 110/70 mmHg；瞳孔等大等圆，对光反射灵敏，四肢肌力、肌张力正常，双侧腱反射(++)，双侧感觉、共济检查正常，颈软、无抵抗。

辅助检查：眼科光学相关断层扫描(OCT)示双眼视神经盘、盘周视网膜水肿，神经轻度萎缩。腰椎穿刺显示压力为480 mmH$_2$O。

请思考：
(1) 该病人的评估内容应重点关注什么？
(2) 该病人最主要的护理诊断/问题是什么？
(3) 目前该病人首要的护理措施有哪些？

第一节　颅内压增高病人护理

 考点提示

序号	主要考点
1	颅内压增高早期生命体征的特点(两慢一高)
2	颅内压增高病人勿用力排便的目的(预防脑疝)
3	脑室引流管每日引流量不超过多少毫升
4	防止颅内压骤升的护理
5	冬眠低温疗法
6	格拉斯哥昏迷量表的计分方法

颅内压(ICP)是指颅腔内容物对颅腔壁所产生的压力。颅腔是由颅骨形成的半封闭腔,成人的颅腔容积固定不变,为 1400~1500 mL。颅腔内容物(脑组织、脑脊液、血液)的体积与颅腔容积相适应,使颅内保持稳定的压力。一般以脑脊液静水压代表颅内压,可通过腰椎穿刺或直接穿刺脑室测定。成人正常颅内压为 70~200 mmH$_2$O(0.7~2.0 kPa),儿童正常颅内压为 50~100 mmH$_2$O(0.5~1.0 kPa)。

受血压和呼吸的影响,颅内压可有小范围的波动。心脏收缩期略增高,舒张期稍下降;呼气时压力略增高,吸气时压力稍下降。颅内压调节除部分依靠颅内的静脉血被排挤到颅外血液循环外,主要是通过脑脊液量的增减来调节。颅内增加的临界容积约为 5%,超过此范围,颅内压开始增高(图 10-1)。当颅腔内容物体积增加或颅腔容积缩小超过颅腔可代偿的容量,使颅内压持续高于 200 mmH$_2$O(2.0 kPa)时,称为颅内压增高。

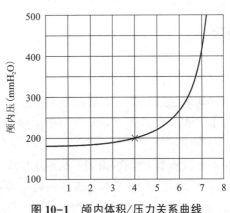

图 10-1　颅内体积/压力关系曲线

【病因】

1. 颅腔内容物的体积或量增大　包括:①脑组织体积增大:如脑组织损伤、炎症、缺血缺氧、中毒等导致的脑水肿;②脑脊液增多:如脑脊液分泌过多、吸收障碍或脑脊液循环受阻导致脑积水;③脑血流量增加:如高碳酸血症时血液中 HCO$_3^-$ 增高导致脑血管扩张、颅内静脉回流受阻、过度灌注等。

2. 颅内空间或颅腔体积缩小　包括:①颅内占位性病变:如脑肿瘤、颅内血肿、脑脓肿等在颅腔内占据一定体积,使空间相对变小;②先天性畸形:如小脑扁桃体下疝畸形、颅底凹陷症、狭颅症等使颅腔的容积变小。

【临床表现】

头痛、呕吐和视神经乳头水肿是颅内压增高的典型表现，称为颅内压增高"三主征"。三者出现的时间并不一致，常以其中一项为首发症状。

1. 头痛 是颅内压增高最常见的症状之一，程度不同，以晨起或晚间较重，部位多在额部及颞部，可从枕部向前方放射至眼眶。头痛程度可随颅内压增高而进行性加重；当咳嗽、打喷嚏、用力、弯腰、低头时可加重。头痛性质以胀痛和撕裂痛为多见。

2. 呕吐 常在头痛剧烈时出现，多呈喷射状。易发生于饭后，可伴有恶心，与进食无关

3. 视神经乳头水肿 是颅内压增高的重要体征之一。表现为视神经盘充血、边缘模糊不清、中央凹陷变浅或消失，视盘隆起，静脉怒张。若视神经盘水肿长期存在，可表现为视盘颜色苍白、视力减退、视野向心缩小，称为视神经继发性萎缩。此时如果颅内压增高得以解除，其视力的恢复也并不理想，甚至继续恶化和失明。

上述头痛、呕吐、视神经盘水肿是颅内压增高的典型表现，称之为颅内压增高的"三主征"。但各自出现的时间并不一致。

4. 意识障碍及生命体征变化 慢性颅内压增高的患者可出现嗜睡、反应迟钝；急性颅内压增高的病人可有明显的进行性意识障碍，甚至昏迷。病人可伴有典型的生命体征异常变化，出现库欣反应，即血压升高(尤其收缩压增高)、脉搏缓慢、呼吸不规则、体温升高等。严重病人最终可因呼吸循环衰竭而死亡。

5. 其他症状和体征 颅内压增高还可出现头晕、复视等。婴幼儿可见头皮静脉怒张、头颅增大、囟门饱满、颅缝增宽或分裂，头颅叩诊时呈破罐音。

【辅助检查】

1. 影像学检查

(1)CT 和 MRI：可见脑沟变浅，脑室、脑池缩小或脑结构变形等，通常能显示病变的位置、大小和形态，对绝大多数病变可作出定位诊断，也有助于定性诊断。CT 快速、精确、无创伤，是诊断颅内病变首选检查，MRI 检查需时较长，知颅骨骨质显像差。

(2)数字减影血管造影(DSA)：用于诊断脑血管性疾病和血运丰富的颅脑肿瘤。

(3)X 线检查：慢性颅内压增高病人，可见脑回压迹增多、加深，蛛网膜颗粒压迹增大、加深，蝶鞍扩大，颅骨的局部破坏或增生等；小儿可见颅缝分离。

2. 腰椎穿刺 可直接测量颅内压力，同时取脑脊液检查。但颅内压增高明显时，腰椎穿刺有导致枕骨大孔疝的危险，应避免进行。

3. 颅内压监测 临床需要监测颅内压者，都可以植入颅内压力传感器，进行持续监测，指导药物治疗和手术时机选择。

4. 眼科检查 可通过眼底检查、光学相关断层扫描(OCT)等观察视神经乳头的形状、大小、色泽，边缘是否清晰，视网膜动、静脉直径和比例等。

【处理原则】

颅内压增高的处理原则为积极治疗原发病，降低颅内压。

1. 非手术治疗

(1)一般处理：①限制液体入量；②避免颅内压增高的诱因，如保持大便通畅，防止便秘；③保持呼吸道通畅；预防呼吸道感染；④给予氧气吸入，有助于降低颅内压。

(2)脱水治疗：适用于颅内压增高原因不明，或虽已查明原因但仍需非手术治疗者，或作为手术前准备。使用高渗性脱水药(如 20% 甘露醇)，使脑组织间的水分通过渗透作用进入血液循环再由肾脏排出，达到减轻脑水肿和降低颅内压的目的；若同时使用利尿性脱水药如呋塞米，降低颅内压效果更好。

(3)激素治疗：应用肾上腺皮质激素可稳定血-脑脊液屏障，预防和缓解脑水肿，并能减少脑脊液生成，降低颅内压。

(4)亚低温冬眠疗法：降低脑的新陈代谢率，减少脑的氧耗量，防止脑水肿的发生与发展。

(5)脑脊液体外引流术：穿刺侧脑室缓慢放出过多的脑脊液，以暂时降低颅内压。

(6)巴比妥治疗：大剂量注射可降低脑的代谢，减少氧耗及增加脑对缺氧的耐受力，使颅内压降低。

(7)辅助过度换气：目的是使体内 CO_2 排出。当 $PaCO_2$ 每下降 1 mmHg 时，可使脑血流量递减 2%，从而使颅内压相应下降。

(8)对症治疗：头痛者可给予镇痛药，但忌用吗啡和哌替啶等药物，以防止呼吸中枢抑制。有抽搐发作者，给予抗癫痫药物治疗。烦躁病人在排除颅内压增高持续发展、气道梗阻、排便困难等前提下，给予镇静剂。

2. 手术治疗　手术去除病因是最根本和最有效的治疗方法。如手术切除颅内肿瘤、清除颅内血肿、处理大片凹陷性骨折等；有脑积水者行脑脊液分流术，将脑室内的液体通过特殊导管引蛛网膜下隙、腹腔或心房；脑疝形成时采用减压术。

【护理评估】

(一)术前评估

1. 健康史

(1)一般情况：包括年龄、性别、职业等。应特别注意病人的年龄，婴幼儿及小儿的颅缝未闭合或融合尚未牢固，老年人脑萎缩，均可使颅腔代偿能力增加，延缓病情进展。了解有无致颅内压急骤升高的相关因素存在，如便秘、剧烈咳嗽、呼吸道梗阻、癫痫发作、高热等。

(2)既往史：了解有无引起颅内压增高的相关病史，如头部外伤、颅内感染、脑肿瘤、高血压及脑动脉硬化等；有无其他全身性严重疾病，如尿毒症、肝性脑病、菌血症、酸碱平衡失调等。

(3)家族史：了解家族中有无颅内肿瘤、高血压等疾病的病人。

2. 身体状况

(1)症状与体征：评估：①头痛的部位、性质、程度、持续时间及变化，有无诱因及加重因素，头痛是否影响病人休息和睡眠；②是否因肢体功能障碍而影响自理能力；③是否因呕吐影响进食，有无水、电解质紊乱及营养不良的表现；④有无视力障碍、偏瘫或意识障碍等。

(2)辅助检查：了解实验室检查是否显示水、电解质紊乱；CT 或 MRI 等检查是否证实颅脑损伤或占位性病变等。

3.心理-社会状况　了解病人对疾病的认知程度；了解病人是否因头痛、呕吐等不适导致烦躁不安、焦虑等心理反应。

（二）术后评估

1.术中情况　了解病人的手术、麻醉方式与效果，血肿清除、肿瘤切除、骨折碎片摘除等情况，术中出血、补液、输血情况和术后诊断。

2.身体状况　评估生命体征是否平稳，了解意识、瞳孔及神经系统症状和体征，了解颅内压的变化情况；评估伤口是否干燥，有无渗液、渗血；各引流管是否通畅，引流液的颜色、性状与量等。

3.心理-社会状况　了解病人有无紧张；康复训练和早期活动是否配合；对出院后的继续治疗是否清楚。

【常见护理诊断/问题】

1.疼痛：头痛　与颅内压增高有关。

2.有脑组织灌注无效的危险　与颅内压增高、脑疝有关。

3.有体液不足的危险　与颅内压增高引起剧烈呕吐及应用脱水药有关。

4.潜在并发症　脑疝、心脏骤停。

【护理目标】

（1）病人自述头痛减轻，舒适感增强。

（2）病人脑组织灌注正常，未因颅内压增高造成脑组织的进一步损害。

（3）病人体液恢复平衡，生命体征平稳，无脱水症状和体征。

（4）病人未发生并发症，或并发症得到及时发现和处理。

【护理措施】

（一）一般护理

1.休息　保持病室安静、舒适；抬高床头 15°~30°，以利于颅内静脉回流，减轻脑水肿；注意头颈不要过伸或过屈，以免影响颈静脉回流；昏迷病人取侧卧位，便于呼吸道分泌物排出。

2.给氧　保持呼吸道通畅，持续或间断吸氧，根据情况使用辅助过度通气，降低 $PaCO_2$，使脑血管收缩，减少脑血流量，降低颅内压。过度换气有引起脑缺血的危险，使用期间监测脑血流和血气分析，维持病人 PaO_2 于 90~100 mmHg（12~13.33 kPa）、$PaCO_2$ 于 25~30 mmHg（3.33~4.0 kPa）为宜。过度换气持续时间不宜超过 24 小时，以免引起脑缺血。

3.饮食与补液　对于不能经口进食者可鼻饲。成人每日静脉输液量在 1500~2000 mL，其中等渗盐水不超过 500 mL，保持每日尿量不少于 600 mL，应控制输液速度，防止短时间内输入大量液体，加重脑水肿。神志清醒者给予普食，但要限制钠盐摄入量。频繁呕吐者应暂时禁食，以防吸入性肺炎。

4.避免意外损伤　加强生活护理，适当保护病人，昏迷躁动不安者忌强制约束，以免病人挣扎导致颅内压增高。

5.维持正常体温和防治感染　高热可使机体代谢率增高，加重脑缺氧，应及时给予有效的降温措施。遵医嘱应用抗生素预防和控制感染。

(二)病情观察

观察病人意识、生命体征、瞳孔和肢体活动变化，警惕颅高压危象的发生，有条件者可监测颅内压。

1.病人神志意识状态观察　神志意识反映大脑皮质和脑干的功能状态，评估意识障碍的程度、持续时间和演变过程，是分析病情进展的重要指标。

(1)传统分法：分为清醒、嗜睡、模糊、昏睡、浅昏迷、昏迷、深昏迷(表10-2)。

表10-2　意识状态的分级

意识状态	语言刺激反应	痛刺激反应	生理反应	大小便自理	配合检查
清醒	灵敏	灵敏	正常	能	能
模糊	迟钝	不灵敏	正常	有时不能	尚能
浅昏迷	无	迟钝	正常	不能	不能
昏迷	无	无防御	减弱	不能	不能
深昏迷	无	无	无	不能	不能

(2)格拉斯哥昏迷评分(Glasgow GCS)：依据病人睁眼、语言及运动反应进行评分，三者得分相加表示意识障碍程度。最高15分，表示意识清醒，8分以下为昏迷，最低3分，分数越低表明意识障碍越严重(表10-3)。

表10-3　格拉斯哥昏迷评分

睁眼反应	计分	语言反应	计分	运动反应	计分
自动睁眼	4	回答正确	5	能按指令动作	6
呼唤睁眼	3	回答错误	4	刺痛能定位	5
刺痛睁眼	2	语无伦次	3	刺痛时回缩	4
不能睁眼	1	有音无语	2	刺痛时肢体屈曲	3
		不能发音	1	刺痛时肢体过伸	2
				刺痛时无任何反应	1

2.生命体征　密切观察病人体温、脉搏、呼吸、血压的变化，急性颅内压增高早期病人的生命体征常有"二慢一高"现象，即呼吸、脉搏减慢、血压升高。

3.瞳孔的观察　对判断病变部位具有重要的意义，要注意双侧瞳孔的直径是否等大、等圆及对光反射是否正常。颅内压增高病人出现病侧瞳孔先小后大，对光反射迟钝或消失，应警惕小脑幕切迹疝的发生。

4.颅内压监护　将导管或微型压力传感器探头置于颅内，导管或传感器另一端与颅内压监护仪连接，动态监测并记录颅内压变化。监护过程中，病人平卧或头抬高 10°~15°，保持呼吸道通畅；躁动病人适当使用镇静药，避免外来因素干扰监护；防止管道阻塞、扭曲、打折及传感器脱出，严格无菌操作，预防感染，监护时间不宜超过 1 周。

(三)预防颅内压增高

1. 卧床休息　保持病室安静，清醒病人不要用力坐起或提重物。

2. 稳定情绪　避免病人情绪剧烈波动，以免血压骤升而加重颅内压增高。

3. 保持呼吸道通畅　当呼吸道梗阻时，病人用力呼吸，致胸腔内压力增高，由于颅内静脉无静脉瓣，胸腔内压力能直接逆行传导到颅内静脉，加重颅内压增高。同时，呼吸道梗阻使 $PaCO_2$ 增高，致脑血管扩张，脑血容量增多，也加重颅内压增高。应预防呕吐物吸入气道，及时清除呼吸道分泌物；有舌后坠影响呼吸者，应及时安置口咽通气管；昏迷或排痰困难者，应配合医师及早行气管切开术。

4. 避免剧烈咳嗽和用力排便　剧烈咳嗽和用力排便可加重颅内压增高。应预防和及时治疗呼吸道感染，避免咳嗽；能进食者鼓励其多吃蔬菜和水果等粗纤维素类食物，预防因限制水分摄入及脱水治疗而出现大便干结、便秘；已发生便秘者嘱其勿用力屏气排便，可用轻泻剂或低压小量灌肠通便，避免高压大量灌肠，必要时用手指掏出粪块。

5. 处理躁动和控制癫痫发作　躁动可使病人颅内压进一步增高，应及时妥善处理。了解引起躁动的原因并予以解除，适当使用镇静药，避免强制约束导致病人剧烈挣扎而加重病情。做好安全护理，防止坠床等。癫痫发作可加重脑缺氧和脑水肿，应遵医嘱按时给予抗癫痫药物，并要注意观察有无癫痫发作。

(四)用药护理

1. 脱水药　最常用高渗性脱水药，如 20% 甘露醇 250 mL，在 30 分钟内快速静脉滴注完，每日 2~4 次。用药后 10~20 分钟颅内压开始下降，约维持 4~6 小时。若同时使用利尿药，降低颅内压效果更好，如呋塞米 20~40 mg，静脉注射每日 1~2 次。脱水治疗期间，应准确记录出入水量，并注意纠正利尿药引起的电解质紊乱。使用高渗性液体后，血容量突然增加，可加重循环系统负担，有导致心力衰竭或肺水肿的危险，尤其是儿童、老人及心功能不全者，应注意观察和及时处理。停止使用脱水药时，应逐渐减量或延长给药间隔时间，以防止颅内压反跳现象。

2. 糖皮质激素　常用地塞米松 10 mg 静脉注射，每日 1~2 次。在治疗中应注意防止并发高血糖、感染和应激性溃疡。

3. 巴比妥类　常用苯巴比妥，但此类药物应用剂量过大时可引起严重的呼吸抑制和呼吸道引流不畅，使用中应严密监测病人的意识、脑电图、血药浓度及呼吸情况。

(五)亚低温冬眠疗法的护理

亚低温冬眠疗法是应用药物和物理方法降低体温，使病人处于亚低温状态。目的是降低脑耗氧量和脑代谢率，增加脑对缺血缺氧的耐受力减少脑血流量，减轻脑水肿。适用于各种原因引起的严重脑水肿、中枢性高热病人，但儿童和老年人应慎用，休克、全身衰竭或房室传导阻滞者应禁用。

1. 环境和物品准备　将病人安置于单人病房，室内光线宜暗，室温 18~20℃。室内备冰袋或冰毯、冬眠药物、水温计、吸氧装置、吸痰装置、急救药物及器械和护理记录单等。

2. **实施降温**　先进行药物降温。按医嘱静脉滴注冬眠药物(如冬眠 I 号合剂:氯丙嗪、异丙嗪、哌替啶;或冬眠 II 号合剂:哌替啶、异丙嗪、乙酰丙嗪),待自主神经被充分阻滞,病人御寒反应消失,进入昏睡状态后,方可加用物理降温措施。若未进入冬眠状态即开始降温,病人会出现寒战,使机体代谢率增高、耗氧量增加,反而增高颅内压。物理降温可使用冰帽或在体表大动脉处(如颈动脉、股动脉、腋动脉等)放置冰袋。

降温速度以每小时下降 1℃ 为宜,体温降至肛温 32℃ ~34℃,腋温 31℃ ~33℃ 较为理想,体温过低易诱发心律不齐。降温过程中应使病人体温稳定在治疗要求的范围内,避免大起大落。亚低温冬眠疗法时间一般为 2~3 日,停止治疗时,先停物理降温,再逐渐停用冬眠药物,同时为病人加盖被毯,任其自然复温。

3. **病情观察**　实施亚低温冬眠疗法前,应观察并记录病人生命体征、意识及瞳孔,以作为治疗后观察对比的基础。在冬眠降温期间要预防肺炎、冻伤及压疮等并发症,并严密观察生命体征变化,若脉搏超过 100 次/分,收缩压低于 100 mmHg,呼吸慢而不规则时,应及时通知医师停药。

4. **饮食护理**　冬眠期间机体代谢率降低,对能量及水分的需求减少,胃肠蠕动减弱,因此每日液体入量不宜超过 1500 mL;鼻饲液或肠内营养液温度应与当时体温相同;观察胃排空情况,防止反流和误吸。

5. **并发症的护理**　因冬眠药物作用,病人肌肉松弛,吞咽、咳嗽反射减弱,护理中应注意加强呼吸道管理,以防发生肺部并发症;物理降温时,加强局部皮肤的观察与护理,防止压疮和冻伤发生。

> **学习提示** ▶ 冬眠疗法时,遵循"先用后停"原则,先用冬眠药,再行物理降温;复温时刚好反过来。

(六)脑室引流的护理

1. **引流管安置**　无菌操作下接引流袋,妥善固定,使引流管开口高于侧脑室平面 10~15 cm,以维持正常颅内压。搬动病人时,应夹闭引流管,防止脑脊液反流引起颅内感染。

2. **控制引流速度和量**　术后早期应抬高引流袋,缓慢引流,每日引流量以不超过 500 mL 为宜,使颅内压平稳降低,避免放液过快导致脑室内出血、硬膜外血肿或硬膜下血肿,诱发小脑幕切迹疝等。但在抢救脑疝等危急情况下,可先快速引流脑脊液,再接引流袋缓慢引流。颅内感染病人脑脊液分泌增多,引流量可适当增加,但同时应注意补液,以免水、电解质紊乱。

3. **观察记录**　引流液情况正常脑脊液无色透明、无沉淀。术后 1~2 日为血性后逐渐转清。若脑脊液中有大量血液或颜色逐渐加深,提示脑室持续出血,应及时报告医师进行处理;若脑脊液混浊,呈毛玻璃状或有絮状物,提示有颅内感染,应及时引流脑脊液并送检。

4. **严格无菌,防止感染**　保持穿刺部位敷料干燥,穿刺点敷料和引流袋每日更换,如有污染则随时更换;更换引流袋时夹闭引流管,防止逆行感染。

5. **保持引流通畅**　防止引流管受压、扭曲、折叠或阻塞,尤其在搬运病人或翻身时,防止引流管牵拉、滑脱。若引流管内不断有脑脊液流出、管内的液面随病人呼吸、脉搏等上下波动表明引流管通畅;若引流管无脑脊液流出,可能的原因有:①颅内压低于 120~150 mmH$_2$O(1.18~1.4 kPa),可降低引流袋高度,观察是否有脑脊液流出;②引流管在脑室内盘曲成角,可请医师对照 X 线片,将过长的引流管缓慢向外抽出至有脑脊液流出,再重新固定;

③管口吸附于脑室壁，可将引流管轻轻旋转，使管口离开脑室壁；④引流管被小凝血块或破碎的脑组织阻塞，可在严格消毒管口后，用无菌注射器轻轻向外抽吸，切不可注入生理盐水冲洗，以免将管内阻塞物冲至脑室系统，引起脑脊液循环受阻。经上述处理后若仍无脑脊液流出，按需更换引流管。

6. 及时拔管　持续引流时间通常不超过 1 周，时间过长易发生颅内感染。拔管前行头颅 CT 检查，并先试行夹闭引流管 24 小时，观察病人有无头痛、呕吐等颅内压升高的症状。如出现上述症状，立即开放引流；如未出现上述症状，病人脑脊液循环通畅，即可拔管。拔管时先夹闭引流管，防止逆流感染。拔管后加压包扎，嘱病人卧床休息和减少头部活动，观察穿刺点有无渗血、渗液，严密观察病人意识、瞳孔、肢体活动变化，发现异常及时通知医师给予处理。

（七）心理护理

鼓励病人和其亲属说出其心理感受，帮助接受疾病带来的改变。介绍疾病有关的知识和治疗方法，消除疑虑和误解，指导学习康复知识和技能。

（八）健康教育

1. 生活指导　指导颅内压增高的病人要避免剧烈咳嗽、用力排便、提重物等，防止颅内压骤然升高而诱发脑疝。

2. 康复训练　对有神经系统后遗症者，要调动他们心理和躯体的潜在代偿能力，鼓励其积极参与各项治疗和功能训练，如肌力训练、步态平衡训练、膀胱功能训练等，最大限度地恢复其生活自理能力。

3. 复诊指导　头痛进行性加重，经一般治疗无效，并伴呕吐，应及时到医院做检查以明确诊断。

【护理评价】

经过治疗和护理，评估病人是否：①头痛减轻，舒适感增强。②颅内压增高症状得到缓解，意识状态改善。③体液平衡，生命体征平稳。④脑疝得以预防，或得到及时发现和处理。

第二节　脑疝病人护理

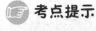 考点提示

序号	主要考点
1	脑疝的诊断
2	脑疝使用甘露醇的目的
3	甘露醇的最佳滴数

当颅内压增高到一定程度时，尤其是局部占位性病变使颅内各分腔之间的压力不平衡，

脑组织从高压力区向低压力区移位，导致脑组织、血管及脑神经等重要结构受压和移位，被挤入小脑幕裂孔、枕骨大孔、大脑镰下间隙等生理性或病理性间隙或孔道中，从而出现一系列严重的临床症状，称为脑疝。脑疝是颅内压增高的严重后果，移位的脑组织压迫脑的重要结构或生命中枢，如不及时救治常危及病人生命。

【病因】

颅内任何部位占位性病变发展到严重程度均可引起脑疝。常见病因有：①外伤所致各种颅内血肿；②各类型脑出血、大面积脑梗死；③颅内肿瘤；④颅内脓肿、颅内寄生虫病及各种肉芽肿性病变；⑤医源性因素，对已有颅内压增高者，处理措施不当如行腰椎穿刺或放出脑脊液过多过快，使各分腔间的压力差增大，亦可促使脑疝形成。

【分类】

根据移位的脑组织及其通过的硬脑膜间隙和孔道，可将脑疝分为以下常见的2类：①颞叶钩回疝或小脑幕切迹疝，为颞叶海马回、钩回通过小脑幕切迹被推移至幕下；②枕骨大孔疝或小脑扁桃体疝，为小脑扁桃体及延髓经枕骨大孔推挤向椎管内。

【临床表现】

不同类型的脑疝临床表现各有不同，临床以小脑幕切迹疝和枕骨大孔疝最多见。

（一）小脑幕切迹疝

小脑幕切迹疝常由一侧颞叶或大脑外侧的占位性病变引起（如硬脑膜外血肿），因疝入的脑组织压迫中脑，常表现为心率减慢或不规则，血压忽高忽低，呼吸不规则、大汗淋漓或汗闭，面色潮红或苍白。体温可高达41℃以上或体温不升。最终因呼吸循环衰竭而致呼吸停止、血压下降、心脏骤停。一侧小脑幕切迹疝引起的典型瞳孔变化，脑疝初期由于患侧动眼神经受刺激导致患侧瞳孔缩小，对光反射迟钝。随病情进展，患侧动眼神经麻痹，患侧瞳孔逐渐散大，直接和间接对光反射均消失，并伴有上眼睑下垂及眼球外斜。如脑疝进行性恶化，则可出现双侧瞳孔散大，对光反射消失

（二）枕骨大孔疝

枕骨大孔疝又称小脑扁桃体疝，常因幕下占位性病变，或行腰椎穿刺放出脑脊液过快过多引起。临床上缺乏特异性表现，容易被误诊，病人常剧烈头痛，以枕后部疼痛为甚，反复呕吐，颈项强直，生命体征改变出现较早，常迅速发生呼吸和循环障碍，瞳孔改变和意识障碍出现较晚。当延髓呼吸中枢受压时，病人可突然呼吸停止而死亡。

【处理原则】

脑疝是由于颅内压急剧增高造成的，一旦出现典型症状，应按颅内压增高处理原则，快速静脉输注高渗性降颅内压药物，以缓解病情，争取时间。当确诊后，根据病情迅速完成开颅术前准备，尽快手术去除病因，如清除颅内血肿或切除脑肿瘤等。如难以确诊或虽确诊而病因无法去除时，可行姑息性手术，以降低颅内压和抢救脑疝。

【护理措施】

一旦确诊脑疝，立即紧急降低颅内压。遵医嘱立即使用20%甘露醇注射液200~500 mL，并快速静脉滴注地塞米松10 mg，静脉推注呋塞米40 mg，以暂时降低颅内压，同时做好手术前准备。保持呼吸道通畅，给予氧气吸入，枕骨大孔疝发生呼吸骤停者，立即进行气管插管和辅助呼吸。密切观察意识、生命体征、瞳孔变化和肢体活动。其他措施参见本章第一节颅内压增高。

【思 考 题】

1. 高先生，43岁，头痛7个月，用力时加重，多见于清晨及晚间，常伴有恶心、呕吐。经CT检查诊断为颅内占位性病变。入院后第3日，因便秘、用力排便，突然出现头痛、呕吐，左侧肢体瘫痪，

随即意识丧失。体格检查：T 36.5℃，P 51次/分，R 14次/分，Bp 170/90 mmHg；右侧瞳孔散大，对光反射消失。

请问：

(1)该病人目前最主要的护理诊断/问题是什么？

(2)急救护理措施包括哪些？

(3)应如何解决该病人的便秘问题？

2. 郭女士，40岁，因头部外伤2小时急诊入院，伤后立即昏迷，体格检查：左侧瞳孔散大，对光反射消失，右侧肢体肌张力增高，病理反射(+)。头颅CT显示左侧额颞部高密度新月影像。诊断为左额颞急性硬膜下血肿，脑疝。

请问：

(1)目前该病人存在哪些护理诊断/问题？

(2)护士应采取哪些护理措施？

第十一章

颅脑损伤病人的护理

学习目标

识记
1. 复述颅脑损伤的分类。
2. 简述头皮损伤、颅骨骨折的临床表现。
3. 复述头皮损伤、脑损伤病人的急救处理原则。
解释
颅骨骨折、脑损伤的损伤机制。
运用
运用护理程序对颅脑损伤病人实施整体护理。

习题二维码11-1

章前导言

　　颅脑损伤是常见的外科急症，可分为头皮损伤、颅骨损伤和脑损伤，三者可单独或合并存在。颅脑损伤发生率在全身各部位损伤中居第2位，仅次于四肢损伤，其病死率和致残率高居身体各部位损伤之首。多因外界暴力作用于头部而引起，平时常因坠落、交通事故、跌倒、锐器或钝器打击头部致伤，火器伤多见于战时。严重颅脑损伤往往伴有神经系统功能受损，甚至致残或死亡，正确的急救处理和完善的护理措施可降低此类病人的病死率和致残率。本章重点阐述常见颅脑损伤，特别是脑损伤的处理原则及其护理措施。

案例导入

　　李女士，35岁，因车祸外伤致昏迷20分钟急诊入院。
　　体格检查：T 36.3℃，P 83次/分，R 12次/分，Bp 150/90 mmHg。针刺肢体病人不睁眼、无躲避动作，不能回答问题，瞳孔直径左∶右＝4.3 mm∶2 mm，双侧对光反射消失双侧颞顶部头皮及软组织裂伤伴头部皮下血肿，伤口渗血。耳鼻口腔未见异常。颈软，四肢肌力及肌张力无法引出，双侧巴宾斯基征阳性。
　　请思考：
　　(1)该病人最主要的护理诊断/问题是什么？
　　(2)该病人首要的护理措施是什么？

第一节　头皮损伤

 考点提示

序号	主要考点
1	头皮血肿的处理及护理
2	头皮撕脱伤病人的急救

头皮损伤均由直接外力造成,包括头皮血肿、头皮裂伤和头皮撕脱伤。损伤类型与致伤物种类密切相关。钝器常造成头皮挫伤、不规则裂伤或血肿;锐器大多造成整齐的裂伤;发辫卷入机器则可引起撕脱伤。单纯头皮损伤一般不会引起严重后果,但头皮血供丰富,伤后极易失血部分伤员尤其是小儿可因此导致休克;此外,虽然头皮抗感染和愈合能力较强,但如果处理不当引起感染,则有向深部蔓延引起颅骨骨髓炎和颅内感染的可能。

一、头皮血肿

头皮血肿多由钝器伤所致,按血肿出现于头皮的不同层次分为皮下血肿、帽状腱膜下血肿和骨膜下血肿。

【临床表现】

1. 皮下血肿　常见于产伤或撞击伤;血肿比较局限,无波动,有时因周围组织肿胀较中心硬,易误诊为凹陷性骨折。

2. 帽状腱膜下血肿　位于帽状腱膜与骨膜之间,是由于头部受到斜向暴力,头皮发生剧烈滑动,撕裂该层间的血管所致;出血弥散在帽状腱膜下疏松组织层内,血肿易扩展,甚至可充满整个帽状腱膜下层,触诊有波动感。

3. 骨膜下血肿　常由于颅骨骨折或产伤所致。范围局限于某一颅骨,以骨缝为界,血肿张力较高,可有波动感。

【辅助检查】

头颅 X 线可判断有无颅骨骨折。

【处理原则】

1. 皮下血肿　一般不需要处理,数日后可自行吸收。

2. 帽状腱膜下血肿　血肿较小者可加压包扎,待其自行吸收;若血肿较大,则应在严格皮肤准备和消毒下穿刺抽吸,然后再加压包扎。经反复穿刺加压包扎血肿仍不能缩小者,需注意是否有凝血功能障碍或其他原因。对已有感染的血肿，需切开引流。

3. 骨膜下血肿　处理原则与帽状腱膜下血肿相仿，但对伴有颅骨骨折者不宜强力加压包扎，以防血液经骨折缝流入颅内，引起硬脑膜外血肿。

【护理措施】

1. 减轻疼痛　早期冷敷以减少出血和疼痛，24~48 小时后改用热敷，以促进血肿吸收。

2. 并发症的护理　血肿加压包扎，嘱病人勿揉搓，以免增加出血。注意观察病人意识状态、生命体征、瞳孔以及有无颅内压增高等表现，警惕是否合并颅骨骨折及脑损伤。

3. 健康教育　对于损伤较轻者，勿剧烈活动。血肿较大或存在联合伤、病情较重者，应卧床休息。遵医嘱继续服用抗生素、止血药、镇痛药物。如原有症状加重、头痛剧烈、频繁呕吐，及时就诊。

二、头皮裂伤

头皮裂伤是常见的开放性损伤，多为锐器或钝器打击所致。

【临床表现】

头皮裂伤出血较多，不易自行停止，严重时发生失血性休克。因锐器所致的头皮裂伤较平直，创缘整齐，除少数锐器可进入颅内造成开放性脑损伤外，大多数裂伤仅限于头皮，虽可深达骨膜，但颅骨常完整。因钝器或头部碰撞造成的头皮裂伤多不规则，创缘有挫伤痕迹，常伴颅骨骨折或脑损伤。若帽状腱膜未破，伤口呈线状；若帽状腱膜已破，头皮伤口可全部裂开。

【辅助检查】

头颅 X 线可判断有无颅骨骨折。

【处理原则】

局部压迫止血，争取 24 小时内清创缝合。即使受伤已超过 24 小时，只要无明显感染征象，仍可彻底清创一期缝合。常规应用抗生素和破伤风抗毒素（TAT）。

【护理措施】

1. 伤口护理　注意创面有无渗血和感染，保持敷料清洁干燥。
2. 病情观察　注意观察有无合并颅骨和脑损伤。
3. 预防感染　严格无菌操作，观察有无全身和局部感染的表现，遵医嘱应用抗生素。
4. 其他护理措施　参见第九章损伤病人的护理。

三、头皮撕脱伤

头皮撕脱伤是最严重的头皮损伤，多见于长发被卷入转动的机器所致。由于皮肤、皮下组织和帽状腱膜三层紧密相连，在强烈的牵扯下，使头皮自帽状腱膜下被撕脱，有时还连同部分骨膜，甚至合并颈椎损伤。可分为不完全撕脱和完全撕脱 2 种。

【临床表现】

常因剧烈疼痛和大量出血而发生休克，较少合并颅骨骨折和脑损伤。

【辅助检查】

头颅 X 线可判断有无颅骨骨折。

【处理原则】

头皮不完全撕脱者争取在伤后 6~8 小时内清创后缝回原处；如头皮已完全撕脱，清创后行头皮血管吻合或将撕脱的头皮切成皮片植回；如撕脱的皮瓣已不能利用，需在裸露颅骨作多处钻孔至板障层，待钻孔处长出肉芽后植皮。急救过程中，用无菌敷料或干净布包裹撕脱头皮，避免污染，隔水放置于有冰块的容器内，随病人一起送至医院，争取清创后再植。

【护理措施】

1. 伤口和皮瓣护理　注意创面有无渗血，皮瓣有无坏死和感染。为保证植皮存活，植皮区避免受压。

2. 抗休克护理　密切监测生命体征，及早发现休克征象。如发生休克，遵医嘱做好开放静脉通路、补液等抗休克治疗。治疗期间，监测出入水量、尿量、脉搏、呼吸、血压、CVP 变化等。

3. 其他护理措施　参见本节头皮裂伤的护理。

第二节　颅骨损伤

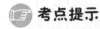 考点提示

序号	主要考点
1	颅前窝骨折的临床特征
2	诊断颅底骨折最可靠的临床表现是
3	脑脊液外漏的护理的禁忌措施

颅骨骨折指颅骨受暴力作用致颅骨结构的改变。其严重性并不在于骨折本身，而在于可能同时存在颅内血肿和脑、神经、血管损伤而危及生命。

【分类】

颅骨骨折按其部位分为颅盖骨折与颅底骨折；按骨折形态分为线形骨折、凹陷骨折，粉

碎骨折多呈凹陷性，一般列入凹陷骨折；按骨折部位是否与外界相通分为闭合性骨折和开放性骨折。

一、颅盖骨折

颅盖骨折分为线形骨折和凹陷骨折 2 种。

【临床表现】

线形骨折局部压痛、肿胀，病人可能伴有局部骨膜下血肿；凹陷骨折好发于额、顶部，多为全层凹陷，范围较大者，多可触及下陷区。若骨折片陷入颅内，使局部脑组织受压或产生挫裂，临床上可出现相应的病灶症状和局限性癫痫。如并发颅内血肿，可产生颅内压增高症状。凹陷骨折刺破静脉窦可引起致命的大出血。

【辅助检查】

颅盖骨折依靠头颅正侧位 X 线检查确诊。

【处理原则】

颅盖线形骨折本身不需要处理。但如骨折线通过脑膜血管沟或静脉窦时，应警惕发生硬脑膜外血肿的可能。对凹陷骨折是否需要手术，目前一般认为：①凹陷深度>1 cm；②位于重要功能区；③骨折片刺入脑内；④骨折引起瘫痪、失语等功能障碍或局限性癫痫者，应手术治疗，将陷入的骨折片撬起复位，或摘除碎骨片后作颅骨成形。非功能区的轻度凹陷，或无脑受压症状的静脉窦处凹陷骨折，不应手术。

【护理措施】

1.病情观察　出现头痛、呕吐、生命体征异常、意识障碍等颅内压增高症状常提示骨折线越过脑膜中动脉沟或静脉窦，引起硬脑膜外血肿。偏瘫、失语、视野缺损等局灶症状和体征，常提示凹陷性骨折压迫脑组织。

2.并发症的护理

(1)骨膜下血肿：线形骨折常伴有骨膜下血肿，注意观察出血量和血肿范围，遵医嘱给予止血、镇痛药。

(2)癫痫：凹陷骨折病人可因脑组织受损而出现癫痫。为避免癫痫进一步加重颅脑损伤，应及时遵医嘱使用抗癫痫药物，注意观察病情和药物作用。

(3)颅内压增高和脑疝：颅盖骨折病人可合并脑挫伤、颅内出血，继发脑水肿导致颅内压增高。因此，应严密观察病人病情，及时发现颅内压增高及脑疝的早期迹象。一旦出现相应表现，立即给予脱水、降颅内压等治疗，预防脑疝发生。

3.健康教育　颅骨缺损者应避免局部碰撞，以免损伤脑组织，嘱咐病人在伤后半年左右作颅骨成形术。

➡ 二、颅底骨折

颅底骨折大多由颅盖骨折延伸而来，少数可因头部挤压伤或着力部位于颅底水平的外伤所造成。颅底骨折绝大多数为线形骨折。颅底部的硬脑膜与颅骨贴附紧密，故颅底骨折时易撕裂硬脑膜，产生脑脊液外漏而成为开放性骨折。

【临床表现】

依骨折的部位可分为颅前窝、颅中窝和颅后窝骨折，主要临床表现为皮下或黏膜下瘀斑、脑脊液外漏和脑神经损伤 3 个方面(表 11-1)。

表 11-1　颅底骨折的临床表现

骨折部位	瘀斑部位	脑脊液漏	可能累及的脑神经
颅前窝	眶周、球结膜下(熊猫眼征)	鼻漏	嗅神经、视神经
颅中窝	乳突区(Battle 征)	鼻漏和耳漏	面神经、听神经
颅后窝	乳突部、咽后壁	无	第Ⅸ～Ⅺ对脑神经

【辅助检查】

颅底骨折做 X 线检查的价值不大。CT 检查有助于了解有无合并脑损伤。

【处理原则】

颅底骨折本身无需特殊处理，重点是预防颅内感染，脑脊液漏一般在 2 周内愈合。脑脊液漏 4 周未自行愈合者，需做硬脑膜修补术。出现脑脊液漏时即属开放性损伤，应使用 TAT 及抗生素预防感染。

【护理措施】

1. 病情观察　存在脑脊液漏者，应注意有无颅内感染迹象。

2. 脑脊液漏的护理　重点是预防逆行性颅内感染。

(1)鉴别脑脊液：病人鼻腔、耳道流出淡红色液体，可怀疑为脑脊液漏。但需要鉴别血性脑脊液与血性渗液。可将红色液体滴在白色滤纸上，在血迹外有较宽的月晕样淡红色浸渍圈，则为脑脊液；可根据脑脊液中含糖而鼻腔分泌物中不含糖的原理，用尿糖试纸或葡萄糖定量检测以鉴别血性脑脊液与鼻腔分泌物。有时颅底骨折伤及颞骨岩部，且骨膜及脑膜均已破裂但鼓膜尚完整时，脑脊液可经耳咽管流至咽部进而被病人咽下，故应观察并询问病人是否经常有腥味液体流至咽部，以便发现脑脊液漏。

(2)体位：取半坐卧位，头偏向患侧，目的是借助重力作用使脑组织移向颅底，使脑膜逐渐形成粘连而封闭脑膜破口，待脑脊液漏停止 3～5 日后可改平卧位。如果脑脊液外漏多，取平卧位，头稍抬高，以防颅内压过低。

(3)局部清洁消毒：清洁、消毒鼻前庭或外耳道，每日 2 次，避免棉球过湿导致液体逆流至颅内；在外耳道口或鼻前庭疏松放置干棉球，棉球渗湿及时更换，并记录 24 小时浸湿的棉球数，以此估计漏出液量。

(4)预防脑脊液逆流：禁忌堵塞、冲洗、滴药入鼻腔和耳道，脑脊液鼻漏者，严禁经鼻腔置管(胃管、吸痰管、鼻导管)，禁忌行腰椎穿刺。避免用力咳嗽、打喷嚏和擤鼻涕；避免挖耳、抠鼻；避免屏气排便，以免鼻窦或乳突气房内的空气被压入颅内，引起气颅或颅内感染。

(5)用药护理：遵医嘱应用抗生素及 TAT 或破伤风类毒素。

3.颅内低压综合征的护理

(1)原因：颅内低压综合征为脑脊液外漏过多导致。

(2)表现：病人出现直立性头痛，多位于额、枕部。头痛与体位有明显关系，坐起或站立时，头痛剧烈，平卧位则很快消失或减轻。常合并恶心、呕吐、头昏或眩晕、厌食、短暂的晕厥等。

(3)护理：一旦发生，应嘱其卧床休息，头低足高位，遵医嘱多饮水或静脉滴注 0.9%氯化钠注射液以大量补充水分。

4.心理护理 向病人介绍病情、治疗方法及注意事项，取得配合，满足其心理、身体上的安全需要，消除紧张情绪。

5.健康教育 指导门诊病人和其亲属若出现剧烈头痛、频繁呕吐、发热、意识模糊等，应及时就诊。对于脑脊液漏者，应向其讲解预防脑脊液逆流颅内的注意事项。

第三节　脑损伤

 考点提示

序号	主要考点
1	脑干损伤瞳孔的变化(时大时小)
2	颅脑外伤首要的护理问题
3	急性硬脑膜外血肿的典型表现
4	明确诊断的辅助检查
5	脑损伤术后引流管的护理

脑损伤是颅脑损伤中最为重要、最易导致病人出现神经功能障碍的损伤。

【分类】

1.根据脑损伤发生的时间和机制分类 分为原发性脑损伤和继发性脑损伤。前者指暴力作用于头部时立即发生的脑损伤，如脑震荡脑挫裂伤；后者指头部受伤一段时间后出现的脑受损病变，主要有脑水肿和颅内血肿

2.按伤后脑组织与外界是否相通分类 分为闭合性脑损伤和开放性脑损伤。凡硬脑膜完整的脑损伤均属闭合性脑损伤，多为头部接触纯性物体或间接暴力所致；有硬脑膜破裂、脑组织与外界相通者为开放性脑损伤，多由锐器或火器直接造成，常伴有头皮裂伤和颅骨骨折。

【发病机制】

脑损伤的发生机制比较复杂，了解颅脑损伤的方式和发生机制，结合外力作用的部位和方向，常能推测脑损伤的部位和性质，对临床护理工作有一定的指导意义。一般认为，造成脑损伤的基本因素有2种：①外力作用于头部，由于颅骨内陷和迅速回弹或骨折引起脑损伤，常发生在着力部位；②头部遭受外力后的瞬间，脑与颅骨之间相对运动造成脑损伤，既可发生在着力部位，称为冲击伤；也可发生在着力部位的对侧，即对冲伤。这2种因素在加速性损伤和减速性损伤中所起的作用不尽相同。在加速性损伤中，主要是第一种因素起作用，在减速性损伤中，上述2种因素则均起作用，脑组织常因受压、牵张、滑动或负压吸附而损伤，如图11-1所示。

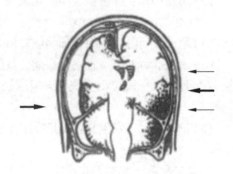

图11-1　头部做减速运动时的脑损伤机制
粗箭头表示头部运动方向，
细箭头表示头部受到外界物体的阻止

因脑与颅骨之间的相对运动所造成的脑损伤可能更多见、更严重。如人体坠落时，运动着的头颅撞击于地面，受伤瞬间头部产生减速运动，脑组织撞击在受力侧的颅腔内壁上造成冲击伤，并且在受力对侧造成对冲伤。由于枕骨内面和小脑幕表面比较平滑，而颅前窝和颅中窝底凹凸不平，因此，在减速伤中，无论着力部位在枕部或额部，脑损伤均多见于额叶、颞叶前部和底面(图11-2)。

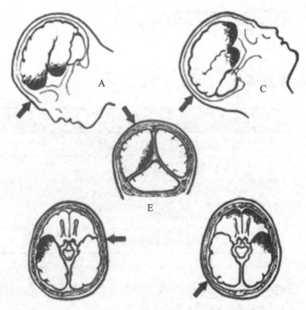

图11-2　闭合性脑损伤时脑挫裂伤的形成机制与好发部位
A.前额受力所致的额颞叶伤灶；B.受力所致的对侧颞叶伤灶；C.枕部受力所致的额颞叶伤灶；D.颞枕部受力所致的额颞叶伤灶；E.顶盖部受力所致的颞枕叶内侧伤灶

一、脑震荡

脑震荡是最轻的脑损伤，其特点为伤后即刻发生短暂的意识障碍和近事遗忘。

【临床表现】

伤后立即出现短暂的意识丧失，持续数分钟至十余分钟，一般不超过半小时。有的仅表现为瞬间意识混乱或恍惚，并无昏迷。同时伴有面色苍白、瞳孔改变、出冷汗、血压下降、脉弱、呼吸浅慢等自主神经和脑干功能紊乱的表现。意识恢复后，对受伤当时和伤前近期的情况不能回忆，而对往事记忆清楚，称为逆行性遗忘。病人多有头痛、头晕、疲乏无力、失眠、耳鸣、心悸、畏光、情绪不稳、记忆力减退等症状，一般持续数日、数周，少数持续时间较长。

【辅助检查】

神经系统检查多无阳性体征；脑脊液检查示颅内压和脑脊液均在正常范围；CT 检查颅内亦无异常发现。

【处理原则】

脑震荡一般无需特殊治疗。卧床休息 5~7 日，适当使用镇静、镇痛药物，多数病人在 2 周内恢复正常，预后良好。

【护理措施】

1. 镇静镇痛　遵医嘱对疼痛明显者给予镇静、镇痛药物。
2. 心理护理　病人因缺乏疾病知识特别是对预后情况未知，常伴有焦虑情绪。护士及时解答病人疑问，介绍相关知识，加强心理疏导，帮助其正确认识疾病，树立信心。
3. 病情观察　少数病人可合并严重颅脑损伤（如颅内血肿），故应密切观察其意识状态、生命体征和神经系统体征。
4. 健康教育　嘱病人保证充足的睡眠，避免过度用脑；适当增加体育锻炼，以舒缓运动为主，避免劳累；增加营养，补充健脑食品；结合病因，加强安全教育和指导。

二、脑挫裂伤

脑挫裂伤是常见的原发性脑损伤，既可发生于着力部位，也可在对冲部位。脑挫裂伤包括脑挫伤及脑裂伤，前者指脑组织遭受破坏较轻，软脑膜完整；后者指软脑膜、血管和脑组织同时破裂，伴有外伤性蛛网膜下隙出血。两者常同时存在，合称为脑挫裂伤。

【临床表现】

脑挫裂伤病人的临床表现可因损伤部位、范围、程度不同而相差悬殊。轻者仅有轻微症状，重者深昏迷，甚至迅速死亡。

1. 意识障碍　是脑挫裂伤最突出的症状之一。伤后立即发生，持续时间长短不一，绝大多数超过半小时，常持续数小时、数日不等，甚至发生迁延性昏迷，与脑损伤程度轻重相关。

2. 头痛、恶心、呕吐　是脑挫裂伤最常见的症状。疼痛可局限于某一部位（多为着力部位），亦可为全头性疼痛，间歇性或持续性，在伤后 1~2 周内最明显，以后逐渐减轻，可能与蛛网膜下隙出血、颅内压增高或脑血管运动功能障碍有关。伤后早期的恶心、呕吐可由受伤时第四脑室底的呕吐中枢受到脑脊液冲击、蛛网膜下隙出血对脑膜的刺激或前庭系统受刺激引起，较晚发生的呕吐大多由于颅内压变化而造成。

3. 生命体征变化　轻度和中度脑挫裂伤病人的血压、脉搏、呼吸多无明显改变。严重脑挫裂伤，由于脑水肿和颅内出血引起颅内压增高，出现血压升高、脉搏缓慢、呼吸深而慢，严重者呼吸、循环功能衰竭。伴有下丘脑损伤者，可出现持续高热。

4. 局灶症状与体征　脑皮质功能区受损时，伤后立即出现与脑挫裂伤部位相应的神经功能障碍症状或体征，如语言中枢损伤出现失语，运动区受损伤出现对侧瘫痪等。但额叶和颞叶前端等"哑区"损伤后，可无明显局灶症状或体征。

【辅助检查】

1. 影像学检查　CT 能清楚地显示脑挫裂伤的部位、范围和程度，是目前最常应用最有价值的检查手段。此外，根据 CT 检查，还可了解脑室受压、中线结构移位等情况。MRI 检查一般很少用于急性颅脑损伤的诊断。但对较轻的脑挫伤灶的显示，MRI 优于 CT。X 线检查虽然不能显示脑挫裂伤，但可了解有无骨折，对着力部位、致伤机制、伤情判断有一定意义。

2. 腰椎穿刺　腰椎穿刺检查脑脊液是否含血，可与脑震荡鉴别。同时可测定颅内压或引流血性脑脊液以减轻症状。但对颅内压明显增高者，禁用腰椎穿刺。

【处理原则】

1. 非手术治疗　包括防治脑水肿，保持呼吸道通畅，加强营养支持，处理高热、躁动和癫痫，做好脑保护、促苏醒和功能恢复治疗。

2. 手术治疗　若经非手术治疗无效或病情恶化出现脑疝征象时，及时手术去除颅内压增高的原因，解除脑受压。常用手术方法包括脑挫裂伤灶清除、额肌或颞肌切除、去骨瓣减压术或颞肌下减压术。

【护理评估】

1. 健康史

（1）一般情况：了解病人年龄、性别等。

（2）外伤史：详细了解受伤时间、致伤原因、受伤时情况；病人伤后有无昏迷和近事遗忘、昏迷时间长短，有无中间好转或清醒期；受伤当时有无口、鼻、外耳道出血或脑脊液漏；有无呕吐及其次数，有无大小便失禁、肢体瘫痪等情况；了解受伤后病人接受过何种处理。

（3）既往史：了解病人既往健康状况。

2. 身体状况

（1）症状与体征：评估病人头部外伤情况，呼吸道是否通畅。评估病人生命体征、意识状态、瞳孔及神经系统体征的变化，了解病人是否出现颅内压增高和脑疝症状。评估病人营养状态。

（2）辅助检查：了解影像学检查结果，判断脑损伤类型和严重程度。

3.心理-社会状况 了解病人及其亲属的心理反应，神志清醒者伤后有无"情绪休克"，即对周围事物反应平淡，对周围环境不能清晰感知；"情绪休克"期过后，病人有无烦躁、焦虑；恢复期病人有无悲观、自卑心理，能否顺利回归社会。评估病人亲属对病人的支持能力，有无情绪紧张，是否为预后和经济负担而担忧。

【常见护理诊断/问题】

1.清理呼吸道无效 与脑损伤后意识障碍有关。
2.意识障碍 与脑损伤、颅内压增高有关。
3.营养失调 低于机体需要量与脑损伤后高代谢、呕吐、高热等有关。
4.躯体移动障碍 与脑损伤后意识和肢体功能障碍及长期卧床有关。
5.潜在并发症 颅内压增高、脑疝。

【护理目标】

（1）病人呼吸道保持通畅，呼吸平稳，无误吸发生。
（2）病人意识障碍无加重或意识清醒。
（3）病人营养状况维持良好。，
（4）病人未发生肢体挛缩畸形及功能障碍。
（5）病人未发生并发症，或并发症得到及时发现和处理。

【护理措施】

（一）急救护理

颅脑损伤救护时应做到保持呼吸道通畅，病人平卧，头部抬高，注意保暖，禁用吗啡止痛。记录受伤经过和检查发现的阳性体征、急救措施及使用的药物。

（二）保持呼吸道通畅

脑损伤病人都有不同程度意识障碍，丧失正常的咳嗽反射和吞咽功能，容易发生误咽误吸，或因下颌松弛导致舌后坠等原因引起呼吸道梗阻。呼吸道梗阻可加重脑水肿，使颅内压进一步升高，导致病情恶化。因此，保持呼吸道通畅是脑挫裂伤处理中的一项重要措施。

1.及时清除呼吸道异物 及时清除咽部的血块和呕吐物，并注意吸痰，如发生呕吐，及时将病人头转向一侧以免误吸。

2.开放气道，维持呼吸功能 舌后坠者放置口咽通气管，必要时气管插管或气管切开。呼吸减弱并潮气量不足不能维持正常血氧者，及早使用呼吸机辅助呼吸。

3.加强呼吸道管理 保持室内适宜的温湿度，加强湿化，避免呼吸道分泌物过于黏稠，以利排痰。建立人工气道者，加强气道管理。必要时遵医嘱给予抗生素防治呼吸道感染。

（三）一般护理

1.体位 意识清醒者采取床头抬高15°~30°，以利于颅内静脉回流。昏迷病人或吞咽功能障碍者取侧卧位或侧俯卧位，以免呕吐物、分泌物误吸。

2.营养支持 创伤后的应激反应使分解代谢增强，血糖增高、乳酸堆积，后者可加重脑水肿。因此，必须及时、有效补充能量和蛋白质以减轻机体损耗。①早期可采用肠外营养，经静脉输入5%或10%葡萄糖注射液、10%或20%脂肪乳剂、复方氨基酸液、维生素等。②一般经3～4日，肠蠕动恢复后，即可经鼻胃管补充营养。③少数病人由于呕吐、腹泻或消化道出血，长时间处于营养不良状态，可经静脉输入高浓度高营养液体。④昏迷病人禁食，每日静脉输液量1500～2000 mL，其中含钠电解质500 mL，输液速度不可过快。个别长期昏迷者，可考虑行胃造口术。⑤成人每日供给总热能为8400 kJ，每千克体重1～1.5 g蛋白质，同样应控制盐和水的摄入量。⑥病人意识好转出现吞咽反射时，可耐心地经口试喂食，开始时喂蒸蛋、藕粉等流质食物为宜。

3. 降低体温　呼吸道、泌尿系统及颅内感染均可导致体温升高，脑干或下丘脑损伤常引起中枢性高热。高热使机体代谢增高，加重脑组织缺氧，及时处理。应采取降低室温、头部戴冰帽、使用冰毯等物理降温，物理降温无效或有寒战时，遵医嘱给予药物降温或亚低温冬眠疗法。

4. 躁动的护理　引起躁动的原因很多，如头痛、呼吸道不通畅、尿潴留、便秘、被服被大小便浸湿、肢体受压等，须查明原因及时排除，慎用镇静药，以免影响病情观察。应特别警惕躁动可能为脑疝发生前的表现。对躁动病人不可强加约束，避免因过分挣扎使颅内压进一步增高，加床栏保护并让其戴手套，以防坠床和抓伤，必要时由专人护理。

(四)病情观察

根据病情，观察生命体征、意识状态、瞳孔、神经系统体征等情况，观察有无剧烈头痛、频繁呕吐等颅内压增高的症状。

1. 生命体征　为避免躁动对测量结果的影响，在测量时应先测呼吸、再测脉搏、最后测血压。①脉搏、呼吸、血压：颅内压增高时常出现"两慢一高"，以及进行性意识障碍，属于代偿性生命体征改变，注意加强观察，警惕颅内血肿或脑疝发生；枕骨大孔疝病人可突然发生呼吸心跳停止；闭合性脑损伤呈现休克征象时，应检查有无内脏出血，如迟发性脾破裂、应激性溃疡出血等。②体温：伤后早期，由于组织创伤反应，可出现中等程度发热；若损伤累及间脑或脑干，可导致体温调节紊乱，出现体温不升或中枢性高热；伤后即发生高热，多系视丘下部或脑干损伤；伤后数日体温升高，常提示有感染性并发症。

2. 意识状态　反映大脑皮质和脑干的功能状态，评估时，采用相同的语言和痛刺激，对病人的反应进行动态分析以判断有无意识障碍及其程度。一般伤后立即昏迷是原发性脑损伤；伤后清醒后转为昏迷或意识障碍不断加深，是颅内压增高形成脑疝的表现；躁动病人突然昏睡应怀疑病情恶化。目前通用格拉斯哥昏迷评分法对病人进行评分，用量化方法来反映意识障碍的程度。

3. 瞳孔变化　对比两侧瞳孔的大小、形状和对光反射，同时注意观察两侧眼裂大小、眼球的位置和运动情况。伤后立即出现一侧瞳孔散大，是原发性动眼神经损伤所致；伤后瞳孔正常，以后一侧瞳孔先缩小继之进行性散大，并且对光反射减弱或消失，是小脑幕切迹疝的眼征；双侧瞳孔散大、对光反射消失、眼球固定伴深昏迷或去皮质强直，多为原发性脑干损伤或临终表现；双侧瞳孔大小形状多变、对光反射消失，伴眼球分离或异位，常是中脑损伤的表现；眼球不能外展且有复视者，多为展神经受损；眼球震颤常见于小脑或脑干损伤。此外，要注意伤后使用某些药物会影响瞳孔的观察，如使用阿托品、麻黄碱使瞳孔散大，吗啡、氯丙嗪使瞳孔缩小。

4. 神经系统体征 原发性脑损伤引起的偏瘫等局灶症状,在受伤当时已出现,且不再继续加重;伤后一段时间出现或继续加重的肢体偏瘫,同时伴有意识障碍和瞳孔变化,多是小脑幕切迹疝压迫中脑的大脑脚,损害其中的锥体束纤维所致。

5. 其他 颅内压增高时,表现为剧烈头痛、频繁呕吐。脑疝形成时,常在躁动时无脉搏增快。注意 CT 和 MRI 检查结果以及颅内压监测情况。

(5)用药护理

1. 降低颅内压药物 如使用脱水药、利尿药、肾上腺皮质激素等减轻脑水肿、降低颅内压力。观察用药后的病情变化,为医师调整应用脱水剂间隔时间提供依据(护理措施详见第十三章第一节颅内压增高护理)。

2. 保护脑组织和促进脑苏醒药物 巴比妥类(戊巴比妥或硫喷妥钠)有清除自由基、降低脑代谢率的作用,可改善脑缺血缺氧,有益于重型脑损伤的治疗。此类药物大剂量应用时,可引起严重的呼吸抑制和呼吸道引流不畅,使用中应严密监视病人的意识、脑电图、血药浓度及呼吸情况。神经节苷脂(GM₁)、胞磷胆碱、乙酰谷酰胺等药物,有助于病人苏醒和功能恢复。此类药物宜缓慢静脉滴注,使用中注意观察药物作用和不良反应。

3. 镇静镇痛药物 疼痛时给予镇静镇痛药,但禁用吗啡等麻醉镇痛药,以免抑制呼吸中枢。

(六)并发症的护理

1. 压疮 加强皮肤护理,保持皮肤清洁干燥,定时翻身预防压疮,尤其注意骶尾部、足跟、耳廓等骨隆突部位;消瘦者伤后初期及高热者常需每小时翻身 1 次,长期昏迷、一般情况较好者可每 3~4 小时翻身 1 次。

2. 呼吸道感染 保持室内适宜的温度和湿度,注意消毒隔离,保持口腔清洁,定时翻身、叩背和吸痰,保持呼吸道通畅,呕吐时防治误吸,预防呼吸道感染。

3. 废用综合征 四肢关节保持功能位,每日做四肢被动活动和肌肉按摩 3 次,以防关节僵硬和肌肉挛缩。

4. 泌尿系统感染 昏迷病人常有排尿功能紊乱需要留置导尿,注意预防发生泌尿系统感染。导尿过程中严格遵守无菌操作,每日定时消毒尿道口;需长期导尿者,宜行耻骨上膀胱造口术。

5. 便秘 若病人发生便秘,可用缓泻药,必要时戴手套抠出干硬粪便,勿用大量高压灌肠,以免加重颅内压增高而诱发脑疝。

6. 暴露性角膜炎 眼睑闭合不全者,角膜涂眼药膏保护;无需随时观察瞳孔时,可用纱布遮盖上眼睑,甚至行眼睑缝合术。

7. 外伤性癫痫 任何部位脑损伤都可能引起癫痫,早期癫痫发作的原因是颅内血肿、挫裂伤、蛛网膜下隙出血等;晚期癫痫发作主要是脑的瘢痕、脑萎缩、感染、异物等引起。预防癫痫发作可用苯妥英钠 100 mg,每日 3 次。癫痫发作者给予地西泮 10~20 mg,静脉缓慢注射,直至抽搐停止,并坚持服用抗癫痫药物控制发作。保证病人睡眠,避免情绪激动,预防意外受伤。

8. 蛛网膜下隙出血 因脑裂伤所致,病人可有头痛、发热、颈项强直等"脑膜刺激"的表现。可遵医嘱给予解热镇痛药物对症处理。病情稳定,排除颅内血肿及颅内压增高、脑疝后,为解除头痛可行腰椎穿刺,放出血性脑脊液。

9. 消化道出血　多因下丘脑或脑干损伤引起的应激性溃疡所致，大量使用糖皮质激素也可诱发。除遵医嘱补充血容量、停用激素外，还应使用止血药和抑制胃酸分泌的药物，如奥美拉唑、雷尼替丁等。及时清理呕吐物，避免发生误吸。

10. 颅内压增高和脑疝　参见第十三章颅内压增高及脑疝病人的护理相关内容。

(七)手术前后的护理

除继续做好上述护理外，应做好紧急手术前常规准备。

1. 手术前　2 小时内剃净头发，洗净头皮，待术中再次消毒。

2. 手术后　①体位：小脑幕上开颅术后，取健侧或仰卧位，避免切口受压；小脑幕下开颅术后，应取侧卧或侧俯卧位。②病情观察：严密观察意识、生命体征、瞳孔、肢体活动等情况，及时发现术后颅内出血、感染、癫痫以及应激性溃疡等并发症。③引流管护理：手术中常放置引流管，如脑室引流、创腔引流、硬脑膜下引流等，护理时严格注意无菌操作，预防颅内逆行感染，妥善固定，保持引流通畅，观察并记录引流液的颜色、性质和量。④搬运病人时动作轻稳，防止头部转动或受震荡，搬动病人前后应观察呼吸、脉搏和血压的变化。

(八)康复护理

脑外伤后早期进行康复训练有助于改善脑功能，促进运动反射的重新建立及意识恢复，其中包括被动运动和音乐疗法等。被动运动主要是保持肢体处于功能位，在各关节活动的范围内进屈曲、伸展、外展等关节活动。

(九)心理护理

向病人或其亲属说明病情及治疗方法、护理措施，以稳定其情绪，配合治疗和护理。病情稳定后，神经系统功能恢复进展缓慢，需长时间进行精心的护理和康复训练，此时病人及其亲属易产生焦虑、烦躁情绪，医护人员要帮助病人树立康复的信心，鼓励坚持功能锻炼；指导亲属务必让病人时刻感到被关怀、理解和支持，增强病人的自信心。

(十)健康教育

1. 康复训练　对存在失语、肢体功能障碍或生活不能自理者，当病情稳定后即开始康复锻炼。对病人耐心指导，制定合适目标，帮助病人努力完成，一旦康复有进步，病人会产生成功感，树立起坚持锻炼和重新生活的信心。

2. 控制癫痫　有外伤性癫痫者，应按时服药控制症状发作，在医师指导下逐渐减量直至停药，不可突然中断服药。癫痫病人不宜单独外出或做有危险的活动(游泳等)，以防发生意外。

3. 生活指导　重度残障者的各种后遗症应采取适当的治疗，鼓励病人树立正确的人生观，指导其部分生活自理；并指导亲属生活护理方法及注意事项。去骨瓣减压者，外出时需戴安全帽，以防意外事故挤压减压窗。

4. 出院指导　出院后继续鼻饲者，要教会亲属鼻饲饮食的方法和注意事项。

【护理评价】

经过治疗和护理，评价病人是否：①呼吸道通畅，呼吸平稳，无误吸发生。②意识障碍程度减轻或意识清醒。③营养状况良好。④能配合功能锻炼，未发生肢体挛缩畸形。⑤并发症得以预防，或得到及时发现和处理。

◆ 三、颅内血肿

颅内血肿是颅脑损伤中最常见、最严重、可逆性的继发病变，发生率约占闭合性颅脑损伤的 10% 和重型颅脑损伤的 40%～50%。由于血肿直接压迫脑组织，引起局部脑功能障碍及颅内压增高，如不能及时诊断处理，多因进行性颅内压增高，形成脑疝而危及生命。

【分类】

1. 颅内血肿　按症状出现的时间分类分为急性血肿（3 日内出现症状）、亚急性血肿（伤后 3 日至 3 周出现症状）、慢性血肿（伤后 3 周以上才出现症状）。

2. 按血肿所在部位分类　分为硬脑膜外血肿、硬脑膜下血肿和脑内血肿。

【临床表现】

主要表现为头部外伤后，若有原发性脑损伤者，先出现脑震荡或脑挫裂伤的症状，当颅内血肿形成后压迫脑组织，出现颅内压增高和脑疝的表现。但不同部位的血肿有其各自的特点。

1. 硬脑膜外血肿

(1)意识障碍：进行性意识障碍为颅内血肿的主要症状，其变化过程与原发性脑损伤的轻重和血肿形成的速度密切相关。主要有 3 种类型：①原发脑损伤轻，伤后无原发昏迷，待血肿形成后开始出现意识障碍（清醒-昏迷）；②原发脑损伤略重，伤后一度昏迷，随后完全清醒或好转，经过一段时间因颅内血肿形成，颅内压增高使病人再度出现昏迷，并进行性加重（昏迷—中间清醒或好转—昏迷），即存在"中间清醒期"；③原发脑损伤较重，伤后昏迷进行性加重或持续昏迷。因为硬脑膜外血肿病人的原发脑损伤一般较轻，所以大多表现为前两种情况。

(2)神经系统体征：伤后立即出现的局灶症状和体征，多为原发脑损伤的表现。单纯硬脑膜外血肿，除非血肿压迫脑功能区，否则早期较少出现体征。但当血肿增大引起小脑幕切迹疝时，则可出现对侧锥体束征。脑疝发展，脑干受压严重时导致去大脑强直。

2. 硬脑膜下血肿

(1)急性或亚急性硬脑膜下血肿：因多数与脑挫裂伤和脑水肿同时存在，故表现为伤后持续昏迷或昏迷进行性加重，少有"中间清醒期"，较早出现颅内压增高和脑疝症状。

(2)慢性硬脑膜下血肿：病情进展缓慢，病程较长。临床表现差异很大，主要表现为 3 种类型：①慢性颅内压增高症状；②偏瘫、失语、局限性癫痫等局灶症状；③头昏、记忆力减退、精神失常等智力障碍和精神症状。

3. 脑内血肿　常与硬脑膜下血肿同时存在，临床表现与脑挫裂伤和急性硬脑膜下血肿的症状很相似。表现以进行性加重的意识障碍为主。

【辅助检查】

CT 检查有助于明确诊断。

1. 硬脑膜外血肿　表现为颅骨内板与硬脑膜之间的双凸镜形或弓形高密度影，CT 检查还可了解脑室受压和中线结构移位的程度及并存的脑挫裂伤、脑水肿等情况，应及早应用于疑有颅内血肿病人的检查。

2.硬脑膜下血肿　①急性或亚急性硬脑膜下血肿：表现为脑表面新月形高密度、混杂密度或等密度影，多伴有脑挫裂伤和脑受压。②慢性硬脑膜下血肿：CT 可见脑表面新月形或半月形低密度或等密度影。

3.脑内血肿表现　为脑挫裂伤区附近或脑深部白质内类圆形或不规则高密度影，周围有低密度水肿区。

【处理原则】

1.硬脑膜外血肿

(1)非手术治疗：凡伤后无明显意识障碍，病情稳定，CT 所示幕上血肿量<40 mL，幕下血肿量<10 mL，中线结构移位<1.0 cm 者，可在密切观察病情的前提下，采用脱水降颅内压等非手术治疗。治疗期间一旦出现颅内压进行性升高、局灶性脑损害、脑疝早期症状，应紧急手术。

(2)手术治疗：急性硬脑膜外血肿原则上一经确诊应立即手术，可根据 CT 所见采用骨瓣或骨窗开颅，清除血肿，妥善止血。要求 24～48 小时内手术，目前多主张采用 CT 定位钻孔加尿激酶溶解血肿碎吸引流术，此法简单易行，对脑组织损伤小，但有时清除积血不彻底，必要时行开颅血肿清除术加去骨瓣减压术。血肿清除后，如硬脑膜张力高或疑有硬脑膜下血肿时，应切开硬脑膜探查。对少数病情危急，来不及做 CT 等检查者，应直接手术钻孔探查，再扩大成骨窗清除血肿。

2.硬脑膜下血肿　急性和亚急性硬脑膜下血肿的治疗原则与硬脑膜外血肿相仿。慢性硬脑膜下血肿若已经形成完整包膜且有明显症状者，可采用颅骨钻孔引流术，术后在包膜内放置引流管继续引流，利于脑组织膨出和消灭死腔，必要时冲洗。

3.脑内血肿　治疗与硬脑膜下血肿相同，多采用骨瓣或骨窗开颅。对少数脑深部血肿，如颅内压增高显著，病情进行性加重，也应考虑手术，根据具体情况选用开颅血肿清除或钻孔引流术。

【护理措施】

颅内血肿为继发性脑损伤，故在护理中首先要根据病情做好做好脑损伤的相关护理措施。此外，根据颅内血肿的类型和特点做好以下护理工作。

1.病情观察　颅内血肿病人多数可因血肿逐渐形成、增大而导致颅内压进行性增高。在护理中，应严密观察病人意识状态、生命体征、瞳孔变化、神经系统体征等，一旦发现颅内压增高迹象，立即采取降颅内压措施，同时做好术前准备。对于术后病人，重点观察血肿清除效果

2.引流管的护理留置　引流管者应加强引流管的护理。①病人取平卧位或头低足高患侧卧位，以利引流。②保持引流通畅，引流袋应低于创腔 30 cm。③保持无菌，预防逆行感染。④观察引流液的颜色、性状和量。⑤尽早拔管，术后 3 日左右行 CT 检查，血肿消失后可拔管。

【思考题】

1. 刘先生，50 岁，建筑工人，2 小时前自高空摔下，伤后立即昏迷，呼之不应，伤后呕吐 2 次，为红褐色胃内容物。体格检查：T 36.8℃，P 60 次/分，R 15 次/分，Bp 130/70 mmHg。GCS 评分为 6 分。双侧瞳孔对光反射消失，左外耳道有血性液涌出，鼻及口腔未见异常分泌物。CT 检查示左侧颞顶枕硬膜外血肿、左额颞脑挫裂伤、脑疝形成、右颞脑挫裂伤伴硬膜下血肿。

请问：

(1) 该病人存在哪些护理诊断/问题？

(2) 针对上述问题，护士应采取哪些护理措施？

2. 赵先生，45 岁，2 小时前被汽车撞倒，头部受伤，当即昏迷约 10 分钟，醒后诉头痛，在转送过程中再次昏迷并呕吐 3 次，为胃内容物。体格检查：T 37℃，P 65 次/分，R 13 次/分，Bp 130/70 mmHg。意识模糊，针刺肢体能睁眼并有肢体屈曲动作，回答问题有音无语。右耳后乳突区有瘀斑，右耳道流出血性液体，嘴角向左侧歪。瞳孔直径左侧 2 mm，右侧 3.5 mm，对光反射左侧正常，右侧迟钝。左侧肢体瘫痪、肌张力稍增高、腱反射亢进，病理反射阳性。CT 检查示右额颞部硬脑膜外血肿、右额颞叶脑挫裂伤、颅底骨折。经积极准备后手术治疗。

请问：

(1) 事故现场应如何急救处理？

(2) 病人来到医院后，意识障碍按 GCS 评分为多少分？

(3) 病人有无脑神经损伤？

(4) 该病人手术前应做好哪些护理？

第十二章

颈部疾病病人的护理

学习目标

识记

1. 简述甲状腺功能亢进病人外科治疗的护理评估和护理措施

理解

1. 比较甲状腺癌、甲状腺功能亢进临床表现的异同点。

2. 解释甲状腺切除术后并发症的常见原因及发生机制。

运用

运用护理程序对甲状腺癌病人实施整体护理。

习题二维码12-1

章前导言

颈部外科疾病，包括甲状腺疾病和颈部肿块，如甲状腺癌、甲状腺功能亢进、颈部淋巴结结核等。肿块不同程度的增大，影响病人的呼吸、吞咽功能，带来音调的改变及疼痛、烦躁、多汗、腹泻等一系列内分泌及代谢紊乱。手术切除是其主要治疗方式。术前加强体位和呼吸训练，做好相关药物准备，有助于术后呼吸和引流通畅，有效减少术后并发症，促进病人快速康复。甲状腺癌、甲亢病人的临床表现、处理原则以及围术期护理是本章学习的重点。

案例导入

杨女士，48岁，因体检发现右侧甲状腺结节10天入院。病人于10天前体检发现颈部有一肿块，约3 cm×3 cm大小，无自觉疼痛，无多饮多食，无怕热多汗及食欲亢进，无呼吸困难及吞咽困难，无声嘶。颈部超声检查示甲状腺右侧叶实质性肿物放入院。发病以来，病人精神睡眠饮食尚可，大小便正常，体重无明显减轻。

体格检查：甲状腺右侧叶可扪及一约3 cm×3 cm肿物，局部皮肤稍隆起，无红肿，质韧硬，边界模糊不清，有明显压痛，活动度差。

辅助检查：超声检查示甲状腺右侧叶含低回声。请思考：

(1)该病人护理评估的重点内容有哪些？

(2)拟为病人实施"甲状腺癌根治术，围术期主要的护理诊断/问题有哪些？

(3)针对病人的护理诊断/问题，护士应如何制定围术期的护理计划？

第一节 甲状腺功能亢进

 考点提示

序号	主要考点
1	甲亢病人测定基础代谢率的测定
2	临床诊断甲亢的首选指标
3	甲亢病人突眼的护理
4	甲亢术前服用碘剂的目的
5	硫脲类药物的不良反应(粒细胞减少)
6	甲亢病人术后并发症的观察和护理
7	甲亢病人最常见的情绪改变及心理护理

甲状腺功能亢进简称甲亢,是由各种原因引起循环中甲状腺素异常过多而出现以全身代谢亢进为主要特征的疾病。

【分类】

1.原发性甲亢 最常见,多见于 20~40 岁,男女之比为 1:4~1:7。腺体呈弥漫性肿大,两侧对称,常伴有眼球突出,故又称"突眼性甲状腺肿"。可伴有颈前黏液性水肿

2.继发性甲亢 较少见,发病年龄多在 40 岁以上。继发于结节性甲状腺肿的甲亢,患者常先有多年结节性甲状腺肿史,以后才出现功能亢进症状。腺体呈结节状肿大,两侧多不对称,无眼球凸出,易发生心肌损害

3.高功能腺瘤 少见,甲状腺内有单个或多个自主性高功能结节,无突眼,结节周围的甲状腺组织呈萎缩改变。放射性碘扫描显示结节的聚碘量增加,呈现"热结节"。

【病因与病理】

甲亢的病因迄今未明。近年来认为原发性甲亢是一种自身免疫病。其淋巴细胞产生的两类 C 类免疫球蛋白,即长效甲状腺激素(LATS)和甲状腺刺激免疫球蛋白(TSl1)能抑制腺垂体分泌 TSH,并与甲状腺滤泡壁细胞膜上的 TSH 受体结合,导致甲状腺素的大量分泌。继发性甲亢和高功能腺瘤患者血中 LATS 的浓度不高可能与结节本身的自主性分泌紊乱有关。

学习提示 ▶ 自身免疫是本病的主要病因。

【临床表现】

1.甲状腺肿大 原发性甲亢者甲状腺肿大并不显著,两侧呈对称性、弥漫性肿大;继发性甲亢的甲状腺肿大明显,常为不对称性、结节性肿大;高功能腺瘤者常为局部结节性肿大。肿大的甲状腺可随吞咽上下移动。甲亢严重者腺体可触及震颤和听到血管杂音。甲状腺肿大

明显者可引起邻近器官压迫症状,出现呼吸困难,吞咽困难,声暗嘶哑或 Horner 综合征(表现为受压同侧面部无汗、眼球内陷、上睑下垂及瞳孔缩小)等。

2.交感神经功能过度兴奋　患者常表现为怕热、多汗,性情急躁易激动,多语,失眠,注意力分散、记忆力下降等,双手常有细而速的颤动。

3.消化系统症状　表现为食欲亢进,但消瘦,体重下降,排便次数增多,含较多不消化食物。

4.心血管功能改变　心动过速常在 90~120 次/min,脉压差增大,在静息或睡眠时心率仍增快是甲亢的特征性表现之一。

5.突眼征　典型表现为双侧眼球突出,眼裂增宽,瞬目减少,眼向下看时上眼睑不随眼球下闭,眼球辐辏不良,是原发性甲亢重要体征。

学习提示▶ 甲状腺肿和突眼是典型体征;脉压差增大及脉率增快是判断病情程度和治疗效果的重要标志。

【辅助检查】

1.基础代谢率测定　用基础代谢率测定器测定,较可靠。临床上常根据脉压和脉率计算,计算公式为:基础代谢率(%)=(脉率+脉压)−111。正常值为±10%,+20%~+30%为轻度甲亢,+30%~+60%为中度甲亢,+60%以上为重度甲亢。须在清晨、空腹和静卧时测定。

2.实验室检查　①血清促甲状腺素(TSH)测定:国际上公认的诊断甲亢的首选指标,可作为单一指标进行甲亢筛查。一般甲亢病人 TSH<0.1 IU/L。但垂体性甲亢 TSH 不降低或升高;②血清 T_3、T_4 含量测定:甲亢时乃上升较早而快,约高于正常值的 4 倍;又上升则较迟缓,仅高于正常的 2.5 倍,故测定 T_3 对甲亢的诊断具有较高的敏感性。

3.甲状腺摄[131]I 率测定　正常甲状腺 24 小时内摄取的[131]I 量为总入量的 30%~40%,若 2 小时内甲状腺摄[131]I 超过25%,或 24 小时内超过50%,且吸收[131]I 高峰提前出现,都表示有甲亢,但不反映甲亢的严重程度。

4.甲状腺核素静态显像　对多结节性甲状腺肿伴甲亢和自主高功能腺瘤诊断意义较大。

【处理原则】

1.非手术治疗　主要包括放射性[131]I 治疗和抗甲状腺药物治疗。与其他治疗方法相比,放射性[131]I 治疗整体有效率和价格效益比较高。目前,由于[131]I 治疗病例增加,手术治疗病例在逐渐减少。

知识拓展

[131]I 治疗甲亢的临床效果

传统[131]I 治疗甲亢的目的在于使病人甲状腺功能恢复正常,我国[131]I 治疗趋于个体化、低剂量治疗,以延缓甲减发生。但由于治疗剂量不足,会延误甲亢缓解,使甲亢复发率增高。有研究显示,不管[131]I 剂量如何,在治疗后 10 年有 50% 以上的病人会出现甲减。新的甲亢临床治愈理念认为[131]I 治疗后出现甲减是其目的,这样甲亢才算彻底治愈。

^{131}I 治疗在成人甲亢治疗中已得到了广泛认可。在青少年中的争议主要在于其可能存在致癌性和对生育的负面影响。研究证明，^{131}I 治疗不会增加恶性肿瘤的发病率，也不会引起生育和遗传问题。但是，鉴于儿童对 ^{131}I 的敏感性较更高、发生甲减的可能性更大，目前仍不主张其首选 ^{131}I 治疗。

2.**手术治疗**　手术是治疗甲亢的有效疗法，长期治愈率达 95% 以上，手术病死率低于 1%。主要缺点是有一定的并发症和约 4%~5% 的病人术后复发，也有少数病人术后发生甲状腺功能减退。手术方式首选甲状腺全切除或甲状腺次全切除术。

(1)适应证：①继发性甲亢或高功能腺瘤；②中度以上的原发性甲亢；③腺体较大，伴有压迫症状或胸骨后甲状腺肿；④抗甲状腺药物或 ^{131}I 治疗后复发者；⑤妊娠早、中期的甲亢病人具有上述指征者，应考虑手术治疗。

(2)禁忌证：①青少年病人；②症状较轻者；③老年病人或具有严重器质性疾病不能耐受手术治疗者。

> **学习提示**　甲状腺分泌甲状腺素，甲状腺素可促进青少年的生长发育，如切除甲状腺，会影响青少年的生长发育。

【护理措施】

一、术前护理

1.**用药护理**　药物准备是术前用于降低基础代谢率的重要环节。常有以下几种方法

(1)开始即用碘剂，2~3 周后待甲亢症状得到基本控制(患者情绪稳定，睡眠好转，体重增加，脉率<90 次/分，脉压差恢复正常，基础代谢率<+20%)后，便可进行手术。常用的碘剂是复方碘化钾溶液。用法：口服，每日 3 次。第一日每次 3 滴，第二日每次 4 滴，依次逐日递增至每次 16 滴为止，然后维持此剂量至手术。由于碘剂可刺激口腔和胃黏膜，故易引起恶心、呕吐、食欲不振等不良反应，因此，应指导患者于餐后用冷开水稀释后服用，或在用餐时将碘剂滴在馒头上或饼干上一同服用。碘剂的作用在于抑制蛋白水解酶，减少甲状球蛋白的分解，从而逐渐抑制甲状腺素的释放。但因碘剂只能抑制甲状腺素的释放，并不能抑制甲状腺素的合成，故停服后会致储存于甲状腺滤泡内的甲状腺素大量释放入血，使原有甲亢症状再现，甚或加重。因此，凡不拟行手术治疗的甲亢患者均不宜服用碘剂。

(2)先用硫脲类药物，待甲亢症状基本控制后停药，再改服碘剂 1~2 周，再行手术。因硫脲类药物能使甲状腺肿大充血，手术时极易发生出血，从而增加手术风险；而碘剂能减少甲状腺的血流量减少腺体充血，使腺体缩小变硬，因此服用硫脲类药物后必须加用碘剂。

(3)少数患者服碘剂 2 周后症状改善不明显，可加服硫脲类药物待甲亢症状基本控制，停用硫脲类药物后再继续单独服用碘剂 1~2 周后手术。在此期间应密切观察用药的效果与不良反应。

(4)对于不能耐受碘剂或合并应用硫脲类药物，或对此两类药物无反应的患者，可单用普萘洛尔(心得安)或与碘剂合用作术前准备。用法：每 6 小时服药 1 次，每次 20~60 mg，一般服用 4~7 日后脉率即降至正常水平。由于普萘洛尔半衰期不到 8 小时，故最末一次服用需

在术前 1~2 小时。术后继续口服 4~7 日。术前不用阿托品作为麻醉前用药，以免引起心动过速。

2. 突眼护理　对眼睑不能闭合者经常点眼药水，保护角膜和膜，防止干燥、外伤及感染。睡眠时应涂抗生素眼膏，或用潮湿纱布覆盖，预防结膜炎和角膜炎；头部抬高，以减轻眼部肿胀。结膜发生充血水肿时，用 0.5% 醋酸可的松滴眼剂滴眼，并加用冷敷；眼睑闭合严重障碍者可行眼睑缝合术。

3. 营养支持　患者因代谢率高，常感饥饿，饮食应以高热量、高蛋白质和富含维生素的均衡饮食为宜。主食应足量，可适当增加加奶类蛋类、瘦肉类等优质蛋白，两餐之间增加点心。鼓励患者多饮水，以补充出汗、呼吸加快等所丢失的水分。避免饮用对中枢神经有兴奋作用的浓茶、咖啡等刺激性饮料，戒烟、酒。

> **学习提示▶** 甲亢是一种高代谢疾病，因此需给予高热量、高蛋白、富含维生素饮食，但甲亢病人大便频繁甚至慢性腹泻，因此需限制含纤维素多的食物。

4. 体位训练　指导患者每日数次进行头颈过伸体位训练（将软枕垫于肩部，保持头低、颈过伸位），以适应手术时体位的改变，同时也可减轻手术后患者颈肩部的酸痛

5. 其他完善　术前各项检查，指导患者学会深呼吸及有效咳嗽咳痰的方法。患者接往手术室后准备麻醉床，床旁常规备气管切开包、拆线包及无菌手套等，以备急时用。

二、术后护理

1. 体位和引流　术后取平卧位；待麻醉清醒、血压平稳后取半卧位，以利呼吸和引流。

2. 保持呼吸道通畅，预防肺部并发症。

3. 特殊药物的应用　甲亢病人术后继续服用复方碘化钾溶液，由 3 次/日，16 滴/次开始，逐日每次减少 1 滴，直至病情平稳。遵医嘱术后口服甲状腺素，每日 30~60 mg，连服 6~12 个月，以抑制促甲状腺素的分泌和预防复发。

4. 并发症的护理　密切监测呼吸、体温、脉搏和血压的变化，病人发音和吞咽情况，及早发现术后并发症，并通知医师，配合抢救。

(1) 呼吸困难和窒息：是最危急的并发症，多发生于术后 48 小时。

1) 原因：①出血及血肿压迫气管：多因手术时止血（特别是腺断面止血）不完善，偶尔为血管结扎线滑脱所引起；②喉头水肿：主要是手术创伤所致，也可管插管引起；③气管塌陷：是气管壁长期受肿大甲状腺压迫，发生软化，切除甲状腺体的大部分后软化的气管壁失去支撑的结果；④声带麻痹：由双侧喉返神经损伤导致。

2) 表现：病人出现呼吸频率增快，呼吸费力，出现三凹征，甚至死亡。

3) 护理：①对于血肿压迫所致呼吸困难，若出现颈部疼痛、肿胀，甚至颈部皮肤出现瘀斑者，应立即返回手术室，在无菌条件下拆开伤口。如病人呼吸困难严_,；已不允许搬动，则应在床边拆开缝线，消除血肿，严密止血，必要时行气管切开。②轻度喉水肿者无需治疗，中度者应嘱其不说话，可采用皮质激素做雾化吸入，静脉滴注氢化可的松 3 mg/d；严重者应紧急做气管切开。气管软化者一般不宜行气管切开。

（2）喉返神经损伤：发生率约为 0.5%。

1）原因：多数系手术直接损伤，如神经被切断、扎住、挤压等，少数为术后血肿压迫或瘢痕组织牵拉所致。

2）表现：一侧喉返神经损伤可由健侧向患侧过度内收而代偿，

返神经损伤可导致失声或严重的呼吸困难，甚至窒息。

3）护理：①钳夹、牵拉或血肿压迫所致损伤多为暂时性，6 个月内可逐渐恢复。②严重呼吸困难时立即气管切开。

（3）喉上神经损伤

1）原因：多在处理甲状腺上极时损伤喉上神经内支所致。

2）表现：若损伤外支，可使环甲肌瘫痪，引起声带松弛、声无力；损伤内支，则使咽喉黏膜感觉丧失，病人进食特别是进水时，丧失喉部的反射性引起误咽或呛咳。

3）护理：一般经理疗后可自行恢复。

（4）甲状旁腺功能减退

1）原因：多系手术时甲状旁腺被误切、挫伤或其血液供应受导致甲状旁腺功能低下、血钙浓度下降、神经肌肉应激性显著提高，引起手足抽搐。

2）表现：多数病人临床表现不典型，起初仅有面部、唇部或手足的针刺感、麻木感或强直感，症状轻且短暂，经 2~3 周，未损伤的甲状旁腺增生、代偿后其症状可消失。严重者可出现面肌和手足伴有疼痛的持续性痉挛，每日多次发作，每次持续 10 分钟或更长，甚至可发生喉和膈肌痉挛，引起窒息而死亡。

3）护理：①预防的关键在于切除甲状腺时注意保留腺体背面的甲状旁腺。②一旦发生应适当限制肉类、乳品和蛋类等食品，因其含磷较高，影响钙的吸收。③严重低血钙、手足抽搐时，立即遵医嘱予以 10% 葡萄糖酸钙注射液或氯化钙 10 mL 缓慢静脉推注，可零时使用；症状轻者可口服及静脉注射钙剂，并同时服用维生素 D 5~10 万 U/d，并定期监测血清钙浓度，以调节钙剂的量。

（5）甲状腺危象

1）原因：甲状腺危象多与术前准备不足、甲亢症状未能很好控制及手术应激有关。

2）表现：术后 12~36 小时内出现高热（>39℃、心率增快>120~140 次/分），可出现烦躁不安、谵妄，甚至昏迷，也可表现为神志淡漠、嗜睡、呕吐、腹泻，以及全身红斑及低血压。

3）护理：预防的关键在于术前应准备充分、完善，使血清甲状腺素水平及基础代谢率降至正常范围后再手术。术后早期加强巡视和病情观察，一旦发现病人出现甲状腺危象，立即通知医师予以处理：①碘剂：口服复方碘化钾溶液 3~5 mL，紧急时将 10% 的碘化钠 5~10 mL 加入 10% 葡萄糖注射液 500 mL 中静脉滴注，以降低循环血液中甲状腺素水平；②氢化可的松：每日 200~400 mg，分次静脉滴注，以拮抗应激反应；③肾上腺素能阻滞药：利血平 1~2 mg，肌内注射；或普萘洛尔 5 mg，加入葡萄糖注射液 100 mL 中静脉滴注，以降低周围组织对甲状腺素的反应；④镇静药：常用苯巴比妥钠 100 mg，或冬眠合剂 Ⅱ 号半量肌内注射，每 6~8 小时 1 次；⑤降温：用退热、冬眠药物或物理降温等综合措施，保持体温在 37℃ 左右；⑥静脉大量输入葡萄糖注射液；⑦氧气吸入：减轻组织缺氧；⑧心力衰竭者，加用洋地黄类制剂。

(三)健康教育

(1)对病人进行心理诱导,保持良好的心态,使精神愉快,建立良好的人际关系。

(2)指导病人合理地安排工作和休息,避免过度紧张和劳累。合理营养与膳食,促进康复。

(3)指导突眼的病人注意保护眼镜,外出时应戴眼镜,眼睛干涩的病人应定时滴眼药水以防角膜损伤的发生。

(4)注意有无甲亢复发或甲状腺功能减退的症状,定期门诊复查

第二节　单纯性甲状腺肿

考点提示

序号	主要考点
1	单纯性甲状腺肿的饮食指导
2	单纯性甲状腺肿的护理措施

单纯性甲状腺肿又称地方性甲状腺肿,是由于机体缺碘、存在致甲状腺肿物质或甲状腺素合成酶缺陷所致的代偿性甲状腺肿大,不伴有明显的甲状腺功能亢进或减退。

【病因】

病因主要分为3类。

1. 甲状腺素原料(碘)缺乏　环境缺碘是主要因素。高原、山区土壤中的碘盐被冲洗流失,以致饮水和食物中含碘量不足。碘的摄入不足导致无法合成足够的甲状腺素,从而反馈性地引起垂体促甲状腺素(TSH)分泌增高并刺激甲状腺增生和代偿性肿大。

2. 甲状腺素需要量增高　青春发育期、妊娠期或绝经期的妇女,对甲状腺素的需要量暂时性升高所致,是一种生理现象,常在成年或妊娠结束后自行缩小。

3. 甲状腺合成和分泌障碍

 学习提示 ▶ 碘缺乏是地方性甲状腺肿的最常见原因。

【临床表现】

1. 甲状腺肿大或颈部肿块　女性多见,一般无全身症状。甲状腺不同程度肿大,随吞咽上下活动。早期,甲状腺呈对称、弥漫性肿大,腺体表面光滑,质地柔软。随后,在肿大腺体的一侧或两侧可扪及多个(或单个.)结节,常年存在,增长缓慢。囊肿样变的结节并发囊内出血时,结节可迅速增大。结节性甲状腺肿可继发甲亢,可也发生恶变。

2. 压迫症状　甲状腺不同程度的肿大结节对周围器官引起的压迫症状是本病的主要临床

表现。常见的为压迫气管、食管和喉返神经，出现气管弯曲、移位和呼吸道狭窄影响呼吸。开始只在剧烈活动时感觉气促，发展严重时甚至休息睡觉也有呼吸困难。受压过久还可使气管软骨变形、软化。少数喉返神经或食管受压者可出现声音嘶哑或吞咽困难。病程久、体积巨大的甲状腺肿，可下垂至颈下胸骨前方。甲状腺肿向胸骨后延伸生长形成胸骨后甲状腺肿，易压迫气管和食管，还可压迫颈深部大静脉，引起头颈部静脉回流障碍，出现面部青紫、肿胀及颈胸部表浅静脉怒张。

【辅助检查】

1.影像学检查　超声检查为首选检查方法，可确定有无结节和检测到 1 cm 以下的小结节；X 线检查有助于发现不规则的胸骨后甲状腺肿及钙化的结节，还可确定有无气管受压、移位、软化及狭窄的程度；CT 对于胸骨后甲状腺肿有较高的诊断价值。

2.甲状腺摄 ^{131}I 率测定　缺碘性甲状腺肿可出现摄碘量增高，但吸碘高峰一般正常。

3.细针穿刺细胞学检查　是术前评价甲状腺结节良恶性最有效的方法。

【处理原则】

1.非手术治疗　生理性甲状腺肿的病人，可不予药物治疗，宜多食含碘丰富的食物，如海带、紫菜等。对于 20 岁以前的弥漫性单纯甲状腺肿病人，不宜手术治疗，可给予小量甲状腺素或左甲状腺素片以抑制腺垂体 TSH 分泌，缓解甲状腺增生和肿大。

2.手术治疗　手术方式多采用甲状腺次全切除术。有以下情况时，应及时行手术治疗：①压迫气管、食管或喉返神经而引起临床症状者；②胸骨后甲状腺肿；③巨大甲状腺肿影响生活和工作者；④结节性甲状腺肿继发有功能亢进者；⑤结节性甲状腺肿疑有恶变者。

【护理措施】

(一)非手术治疗病人的护理

1.一般护理　嘱病人注意劳逸结合，适当休息。多食海带、紫菜等海产品及含碘丰富的食物，避免过多食用卷心菜、萝卜、菠菜、花生等抑制甲状腺激素合成的食物。

2.病情观察　观察病人甲状腺肿大的程度、质地、有无结节及压痛，颈部增粗的进展情况及有无局部压迫表现等。

3.用药护理　碘缺乏者，嘱病人遵医嘱准确、长期补充碘剂，并注意观察药效及不良反应。致甲状腺肿物质所致者，停用后一般可自行消失。生理性甲状腺肿大多可自行消退。

4.心理护理　及时向病人解释及宣教病因及防治知识，告知病人补碘等治疗后甲状腺肿可逐渐缩小或消失，通过心理支持帮助病人缓解精神压力，树立信心。

(二)手术前后的护理

参见本章第一节甲亢病人的护理内容。

(三)健康教育

1.饮食指导　应在甲状腺肿流行地区推广加碘食盐；鼓励病人多进食含碘丰富的食物，

如海带、紫菜等。

2.防治指导　妊娠期、哺乳期、成长发育期应增加碘的摄入。

【思 考 题】

1.冯女士,40岁,甲状腺大部切除术后24小时出现进行性呼吸困难,烦躁不安,发绀,检查发现颈部肿大,切口有大量渗血。

请问:

(1)该病人出现了何种并发症,引起该并发症的可能原因是什么?

(2)如果您是该病人的责任护士,您应该如何进行处理?

2.张女士,48岁,因原发性甲状腺功能亢进于全麻下行"甲状腺次全切除术"。术后24小时病人出现恶心、呕吐、大汗、烦躁,测得 T 39.6℃,P 160 次/分,R 24 次/分,Bp 156/82 mmHg。

请问:

(1)该病人出现上述症状的可能原因是什么?

(2)预防该并发症的主要措施有哪些?

第十三章

乳房疾病病人的护理

学习目标

识记

1. 复述急性乳腺炎的病因、临床表现、处理原则和护理措施。

2. 简述乳腺囊性增生病的临床特点、处理原则和护理措施。

习题二维码13-1

3. 简述乳腺癌的病因、病理生理特点、临床表现、辅助检查、处理原则及护理措施。

理解

比较常见乳腺疾病的临床特点。

运用

运用护理程序对乳腺疾病病人实施整体护理。

章前导言

乳房疾病是女性的常见疾病,包括乳房组织结构异常、感染和肿瘤等。由于乳房是女性的第二性征器官,因此当乳房发生疾病,尤其是需要外科治疗时,不仅会影响到女性的生理健康,也会对其心理产生较大影响。常见乳房疾病(急性乳腺炎、乳腺囊性增生病、乳房肿瘤)病人的处理原则以及围术期护理是本章学习的重点。

案例导入

李女士,47岁,因发现左乳无痛性肿块1周入院。

病人1周前洗澡时无意中触到左乳外上象限有一肿块,质硬,无痛。发病以来精神食欲好,自觉身体无其他不适。

月经婚育史:11岁初潮,月经周期7日,间隔28~30日,量中等。G2P1,28岁顺产1女,未母乳喂养,现女儿体健。

体格检查:左乳外上象限约11点处距乳头4 cm部位可触及一直径约1.5 cm×1 cm肿块,表面不光滑、质硬、无压痛,不易推动,无乳头溢液。左侧腋窝可扪及1 cm×1 cm大小结节,表面光滑,可活动,质地较硬。

辅助检查:超声检查示左乳房外上象限约1.2 cm×0.8 cm的肿块,边缘有细小毛刺。活组织病理学检查示浸润性低分化导管癌。

请思考：

(1) 护士应从哪几个方面评估该病人？

(2) 该病人拟行左乳腺癌改良根治术，围术期主要的护理诊断/问题有哪些？

(3) 如何针对该病人的护理诊断/问题采取相应的护理措施？

第一节　急性乳腺炎

☞ 考点提示

序号	主要考点
1	急性乳腺炎的护理措施及健康指导
2	急性乳腺炎的护理措施

急性乳腺炎是乳腺的急性化脓性感染，多见于产后哺乳期妇女，尤以初产妇多见，往往发生在产后 3~4 周。

【病因】

除产后抵抗力下降外，还与以下因素有关。

1. **乳汁淤积**　乳汁是很好的培养基，一旦淤积，有利于入侵细菌的生长繁殖。引起乳汁淤积的主要原因有：①乳头发育不良（过小或凹陷），妨碍正常哺乳；②乳汁过多或婴儿吸乳少，以致不能完全排空乳汁；③乳管不通畅，影响乳汁排出

2. **细菌入侵**　致病菌主要为金黄色葡萄球菌，少数为链球菌。6 个月以后的婴儿已长牙，易致乳头损伤。乳头破损或皲裂是使细菌沿淋巴管入侵感染的主要途径。婴儿患口腔炎或含乳头睡眠，易致细菌直接侵入乳管，上行至乳腺小叶而致感染。

学习提示▶ 预防乳腺炎的关键是避免乳汁淤积，新生儿多吸吮。

【临床表现】

患侧乳房胀痛，局部红肿、发热，有压痛性肿块。一般在数日后可形成单房或多房性脓肿。表浅脓肿可向外破溃或破入乳管自乳头流出。深部脓肿可缓慢向外破溃，也可向深部穿至乳房与胸肌间的疏松组织中，形成乳房后脓肿（图 13-1）。病人常有患侧腋窝淋巴结肿大

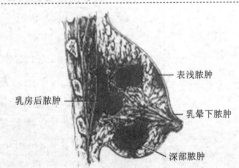

图 13-1　乳房脓肿的不同部位

表浅脓肿

乳晕下脓肿

乳房后脓肿

深部脓肿

和触痛。随着炎症发展，病人可有寒战、高热和脉搏加快等脓毒血症表现。

【辅助检查】

1. 实验室检查 血常规可见白细胞计数及中性粒细胞比值升高。

2. 诊断性穿刺 在乳房肿块压痛最明显的区域或在超声定位下穿刺，若抽出脓液可确定脓肿形成，脓液应做细菌培养及药物敏感试验。

【处理原则】

1. 非手术治疗

(1)局部处理①患乳停止哺乳，但需要按时排空乳汁；②热敷、金黄散及鱼石脂软膏外敷，或用25%硫酸镁溶液湿热敷，以促进早期炎症的消散。局部皮肤水肿明显可用25%硫酸镁溶液湿热敷。

(2)抗感染

1)抗生素原则为早期、足量。如主要病原菌为金黄色葡萄球菌，首选青霉素类抗菌药，或根据细菌培养和药物敏感试验结果选择用药。由于抗菌药可分泌进入乳汁，故应避免使用对婴儿有不良影响的药物，如四环素、氨基苷类、磺胺药和甲硝唑等。青霉素、头孢菌素、红霉素不良反应较小。

2)中药治疗服用清热解毒类中药，如蒲公英、野菊花、透脓散等。

(3)终止乳汁分泌感染严重或脓肿切开引流后并发乳瘘者，应终止乳汁分泌。常用方法有：①口服溴隐亭 1.25 mg，每日 2 次，服用 7~14 日，或口服己烯雌酚 1~2 mg，每日 3 次，共 2~3 日。②肌内注射苯甲酸雌二醇，每次 2 mg，每日 1 次，至乳汁停止分泌为止。③中药炒麦芽煎服，每日 60 mg 水煎，分 2 次服用，共 2~3 日。

2. 手术治疗 脓肿形成后，应及时做脓肿切开引流 (图 13-2)。切开引流时应注意：①为避免手术损伤乳管形成乳瘘，应做放射状切开；乳晕下肿应沿乳晕边缘做弧形切口；深部或乳房后脓肿可沿乳房下缘做弧形切口，经乳房后间隙引流。②切开后轻轻分离多房脓肿的房间隔膜以利于引

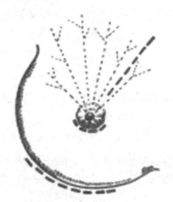

图 13-2 乳房脓肿的切口

流。③脓腔较大时，切口要足够大，引流条应放在脓腔最低部位，必要时另加切口做对口引流。④脓肿切开后，可配合用八二丹或九一丹提脓拔毒行药线引流，切口周围外敷金黄散。若形成瘘管，可先用七三丹药捻插入道以腐蚀管壁，待脓净后改用生肌散、红油膏，直至愈合。

【护理措施】

◇ **一、非手术治疗的护理/术前护理**

1. 一般护理 注意休息，避免过度紧张和劳累。摄入充足的食物、液体和维生素 C。对发热者给予物理或药物降温。

2. 排空乳汁　①鼓励哺乳者继续用双侧乳房哺乳。若婴儿无法顺利吸出乳汁或医嘱建议暂停哺乳，则用手挤出或用吸奶器吸出乳汁；②在哺乳前温敷乳房；③在婴儿吸吮间期，用手指从阻塞部位腺管上方向乳头方向轻柔按摩，以帮助解除阻塞；④若疼痛感抑制了喷乳反射，可先喂健侧乳房后喂患侧乳房；⑤变换不同的哺乳姿势或托起一侧乳房哺乳，以促进乳汁排出。

3. 配合治疗　遵医嘱局部用药，口服抗生素或中药以控制感染，必要时服用药物终止哺乳。因某些药物可从乳汁分泌，用药后应遵医嘱决定是否暂停哺乳。

4. 缓解疼痛　①局部托起：用宽松胸罩托起患乳，以减轻疼痛和肿胀。②热敷、药物外敷或理疗：以促进局部血液循环和炎症消散。③遵医嘱服用对乙酰氨基酚或布洛芬镇痛。

二、术后护理

脓肿切开引流后保持引流通畅，密切观察引流液颜色、性状、量及气味的变化，定时更换切口敷料。

三、健康教育

1. 保持乳头清洁　妊娠期(尤其是初产妇)应经常用肥皂及温水洗两侧乳头，妊娠后期每日清洗 1 次；产后每次哺乳前、后均需清洗乳头，以保持局部消洁和干燥。

2. 纠正乳头内陷　乳头内陷者可于妊娠期和哺乳期经常挤捏、提拉乳头，多数可得到纠正。

3. 养成良好的哺乳习惯　按需哺乳，每次哺乳应尽量让婴儿将乳汁吸净。如有淤积，及时用吸乳器或手法按摩帮助乳汁排空，避免乳汁淤积。养成婴儿不含乳头睡眠的良好习惯。

4. 保持婴儿口腔卫生　喂奶前后用温生理盐水清洗口，及时治疗口腔炎症。

5. 及时处理乳头破损　乳头、乳晕处有破损或皲裂时应暂停哺乳，每日定时用吸乳器吸出乳汁哺乳婴儿；局部用温水清洗后，涂以抗生素软膏，待愈合后再行哺乳。症状严重时应及时就诊。

第二节　乳腺囊性增生病

 考点提示

序号	主要考点
1	乳腺囊性增生病疼痛的特点
2	乳腺囊性增生的护理措施

乳腺囊性增生病是女性多发病，常见于中年妇女。本病是乳腺组织的良性增生，可发生

于腺管周围并伴有大小不等的囊肿形成；也可发生于腺管内，表现为不同程度的乳头状增生伴乳管囊性扩张；也有发生在乳腺小叶实质者，主要为乳管及腺泡上皮增生。

【病因】

乳腺囊性增生病与内分泌失调有关。一是体内雌激素、孕激素比例失调，黄体素分泌减少、雌激素量增多，使乳腺实质增生过度和复旧不全；二是部分乳腺实质成分中女性激素受体的质和量异常，使乳房各部分的增生程度参差不齐。

【临床表现】

1. 症状　突出的表现是乳房胀痛，部分病人具有周期性。疼痛与月经周期有关，往往在月经前疼痛加重，月经来潮后减轻或消失，有时整个月经周期都有疼痛。

2. 体征　一侧或双侧乳腺有大小不一、质韧而不硬的单个或多个结节，可有触痛，与周围乳腺组织分界不明显，与皮肤无粘连，也可为弥漫性增厚。少数病人可有乳头溢液，呈黄绿色或血性，偶为无色浆液。

【辅助检查】

钼靶 X 线和超声检查均有助于本病的诊断。

【处理原则】

1. 非手术治疗　主要是定期观察和药物对症治疗。症状严重者可用中药调理，如口服中药逍遥散 3~9 g，每日 3 次。也可选用雌激素受体拮抗药（他莫昔芬、托瑞米芬等）和维生素类药物联合治疗。若肿块变软、缩小或消退，则可予以观察并继续中药治疗；若肿块无明显消退，或观察过程中对局部病灶有恶变可疑者，应切除并作快速病理检查。

2. 手术治疗　病理检查证实有不典型上皮增生，则可结合其他因素决定手术。

【护理措施】

1. 减轻疼痛　①心理护理：解释疼痛发生的原因，消除病人的顾虑，保持心情舒畅。②局部托起：用乳罩托起乳房，但不宜过紧。③用药护理：遵医嘱服用中药或其他对症治疗药物。

2. 定期检查　由于乳腺囊性增生病的临床表现易与乳腺癌混淆，且可能与其并存，应嘱病人经常进行乳房自我检查。局限性增生者在月经后 1 周至 10 日内复查，每隔 2~3 个月到医院复诊，有对侧乳腺癌或有乳腺癌家族史者密切随访，以便及时发现恶变。

第三节　乳房肿瘤

 考点提示

序号	主要考点
1	乳腺癌出现橘皮样改变的原因
2	乳腺癌特征性的乳腺体征
3	乳腺癌转移的主要途径及部位
4	早期发现乳腺癌最有效方法
5	乳腺癌术后功能锻炼
6	乳腺癌术后患侧上肢肿胀的护理
7	乳腺癌术后伤口的护理
8	乳腺癌术后健康指导

女性乳房肿瘤的发病率甚高,良性肿瘤中以纤维腺瘤最多,约占良性肿瘤的 3/4,其次为乳管内乳头状瘤,约占良性肿瘤的 1/5。恶性肿瘤的绝大多数(98%)是乳腺癌,肉瘤很少见(2%)。男性患乳房肿瘤者极少。

一、乳腺纤维腺瘤

乳腺纤维腺瘤是女性常见的乳房良性肿瘤,好发年龄为 20~25 岁。

【病因】

乳腺囊性增生的原因是小叶内纤维细胞对雌激素的敏感性异常增高,可能与纤维细胞所含雌激素受体的量或质出现异常有关。

【临床表现】

乳腺囊性增生主要表现为乳房肿块,好发于乳房外上象限,约 75% 为单发,少数多发。肿块增大缓慢,质似硬橡皮球的弹性感,表面光滑,易推动。月经周期对肿块的大小无影响。病人常无明显自觉症状,多为偶然扪及。

【处理原则】

乳腺纤维腺瘤发生癌变的可能性很小,但有肉瘤变可能;手术切除是唯一有效的治疗方法。妊娠可使纤维腺瘤增大,所以在妊娠前或妊娠后发现的纤维腺瘤一般都应手术切除,肿块常规做病理检查。

【护理措施】

1. 伤口护理　行肿瘤切除术后，保持切口敷料清洁、干燥。
2. 疾病指导　告知病人乳腺纤维腺瘤的病因和治疗方法。
3. 复诊指导　暂不手术者应密切观察肿块变化，明显增大者应及时到医院诊治。

二、乳管内乳头状瘤

乳管内乳头状瘤多见于经产妇，40~50岁多见。乳管靠近乳头的1/3段略为膨大，75%的乳管内乳头状瘤发生于此。乳管内乳头状瘤的瘤体很小，带蒂而有绒毛，且有很多壁薄的血管，故易出血。

【临床表现】

一般无自觉症状，乳头溢液为主要表现。溢液多为血性，也可为暗棕色或黄色液体。因肿瘤小，常不能触及。大乳管乳头状瘤可在乳晕区扪及圆形、质软、可推动的小肿块，轻压此肿块常可见乳头溢出血性液体。

【辅助检查】

乳头溢液未扪及肿块者可行乳管内镜检查，也可进行乳头溢液涂片细胞学检查。

【处理原则】

乳管内乳头状瘤恶变率为6%~8%，诊断明确者以手术治疗为主。单发的乳管内乳头状瘤病人应切除病变的乳管系统，常规行病理检查；如有恶变应施行乳腺癌根治术；对年龄较大、乳管上皮增生活跃或间变者，可行单纯乳房切除术。

【护理措施】

1. 心理护理　告诉病人乳头溢液的病因、手术治疗的必要性，解除其思想顾虑。
2. 伤口护理　术后保持切口敷料清洁干燥，按时换药。

三、乳腺癌

乳腺癌是女性发病率最高的恶性肿瘤。在我国，每年有近20万女性被诊断出乳腺癌，且发病率呈逐年上升趋势，尤其是在东部沿海地区和经济发达的大城市，其发病率增加尤其显著。近年来，全球乳腺癌的病死率逐步下降，但是在中国，特别是在广大的农村地区，乳腺癌病死率的下降趋势并不明显。

【病因与发病机制】

乳腺癌的病因尚不清楚。目前认为与下列因素有关：

1. 激素　乳腺是多种内分泌激素的靶器官，其中雌酮和雌二醇含量升高与乳腺癌的发生有直接关系。20 岁前本病少见，20 岁后发病率迅速上升，45~50 岁较高，绝经后发病率继续上升，可能与年老者雌酮含量升高有关

2. 家族史　尤其是母亲或姐妹中患有乳腺的，其发病风险是普通人群的 2~3 倍

3. 内分泌因素　月经初潮早于 12 岁、绝经晚于 50 岁、不孕及初次足月产低于 35 岁均与乳腺癌发病有关。

4. 某些乳腺良性疾病　如乳腺囊性增生。多数认为，乳腺小叶上皮高度增生或不典型增生可能与乳腺癌发病有关。

5. 饮食与营养　高脂饮食及肥胖等因素，可加强或延长雌激素对乳腺上皮细胞的刺激，从而增加发病机会

6. 环境因素　环境因素和生活方式与乳腺癌的发病有一定关系，如北美北欧地区乳腺癌发病率约为亚洲、非洲、拉美地区的 4 倍，而低发地区居民到高发地区后，第二、第三代移民的发病率逐渐升高。

【病理生理】

1. 病理分型

乳腺癌有多种分型方法，目前国内多采用以下病理分型。

（1）非浸润性癌：此型属早期，预后较好。①导管内癌：癌细胞未突破导管壁基底膜；②小叶原位癌：癌细胞未突破末梢乳管或腺泡基底膜；③乳头湿疹样乳腺癌（伴发浸润性癌者除外）。

（2）浸润性特殊癌：此型一般分化较高，预后尚好，包括乳头状癌、髓样癌（伴大量淋巴细胞浸润）、小管癌（高分化腺癌）腺样囊性癌、黏液腺癌、分泌汗腺样癌、鳞状细胞癌等。

（3）浸润性非特殊癌：约 80% 的乳腺癌为此型。此型一般分化低，预后较差，但判断预后需结合疾病分期等因素。此型包括浸润性小叶癌、浸润性导管癌、硬癌、髓样癌（无大量淋巴细胞浸润）、单纯癌、腺癌等。

> 学习提示 ▶ 侵润性非特殊癌是临床最常见的类型。

（4）其他罕见癌：如炎性乳腺癌。

2. 转移途径

（1）局部浸润：癌细胞沿导管或筋膜间隙蔓延，继而侵及 Cooper 韧带和皮肤。

（2）淋巴转移：乳房的淋巴网非常丰富，淋巴液输出有 4 个途径：①乳房大部分淋巴液流至腋窝淋巴结，部分乳房上部淋巴液可直接流向锁骨下淋巴结。②部分乳房内侧的淋巴液通过肋间淋巴管流向胸骨旁淋巴结。③两侧乳房间皮下有交通淋巴管。④乳房深部淋巴网可沿腹直肌鞘和肝镰状韧带通向肝。其中以第一条途径最多见，这也是乳腺癌病人淋巴结转移最常见于腋窝的原因。

> 学习提示 ▶ 淋巴转移最常见，多见于同侧腋窝淋巴结。

（3）血行转移：癌细胞可经淋巴途径进入静脉，也可直接侵入血液循环而致远处转移。最常见的远处转移依次为肺、骨、肝。有些早期乳腺癌已有血行转移。

【临床表现】

（一）常见乳腺癌

1. 乳房肿块

（1）早期：表现为患侧乳房出现无痛性、单发小肿块，病人常在无意中发现。肿块多位于乳房外上象限，质硬、表面不光滑，与周围组织分界不清，在乳房内不易被推动。

（2）晚期：①肿块固定：癌肿侵入胸筋膜和胸肌时，固定于胸壁不易推动。②卫星结节、铠甲胸：癌细胞侵犯大片乳房皮肤时，可出现多个坚硬小结节或条索，呈卫星样围绕原发病灶。若结节彼此融合，弥漫成片，可延伸至背部和对侧胸壁，致胸壁紧缩呈铠甲状，病人呼吸受限。③皮肤破溃：癌肿处皮肤可溃破而形成溃疡，常有恶臭，易出血。

2. 乳房外形改变　随着肿瘤生长，可引起乳房外形改变。①"酒窝"征：若肿瘤累及Cooper韧带，可使其缩短而致肿瘤表面皮肤凹陷，出现"酒窝"征。②乳头内陷：邻近乳头或乳晕的癌肿因侵入乳管使之缩短，可将乳头牵向癌肿一侧，进而使乳头扁平、回缩、凹陷。③"橘皮"征：如皮下淋巴管被癌细胞堵塞，引起淋巴回流障碍，可出现真皮水肿，乳房皮肤呈"橘皮"样改变。

3. 转移征象　①淋巴转移：最初多见于患侧腋窝，肿大的淋巴结少数散在，质硬、无痛、可被推动，继而逐渐增多并融合成团，甚至与皮肤或深部组织粘连。②血行转移：乳腺癌转移至肺、骨、肝时，可出现相应症状。如肺转移可出现胸痛、气急，骨转移可出现局部骨疼痛，肝转移可出现肝大或黄疸等。

（二）特殊类型乳腺癌

1. 炎性乳腺癌　发病率低，多见于妊娠期及哺乳期的年轻女性。表现为乳房局部皮肤充血、红肿发热，呈炎症样改变。开始比较局限，类似急性炎症，不久即扩大到乳房大部分皮肤，但无明显肿块。炎性乳腺癌发展迅速，癌肿在短期内侵及整个乳房，常可累及对侧乳房。恶性程度高，早期即可发生转移，预后极差，患者常在发病数月内死亡。

2. 乳头湿疹样乳腺癌　初发症状为乳头刺痒、烧灼感，继而出现乳头和乳晕区皮肤发红、潮湿、糜烂，如同湿疹样，可伴有黄褐色鳞屑样痂皮，病变皮肤较硬，边界较清楚。部分患者于乳晕区可扪及肿块，乳头湿疹样乳腺癌恶性程度低，发展慢，较晚发生腋淋巴结转移。

【辅助检查】

1. 影像学检查

（1）钼靶 X 线：可作为普查方法，表现为密度增高的肿块影，边界不规则，或呈毛刺状，或见细小钙化灶。

> **学习提示**▶ 钼靶 X 线是早期发现乳腺癌最有效方法。

（2）超声检查：能清晰显示乳房各层次软组织结构及肿块的形态和质地，主要用来鉴别囊性或实性病灶。结合彩色多普勒检查观察血液供应情况，可提高判断的敏感性，为肿瘤的定性诊断提供依据。

（3）MRI：对软组织分辨率高，敏感性高于钼靶 X 线检查。该检查能三维立体观察病变，不仅能够提供病灶形态学特征，而且运用动态增强还能提供病灶的血流动力学情况。

2. 活组织病理检查 常用的活检方法有空芯针穿刺活检术 (CNB)，麦默通旋切术活检和细针针吸细胞学检查 (FNAC)。前两者病理诊断准确率可达 90%~97%，细针针吸细胞学检查确诊率为 70%~90%。疑为乳腺癌者，若这些方法无法确诊，可将肿块连同周围乳腺组织一并切除，做冷冻活检或快速病理检查。乳头糜烂疑为湿疹样乳腺癌时，可做乳头糜烂部刮片或印片细胞学检查。

学习提示▶ 活体组织检查是确诊的主要方法。

知识拓展

乳腺癌的筛查

一般人群妇女乳腺癌筛查建议如下。

1. 20~39 岁 不推荐对非高危人群进行乳腺癌筛查。

2. 40~49 岁 ①适合机会性筛查；②每年 1 次乳腺 X 线检查；③推荐与临床体检联合；④对致密型乳腺推荐与超声检查联合。

3. 50~69 岁 ①适合机会性筛查和人群普查；②每 1~2 年 1 次乳腺 X 线检查；③其他同 2。

4. 70 岁或以上 每 2 年 1 次乳腺 X 线检查；其他同 2。

女性如有以下特征：①有明显的乳腺癌遗传倾向者；②既往有乳腺导管或小叶中、重度不典型增生或小叶原位癌病人；③既往行胸部放射治疗，则为乳腺癌高危人群，建议提前进行筛查 (20~40 岁)，每年 1 次，筛查手段除了应用一般人群常用的临床体格检查、乳腺超声和 X 线检查之外，还可以应用 MRI 等影像学手段。

【处理原则】

手术治疗为主，辅以化学药物、内分泌、放射、生物等治疗措施。

1. 非手术治疗

(1) 化学治疗：乳腺癌是实体瘤中应用化疗最有效的肿瘤之一。常用的化疗药物包括环磷酰胺 (C)、氟尿嘧啶 (F)、甲氨蝶呤 (M)、阿霉素 (A)、表柔比星 (E)、紫杉醇 (T) 等，联合化疗的效果优于单药化疗，临床常用化疗方案有 CMF 方案 (环磷酰胺+甲氨蝶呤+氟尿嘧啶)、CAF 方案 (环磷酰胺+阿霉素+氟尿嘧啶)、CEF 方案 (环磷酰胺+表柔比星+氟尿嘧啶) 等方案。浸润性乳腺癌伴淋巴结转移者是应用辅助化疗的指征，可改善生存率。对腋窝淋巴结阴性者是否需要辅助化疗，临床尚有不同意见。

(2) 内分泌治疗：肿瘤细胞中雌激素受体 (ER) 含量高者，称激素依赖性肿瘤，对内分泌治疗有效。ER 含量低者，称激素非依赖性肿瘤，对内分泌治疗效果差.。因此，对手术切除标本除做病理检查外，还应测定 ER 和孕激素受体阳性者优先应用内分泌治疗，阴性者优先应用化学治疗。

(3) 放射治疗：是乳腺癌局部治疗的手段之一，在保留乳房的乳腺癌切除术后，放射治疗是重要的组成部分。对 II 期以上病人可降低局部复发率。治疗指征如下：①病理报告证实有腋中或腋上组淋巴结转移者；②阳性淋巴结占淋巴总数 12 以上，或有 4 个以上淋巴结阳性者；③病理证实胸骨旁淋巴结阳性者；④原发灶位于乳房中央或内侧，并做根治术后，尤其是腋淋巴结阳性者。

（4）生物治疗：近年临床上已推广使用的曲妥珠单抗注射液，是通过转基因技术制备，对高雌激素（HER2）有过度表达的乳腺癌病人有一定效果。

2.手术治疗　对病灶仍局限于局部及区域淋巴结病人，手术治疗是首选。手术适应证按 TNM 分期的 0 期、Ⅰ期、Ⅱ期和部分Ⅲ期的病人。已有远处转移、全身情况差、主要脏器有严重疾病、年老体弱不能耐受手术者为手术禁忌。

（1）保留乳房的乳腺癌切除术：完整切除肿块及其周围 1~2 cm 的组织。适合于Ⅰ期、Ⅱ期病人，且乳房有适当体积，术后能保持外观效果者。术后必须辅以放射治疗。

（2）乳腺癌改良根治术：有 2 种术式。一是保留胸大肌，切除胸小肌；二是保留胸大肌、胸小肌。该术式保留了胸肌，术后外观效果较好，适用于Ⅰ期、Ⅱ期乳腺癌病人，与乳腺癌根治术的术后生存率无明显差异，目前已成为常用的手术方式。

（3）腺癌根治术和乳腺癌扩大根治术：前者切除整个乳房，以及胸大肌、胸小肌、腋窝及锁骨下淋巴结。后者在此基础上切除胸廓内动脉、静脉及其周围淋巴结（即胸骨旁淋巴结）。这 2 种术式现已少用。

（4）全乳房切除术：切除整个乳腺，包括腋尾部及胸大肌筋膜。适用于原位癌、微小癌及年迈体弱不宜做乳腺癌根治者。

手术方式的选择应结合病人的意愿，根据病理分型、疾病分期及辅助治疗的条件综合确定。对病灶可切除者，手术应最大限度清除局部及区域淋巴结，以提高生存率，其次再考虑外观及功能。对Ⅰ期、Ⅱ期乳腺癌可采用改良根治术及保留乳房的乳腺癌切除术。

【护理评估】

（一）术前评估，

1.健康史
（1）一般情况：包括年龄、性别、婚姻和职业、肥胖、饮食习惯、生活环境等。
（2）既往史：评估病人的月经史、婚育史、哺乳史等，以及既往是否患乳房良性肿瘤。
（3）家族史：了解家庭中有无乳腺癌或其他肿瘤病人。

2.身体状况
（1）症状与体征：评估有无乳房肿块，肿块的部位、质地、活动度、疼痛等情况；乳房皮肤有无局部破溃、"酒窝"征、乳头内陷、"橘皮"征等乳房外形改变；腋窝等部位有无淋巴转移；有无胸痛、气促、骨痛、肝大、黄疸等转移表现。
（2）辅助检查：了解有无钼靶 X 线、超声、病理检查及其他有关手术耐受性检查（心电图、肺功能检查）等的异常发现。

3.心理-社会状况　了解病人对疾病的认知程度，对手术有何顾虑和思想负担；了解朋友及其亲属，尤其是配偶，对病人的关心、支持程度；了解家庭对手术的经济承受能力。

（二）术后评估

1.术中情况　了解病人手术、麻醉方式与效果、病变组织切除情况、术中出血、补液、输血情况和术后诊断。

2.身体状况　评估生命体征是否平稳,病人是否清醒,胸部弹力绷带是否包扎过紧,有无呼吸困难等;评估有无皮瓣下积液,患肢有无水肿,肢端血液循环情况;各引流管是否通畅,引流量、颜色与性状等。

3.心理-社会状况　了解病人有无紧张、焦虑、抑郁、恐惧等;患肢康复训练和早期活动是否配合;对出院后的继续治疗是否清楚。

【常见护理诊断/问题】

1.自我形象紊乱　与术后身体外观改变、化疗后脱发等有关。

2.躯体活动障碍　与手术后疼痛、胸肌缺损及瘢痕牵拉有关。

3.潜在并发症　皮瓣坏死、患侧上肢肿胀、感染等

4.知识缺乏　缺乏有关术后患侧功能锻炼的知识。

5.焦虑　与对癌症恐惧、手术及预后等有关。

【护理目标】

(1)病人表示能够积极面对自我形象的变化,并采取措施改善形象。

(2)手术创面愈合良好,患侧上肢肿胀减轻或消失。

(3)病人能复述患肢功能锻炼的知识且能正确进行功能锻炼。

【护理措施】

(一)术前护理

1.一般护理　加强营养,必要时给予支持疗法。对高龄病人做好心、肺、肝、肾功能检查,以提高手术的耐受性。

2.心理护理　向病人和其亲属解释手术的积极性;介绍乳房癌治疗成功的典型病例,说明乳房缺陷可戴成形胸罩或义乳弥补,头发脱落在停止化疗后可重新生长或戴假发套等,帮助病人正视疾病,树立信心,积极配合治疗与护理。

3.皮肤准备　按手术的范围准备皮肤,尤应注意腋窝部位皮肤准备。对切除范围大,考虑植皮的病人,需做好供皮区皮肤准备。乳房皮肤有溃疡者,术前每天换药;乳头凹陷者应清洁局部。

4.呼吸道准备　加强口腔护理训练病人腹式深呼吸和有效咳嗽、排痰。

5.特殊准备　对于妊娠或哺乳期病人,要及时终止妊娠或立即断乳,以抑制乳房癌发展

(二)术后护理

1.体位　术后麻醉清醒、血压平稳后取半卧位,以利呼吸和引流。

2.病情观察　严密观察生命体征变化,观察切口敷料渗血、渗液情况,并予以记录。乳腺癌扩大根治术有损伤胸膜可能,病人若感到胸闷、呼吸困难,应及时报告医师,以便早期发现和协助处理肺部并发症,如气胸等。

3.伤口护理

(1)有效包扎:手术部位用弹力绷带加压包扎,使皮瓣紧贴胸壁,防止积液积气。包扎

松紧度以能容纳 1 手指，维持正常血运，且不影响呼吸为宜。包扎期间告知病人不能自行松解绷带，瘙痒时不能将手指伸入敷料下搔抓。若绷带松脱，应及时重新加压包扎。

（2）观察皮瓣血液循环：注意皮瓣颜色及创面愈合情况，正常皮瓣的温度较健侧略低，颜色红润，并与胸壁紧贴；若皮瓣颜色暗红，提示血液循环欠佳，有坏死可能，应报告医师及时处理。

（3）观察患侧上肢远端血液循环：若手指发麻、皮肤发绀、皮温下降、动脉搏动不能扪及，提示腋窝部血管受压，肢端血液循环受损，应及时调整绷带的松紧度。

4. 引流管护理 乳腺癌根治术后，皮瓣下常规放置引流管并接负压吸引，目的是及时、有效地吸出皮瓣下的积血、积液，并使皮肤紧贴胸壁，防止手术创腔积液引起感染，从而有利于皮瓣愈合。护理时应注意以下事项：

（1）妥善固定：负压引流管的长度要适宜，患者卧床时将引流管固定于床旁，翻身时留有一定的余地，起床时固定于上身衣服。

（2）保持有效的负压吸引：皮瓣下引流管做持续负压吸引，使皮瓣下的潜在间隙始终保持负压状态，以利于创面渗液的排出。负压维持在 23～45 mmHg。引流过程中若有局部积液、皮瓣不能紧贴胸壁且有波动感，应报告医师及时处理。

（3）加强观察：注意观察引流液的色、质、量。一般术后 1 日，每日引流血性液体 50～200 mL，以后颜色及量逐渐变淡、减少。

（4）拔管：术后 3～5 日，当引流液少于 10～15 mL、创腔无积液、创面与皮肤紧贴，手指按压伤口周围皮肤无空虚感，即可考虑拔管。若拔管后出现皮下积液，可在无菌操作下穿刺抽液，并加压包扎。

5. 患侧上肢肿胀的护理 患侧腋窝淋巴结切除、头静脉被结扎、腋静脉栓塞、局部积液或感染等因素可导致上肢淋巴回流不畅和静脉回流障碍，从而引起患侧上肢肿胀。

（1）避免损伤：勿在患侧测血压、抽血、注射等。避免患肢体活动、负重和外伤。

（2）抬高患肢：平卧时患肢下方垫枕抬高 10°～15°，肘关节轻度屈曲；半卧位时屈肘 90°放于胸腹部；下床活动时用吊带托或用健侧手将患肢抬高于胸前，需要他人扶持时只能扶健侧，以防腋窝皮瓣滑动而影响愈合；避免患肢下垂过久。

（3）促进肿胀消退：在专业人员指导下向心性按摩患侧上肢，或进行握拳、屈肘、伸肘和缓慢渐进的举重训练等，促进淋巴回流；深呼吸运动改变胸膜腔内压，并引起膈肌和肋间肌的运动，从而持续增加胸腹腔内的淋巴回流；肢体肿胀严重者，用弹力绷带包扎或戴弹力袖以促进淋巴回流；局部感染者，及时应用抗生素治疗。

6. 患侧上肢功能锻炼 由于手术切除了胸部肌肉、筋膜和皮肤，患侧肩关节活动明显受限制。术后加强肩关节活动可增强肌肉力量，松解和预防粘连，最大限度地恢复肩关节的活动范围。为减少和避免术后残疾，鼓励和协助病人早期开始患侧上肢的功能锻炼。

（1）术后 24 小时内：活动手指和腕部，可作伸指、握拳、屈腕等锻炼。

（2）术后 1～3 日：进行上肢肌肉等长收缩，利用肌肉泵作用促进血液和淋巴回流；可用健侧上肢或他人协助患侧上肢进行屈肘、伸臂等锻炼，逐渐过渡到肩关节的小范围前屈、后伸运动（前屈小于 30°，后伸小于 15°）。

（3）术后 4～7 日：鼓励病人用患侧手洗脸、刷牙、进食等，并做以患侧手触摸对侧肩部及同侧耳朵的锻炼。

（4）术后 1~2 周：术后 1 周皮瓣基本愈合后，开始做肩关节活动，以肩部为中心，前后摆臂。术后 10 日左右皮瓣与胸壁黏附已较牢固，做抬高患侧上肢(将患侧肘关节伸屈、手掌置于对侧肩部，直至患侧肘关节与肩平)、手指爬墙(每日标记高度，逐渐递增幅度，直至患侧手指能高举过头)、梳头(以患侧手越过头顶梳对侧头发、扪对侧耳朵)等的锻炼。指导病人做患肢功能锻炼时应根据病人的实际情况而定，一般以每日 3~4 次、每次 20~30 分钟为宜；循序渐进，逐渐增加功能锻炼的内容。术后 7 日内不上举，10 日内不外展肩关节；不要以患侧肢体支撑身体，以防皮瓣移动而影响愈合。

> **记忆提示** ▶ 乳腺癌术后功能锻炼记忆：一(24 小时)动手，三(1-3 天)动肘，顺着胳膊朝上走，4 天可以动动肩，直到举手高过头，7 不上举，10 不外展，皮瓣移动难愈合。

(三) 健康教育

1. **饮食与活动**　加强营养，多食高蛋白、富含维生素、高热量、低脂肪的食物，以增强机体抵抗力。近期避免患侧上肢搬动或提拉过重物品，继续进行功能锻炼。

2. **避免妊娠**　术后 5 年内避孕，防止乳腺癌复发。

3. **坚持治疗**　遵医嘱坚持化学治疗、放射治疗或内分泌治疗。化学治疗期间定期检查肝、肾功能，每次化学治疗前 1 日或当日查血白细胞计数，化学治疗后 5~7 日复查，若白细胞计数<$3×10^9$/L，需及时就诊。内分泌治疗持续时间长，长期服药可导致胃肠道反应、月经失调、闭经、潮热、阴道干燥、骨质疏松和关节疼痛等不良反应。告诉病人坚持服药的重要性，并积极预防和处理不良反应，以提高服药依从性。放射治疗、化学治疗期间因抵抗力低，少到公共场所，以减少感染机会。放射治疗期间注意保护皮肤，出现放射性皮炎时及时就诊。

4. **乳房定期检查**　定期的乳房自我检查有助于及早发现乳房的病变，因此 20 岁以上的妇女，特别是高危人群每月进行 1 次乳房自我检查。术后病人也应每月自查 1 次，以便早期发现复发征象。检查时间最好选在月经周期的第 7~10 日，或月经结束后 2~3 日，已经绝经的女性应选择每个月固定的 1 日检查。40 岁以上女性或乳腺癌术后病人每年还应行钼靶 X 线检查。乳房自我检查方法如下。

（1）视诊：站在镜前取各种姿势(两臂放松垂于身体两侧、向前弯腰或双手上举置于头后)，观察双侧乳房的大小和外形是否对称；有无局限性隆起、凹陷或皮肤橘皮样改变；有无乳头回缩或抬高等。

（2）触诊：病人平卧或侧卧，肩下垫软薄枕或将手臂置于头下进行触诊。一侧手的示指、中指和无名指并拢，用指腹在对侧乳房上进行环形触摸，要有一定的压力。从乳房外上象限开始检查，依次为外上、外下、内下、内上象限，然后检查乳头、乳晕，最后检查腋窝有无肿块，乳头有无溢液。若发现肿块和乳头溢液，及时到医院做进一步检查。

【护理评价】

通过治疗与护理，病人是否：①焦虑、恐惧缓解，情绪稳定，能够接受手术所致的乳房外形改变，并采取措施改变形象；②创面愈合良好，患侧肢体肿胀减轻或消失；③掌握患肢功能锻炼的方法。

【思 考 题】

1. 王女士，27 岁，初产妇，4 周前顺产一名健康男婴，纯母乳喂养。自述 3 日前出现右乳胀痛，局部红肿、发热，乳汁减少，今日体温升高，浑身发冷，来院就诊。体格检查：T 39.0℃，P 86 次/分，R 20 次/分，Bp 94/66 mmHg，右乳房压痛性肿块，右侧腋淋巴结肿大。诊断为急性乳腺炎，拟接受非手术治疗。

请问：

(1) 该病人目前的主要护理诊断/问题是什么？

(2) 应采取哪些护理措施？

(3) 为避免再次发生急性乳腺炎，应采取哪些预防措施？

2. 张女士，48 岁，因左侧乳腺癌行乳腺癌改良根治术，术后病人皮瓣下留置一根负压引流管，胸部用弹力绷带加压包扎，在护士指导下开始进行左手握拳和屈腕练习。术后第 3 日开始，该病人左侧手臂逐渐出现肿胀且不易消退。

请问：

(1) 该病人发生上肢肿胀可能的原因是什么？

(2) 消除上肢肿胀的主要护理措施有哪些？

第十四章

胸部损伤病人的护理

学习目标

识记

1. 复述闭合性气胸、开放性气胸、张力性气胸、反常呼吸运动、连枷胸、纵隔扑动等概念。

2. 复述各种胸部损伤病人的临床表现及处理原则。

理解

1. 比较闭合性气胸、开放性气胸和张力性气胸的临床特点。

2. 解释胸腔闭式引流的原理、适应证和方法。

运用

1. 应用所学知识，配合胸部损伤的抢救，给予胸腔闭式引流的护理。

2. 运用护理程序对胸部损伤病人实施整体护理。

习题二维码14-1

章前导言

胸部损伤主要包括各种类型的气胸、血胸、肋骨骨折和胸腔内脏器的损伤，平时或战时均可发生。因胸部面积占人体比例较大，可因车祸、挤压伤、摔伤和锐器伤等各种外力因素导致损伤，约占全身创伤的1/4，严重的胸部损伤可能造成胸腔内重要脏器损伤而危及生命。胸部损伤病人的病情评估和紧急救护是本章学习的重点。

案例导入

刘女士，32岁，因右胸部被汽车撞伤后出现胸痛、气促、呼吸困难2小时急诊入院。

体格检查：R 32次/分，P 92次/分，Bp 90/50 mmHg，烦躁不安，口唇发绀。右侧胸壁塌陷软化，吸气时向内凹陷，呼气时向外突出。气管偏向左侧，右胸叩诊呈鼓音，听诊呼吸音减弱。

请思考：

(1) 护士该从哪几个方面来评估病人？

(2) 该病人目前最主要的护理诊断/问题有哪些？

(3) 如何针对病人的护理诊断/问题采取相应的护理措施？

第一节 概 述

根据损伤暴力性质不同,胸部损伤可分为钝性伤和穿透伤。根据损伤是否造成胸膜腔与外界沟通,可分为开放性胸部损伤和闭合性胸部损伤;开放性或闭合性胸部损伤同时发生膈肌破裂可造成胸腔和腹腔内组织或脏器同时损伤,称为胸腹联合伤。

【病因】

1. 闭合性损伤 指胸部损伤未造成胸膜腔与外界沟通,多因暴力挤压、冲撞或钝器碰击等钝性伤所致。高压水浪、气浪冲击胸部则可致肺爆震伤。

2. 开放性损伤 指胸部损伤造成胸膜腔与外界沟通,多因利器、刀、锥或战时的火器、弹片穿破胸壁所致。

【病理生理】

闭合性损伤 损伤机制较复杂,早期容易误诊或漏诊。轻者仅有胸壁软组织挫伤和(或)单纯肋骨骨折,重者可损伤胸腔内脏器或血管,导致气胸、血胸,甚至心肌挫伤、裂伤、心包腔内出血。若暴力挤压胸部的同时向静脉传导,可使静脉压骤升,导致头、颈、肩和胸部毛细血管破裂,引起创伤性窒息。多数闭合性损伤病人不需要剖胸手术治疗。

> **知识拓展**
>
> ### 创伤性窒息
>
> 创伤性窒息是钝性暴力作用于胸部所致的上半身广泛皮肤、黏膜、末梢毛细血管淤血及出血性损害。当胸部与上腹部受到暴力挤压时,病人声门紧闭,胸内压骤然剧增,右心房血液经无静脉瓣的上腔静脉系统逆流,造成末梢静脉及毛细血管过度充盈扩张并破裂出血。
>
> 临床表现为面、颈、上胸部皮肤出现针尖大小的紫蓝色瘀斑,以面部与眼眶部为明显。口腔、球结膜、鼻腔黏膜瘀斑,甚至出血。视网膜或视神经出血可产生暂时性或永久性视力障碍。鼓膜破裂可致外耳道出血、耳鸣,甚至听力障碍。伤后多数病人有暂时性意识障碍、烦躁不安、头昏、谵妄,甚至四肢痉挛性抽搐,瞳孔可扩大或极度缩小,上述表现可能与脑内轻微点状出血和脑水肿有关。若有颅内静脉破裂,病人可发生昏迷或死亡。
>
> 创伤性窒息所致出血点及瘀斑,一般于2~3周后自行吸收消退。病人预后取决于承受压力大小、持续时间长短和有无合并伤。少数伤员在压力移除后可发生心跳、呼吸停止,应做好充分抢救准备。一般病人在严密观察下对症处理,有合并伤者应针对具体伤情给予积极处理。

3. 开放性损伤 损伤机制较清楚,损伤范围直接与伤道有关,早期诊断较容易。重者可伤及胸腔内器官或血管,导致气胸、血胸,严重者导致呼吸和循环功能衰竭而死亡。相当一部分穿透性胸部损伤病人需要剖胸手术治疗。

第二节　肋骨骨折

 考点提示

序号	主要考点
1	肋骨骨折好发部位
2	多根多处肋骨骨折的特征性表现
3	胸部损失出现反常呼吸运动时最重要的护理评估内容(是否能维持有效气体交换)
4	判断肋骨骨折最可靠的依据(直接和间接压痛)
5	胸部损伤出现反常呼吸运动时首要处理措施
6	肋骨骨折的并发症(气胸、咯血、皮下气肿等)
7	闭合性单处肋骨骨折的处理重点(固定胸廓)

肋骨骨折是最常见的胸部损伤,指暴力直接或间接作用于肋骨,使肋骨的完整性和连续性中断。第1~3肋骨粗短,且有锁骨、肩胛骨保护,不易发生骨折,一旦骨折说明致伤暴力巨大,常合并锁骨、肩胛骨骨折和颈部,腋部血管神经损伤。第4~7肋骨长而薄,最易折断。第8~10肋骨前端肋软骨形成肋弓与胸骨相连,而第11~12肋前端游离,弹性较大,均不易发生骨折。若发生骨折,应警惕腹内脏器和膈肌损伤。

【病因】

1. **外来暴力**　多数肋骨骨折常因外来暴力所致。外来暴力又分为直接暴力和间接暴力。直接暴力指打击力直接作用于骨折部位而发生的骨折,间接暴力则是胸部前后受挤压而导致的骨折。

2. **病理因素**　老年人肋骨骨质疏松,脆性较大,容易发生骨折。恶性肿瘤发生肋骨转移者或严重骨质疏松者,可因咳嗽、打喷嚏或肋骨病灶处轻度受力而发生骨折。

【分类】

根据骨折断端是否与外界相通,可以分为开放性肋骨骨折和闭合性肋骨骨折。根据损伤程度,肋骨骨折又分为单根单处肋骨骨折、单根多处肋骨骨折、多根单处肋骨骨折和多根多处肋骨骨折。

【病理生理】

肋骨骨折时尖锐的骨折断端可刺破壁层胸膜和肺组织,造成气胸、血胸、皮下气肿,或引起血痰、咯血等。同时往往因患者不敢做深呼吸和有效咳嗽,造成呼吸道分泌物潴留而并发肺炎或肺不张。多根多处肋骨骨折时,胸壁可因失去完整的肋骨支撑而软化,出现反常呼吸运动,即软化区胸壁在吸气时向内凹陷,呼气时向外突出,与其他部位胸壁的活动相反,又称连枷胸。如果软化区范围广泛，在呼吸时由于两侧胸膜腔压力的不平衡，可使纵隔出现左右扑动，不仅影响气体交换、引起缺氧和二氧化碳潴留，还可影响静脉血液回流，严重时可发生呼吸和循环衰竭。

> **学习提示** ▶ 当病人发生多根多处肋骨骨折时，护士应重点评估病人的呼吸状况，判断病人是否存在气体交换受损引起呼吸衰竭等情况。

【临床表现】

1. 症状　肋骨骨折断端可刺激肋间神经产生局部疼痛，当深呼吸、咳嗽或改变体位时疼痛加剧；胸痛使呼吸变浅、咳嗽无力，呼吸道分泌物增多、潴留，易致肺不张和肺部感染。部分病人可因肋骨折断而内刺破肺组织而出现咯血；根据肋骨骨折损伤程度不同，可出现不同程度的呼吸困难、发绀或休克等。

2. 体征　受伤胸壁可见肿胀、畸形，局部明显压痛；挤压胸部疼痛加重，甚至产生骨擦音；多根多处肋骨骨折者，伤处可见胸壁反常呼吸运动；部分病人出现皮下气肿。

【辅助检查】

1. 实验室检查　出血量大者，血常规示血红蛋白和血细胞比容下降。

2. 影像学检查　胸部 X 线和 CT 检查可显示肋骨骨折的断端错位、断裂线及血气胸等，但不能显示前胸肋软骨折断征象；肋骨三维重建 CT 可以更好地显示肋骨骨折情况。

【处理原则】

肋骨骨折处理原则为有效镇痛、肺部物理治疗和早期活动。

1. 闭合性肋骨骨折

(1)单处肋骨骨折　由于骨折断端上下有完整的肋骨和肋间肌支撑，较少发生错位或重叠，多能自行愈合，治疗的重点在于固定胸廓。固定胸廓不仅能有效地减少骨折断端活动及减轻疼痛，还可避免肋骨骨折的再损伤。方法为采用多头胸带、宽胶布条或弹性胸带，在伤者呼气末由下至上包扎胸廓。鼓励伤者咳嗽、排痰以减少呼吸道的并发症。

> **学习提示** ▶ 单处肋骨骨折后，骨折断段可刺破肺，造成气胸，因此首要措施是固定胸廓。

(2)多根多处肋骨骨折 胸壁软化范围较小、反常呼吸运动不严重的患者，可用胸带固定胸廓。大块胸壁软化、反常呼吸运动明显的连枷胸伤者，可在伤侧胸壁放置牵引支架，行肋骨牵引。咳嗽无力不能有效排痰或发生呼吸衰竭者，应行气管插管或气管切开，以利于吸痰、给氧和施行辅助呼吸。

2. 开放性肋骨骨折　胸壁伤口需彻底清创、修齐骨折断端后分层缝合、固定包扎。如胸膜已有穿破，需行胸膜腔闭式引流术。多根多处肋骨骨折，往往需行内固定术，术后常规应用抗生素以防感染

【护理措施】

(一)非手术治疗的护理/术前护理

1. 维持有效气体交换

(1)现场急救：对于严重肋骨骨折，尤其是胸壁软化范围大、出现反常呼吸且危及生命

的连枷胸伤者，应协助医师采取急救措施。

（2）保持呼吸道通畅：及时清理呼吸道分泌物，鼓励伤者咳出分泌物和血性痰；对气管插管或切开、应用呼吸机辅助呼吸者，力口强呼吸道护理，主要包括湿化气道、吸痰及保持管道通畅等。

2. 减轻疼痛　①妥善固定胸部；②遵医嘱使用镇痛药物；③病人咳嗽、咳痰时，协助或指导其用双手按压患侧胸壁，以减轻疼痛。

3. 病情观察　①密切观察生命体征、神志、胸腹部活动度等情况，若有异常，及时报告医师并协助处理；②观察病人有无皮下气肿，记录皮下气肿范围，若气肿迅速蔓延，应立即告知医师。

4. 术前准备　做好血型及交叉配血试验、手术区域备皮等术前准备。

（二）术后护理

1. 病情观察　密切观察呼吸、血压、脉搏及神志的变化，观察胸部活动情况。及时发现有无呼吸困难或反常呼吸，发现异常及时通知医师并协助处理。

2. 防治感染　①监测体温变化，若体温超过 38.5C 且持续不退，通知医师及时处理；②鼓励并协助伤者深呼吸、咳嗽、排痰，以减少呼吸系统并发症；③及时更换创面敷料，保持敷料清洁干燥和引流管通畅。

（三）健康教育

1. 合理饮食　进食清淡且富含营养的食物，多食水果、蔬菜，保持大便通畅；忌食辛辣刺激、生冷、油腻食物，以防助湿生痰；多饮水。

2. 休息与活动　保证充足睡眠，骨折已临床愈合者可逐渐练习床边站立、床边活动、室内步行等活动，并系好肋骨固定带。骨折完全愈合后，可逐渐加大活动量。

3. 用药指导　遵医嘱按时服用药物，服药时防止剧烈呛咳呕吐，影响伤处愈合。

4. 复诊　指导定期复查，不适随诊。

第三节　气　胸

 考点提示

序号	主要考点
1	开放性气胸、张力性气胸的判断
2	自发性气胸的典型表现（突发胸痛）；首要的治疗措施
3	张力性气胸最确切的诊断依据；首要的处理
4	胸腔闭式引流的护理
5	避免自发性气胸复发的措施
6	开放性气胸病人预防感染的措施

胸膜腔内积气称为气胸。在胸部损伤中，气胸的发生率仅次于肋骨骨折。

【病因与分类】

根据胸膜腔的压力情况，气胸分为3类。

1.闭合性气胸 多并发于肋骨骨折，由于肋骨断端刺破肺，空气进入胸膜腔所致。

2.开放性气胸 多并发于刀刃、锐器或弹片火器等导致的胸部穿透伤。

3.张力性气胸 主要是由于较大的肺泡破裂、较深较大的肺裂伤或支气管破裂所致。

【病理生理】

胸部损伤造成肺组织、气管、支气管、食管破裂，空气进入胸膜腔，或因胸壁伤口穿破胸膜，外界空气进入胸膜腔造成气胸。

1.闭合性气胸 空气经胸部伤口或肺支气管裂口一次性进入胸膜腔后伤口闭合，称为闭合性气胸。多为肋骨骨折的并发症，由于肋骨骨折断端刺破肺表面，气体漏入胸膜腔所致。伤侧肺可出现不同程度的肺萎陷，使肺呼吸面积减少，影响肺的通气及换气功能。

2.开放性气胸 胸壁有开放性伤口，呼吸时空气经伤口自由出入于胸膜腔，称为开放性气胸。常见于刀刃利器或弹片火器所致的胸壁伤口。空气的出入量与裂口的大小有密切关系。如裂口小于气管口径，空气出入量尚少，伤侧肺仍有部分呼吸功能，裂口大于气管口径时，空气出入量多，则伤侧肺可完全萎陷，丧失呼吸功能。开放性气胸时，伤侧胸膜腔负压消失，肺被压缩而萎陷，纵隔向健侧移位，进而引起健侧肺扩张受限。由于吸气时健侧肺吸入的气体不仅含有来自气管进入的外界空气，还包括来自伤侧肺排出的含氧量低的气体；呼气时健侧肺呼出的气体不仅从上呼吸道排出体外，同时也有部分进入伤侧肺，含氧量低的气体在两肺内重复交换可造成机体出现严重缺氧。开放性气胸还可出现纵隔随呼吸来回移动的现象，称为纵隔扑动(图14-1)。其机制为吸气时健侧胸膜腔负压升高，与伤侧胸膜腔压力差增大，纵隔向健侧移位；呼气时，两侧胸膜腔压力差减少，纵隔又移回伤侧。纵隔扑动可影响静脉血液回流，引起严重的循环功能障碍。

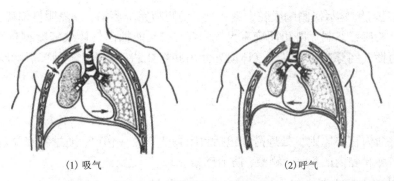

(1) 吸气　　　　　　　　　　(2) 呼气

图 14-1 开放性气胸的纵隔扑动

3.张力性气胸 损伤后气管、支气管或肺损伤裂口与胸膜腔相通，且形成活瓣，吸气时气体从裂口进入胸膜腔，而呼气时裂口活瓣关闭，气体不能排出，使胸膜腔内积气不断增多，压力逐步升高，导致胸膜腔内压力高于大气压，又称为高压性气胸、

（1）呼吸循环功能障碍：胸膜腔压力升高使患侧肺严重萎陷，纵隔明显向健侧移位，健侧肺组织受压，腔静脉回流受阻，导致呼吸、循环功能严重障碍。

（2）气肿形成：胸膜腔内压高于大气压，使气体经支气管、气管周围疏松结缔组织或壁胸膜裂口处进入纵隔或胸壁软组织，并向皮下扩散，形成纵隔气肿或颈、面、胸部等处的皮下气肿（图 14-2）。

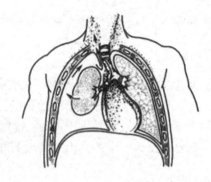

图 14-2　张力性气胸和纵隔、皮下气肿

【临床表现】

1. 闭合性气胸（肺萎陷在 30% 以下者）　多无明显症状。肺萎陷超过 30% 者，可出现胸闷、胸痛、气促等症状。体检发现伤侧胸廓饱满，呼吸活动度降低，气管向健侧移位，伤侧肺叩诊呈鼓音，听诊呼吸音减弱或消失。

2. 开放性气胸　伤者出现明显的呼吸困难、气促和发绀，严重时可出现休克。伤侧胸壁可见伴有气体进出胸腔发出吸吮样声音的伤口。体检可见气管明显偏向健侧，伤侧胸部叩诊呈鼓音，听诊呼吸音减弱或消失

3. 张力性气胸　伤者表现为极度的呼吸困难，伴有发绀、烦躁不安、意识障碍等，严重时出现休克。体检见伤侧胸部饱满，肋间隙增宽，呼吸幅度减低，气管明显偏向健侧，多有皮下气肿，伤侧胸部叩诊呈高度鼓音，听诊呼吸音消失。

【辅助检查】

1. 胸部 X 线检查
（1）闭合性气胸显示不同程度的伤侧肺萎陷及胸膜腔内积气。
（2）开放性气胸显示伤侧胸膜腔大量积气，伤侧肺明显萎陷，气管和心脏等纵隔器官向健侧偏移。
（3）张力性气胸显示伤侧胸膜腔大量积气，伤侧肺完全萎陷，纵隔明显偏移至健侧。

2. 诊断性胸膜腔穿刺　既可明确有无气胸存在，又能抽出气体减轻胸膜腔内压力，以缓解症状。张力性气胸穿刺时有高压气体向外冲出并将针芯自动推出，抽气后症状可暂时解但很快又加重。

【处理原则】

以抢救生命为首要原则。处理措施包括封闭胸壁开放性伤口，通过胸腔穿刺抽吸或胸腔闭式引流排出胸膜腔内的积气、积液，防治感染。

（一）胸腔闭式引流术

目的是引流胸膜腔内积气、血液和渗液；重建胸膜腔内负压，保持纵隔的正常位置；促进肺复张。

1. 适应证　①中量、大量气胸、开放性气胸、张力性气胸、血胸、脓胸；②胸腔穿刺术治疗下肺无法复张者；③剖胸手术后引流。

2.**置管方法和置管位置** 通常在手术室置管，紧急情况下可在急诊室或伤者床旁置管。可根据临床诊断和胸部 X 线检查结果决定置管位置(图 14-3)。

(1)积气：由于积气多向上聚集，因此气胸引流一般在前胸壁锁骨中线第 2 肋间隙。

(2)积液：在腋中线与腋后线间第 6 或第 7 肋间隙插管引流。

(3)脓胸：通常选择脓液积聚的最低位置进行置管。

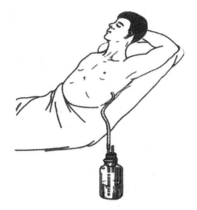

图 14-3 胸腔闭式引流术

学习提示 ▶ 气体向上走，所以穿刺放气的位置较高，锁骨中线第 2 肋间；液体、脓液向地处积聚，所以穿刺排液位置较低，腋中线的第 6~7 肋间。

3.**胸管种类**

(1)以排出积气为主时：宜选择质地较软，管径为 1 cm 的塑胶管，既能引流，又可减少局部刺激和疼痛。

(2)以排出积液和脓液为主时：引流管宜选择质地较硬，管径为 1.5~2 cm 的橡皮管，不易打折和堵塞，利于通畅引流。

4.**胸腔引流的装置** 传统的胸腔闭式引流装置有单瓶、双瓶和三瓶 3 种(图 14-4)。目前临床上广泛应用的是各种一次性使用的胸腔引流装置。

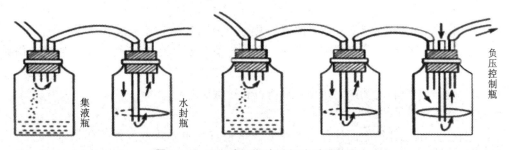

图 14-4 双瓶或三瓶胸腔闭式引流装置

(1)单瓶水封闭式引流：水封瓶的橡胶瓶塞上有两个孔，分别插入长、短管。瓶中装有约 500 mL 无菌生理盐水，使长管的下口浸没液面下 3~4 cm，短管下口远离液面，使瓶内空气与外界大气相通。使用时，长管上的橡皮管与病人的胸腔引流管相连接，接通后即可见长管内水柱升高至液平面以上 8~10 cm，并随伤者呼吸上下波动；若无波动，则提示引流管不通畅。

(2)双瓶水封闭式引流：在上述的水封瓶前面连接一个集液瓶，用于收集胸腔引流液，水封瓶内的密闭系统不会受到引流量的影响。

(3)三瓶水封闭式引流：在双瓶式基础上增加了一个控制抽吸力的负压控制瓶。通常，传导到引流瓶内的抽吸力的大小取决于通气管没入液面的深度。当抽吸力超过没入液面的通气管的高度所产生的压力时，就会有外界空气吸入此引流系统中。若通气管没入液面下 15~

20 cm，则对该引流装置所施加的负压抽吸力不会大于 15~20 cmH$_2$O（1.47~1.96 kPa），可防止抽吸力过大引起胸膜损伤。

（二）不同类型气胸的处理

1. 闭合性气胸　少量气胸无须特殊治疗，可于 1 周内自行吸收。大量气胸需进行胸膜腔穿刺或行胸膜腔闭式引流以促使肺尽早膨胀。同时应用抗生素预防感染。

2. 开放性气胸　急救处理要点为立即封闭伤口，变开放性气胸为闭合性气胸，并迅速送往医院。可用无菌敷料如凡士林纱布加棉垫于患者呼气末封盖伤口，再用胶布或绷带包扎固定。送达医院后的进一步处理包括：吸氧、输血补液、纠正休克、清创缝合胸壁伤口、行胸膜腔式引流。术后常规给予抗生素，鼓励伤者咳嗽排痰和早期活动。如怀疑有胸腔内脏器损伤或活动性出血，可行剖胸探查术

3. 张力性气胸　应立即排气以降低胸膜腔内的压力。紧急状况下可用一粗针头在伤侧第二肋间锁骨中线处刺入胸膜腔并外接单向活瓣装置。进一步处理：应在积气最高的部位放置胸膜腔闭式引流，常规应用抗生素预防感染。持续漏气或行胸膜腔插管后漏气仍很严重、患者呼吸困难未见好转者，应及早行剖胸探查术。

> **学习提示▶** 张力性气胸，由于病情极危急，必须紧急进行减压处理。

【护理评估】

→ 一、术前评估

1. 健康史

（1）一般情况：了解伤者的年龄、性别、职业、经济状况、社会、文化背景等。

（2）外伤史：了解伤者受伤时间与经过、受伤部位、暴力大小，有无恶心、呕吐，伤后意识状况，接受的处理情况。

（3）既往史：了解有无胸部手术史、服药史和过敏史等。

2. 身体状况

（1）症状与体征：评估生命体征是否平稳，是否有呼吸困难或发绀，有无休克或意识障碍；是否有咳嗽、咳痰，痰量和性质；有无咯血，咯血次数和量等。评估受伤部位及性质；有无开放性伤口，有无活动性出血，伤口是否肿胀；是否有肋骨骨折、反常呼吸运动或呼吸时空气进出伤口的吸吮样音，气管位置有无偏移；有无颈静脉怒张或皮下气肿；肢体活动情况。

（2）辅助检查：根据胸部 X 线等检查结果，评估气胸的程度、性质及有无胸腔内器官损伤等。

3. 心理-社会状况　了解伤者有无恐惧或焦虑，程度如何。伤者及其亲属对损伤及预后的认知、心理承受能力及对本次损伤相关知识的了解程度。

→ 二、术后评估

1. 手术情况　如手术及麻醉的方式和效果，术中出血、补液、输血的情况，是否安置引

流管等。

2. 康复状况 生命体征是否平稳，麻醉是否清醒，能否耐受疼痛，伤口及引流管情况是否正常等

3. 心理和社会支持状况 术后伤者的心理反应，焦虑或恐惧的原因，能否配合各项治疗及护术中情况

【常见护理诊断/问题】

1. 低效性呼吸形态 与胸部损伤所致的疼痛、胸部活动受限、肺萎陷有关
2. 疼痛 与组织损伤有关。
3. 体液不足 与胸部损伤急性失血有关。
4. 组织灌流不足 与胸部损伤急性胸膜腔内出血、休克有关。
5. 焦虑 与强烈的意外操作及担忧预后有关。
6. 潜在并发症 休克、脓胸等

【护理目标】

(1)伤者能维持正常的呼吸功能，呼吸平稳。

(2)伤者疼痛得到缓解或控制，自述疼痛减轻。

(3)伤者未发生胸腔或肺部感染，或得到及时发现和处理。

【护理措施】

(一)非手术治疗的护理/术前护理

1. 现场急救 抢救生命为首要原则，伤者若出现危及生命的征象时，护士应协同医师施以急救。

(1)多根多处肋骨骨折 现场急救时先用厚敷料覆盖胸壁软化区然后用绷带加压包扎固定，以控制反常呼吸运动。

(2)开放性气胸 立即用凡士林纱布加厚敷料于呼气末封闭伤口，牢固包扎固定，使开放性气胸转变为闭合性气胸，然后行胸腔穿刺，抽气减压。

(3)张力性气胸 立即排气减压，用粗针头经伤侧锁骨中线第2肋间刺入胸膜腔，并在针头尾部结扎一橡皮指套，顶端剪开约1 cm小口作为排气活瓣，使气体只能排出而不能吸入胸膜腔，同时用血管钳将针头固定于胸壁

2. 保持呼吸道通畅

(1)吸氧：呼吸困难和发绀者，及时给予吸氧。

(2)有效咳嗽、排痰：及时清理口腔、呼吸道内的呕吐物、分泌物、血液及痰液等，保持呼吸道通畅，预防窒息。痰液黏稠不易咳出者，应用祛痰药物、超声雾化吸入，以稀释痰液利于排出，必要时给予鼻导管吸痰。

(3)建立人工气道：不能有效排痰或呼吸衰竭者，实施气管插管或气管切开给氧、吸痰或呼吸机辅助呼吸。

(4)体位：病情稳定者取半坐卧位，以使膈肌下降，有利于呼吸。

3. 缓解疼痛 伤者因疼痛不敢咳嗽、咳痰时，协助或指导伤者及其亲属用双手按压患侧

胸壁,以减轻伤口震动产生疼痛;必要时遵医嘱给予镇痛药。

4. **病情观察** 动态观察伤者生命体征和意识等变化。重点观察伤者呼吸的频率、节律和幅度;有无气促、呼吸困难、发绀和缺氧等症状;有无气管移位或皮下气肿的情况;是否发生低血容量性休克等。

5. **预防感染** 有开放性伤口者,遵医嘱使用破伤风抗毒素及抗生素。

6. **术前护理**

(1)输液管理:病情危重,有胸腔内器官、血管损伤出血或呼吸困难未能缓解者除做好手术准备外,还应遵医嘱及时输血、补液并记录液体出入量,避免因输液过快、过量而发生肺水肿。

(2)术前准备:急诊手术伤者,做好血型鉴定、交叉配血试验及药物过敏试验,手术区域备皮;择期手术者,鼓励其摄入营养丰富、易消化食物,术前晚禁食禁饮。

(二)术后护理

1. **病情观察** 伤者术后返回病房,密切观察其生命体征的变化,给予心电监测,并详细记录。妥善安放、固定各种管路并保持通畅。

2. **基础护理** 由于切口疼痛及留置有各种管道,伤者自理能力下降,根据伤者病情和需要做好基础护理和生活护理,如口腔护理、皮肤护理、会阴护理等;鼓励并协助伤者早期下床活动,促进疾病康复。

3. **呼吸道管理**

(1)协助伤者咳嗽咳痰:卧床期间,定时协助病人翻身、坐起、叩背、咳嗽;鼓励并指导伤者做深呼吸运动,促使肺扩张,预防肺不张或肺部感染等并发症的发生。

(2)人工气道的护理:实施气管插管或气管切开呼吸机辅助呼吸者。做好呼吸道护理,主要包括气道的湿化、吸痰及保持管道通畅等,以维持有效气体交换。

4. **胸腔闭式引流的护理** 胸膜腔闭式引流是根据胸膜腔的生理特点来设计的,它依靠水封瓶中的液体使胸膜腔与外界隔离。当胸膜腔内因积气或积液形成高压时,胸膜腔内的气体或液体可排至引流瓶内;当胸膜腔恢复负压时,水封瓶内的液体被吸引至引流管的下端形成负压水柱,阻止空气进入胸膜腔。由于引流管有足够的长度及地心引力的作用,水封瓶内的液体只能在引流管的下端形成一定高度的水柱而不可能被吸引至胸膜腔内,从而达到胸膜腔引流和减压的目的。

(1)保持管道密闭:①用凡士林纱布严密覆盖胸壁引流管周围;②水封瓶始终保持直立,长管没入水中3~4 cm;③更换引流瓶或搬动伤者时,先用止血钳双向夹闭引流管,防止空气进入;④放松止血钳时,先将引流瓶安置低于胸壁引流口平面的位置;⑤随时检查引流装置是否密闭,防止引流管脱落。

(2)严格无菌操作:①保持引流装置无菌,定时更换引流装置,并严格遵守无菌技术操作原则;②保持胸壁引流口处敷料清洁、干燥,一旦渗湿,及时更换;③引流瓶位置低于胸壁引流口平面60~100 cm,依靠重力引流,以防瓶内液体逆流入胸腔,造成逆行感染。

(3)保持引流通畅:定时挤压引流管,防止引流管受压、扭曲和阻塞。伤者取半坐卧位,经常改变体位,鼓励伤者咳嗽和深呼吸,以利胸膜腔内液体和气体的排出,促进肺复张。

(4)观察记录引流:①密切观察并准确记录引流液的颜色、性状和量;②密切注意水封瓶长管中水柱波动的情况,以判断引流管是否通畅。水柱波动的幅度能反映呼吸道无效腔的大小及胸腔内负压的情况，一般水柱上下波动的范围为4~6 cm。若水柱波动幅度过大，提示可能存在肺不张；若水柱无波动，提示引流管不通畅或肺已经完全复张；若伤者出现气促、胸闷、气管向健侧偏移等肺受压症状，则提示血块阻塞引流管，应通过捏挤或使用负压间断抽吸引流瓶中的短玻璃管，促使其恢复通畅，并立即通知医师处理。

（5）处理意外事件：①若引流管从胸腔滑脱，立即用手捏闭胸壁伤口处皮肤，消毒处理后，以凡士林纱布封闭伤口，并协助医师进一步处理；②若引流瓶损坏或引流管从胸壁引流管与引流装置连接处脱落，立即用双钳夹闭胸壁引流管，并更换引流装置。

（6）拔管护理：①拔管指征：留置引流管48~72小时后，如果引流瓶中无气体逸出且引流液颜色变浅，24小时引流液量<50 mL，脓液<10 mL，胸部X线显示肺复张良好无漏气，伤者无呼吸困难或气促，即可考虑拔管；②拔管方法：协助医师拔管，嘱伤者先深吸一口气，在深吸气末屏气，迅速拔管，并立即用凡士林纱布和厚敷料封闭胸壁伤口，包扎固定；③拔管后护理：拔管后24小时内，应注意观察伤者是否有胸闷、呼吸困难、发绀、切口漏气、渗液、出血和皮下气肿等，如发现异常及时通知医师处理。

（三）健康教育

1. 针对性地向伤者及其亲属介绍胸部损伤的有关知识，以取得理解和配合。
2. 向说明吸氧、胸腔穿刺、闭式胸膜腔引流等操作的意义及注意事项，以取得合作
3. 向伤者解释半卧位、深呼吸和有效咳嗽排痰的意义，指导伤者练习腹式呼吸
4. 胸部损伤后出现肺功能下降或严重肺纤维化的伤者，应戒烟或避免刺激物的吸入
5. 鼓励伤者早期活动并说明其意义。
6. 出院指导①注意安全，防止发生意外事故。②肋骨骨折的伤者骨折痊愈后胸部仍有轻微的疼痛，但不影响患侧肩部功能锻炼；并告知伤者3个月后复查胸部X线检查，以了解骨折部位情况。③注意合理休息和加强营养。④心肺损伤严重者定期来院复诊。

【护理评价】

通过治疗与护理，伤者是否：①呼吸功能恢复正常，呼吸平稳；②疼痛减轻或消失；③并发症得以预防，或得到及时发现和处理。

第四节　血胸

 考点提示

序号	主要考点
1	进行性血胸的诊断
2	血气胸取靠的诊断依据

血胸是指胸膜腔积血。血胸与气胸可同时存在，称为血气胸。

【病因】

胸膜腔积血主要来源于心脏、胸内大血管及其分支、胸壁、肺组织、膈肌和心包血管出血。多由胸部损伤，如肋骨骨折断端或利器损伤胸部引起。

【病理生理】

体循环动脉、心脏或肺门部大血管损伤可导致大量血胸。胸膜腔积血后，随胸膜腔内血液积聚和压力增高，患侧肺受压萎陷，纵隔被推向健侧，致健侧肺也受压，阻碍腔静脉血液回流，严重影响病人呼吸和循环。肺组织裂伤出血时，因循环压力低，出血量少而缓慢，多可自行停止；胸廓内血管、肋间血管或压力较高的动脉损伤时，出血量多且急，常不易自行停止，可造成有效循环血量减少致循环衰竭，病人可因失血性休克短期内死亡。

【分类】

按照病理生理特点，血胸分为 4 种类型。

1. 进行性血胸　指大量持续出血所致的胸膜腔积血。

2. 凝固性血胸　当血液在胸膜腔迅速积聚且积血量超过肺、心包及膈肌运动所起的去纤维蛋白作用时，胸膜腔内积血发生凝固，称为凝固性血胸。血凝块机化形成纤维板，限制肺及胸廓活动，进而损害呼吸功能。

3. 迟发性血胸　受伤一段时间后，因活动致肋骨骨折断端刺破肋间血管或血管破裂出血凝块脱落，发生延迟出现的胸膜腔内积血。

4. 感染性血胸　血液是良好的培养基，细菌经伤口或肺破裂口侵入后，会在血液中迅速滋生繁殖，形成感染性血胸，最终导致脓血胸。

【临床表现】

1. 症状　血胸的症状与出血量相关。

（1）小量血胸（成人出血量<0.5L）：可无明显症状。

（2）中量血胸（成人出血量 0.5~1.0L）和大量血胸（成人出血量>1.0L）：病人可出现低血容量性休克，表现为面色苍白、脉搏细速、血压下降、四肢湿冷、末梢血管充盈不良等；同时伴有呼吸急促等胸腔积液的表现。血胸病人多并发感染，表现为高热、寒战、出汗和疲乏等全身表现。

2. 体征　患侧胸部叩诊呈浊音、肋间隙饱满、气管向健侧移位、呼吸音减弱或消失等。

【辅助检查】

1. 实验室检查　血常规示血红蛋白和血细胞比容下降。继发感染者，白细胞计数和中性粒细胞比值增高，积血涂片和细菌培养可发现致病菌。

2. 影像学检查　①胸部 X 线：小量血胸者，胸部 X 线仅显示肋膈角消失。大量血胸时，显示胸腔有大片阴影，纵隔移向健侧；合并气胸者可见液平面。②胸部超声：可明确胸腔积液的位置和量。

3. 胸腔穿刺　抽得血性液体时即可确诊。

【处理原则】

1. 非进行性血胸　①小量积血不必穿刺抽吸，可自行吸收。②中、大量血胸早期行胸腔穿刺抽出积血，必要时行胸腔闭式引流，以促进肺膨胀，改善呼吸。

2. 进行性血胸　及时补充血容量，防治低血容量性休克；立即剖胸探查、止血。

3. 凝固性血胸　为预防感染和血块机化，于出血停止后数日内需经手术清除积血和血凝块；对于已机化的血块，待病情稳定后早期行血块和胸膜表面纤维组织剥除术。

4. 感染性血胸　改善胸腔引流，排尽积血、积脓；若效果不佳或肺复张不良，尽早手术清除感染性积血，剥离脓性纤维膜。

【护理措施】

（一）术前护理

1. 现场急救　包括心肺复苏、保持呼吸道通畅、止血、包扎和固定等。胸部有较大异物者，不宜立即拔除，以免出血不止。

2. 病情观察

（1）监测生命体征：尤其注意呼吸型态、频率及呼吸音的变化，有无缺氧征象，如有异常，立即报告医师予以处理。

（2）发现活动性出血征象：观察胸腔引流液颜色、性状和量，若每小时引流量超过200 mL并持续3小时以上，引流出的血液很快凝固，持续脉搏加快、血压降低，经补充血容量后血压仍不稳定，红细胞计数、血红蛋白及血细胞比容持续下降，胸部X线显示胸腔大片阴影，则提示有活动性出血的可能，应积极做好剖胸手术的术前准备。

3. 静脉补液　建立静脉通路，积极补充血容量和抗休克治疗；遵医嘱合理安排输注晶体和胶体溶液，根据血压和心肺功能状态等控制补液的量与速度。

（二）术后护理

1. 病情观察　监测血压、脉搏、呼吸、体温及引流液变化，若发现有活动性出血的征象，应立即报告医师并协助处理；病情危重者，可监测中心静脉压（CVP）。

2. 维持呼吸功能　①密切观察呼吸型态、频率及呼吸音变化；②根据病情给予吸氧，观察血氧饱和度变化；③若生命体征平稳，可取半卧位，以利呼吸；④协助病人叩背、咳痰，教会其深呼吸和有效咳嗽的方法，以清除呼吸道分泌物。

3. 胸腔闭式引流的护理　参见本章第二节相关内容。

4. 并发症的护理　常见并发症为感染，其护理措施包括：①遵医嘱使用抗生素；②密切观察体温、局部伤口和全身情况的变化；③鼓励病人咳嗽、咳痰，保持呼吸道通畅，预防肺部并发症的发生；④在进行胸腔闭式引流护理过程中，严格遵循无菌操作原则，保持引流通畅，以防胸腔继发感染。

（三）健康教育

1. 休息与营养　指导病人合理休息，加强营养，提高机体免疫力。

2. 呼吸功能锻炼　指导病人腹式呼吸及有效咳嗽的方法，教会其咳嗽时用双手按压患侧胸壁，以免切口疼痛。

3.定期复诊　出现呼吸困难、高热等不适时及时就诊。

【思考题】

1.刘先生,45 岁,因从建筑工地脚手架坠落,钢筋刺入右胸部 2 小时由救护车送入院,病人诉胸痛、胸闷、呼吸困难、呼吸受限。体格检查:P 105 次/分,R 26 次/分,Bp 90/62 mmHg。有一直径约 3 cm 钢筋刺入右胸壁,未闻及空气出入的声音,右胸部压痛明显。胸部 X 线:右侧第 4、5、6 肋多发肋骨骨折,右肺萎陷40%,右侧胸腔积气,气管、纵隔略向左侧移位,右胸壁异物。初步诊断为开放性胸外伤,开放性气胸,多根多处肋骨骨折。

请问:

(1)针对以上情况,现场应采取哪些急救措施?

(2)此病人主要的护理诊断/问题有哪些? 主要的护理措施有哪些?

第十五章

肺部疾病病人的护理

学习目标

识记

1. 复述肺癌、Homer 综合征和副癌综合征的概念。
2. 简述肺癌的病因、临床表现、辅助检查。

理解

1. 解释肺癌的病理生理。
2. 分析肺癌的临床分期。
3. 归纳肺癌的处理原则。

运用

运用护理程序对肺部疾病病人实施整体护理。

习题二维码15-1

章前导言

　　肺部疾病,包括肺部组织结构异常、感染和肿瘤等,可不同程度影响病人的通气和换气功能,甚至导致酸碱平衡失调。肺脏手术,特别是全肺切除术后,气体弥散面积和通气量减少,对呼吸功能影响较大。但若病人术前肺脏病变广泛或已丧失弥功能,术后缺氧状况可得到一定程度的改善。术前加强呼吸道准备、改善肺功能,术后维持呼吸道通畅是预防术后并发症、促进病人快速康复的关键。常见肺部疾病(肺癌、肺结核、支气管扩张)病人的处理原则以及围术期护理是本章学习的重点。

案例导入

　　马先生,52 岁,因咳嗽 2 个月,加重伴咯血 1 周入院。

　　病人 2 个月前无明显诱因出现刺激性咳嗽,无痰,近 1 周来咳嗽加重,咳中等量白痰,痰中带血,无发热及胸痛。发病以来,精神食欲欠佳,体重下降 5 kg。

　　既往身体健康,无药物过敏史,吸烟 30 余年,12 支/日。

　　体格检查:未见异常。

　　辅助检查:血常规示 Hb 120 g/L, WBC 7.5×10^9/L;胸部 X 线示右上肺一 3 cm×4 cm 大小的阴影。

请思考：

(1)护士评估病人的内容应包括哪些?

(2)病人将实施肺脏切除手术，围术期主要的护理诊断/问题有哪些

(3)如何针对病人的护理诊断/问题，采取相应的护理措施?

第一节　肺　癌

 考点提示

序号	主要考点
1	原发性支气管肺癌的起源部位
2	原发性肺癌鳞癌最常见的类型(中央型)
3	肺癌健康史收集最重要的是(吸烟史)
4	肺癌全身转移的表现(股骨局部破坏)
5	肺上叶肺癌首选的治疗方法(放射治疗)
6	支气管肺癌术后3天痰不易咳出最适宜的采取的排痰措施
7	肺癌病人放疗时的皮肤护理
8	肺癌化疗时应首先推入的液体是(0.9%氯化钠注射液)
9	化疗药物外渗如何处理，白细胞低于多少应停止化疗
10	支气管肺癌病人出院后出现哪种情况须尽快返院就诊(痰中带血)

　　肺癌多数起源于支气管黏膜上皮，也称支气管肺癌。发病年龄大多在40岁以上，以男性多见，居全世界和我国城市男性恶性肿瘤发病率和病死率的第一位。近年来，全世界肺癌的发病率和病死率正在迅速上升，女性肺癌的发病率增加更明显。

【病因】

　　病因至今尚不明确。吸烟是肺癌的重要风险因素，烟草内含有苯并芘等多种致癌物质，吸烟量越多、时间越长、开始吸烟年龄越早，肺癌发病率越高。其他风险因素包括化学物质(石棉、铬、镍、铜、锡、砷、煤烟焦油和石油中的多环芳烃等)、放射性物质、空气污染、饮食因素、免疫状态、代谢活动、肺部慢性感染、遗传易感性和基因突变。

【病理与分型】

　　1.病理分型　肺癌通常起源于支气管黏膜上皮，其分布特点为右肺多于左肺，上叶多于

下叶。发生在段支气管以上至主支气管的癌肿，称为中央型肺癌，约占肺癌的 3/4。发生在段支气管以下的癌肿，称为周围型肺癌，约占 1/4。肺癌组织学分类可分为非小细胞肺癌和小细胞肺癌两种

（1）非小细胞肺癌临床常见以下 3 种类型。

1）鳞状上皮细胞癌（鳞癌）：是肺最常见的类型，占原发性肺的 40%～50%，多见于老年男性，以中央型肺癌多见，与吸烟的关系非常密切。癌细胞生长缓慢，转移晚，手术切除的机会相对较多。5 年生存率较高，但对放射治疗、化学药物治疗较不敏感.

2）腺癌：约占原发性肺的 25%，女性多见，与吸烟关系不大，是周围型肺癌中最常见的类型。腺癌多向管外生长，局部浸润和血行转移较鳞癌早，易转移至肝、脑和骨，更易累及胸膜而引起胸腔积液。细支气管肺泡癌是腺癌的一种特殊类型，发病率较低，女性较多见癌肿常位于肺野周围部分，分化程度好，生长缓慢。此型肺癌与肺部炎症引致的瘢痕病变可能有密切关系。细支气管肺泡癌很少经淋巴或血道转移，但常侵及胸膜，产生胸腔积液，或经气道广泛播散，引起呼吸功能衰竭。

3）大细胞未分化癌（大细胞癌）：此种类型不多见，常发生在肺门附近或肺边缘的支气管，癌肿体积较大，分化程度低，常在发生脑转移后才被发现，预后较差。

（2）小细胞未分化癌（小细胞癌）：属肺癌中恶性程度最高的一种，约占原发性肺癌的 20%，因癌细胞形如燕麦穗粒，故又称为燕麦细胞癌。发病年龄较轻，常在 40～50 岁，多有吸烟史。瘤细胞生长快，侵袭力强，远处转移早，虽对放疗和化疗比较敏感，但预后在各型肺癌中最差。

> **学习提示▶** 小细胞癌恶性程度最高，对放化疗最敏感，即"小恶、小敏"。

2. 转移

（1）直接扩散　癌肿沿支气管壁向支气管管腔内生长，可造成支气管管腔部分或全部阻塞；亦可直接扩散侵入邻近肺组织，并穿越肺叶间裂侵入相邻的其他肺叶；随着癌肿不断长大，还可侵犯胸壁、胸内其他组织和器官。

（2）淋巴转移　是常见的扩散途径。癌细胞经支气管和肺血管周围的淋巴管，先侵入邻近的肺段或肺叶支气管周围的淋巴结，然后到达肺门或隆突下淋巴结，或侵入纵隔和气管旁淋巴结，最后累及锁骨上前斜角淋巴结和颈部淋巴结。

（3）血行转移　多发生于肺癌晚期，小细胞癌和腺癌的血行转移较鳞癌更为常见。通常癌细胞直接侵入肺静脉，然后经左心随体循环血流转移到全身各处器官和组织，常见有骨、脑、肝、肾上腺等。

【临床表现】

肺癌的临床表现与其部位、大小、类型、发展阶段、有无并发症或转移等有密切关系。

1. 原发肿瘤引起的症状

（1）咳嗽　为最常见的早期症状，因肿瘤刺激支气管黏膜引起刺激性干咳或咳少量黏液痰。如肿瘤引起远端支气管狭窄，则呈特征性的阻塞性咳嗽，表现为咳嗽加重，多为持续性高调金属音。继发感染时，痰量增多，且呈黏液脓性。

（2）咳血　以中央型肺癌多见，多为痰中带血或间断血痰，常不易引起患者重视而延误

早期诊断。如侵蚀大血管，可引起大咯血。

（3）喘鸣　由于肿瘤引起支气管部分阻塞，约有 2% 的患者听诊时有局限性喘鸣音。

（4）胸闷、气急　因肿瘤引起支气管狭窄所致，特别是中央型肺癌，或肿瘤转移到肺门淋巴结，肿大的淋巴结压迫主支气管或隆凸或转移至胸膜，发生大量胸腔积液，或转移至心包，发生心包积液或肺部广泛受累，均可发生胸闷、气急。如果原有慢性阻塞性肺病，或合并有自发性气胸，胸闷、气急则更为严重。

（5）其他　如发热、体重下降、消瘦等。

2. 肿瘤局部扩展引起的症状

（1）胸痛　约有 30% 的肿瘤直接侵犯胸膜、肋骨和胸壁，可引起不同程度的胸痛。若肿瘤位于胸膜附近，则产生不规则的钝痛或隐痛，并于呼吸、咳嗽时加重。肋骨、脊柱受侵犯时，则有固定压痛点，且与呼吸、咳嗽无关。肿瘤压迫肋间神经时，胸痛可累及其分布区域。

（2）吞咽困难　癌肿侵犯或压迫食管时可引起吞咽困难，也可引起支气管食管瘘，导致肺部感染

（3）声音嘶哑　癌肿直接压迫或细胞转移导致纵隔淋巴结肿大后压迫喉返神经（多见于左侧），可发生声音嘶哑

（4）上腔静脉阻塞综合征　癌肿侵犯纵隔、压迫上腔静脉时，上腔静脉回流受阻，产生头面部、颈部、上肢水肿及前胸部瘀血和静脉曲张，并可引起头痛、头昏或眩晕

（5）霍纳（Horner）综合征　位于肺尖部的肺癌，即上沟癌，因癌肿压迫颈部交感神经，可引起患侧眼睑下垂、瞳孔缩小、眼球内陷、同侧额部与胸壁无汗或少汗等表现，称霍纳（Horner）综合征。肿瘤亦可压迫神经丛引起同侧肩关节炎、上肢内侧放射性烧灼样疼痛及感觉异常

3. 癌肿远处转移引起的症状　常见有脑转移、肝转移、骨转移等可引起相应症状

4. 癌肿作用于其他系统引起的肺外表现　少数肺病例，由于癌肿产生内分泌物质，可导致临床上出现非转移性的全身症状，称副癌综合征。可有以下几种表现：肥大性骨关节病（杵状指、骨关节痛、骨膜增生等）、库欣综合征、重症肌无力、男性病人乳腺女性化、多发性肌肉神经痛、高血钙等。这些症状在切除肺癌后可消失。

【辅助检查】

1. 胸部 X 线检查　是诊断肺癌最常用的手段，可通过正、侧位胸部 X 线摄片发现可疑块状阴影，其特点为边缘不清或呈分叶状，周围有毛刺。肿瘤阻塞支气管、排痰不畅引起远端肺组织感染时，受累的肺段或肺叶出现肺炎征象。若支气管管腔完全阻塞，可表现为肺叶不张或一侧全肺不张。较大的癌肿中心部分坏死液化则可见空洞。

2. 电子计算机体层扫描（CT）　CT 分辨率高，能清楚显示肺野中 1 cm 以下的肿块阴影，并能发现普通 X 线检查隐藏区（如心脏后、脊柱旁沟、肺尖、膈上、纵隔等处）的早期肺癌病变，对中央型肺癌的诊断有重要价值。

3. 磁共振（MRI）　MRI 对肺癌的诊断价值基本与 CT 相似，但在明确肿瘤与大血管之间的关系方面明显优于 CT。

4. 痰细胞学检查　痰细胞学检查若能找到癌细胞，即可明确诊断，多数病例还可判断肺癌的病理类型。其阳性率取决于标本是否符合要求、癌肿的类型及送检标本的次数（应连续

数日重复送检)等因素，一般在70%~80%。

5.纤维支气管镜检查　对明确肿瘤的存在及组织学诊断均具有重要的意义。位于近端气道内的肿瘤，经纤维支气管镜刷检结合钳夹活检，阳性率为90%~93%。位于远端气道内而不能直接窥视的病变，可在荧光屏适视指导下作纤维支气管镜活检，也可吸取支气管内的分泌物进行细胞学检查。

6.纵隔镜检查　主要用于判断中央型肺癌侵犯纵隔的范围及程度，并可取淋巴结以供病理切片检查。检查阳性者，特别是对侧纵隔淋巴结已有转移者，说明病变范围广泛，不宜行手术治疗

【处理原则】

临床上常根据病人的机体状况、肿瘤的病理组织学类型、分子类型、侵及范围和发展趋势采取个体化多学科综合治疗，以最大限度延长生存时间、提高生存率、控制肿瘤进展和改善其生活质量。非小细胞肺癌以手术治疗为主，辅以化学治疗和放射治疗，Ⅰ期、Ⅱ期、部分ⅢA期都是手术适应证，已明确纵隔淋巴结转移者可考虑放射治疗或化学治疗后再实施手术；小细胞肺癌除早期病人适合手术治疗，其他以化学治疗和放射治疗为主。

1.非手术治疗

(1)放射治疗　是从局部消除肺癌病灶的一种手段，主要用于处理手术后残留病灶、局部晚期病例或配合化学治疗。在各种类型的肺癌中，小细胞癌对放射治疗敏感性较高，鳞癌次之，腺癌最差。晚期或肿瘤复发病人姑息性放射治疗可减轻症状。

(2)化学治疗　通常与手术及(或)放射等疗法综合应用，以防止癌肿转移、复发，提高长期生存率。单独应用于晚期肺癌病例则起姑息治疗作用，以缓解症状。未分化小细胞肺癌对抗癌药物最为敏感，疗效最好，鳞癌次之，腺癌敏感度最低。通常采用间歇联合化疗方案。常用的药物有环磷酰胺、阿霉素、甲氨蝶呤、长春新碱等。

(3)靶向治疗　针对肿瘤特有的基因异常进行治疗。目前在肺癌领域得到应用的靶点有表皮生长因子受体(EGFR)、血管内皮生长因子(VEGF)和间变淋巴瘤激酶(ALK)。对我国非小细胞肺癌病人，最重要的靶向药物是EGFR的小分子抑制药(如吉非替尼、厄洛替尼)。

(4)中医中药治疗　按病人临床症状、脉象、舌苔等辨证论治，部分病人的症状可得到改善；亦可用于减轻放射治疗及化学治疗的不良反应，提高机体的抵抗力，增强疗效并延长生存期。

(5)免疫治疗　包括2种：①特异性免疫疗法，用经过处理的自体肺癌细胞或加用佐剂后，做皮下接种治疗。②非特异性免疫疗法，用卡介苗、转移因子、干扰素、胸腺素等生物制品或左旋咪唑等药物激发和增强人体免疫功能，以抑制肿瘤生长，增强机体对化学治疗药物的耐受性而提高治疗效果。

2.手术治疗　目的是彻底切除肺部原发癌肿病灶和局部及纵隔淋巴结，尽可能保留健康的肺组织。

目前基本手术方式为肺切除术加淋巴结清扫术。肺切除术的范围取决于病变的部位和大小。周围型肺癌，施行肺叶切除加淋巴结清扫术；中心型肺癌，施行肺叶或一侧全肺切除加淋巴结清扫术。若癌肿位于一个肺叶内，但已侵及局部主支气管或中间支气管，则保留正常的邻近肺叶，可以切除病变的肺叶及一段受累的支气管，再吻合支气管上下切端，称之为支

气管袖状肺叶切除术；若相伴的肺动脉局部受侵，也可同时做部分切除，端端吻合，称为支气管袖状肺动脉袖状肺叶切除术。

【护理评估】

一、术前评估

1.健康史　了解病人的一般情况，重点评估高危因素，如是否有长期大量吸烟史、是否存在职业性致肺癌因素或肺部慢性疾病，是否存在情绪或饮食失调情况、患者的居住环境、家族史等

2.身体状况

(1)局部表现　病人有无咳嗽，咳嗽的性质；有无咳痰，痰量及性质；有无痰中带血；有无咯血，咯血的量、次数；有无胸痛，胸痛的性质、程度等。

(2)全身表现　评估病人有无低蛋白血症、贫血、杵状指等营养不良表现。

3.辅助检查结果　对于手术病人或非手术病人都应按常规全面进行辅助检查，以明确肺癌的诊断。

4.心理和社会支持状况　病人被诊断为肺癌后，由于害怕手术、疼痛、死亡，担心疾病预后以及对自己的未来和家庭的影响等在心理上会产生严重的焦虑和恐惧。随着肿瘤的不断生长，呼吸困难、咳嗽、咯血、胸痛等症状会不断加重，严重影响病人的日常生活，更增加病人的焦虑和恐惧感，病人常有否认、沮丧、愤怒等反应。在病人诊断和治疗的过程中，病人亲属往往也经历与病人相似的心理反应过程。因此，护士在工作中同样应注意对病人亲属的应对能力进行评估。

二、术后评估

1.术中情况　了解病人手术、麻醉方式与效果、病变组织切除情况、术中出血、补液、输血情况和术后诊断。

2.身体状况　评估生命体征是否平稳，病人是否清醒，末梢循环、呼吸状态如何，有无胸闷、胸痛、呼吸浅快、发绀及肺部痰鸣音等；评估伤口是否干燥，有无渗液、渗血；各引流管是否通畅，引流液的量、颜色与性状等。

3.心理-社会状况　了解病人有无紧张；康复训练和早期活动是否配合；对出院后的继续治疗是否清楚。

【常见护理诊断/问题】

1.气体交换受损　与肺组织病变、手术、麻醉、肺膨胀不全、呼吸道分泌物潴留、肺换气功能降低等因素有关。

2.营养失调　低于机体需要量与疾病引起机体代谢增加、手术创伤等有关。

3.焦虑与恐惧　与担心手术、疼痛、疾病的预后等因素有关。

4.潜在并发症　出血、感染、肺不张、心律失常、哮喘发作、支气管胸膜瘘、肺水肿、肺

栓塞、心肌梗死、成人呼吸窘迫综合征。

【护理目标】

(1)病人恢复正常的气体交换功能。

(2)病人营养状况改善。

(3)病人自述焦虑、恐惧减轻或消失。

(4)病人未发生并发症，或并发症得到及时发现和处理。

【护理措施】

(一)术前护理

1. 心理护理　向病人及其亲属详细说明手术方案及手术后可能出现的问题、术前术后各种治疗护理的意义、方法、大致过程，配合要点与注意事项让患者有充分的心理准备。认真耐心地回答病人所提出的任何问题，以减轻病人焦虑不安或恐惧的程度。关心、同情、体贴病人，动员病人亲属给病人以心理和经济方面的全力支持。

2. 呼吸道准备　劝告病人立即戒烟，保持呼吸道通畅。支气管分泌物较多者，先行体位引流，继则鼓励病人咳嗽排痰。如痰液黏稠不易咳出，可行超声雾化，必要时经纤维支气管镜吸出分泌物。注意口腔卫生，若有龋齿或上呼吸道感染应及时治疗，以免术后并发肺部感染。遵医嘱给予支气管扩张药、祛痰剂等药物，以改善呼吸状况。酌情给予抗生素。

3. 饮食护理　改善患者营养状况，提供色、香、味齐全的均衡饮食。营养不良者，可行肠内或肠外营养支持。

4. 术前指导　指导病人练习腹式深呼吸、有效咳嗽排痰、翻身、手术侧肩臂功能锻炼等，教会病人正确使用深呼吸训练仪，以有效地配合术后康复。介绍术后胸膜腔引流的目的、方法及注意事项，告知患者手术后 24 小时内会经常被叫醒做各种运动，必须强调术后即使用药，也会有不同程度的不适及疼痛，病人应坚持做各种运动以预防并发症的发生。

(二)术后护理

1. 病情观察　一般心电监护 24~48 小时，病情需要时延长监护时间。定时观察呼吸并呼唤病人，防止因麻醉不良反应引起呼吸暂停和 CO_2 潴留。注意观察有无呼吸窘迫，若有异常，立即通知医师。术后 24~36 小时内，病人血压常有波动，应严密观察肢端温度，甲床、口唇及皮肤色泽，周围静脉充盈情况等。若血压持续下降，应考虑是否存在心功能不全、出血、疼痛、组织缺氧或循环血量不足等情况。

2. 安置体位　病人意识未清醒时取平卧位，头偏向一侧，以免呕吐物、分泌物吸入而致窒息或并发吸入性肺炎。意识清醒血压平稳后改为半坐卧位，以利于通气及胸膜腔引流。肺叶切除者，可任意采取平卧位或左右侧卧位，但病情较重、呼吸功能较差者，应避免躺在非手术侧，以免压迫正常肺，影响通气。全肺切除者，为预防纵隔移位和健侧肺受压而导致病人出现呼吸循环功能障碍，应避免过度侧卧，可采取侧卧位。

3. 维持呼吸道通畅　术后 24 小时内常规持续吸氧，以后改为间断吸氧或按需给氧。定时观察病人的呼吸频率、幅度及节律，以及听诊双肺呼吸音。鼓励并协助病人进行深呼吸及有效咳嗽、咳痰。呼吸道分泌物黏稠不易咳出或吸出时，应行超声雾化吸入，以达到稀释痰液、消炎、解痉、抗感染的目的。如病人有气促、发绀等缺氧征象，应及时报告医师予以处理。

4. 胸腔闭式引流管的护理　按胸膜腔闭式引流常规进行护理。注意全肺切除术后的胸膜腔引流管一般呈夹闭状态，以保证患侧胸膜腔内有一定渗液，以减轻或纠正明显的纵隔移位。在护理中应注意观察患者有无气管移位及呼吸困难，如胸膜腔压力过高，可通过酌情放出适量的气体或引流液，以维持气管、纵隔于中间位置，每次放液量不宜超过 100 mL，速度宜慢，以免快速多量放液，引起纵隔突然移位，导致心脏骤停。

5. 伤口护理　检查伤口敷料是否干燥、有无渗血、渗液，发现异常及时通知医师。一般胸部伤口 7~9 日可拆除缝线。

6. 维持体液平衡和补充营养

(1)控制输液量和速度　目的是防止心脏前负荷过重导致急性肺水肿。全肺切除术后应控制钠盐摄入量，24 小时补液量控制在 2000 mL 内，速度宜慢，以 20~30 滴/分为宜。记录出入水量，维持液体平衡。

(2)补充营养：当病人意识恢复且无恶心现象，拔除气管插管后即可开始饮水。肠蠕动复后，可开始进食清淡流质、半流质饮食；若病人进食后无任何不适可改为普食。饮食宜高蛋白、高热量、富含维生素、易消化，以保证营养，提高机体抵抗力，促进伤口愈合。

7. 活动与休息

(1)早期下床活动　目的是预防肺不张，改善呼吸循环功能，增进食欲，振奋精神。根据病人的耐受程度，鼓励术后早期活动。麻醉清醒后，鼓励病人床上活动，如四肢主动活动、抬臀及间歇翻身等。术后第 1 日，生命体征平稳后，鼓励及协助病人床上坐起，坐在床边双腿下垂或床旁站立移步。术后第 2 日起，可扶持病人围绕病床在室内行走 3~5 分钟，以后根据病人情况逐渐增加活动量。活动期间，应妥善保护病人的引流管，严密观察病人病情变化，出现头晕、气促、心动过速、心悸和出汗等症状时，立即停止活动。高龄(>70 岁)、冠心病、高血压病人不宜早期下床活动，以免因缺氧出现心肺并发症。

(2)手臂和肩关节的运动　目的是预防术侧胸壁肌肉粘连、肩关节僵直及失用性萎缩。病人清醒后，可协助其进行术侧肩关节及手臂的抬举运动；术后第 1 日开始作肩、臂的主动运动，如术侧手臂上举、爬墙及肩关节旋前旋后运动，使肩关节活动范围逐渐恢复至术前水平，防止肩下垂。全肺切除术后者，鼓励取直立的功能位，以恢复正常姿势，防止脊椎侧弯畸形。

8. 并发症的护理

(1)出血　开胸手术创伤较大，术后胸腔渗血较多，护士应严密监测生命体征、引流液的颜色、性质及量并记录。若发现有进行性出血征象，应及时给予输液、输血，必要时再次手术

(2)肺炎、肺不张　呼吸道被分泌物堵塞可出现肺炎、肺不张。主要症状有烦躁不安，胸廓扩张不良，发绀和呼吸困难。疑有肺不张者，可采取给氧、气道冲洗、雾化吸入，吸痰等措施，必要时行支气管镜吸痰。

(3)支气管胸膜瘘是肺叶切除术后的严重并发症，多发生在术后 1 周，原因有缝合不佳、血运障碍、感染等。患者表现为刺激性咳嗽，痰中常带陈旧血，出现患侧液气胸。胸膜腔穿刺抽出液体与咳出物性质相似，穿刺后向胸腔内注入 2 mL 亚甲兰液，如咳出蓝色痰液，可进

一步证实的存在。一旦发生支气管胸膜瘘，可很快感染胸腔而形成脓胸必须及时行胸膜腔式引流，并全身给予抗生素以控制感染，必要时手术修补瘘口。

（4）肺水肿　与原有心脏疾病、输血输液过多过快、病肺切除或余肺膨胀不全使肺泡毛细血管床容积减少有关，以全肺切除病人更为明显。病人出现呼吸困难、发绀、心动过速、咳粉红色泡沫痰等。一旦发生，立即减慢输液速度，控制液体入量；给予吸氧，氧气以50%乙醇湿化；注意保持呼吸道通畅；遵医嘱给予心电监护及强心、利尿、镇静和激素治疗，安抚病人的紧张情绪。

（5）肺栓塞　内源性或外源性栓子阻塞肺动脉引起肺循环功能障碍。与原有周围血管疾病、术后血液高凝、长期卧床以及术中肺血管壁的损伤等有关。病人突然发生不明原因的呼吸困难、咳嗽、咯血、虚脱、面色苍白、出冷汗等，并有脑缺氧症状。对存在高危因素的病人，遵医嘱予药物抗凝，预防血栓形成，指导病人早期下床活动，促进血液回流，增强血液循环。一旦发生肺栓塞，应绝对卧床休息，高浓度吸氧；根据情况予监测中心静脉压，控制输液入量及速度以及镇静镇痛、抗休克治疗和护理；遵医嘱予抗凝治疗或溶栓治疗后维持抗凝治疗，注意监测病人的凝血功能，观察病人皮肤黏膜是否有出血征象。

（6）心肌梗死　与心血管病史、术后肺功能下降、呼吸道分泌物排出不畅等有关。病人出现血氧饱和度下降、胸痛、呼吸困难、心律失常、低血压、休克、心力衰竭等，心电图和心肌酶学检查可协助诊断。一旦发生，应予卧床休息，吸氧，心电监测及心理护理，遵医嘱予镇痛、扩管、溶栓、抗心律失常、抗休克等处理。

(三) 健康教育

1. 疾病知识宣教　加强防癌知识宣教，对高危人群进行重点普查，以期早期发现、及时治疗、改善预后。凡中年以上病人，尤其是男性、有长期大量吸烟史者，如出现刺激性咳嗽，且久咳不意、痰中带血等呼吸道症状或骨关节肿痛、杵状指（趾）、颈部淋巴结肿大等均应警惕肺癌的可能性。

2. 坚持戒烟　让病人了解吸烟的危害，主动戒烟

3. 康复指导　病人出院后仍应进行深呼吸运动、有效咳嗽咳痰，继续使用深呼吸训练仪，并注意加强肩臂部功能锻炼。居住或工作环境宜清无刺激，尽量避免出入公共场所或与上呼吸道感染者过于接近，以防引起呼吸道感染。保持心情舒畅，避免不良精神刺激。保持良好的营养状况，合理安排休息与活动，适当进行康复保健锻炼（如气功、太极拳等）以增强体质。

4. 指导患者定期复查　积极配合各项后续治疗。化疗、放疗者注意治疗后的不良反应

【护理评价】

通过治疗与护理，病人是否：①呼吸功能改善，气促、发绀等缺氧征象减轻或消失；②营养状况改善；③焦虑减轻；④并发症得以预防，或得到及时发现和处理。

【思考题】

1. 龙先生，68岁，因患支气管扩张10余年，咳嗽、咳痰、痰中带血4个月，加重3日入院。病人入院后第3日在全麻下行右侧肺叶切除术，留置胸腔引流管，术后安返病房。术后

第 2 日，连续 3 个小时内胸腔引流管引流出的血性液体大于 200 mL/h，色鲜红。病人神志淡漠。体格检查：T 36.8℃，P 108 次/分，R 22 次/分，Bp 80/50 mmHg。

请问：

(1)该病人目前主要的护理诊断/问题是什么？

(2)针对该问题，如何进行护理？

2.张先生，55 岁，因胸闷、咳嗽、痰中带血、低热 3 个月入院。胸部 X 线示右肺门旁 3.4 cm×3.5 cm 块状阴影，同侧肺门淋巴结肿大，支气管纤维镜检查确诊为右侧中心型肺癌，该病人在全麻下行右全肺叶切除术加淋巴结清扫术。术后麻醉清醒拔除气管插管返回病房，病人主诉疼痛、胸闷、咳嗽、痰液难以咳出，且呼吸费力。体格检查：T 37.2℃，P 98 次/分，R 32 次/分，Bp 120/80 mmHg，痛苦面容，口唇发绀，双肺均可闻及疫鸣音。

请问：

(1)该病人目前主要的护理诊断/问题是什么？

(2)针对该问题，如何进行护理？

第十六章

食管疾病病人的护理

学习目标

识记

1. 陈述食管癌的病因及分型。

2. 描述食管癌的转移途径。

理解

解释食管癌病人的临床表现及处理原则。

运用

1 运用所学知识指导食管癌病人进行术前准备。

2. 分析不同食管癌病人术后病情,并制定有针对性的护理措施。

习题二维码16-1

章前导言

　　食管疾病,包括食管癌和食管良性肿瘤等。全世界每年约有 30 万人死于食管癌。我国是世界上食管癌高发地区之一,其中以太行山南段的河南、河北、山西三省交界地区的发病率最高,可达 32/10 万。此外,山东、江苏、福建、安徽、湖北、陕西、新疆等地尚有相对集中的高发区。手术是食管肿瘤主要的治疗方法,食管手术后病人易发生吻合口瘘、乳糜胸、出血、感染等并发症。术前加强呼吸道、消化道准备,术后加强饮食护理、消化道护理等是预防术后并发症,促进病人快速康复的关键。本章主要介绍食管癌的发病原因、临床表现、处理原则及护理,其中围术期护理是本章学习的重点。

案例导入

　　王先生,60 岁,因进行性吞咽困难 3 个月入院。

　　病人 3 个月前自觉进食后轻微梗噎感,因症状轻微且断续出现,故未做治疗。后症状较前明显加重,进普食即发噎,伴胸骨后烧灼感,出现次数亦增加,消瘦,未予药物治疗。

　　既往身体健康,无药物过敏史,喜食烫热食品。

　　体格检查:未见异常。

　　辅助检查:胃镜检查示食管中上段癌,组织活检证实为食管鳞癌。

　　请思考:

（1）护士应重点评估病人哪几方面的内容？

（2）病人将实施食管癌切除手术，围术期主要的护理诊断/问题有哪些？

（3）如何针对病人的护理诊断/问题，采取相应的护理措施？

第一节　食管癌

 考点提示

序号	主要考点
1	食管癌最主要的转移途径
2	食管癌诊断的金标准
3	食管癌病人最典型的临床表现
4	术前的饮食指导
5	结肠代食管手术前口服甲硝唑的时间
6	术后饮食指导
7	筛查食管癌的简便易行方法是

食管癌是常见的消化道恶性肿瘤，占我国各部位恶性肿瘤病死率的第二位，仅次于胃癌。食管癌的发病率有明显的地区差异，我国是世界上食管癌高发地区之一，其中河南省（林县）为最高，此外江苏（苏北）、山西、河北、福建、陕西、安徽、湖北、山东、广东等省均为高发区。其发病年龄多在 40 岁以上，男性多于女性。

【病因】

病因尚未完全明确，但可能与下列因素有关。

1. 化学物质　如亚硝胺类化合物具有高度致癌性，长期进食亚硝胺含量较高的食物，可使食管上皮细胞发生增生性改变并最终发展为癌。

2. 生物因素　某些真菌能促使亚硝胺及其前体形成，少数真菌还能合成亚硝胺。

3. 营养缺乏　缺乏微量元素，如铁、锌、钼、硒、氟；缺乏维生素 A、维生素 B_2、维生素 C 等，维生素 A 和维生素 B_2 缺乏与上皮增生有关，维生素 C 可阻断亚硝胺的作用。

4. 饮食习惯　如长期饮烈性酒，嗜好吸烟，食物过硬、过热，进食过快或口腔不洁、龋齿等，对局部黏膜的慢性刺激均可引起癌变。

5. 遗传因素　食管癌有较明显的家族聚集现象，如河南省林县食管癌有阳性家族史者占

60%。食管癌高发家族中，染色体数目及结构异常者比例较高。

6.其他因素　食管的慢性炎症、黏膜损伤及慢性刺激等亦与食管癌的发病有关。

【病理与分型】

1.病理类型　以中段食管癌较为多见，下段次之，上段较少。大多为鳞癌，腺癌较少见。按病理形态，临床上常分为四型：①髓质型管壁明显增厚并向墙内外扩展，癌肿上下端边缘呈坡状隆起。②蕈伞型：瘤体呈卵圆形扁平肿块向食管腔内凸起。③溃疡型：瘤体的黏膜面呈深陷的溃疡，其边缘清楚，大小形状不一，可深达肌层。④缩窄型（硬化型）：瘤体形成明显的环形狭窄，可累及食管全层，较早出现阻塞症状。

2.转移途径　淋巴转移是食管癌最主要的转移途径；也可沿食管壁内扩散或直接向四周扩散，穿透肌层及外膜，侵及邻近组织和器官。血行转移较少见，主要转移至肝、肺、骨等。

【临床表现】

食管癌 早期常无明显症状，仅在吞咽粗硬食物时有不同程度的哽噎感、停滞感或异物感，可伴有胸骨后烧灼样或针刺样疼痛，症状时轻时重，进展慢。中晚期典型的症状为进行性吞咽困难。先是难咽干硬食物，继而只能进半流质、流质，最后滴水难进。随着肿瘤发展，癌肿可侵犯邻近器官或向远处转移，出现相应的晚期症状。若癌肿侵犯喉返神经，可引起声音嘶哑；侵及大血管，特别是主动脉可致溃烂破裂，引起致死性大呕血；侵入气管、支气管，可形成食管气管瘘或食管支气管瘘；食管高度阻塞可致食物反流，引起进食时呛咳及吸入性肺炎浸润肋间神经，可出现胸部或背部持续性疼痛。

> 学习提示 ▶ 食管癌早期，由于癌肿不大，对管腔的阻塞较小，食物还能通过食管，只是不顺畅即出现哽咽感。到中晚期，癌肿不断增大，对管腔的阻塞不断加重，病人吞咽越来越困难，即进行性吞咽困难。

2.体征　食管癌早期无明显体征，病人逐渐消瘦、无力、贫血及营养不良。中晚期食管癌病人可触及锁骨上淋巴结肿大，若发生肝、脑等远处器官转移，可出现黄疸、腹水等；晚期食管癌病人出现恶病质或全身衰竭。

【辅助检查】

1.食管吞钡X线双重对比造影　早期可见食管黏膜皱襞紊乱、粗糙或中断；小的充盈缺损；局限性管壁僵硬，蠕动中断；小龛影。中晚期有明显的不规则充盈缺损或龛影，管壁僵硬。狭窄部位以上食管有不同程度的扩张。

2.脱落细胞学检查　我国自创的食管拉网检查脱落细胞是一种简便易行的普查筛选诊断方法，早期病变阳性率可达90%~95%。分段拉网检查还可定位。

3.纤维食管镜检查　对临床已有症状或虽怀疑而又未能明确诊断者，应及早行纤维食管镜检查。其优点为可直视病变的形态、部位、大小，并可钳取活组织做病理组织学检查，可确诊。

4.其他CT、超声内镜检查（EUS）等　可显示食管的浸润层次、向外扩展程度及有无纵隔、淋巴结或腹内脏器转移等，对判断能否手术切除提供帮助。

【处理原则】

以手术为主，辅以放射治疗、化学治疗等多学科综合治疗。

1. 非手术治疗

（1）放射治疗

1）与手术治疗综合应用：术前放射治疗后，间隔 2~3 周再做手术；对术中切除不完全的残留癌组织处做金属标记，一般在术后 3~6 周开始术后放射治疗。

2）单纯放射治疗：多用于颈段、胸上段食管癌；也可用于有手术禁忌证而尚可耐受放射治疗者。

（2）化学治疗：食管癌对化学治疗药物敏感性差，可与其他方法联合应用，有时可提高疗效。食管癌常用的化学治疗药物有顺铂（PDD）、博来霉素、紫杉醇等。

（3）其他：免疫治疗及中药治疗等亦有一定疗效。

知识拓展

光动力治疗

食管癌病人可采用光动力治疗。人体输入光敏药如血卟淋衍生物（HpD）后，其在恶性肿瘤细胞中高度积聚，经过一段时间后再用特定波长光照使肿瘤细胞内浓聚的光敏剂激发，产生光化反应杀伤肿瘤细胞。此时正常组织中吸收的光敏药已排出，对光照无光化反应。采用这一技术对食管癌的治疗有一定疗效，但临床应用时间较短，尚有待进一步观察。

---

2. 手术治疗　手术是治疗食管癌首选方法。若全身情况和心肺功能储备良好、无明显远处转移征象，可考虑手术治疗。食管原位癌可在内镜下行黏膜切除，术后 5 年生存率可达86%~100%。对估计切除可能性小的较大鳞癌而全身情况良好者，术前可先做放射治疗和化学治疗，待瘤体缩小后再手术。

常用的手术方式有非剖胸及剖胸食管癌切除术 2 类。目前对中段以上的食管癌多主张采用颈-胸-腹三切口方法，并同时行淋巴结清扫。食管癌切除后常用胃或结肠重建食管，以胃最为常用。

对晚期食管癌、不能根治或放射治疗、进食有困难者，可做姑息性减形手术，如胃或空肠造瘘术、食管腔内置管术、食管分流术等，以达到改善营养、延长生命的目的。

【护理评估】

（一）术前评估

1. 健康史　了解病人的性别、年龄、职业、生活环境及饮用水有无特殊；有无不良饮食习惯（如烟酒嗜好，喜食过热、过硬、腌制食物等）；是否有可能导致食管癌的前期病变（如食管慢性炎症、食管息肉等）；家族中有无肿瘤病人等。

2. 身体状况

（1）局部了解病人吞咽困难的程度、食管癌局部浸润症状。

（2）全身状况评估病人的营养状况、淋巴结转移及远处转移。

（3）辅助检查了解食管 X 线钡餐、纤维食管镜、EUS 及 CT 等检查结果，以判断病情估计预后。

3. 心理和社会支持状况　了解病人和其亲属对疾病知识、治疗方法及康复计划的认知程度；亲属对病人关心、理解与支持的程度；患者医疗费用支付方式及家庭经济状况。

（二）术后评估

1. 手术情况　如麻醉方式、手术种类、术中失血和补液情况、生命体征、手术切口等情况。

2. 康复状况　评估生命体征、切口愈合及引流情况；术后有无吻合口瘘、乳糜胸、出血、感染等并发症的发生。

3. 心理和社会支持状况　了解病人因手术导致的各种不良心理反应；病人和其亲属对术后康复知识、功能锻炼的认知程度。

【常见护理诊断/问题】

1. 营养失调　低于机体需要量与进食量减少或不能进食、消耗增加等有关。

2. 体液不足　与吞咽困难、水分摄入不足有关。

3. 焦虑　与对癌症的恐惧和担心疾病预后等有关。

4. 潜在并发症　肺不张、肺炎、出血、吻合口瘘、乳糜胸等。

【护理目标】

（1）病人的营养状况改善。

（2）病人的水、电解质维持平衡。

（3）病人自述焦虑减轻，表现为情绪稳定。

（4）病人未发生并发症，或并发症得到及时发现和控制。

【护理措施】

（一）术前护理

1. 心理护理　正确评估病人的心理状态，及时发现病人现存和潜在的心理问题，对病人的焦虑或恐惧表示理解，与家属配合，共同鼓励病人树立战胜疾病的信心。对尚不了解病情的病人，注意保护性医疗制度。对拟行手术治疗者，护士应在术前主动向病人介绍手术的必要性和重要性、需其配合完成的工作及术后可能出现的各种不适等。对病人的疑问耐心做出解释，减轻其思想负担，以最佳心理状态迎接手术

2. 营养支持　大多数食管癌病人因有不同程度的吞咽困难而存在营养不良、水及电解质失衡的问题，使机体对手术的耐受力下降，从而增加了术后并发症发生的危险，故术前应尽可能给予纠正。①能口服者，应指导病人合理进食高热量、高蛋白质、富含维生素的流质或半流质饮食，避免进食较大、较硬、过冷、过热或刺激性强的食物，同时注意观察病人进食后的反应。②仅能进食流质或长期不能进食且营养状况较差的病人，应加强支持治疗，静脉补充液体、电解质、人血白蛋白、血浆等；必要时，遵医嘱提供肠内或肠外营养。

3. 口腔护理 口腔是食管的门户，口腔内的细菌可随食物或唾液进入食管，并在梗阻或狭窄部位停留、繁殖，造成局部感染，影响术后吻合口意合。术前应指导病人早晚刷牙，进食或呕吐后漱口，并积极治疗口腔疾患。禁食者应做好口腔护理。

4. 呼吸道准备 凡吸烟的病人应劝其戒烟。教会病人进行有效咳嗽、咳痰和腹式深呼吸的方法。并在术前加以练习，以预防术后可能出现的肺部并发症。

5. 胃肠道准备 ①术前 1 周开始分次口服抗生素溶液，以局部消炎抗感染。②术前 3 日改流质饮食，术前 1 日禁食。③对梗阻严重、进食后有滞留或反流者，术前 1 日晚给予 0.9% 氯化钠注射液 100 mL 加抗生素经鼻胃管冲洗食管及胃，以减轻局部组织充血水肿，降低术后感染及吻合口瘘的发生率。④拟行结肠代食管手术者，按肠道手术要求做好肠道准备。⑤术前常规留置胃管。

> **学习提示** ▶ 食管癌病人术前可插管，但遇阻力时不应强插。

(二) 术后护理

1. 一般护理

(1) 体位 病人麻醉清醒、血压平稳后即取半卧位，以利于呼吸、引流、排痰，预防肺部并发症。

(2) 营养支持 维持体液平衡：术后 3~4 日吻合口处于充血水肿期，须严格禁饮食，遵医嘱静脉补充营养。一般术后禁饮食 4~6 日。术后 1 周先试进流质饮食；术后第 10 日起进半流质饮食；2~3 周后进软食。告知病人短期内应遵循少食多餐的原则，防止进食过多、过快，避免生、冷、硬食物，以免导致后期吻合口瘘。

(3) 活动与休息 为预防术侧上肢运动范围的减小，患者清醒后即可开始做被动肩臂运动，术后第一日开始做主动肩臂运动，应避免做上半身的剧烈运动，以免影响吻合口的愈合。鼓励病人早期下床活动，注意掌握活动量，避免疲劳，保证充分睡眠。

(4) 呼吸道护理 食管癌术后病人常存在不同程度的呼吸困难、缺氧，易并发肺不张、肺炎，甚至呼吸衰竭等。因此术后 48 小时内应常规吸氧，密切观察病人的呼吸状态、频率和节律，听诊双肺呼吸音是否清晰，注意有无并发症征兆。遵医嘱适当应用镇痛药或在术中留置镇痛泵，鼓励并协助病人深呼吸、咳嗽咳痰，促使肺膨胀。若病人出现呼吸浅快、发绀、呼吸音减弱等痰液阻塞现象，立即行鼻导管深部吸痰，必要时行纤维支气管镜吸痰或气管切开吸痰。

2. 病情观察

(1) 监测生命体征 术后麻醉未清醒前，密切监测血压、脉搏、呼吸频率、节律及幅度等的变化；麻醉清醒且病情平稳后，每 30 分钟至 1 小时测量生命体征 1 次。

(2) 切口护理 保持切口敷料的清洁、干燥，定时换药。注意观察切口有无渗血、渗液及感染等异常情况，一旦发现，立即通知医师，并协助处理。

(3) 引流管护理

1) 胃管护理：①术后需持续胃肠减压 3~4 日，待肛门排气后拔除胃管；②妥善固定胃管，保持引流通畅，防止受压、折叠或脱出；③密切观察引流液的性状、气味和量，并准确记录；④若胃管脱出切忌盲目再插入，以免戳穿吻合口，造成吻合口瘘。

2) 胸膜腔闭式引流的护理：除常规护理外，重点观察引流液的颜色、性状和数量，以便尽早发现并发症。正常情况在术后 2~3 日，引流液色渐变淡，量渐减少，24 小时引流量少于 50 mL 时，即可拔除引流管。若术后 3 小时内引流液量每小时超过 100 mL，色呈鲜红并有较多血凝块，同时病人出现烦躁不安、血压下降、脉搏增快、尿少等血容量不足的表现，应考虑活动性出血的可能；若引流液中混有食物残渣，提示有食管吻合口瘘；引流液量多，性状由清亮渐转浑浊，提示有乳糜胸，应立即通知医师，并积极配合处理。

3. 结肠代食管术后护理 密切观察结肠的血运情况，置于结肠襻内的减压管必须保持通畅。若从减压管内吸出大量血性液体，或呕吐大量咖啡样液体并伴全身中毒症状，提示代食管的结肠襻坏死可能，应立即报告医师并配合抢救。结肠代食管者，尤其是降结肠代食管者，因结肠的逆蠕动，常会嗅到粪便气味，需向病人解释原因，一般半年后能逐步解除，并指导其做好口腔卫生。

4. 并发症的观察和护理

（1）吻合口瘘 是食管癌术后最为严重的并发症，多发生于术后 5~10 日，病死率高达 50%，低蛋白血症和营养不良病人更易发生。其临床表现为呼吸困难、胸痛、胸腔积脓及全身中毒症状（如高热、血白细胞计数升高），甚至休克。X 线检查有液气胸征，口服碘剂可见造影剂流出食管腔。一旦出现吻合口瘘，应采取以下措施：①立即禁食；②协助行胸膜腔洞式引流，并予以常规护理；③遵医嘱使用有效抗生素控制感染；④加强营养支持；⑤密切观察生命体征；⑥若需再次手术者，配合医师完善各项术前准备。

（2）乳糜胸 为术中损伤胸导管所致，多发生于术后 2~10 日，少数病例可在术后 2~3 周出现。因大量乳糜液积聚在胸膜腔内，患者表现为胸闷、气急、心悸，如不及时治疗还可在短时期内造成全身衰竭而死亡。一旦确诊为乳糜胸，应立即行胸膜腔闭式引流，同时注意观察引流量。引流量较少者，可给予低脂饮食，维持水、电解质及酸碱平衡。引流量大的病人，一般主张行胸导管结扎术，同时给予胃肠外营养支持治疗

（3）吻合口狭窄 食管癌术后较为常见的并发症，多发生于术后 6 个月至 1 年，常继发于吻合口瘘，也可以不发生吻合口瘘而直接出现。临床表现为术后再次出现吞咽困难，食管扩张术为首选的治疗方法。大部分病人经扩张治疗后，吻合口都能达到正常大小而不影响进食。扩张无效的情况下可考虑行手术治疗，如食管吻合口成形术或重建术。部分体质较差、不能耐受扩张治疗或手术的病人，为缓解症状、改善营养状况，可采取胃（肠）造口术或放置食管内支架。

（三）健康教育

1. 疾病知识宣教 保持心情舒畅，戒郁怒；避免接触引起癌变的因素，如减少饮用水中亚硝胺及其他有害物质、防霉去毒；积极治疗食管上皮增生；避免过烫、过硬食物。

2. 饮食指导 根据不同的手术方式，指导病人选择合理的饮食。讲解饮食类型、性质、进食时间及注意事项，预防并发症的发生。

3. 休息与活动 保证充足睡眠，劳逸结合，逐渐增加活动量，以利于机体康复。

4. 自我监测 加强自我观察，若术后 3~6 个月再次出现吞咽困难，应考虑吻合口狭窄，及时就诊。

5. 定期复诊 坚持后续治疗。化疗、放疗者注意治疗后的不良反应，并嘱病人定期复查。

【护理评价】

通过治疗与护理,病人是否:①营养状况改善,体重增加。②体液维持平衡。③焦虑减轻或缓解,睡眠充足,能配合治疗和护理。④并发症得以预防,或得到及时发现和处理。

【思考题】

王先生,50岁,因进行性吞咽困难2个月入院。体格检查:未发现异常。辅助检查:血常规示RBC $4.0×10^{12}$/L, Hb 85 g/L。食管镜检查示食管中段5 cm长的管腔狭窄,黏膜中断,病理检查示鳞癌Ⅱ期。临床诊断为食管癌,遂行手术治疗。术后第4日,病人出现胸闷、气急和心悸,胸腔引流管引流出淡红色乳糜状液体。

请问:

(1)该病人发生了哪种并发症?应采取哪些相应的护理措施?

(2)除此并发症以外,该病人还可能发生哪些并发症?该如何预防和处理?

第十七章

腹外疝病人的护理

学习目标

识记

1. 简述疝、腹股沟斜疝、腹股沟直疝的概念。
2. 简述常见腹外疝的种类。

理解

1. 说明腹外疝发生的主要原因。
2. 比较四种常见腹外疝的临床特点。
3. 比较腹股沟斜疝和直疝的临床特点。

运用

运用护理程序对腹外疝围术期病人实施整体护理。

习题二维码17-1

章前导言

　　体内某个脏器或组织离开其正常解剖部位，通过先天或后天形成的薄弱点、缺损或孔隙进入另一部位，称为疝。疝多发生于腹部，以腹外疝多见。识别腹外疝临床类型、防止病程进展是术前观察的重点，理解常见病因、预防复发是术后宣教的关键。常见的腹外疝有腹股沟疝、股疝、脐疝、切口疝等，腹股沟疝分为斜疝与直疝2种。腹股沟疝的临床特点和围术期护理是本章的学习重点。

案例导入

　　肖先生，76岁，因发现右侧腹股沟可复性肿块15年，不能回纳伴腹痛24小时入院。

　　病人15年前用力咳嗽后出现右侧腹股沟肿块，此后用力咳嗽或排便时肿块反复出现，热敷后肿块消失。昨日用力排便后再发，伴腹痛、呕吐，呕吐物为胃内容物，在当地医院给予抗感染、补液治疗无效，现急诊收住院。

　　既往身体健康，无药物过敏史，无高血压、糖尿病、肿瘤等家族史。大便不规律，便秘20余年，不吸烟，少量饮酒。

　　体格检查：T 36.6℃，P 120次/分，R 22次/分，Bp 70/40 mmHg，身高170 cm，体重68 kg。神志尚清，急性病容，强迫体位。四肢厥冷，呼吸急促,烦躁不安。心肺无异常,右下腹压痛明显,无反跳痛及肌紧张,移动性浊音(+),肠鸣音减弱。右侧阴囊处可见一巨大包块,椭圆形,大小约 20 cm×10 cm×8 cm,触痛明显,无波动感,透光实验(−),阴囊皮肤呈紫黑色。

辅助检查:血常规:Hb 157 g/L,WBC 15.7×10^9/L,中性粒细胞比值83%。

请思考:

(1)该病人的评估内容应重点关注什么?

(2)病人目前主要的护理诊断/问题有哪些?如何护理?

(3)对该病人进行健康教育的内容包括哪些?

第一节 概 述

考点提示

序号	主要考点
1	绞窄性疝的判断
2	发生绞窄性疝时疝囊渗出液的性质
3	绞窄性疝的处理措施(手术)
4	疝内容物最多见的是
5	绞窄性疝和嵌顿性疝的主要区别

腹外疝是由腹腔内的脏器或组织连同腹膜壁层,经腹壁薄弱点或孔隙,向体表突出而形成。腹内疝是由脏器或组织进入腹腔内的间隙囊内而形成,如网膜孔疝。

【病因】

腹壁强度降低和腹内压增高是腹外疝发病的 2 个主要原因。

1.腹壁强度降低　最常见的因素有:①先天性结构缺陷和发育异常,如精索或子宫圆韧带穿过腹股沟管、股动静脉穿过股管等;②后天性腹壁肌功能丧失和缺损,包括手术切口愈合不良、腹壁神经损伤、年老或肥胖等造成的肌肉萎缩。

2.腹内压增高　常见的有慢性便秘、慢性咳嗽、排尿困难、腹水、妊娠、举重、婴儿啼哭等使腹内压增高的因素都能诱发疝的发生。哭等正常人腹壁强度正常,虽有腹内压增高的情况,但不致发生疝。

【病理解剖】

典型的腹外疝由疝囊、疝内容物和疝外被盖组成。疝囊是壁腹膜憩室样突出部,由疝囊颈、疝囊体组成。疝囊颈又称疝门,是疝囊比较狭窄的部分,是疝环所在的位置,也是疝突向体表的门户,是腹壁薄弱区或缺损所在。临床上各类疝通常以疝门部位作为命名依据,如腹股沟疝、股疝、脐疝、切口疝等。疝内容物是进入疝囊的腹内脏器或组织,以小肠最为多见,大网膜次之。盲肠、阑尾、乙状结肠、横结肠、膀胱等均可作为疝内容物进入疝囊,但较少见。疝外被盖指疝囊以外的各层组织,通常由筋膜、皮下组织和皮肤等组成。

【临床类型】

按疝内容物进入疝囊的状况,腹外疝有易复性、难复性、嵌顿性、绞窄性4种临床类型。

1. 易复性疝　最常见,腹外疝在腹内压增高时突出,于平卧、休息或用手向腹腔推送时很容易将疝内容物回纳入腹腔。

2. 难复性疝　疝内容物不能完全回纳入腹腔,但不引起严重症状。常见原因是由于疝内容物反复脱出,与疝囊颈发生粘连所致。疝环过大、滑动性疝也往往造成难复性疝。

3. 嵌顿性疝　疝环较小而腹内压突然增高时,疝内容物可强行扩张庇囊颈而进入疝囊,随后因疝囊颈的弹性回缩而将内容物卡住,使其不能回纳。疝发生嵌顿后,如其内容物为肠管,肠壁及其系膜在疝环处受压,静脉回流受阻,导致肠壁淤血和水肿,疝囊内肠壁及其系膜逐渐增厚,颜色由正常的淡红色逐渐转为深红色;囊内可有淡黄色渗液积聚,使肠管受压加重,更难以回纳。此时肠系膜内动脉的搏动可扪及,嵌顿若能及时解除,病变肠管可恢复正常。

4. 绞窄性疝　若肠管嵌顿不能及时解除,肠壁及其系膜受压情况不断加重可使动脉血流减少,最后导致完全阻断,即为绞窄性疝。此时肠系膜动脉搏动消失,肠壁逐渐失去光泽、弹性和蠕动能力,最终坏死变黑。疝囊内渗液变为淡红色或暗红色,如继发感染则为脓性渗液;感染严重时,可引起疝外被盖组织的蜂窝织炎。积脓的疝囊可自行穿破或被误切开引流而发生肠瘘。

嵌顿性疝和绞窄性疝实际上是一个病理过程的两个阶段,临床上很难截然区分。

第二节　腹股沟疝

 考点提示

序号	主要考点
1	腹股沟斜疝手法复位后应重点观察哪些内容
2	1周岁以内脐疝的健康指导(暂不手术)
3	术后取平卧位、膝下垫软枕的目的

序号	主要考点
4	疝术后切口部位放置沙袋的目的
5	疝气术后避免阴囊水肿的措施
6	腹外疝病人担心疝块反复突出影响工作时的心理反应
7	腹股沟斜疝术后的饮食指导
8	术后预防复发的措施
9	腹股沟斜疝术后出院指导

腹股沟疝是指发生在腹股沟区域的腹外疝，男性多见，男女发病率之比约为 15:1，右侧较左侧多见。通常将腹股沟疝分为斜疝和直疝 2 种。疝囊经过腹壁下动脉外侧的腹股沟管深环(内环)突出，向内、向下、向前斜行经过腹股沟管，再穿出腹股沟管浅环(皮下环)，并可进入阴囊，称为腹股沟斜疝。疝囊经腹壁下动脉内侧的直疝三角区直接由后向前突出，不经过内环，也不进入阴囊，称为腹股沟直斜疝。是最常见的腹外疝，发病率约占全部腹外疝的 75%~90%，占腹股沟疝的 85%~95%，多见于儿童及成年人；腹股沟直疝多见于老年人。

【病因与发病机制】

1. 腹股沟斜疝　由于腹外斜肌在腹股沟区移行为较薄的腱膜；腹内斜肌与腹横肌的下缘达不到腹股沟韧带的内侧部，内侧无肌肉遮盖；精索或子宫圆韧带通过腹股沟管时形成潜在性裂隙而较为薄弱。加之人站立时腹股沟所承受的腹内压力比平卧时增加 3 倍，故腹外疝多发生于此区域。

2. 腹股沟直疝　直疝三角处腹壁缺乏完整的腹肌覆盖，且腹横筋膜比周围组织薄，故易发生疝。

【临床表现】

1. 腹股沟斜疝

(1)易复性斜疝：早期表现为腹股沟区肿块和偶有胀痛。肿块常在站立、行走或腹内压力增高时出现，多呈带蒂柄的梨形，可降至阴囊或大阴唇。平卧休息或用手回纳时肿块消失。检查时以指尖经阴囊皮肤伸入外环，可感外环扩大，腹壁软弱，此时嘱患者咳嗽，指尖有冲击感。用手指紧压腹股沟管深环，嘱病人咳嗽，疝块并不出现；若病人平卧休息或用手将肿块向腹腔推送，肿块可向腹腔回纳而消失。一旦移去手指，则可见疝块由外上向内下突出。

(2)难复性斜疝：胀痛稍重，同时可伴有消化不良和便秘等症状。除胀痛稍重外，主要特点是疝块不能完全回纳。滑动性斜疝除了疝块不能完全回纳外，尚有消化不良和便秘等症状。滑动疝多见于右侧，左、右发病率之比约为 1:6。

(3)嵌顿性斜疝：多发生在强体力劳动、剧烈咳嗽等腹内压骤增时。若疝内容物为肠管，可伴有腹部绞痛、恶心、呕吐、便秘、腹胀、停止排气、排便等机械性肠梗阻的临床表现。若疝内容物为大网膜，局部触痛常较轻。疝一旦嵌顿，自行回纳的机会较少；多数患者的症状逐步加重。若不及时处理,最后可发展为绞窄性疝。

(4)绞窄性斜疝:临床症状多较严重,患者腹痛剧烈且呈持续性;呕吐频繁,呕吐物含咖啡样血液或出现血便。绞窄时间较长者,其疝内容物可发生感染,侵及周围组织而引起疝外被盖组织的急性炎症,严重者可发生脓毒症。在肠襻坏死穿孔时,疼痛可因疝内压力骤降而暂时有所缓解。因此,疼痛减轻但肿块仍存在者,不应认为是病情好转。

2.腹股沟直疝　常见于年老体弱者,其临床特点有别于腹股沟斜疝(表 17-1)。主要表现为病人站立时,在腹股沟内侧端、耻骨结节上外方出现一半球形肿块,并不伴有疼痛或其他症状。由于直疝的疝囊颈宽大,疝内容物又直接由后向前顶出,故平卧后疝块多能自行回纳腹腔而消失,极少发生嵌顿。直疝不会进入阴囊,疝内容物常为小肠或大网膜。

表 17-1　斜疝和直疝的临床特点

	斜疝	直疝
发病年龄	多见于儿童及成年人	多见于老年人
突出途径	经腹股沟管突出,可进阴囊	由直疝三角突出,不进阴囊
疝块外形	椭圆或梨形,上部呈蒂柄状	半球形,基底较宽
回纳疝块后压住深环	疝块不再突出	疝块仍可突出
精索与疝囊的关系	精索在疝囊后方	精索在疝囊前外方
疝囊颈与腹壁下动脉的关系	疝囊颈在腹壁下动脉外侧	疝囊颈在腹壁下动脉内侧
嵌顿机会	较多	极少

【辅助检查】

1.阴囊透光试验　此检查方法可将腹股沟斜疝与睾丸鞘膜积液相鉴别。睾丸鞘膜积液时透光试验多呈阳性,腹股沟斜疝多呈阴性;婴幼儿斜疝时,因其组织薄,透光试验可呈阳性。

2.实验室检查　疝内容物继发感染时,血常规示白细胞计数增多和中性粒细胞比值升高;大便常规显示隐血试验阳性或可见白细胞。

3.影像学检查　疝嵌顿或绞窄时,腹部 X 线可见肠梗阻征象。

【处理原则】

腹股沟疝早期手术效果好、复发率低;若不及时处理,疝块逐渐增大,终将加重腹壁的损坏而影响劳动力,术后复发率增高;斜疝又常可发生嵌顿或绞窄而威胁病人的生命。因此,除少数特殊情况外,腹股沟疝一般应尽早施行手术治疗。

1.非手术治疗

(1)棉线束带法或绷带压深环法:适用于 1 岁以下婴儿。因为婴幼儿腹肌可随躯体生长逐渐强壮,疝有自行消失的可能。可采用棉线束带或绷带压住腹股沟管深环,防止疝块突出。

(2)医用疝带的使用:适用于年老体弱或伴有其他严重疾病而禁忌手术者。白天可在回纳疝内容物后，将医用疝带一端的软压垫顶住疝环，阻止疝块突出。但长期使用疝带可使疝囊颈经常受摩擦而增厚，增加嵌顿疝的发病率，并可促使疝囊与疝内容物粘连，增加难复性疝的发病率。

（3）手法复位：嵌顿性疝在下列情况下可先试行手法复位：①嵌顿时间在3~4小时内，局部压痛不明显，也无腹部压痛或腹肌紧张等腹膜刺激征者；②年老体弱或伴有其他较严重疾病而估计肠袢尚未绞窄坏死者。复位方法是将病人取头低足高卧位，注射吗啡或哌替啶以止痛、镇静并松弛腹肌，用右手持续缓慢地将疝块推向腹腔，同时用左手轻轻按摩浅环和深环以协助疝内容物回纳。复位手法应轻柔，切忌粗暴。

2.手术治疗　腹股沟疝最有效的治疗方法是手术修补。嵌顿性疝原则上需紧急手术治疗，以防疝内容物坏死并解除伴发的肠梗阻。绞窄性疝的内容物已坏死，更需紧急手术。在手术处理嵌顿或绞窄性疝时，关键在于准确判断肠管活力；若嵌顿的肠袢较多，应警惕有无逆行性嵌顿。

（1）传统的疝修补术：在疝囊高位结扎的基础上，利用邻近肌肉或筋膜修补腹壁缺损。适用于腹壁缺损不大、邻近组织比较完整者。

1）疝囊高位结扎术：显露疝囊颈，予以高位结扎或贯穿缝合，然后切去疝囊。单纯性疝囊高位结扎适用于婴幼儿或儿童，以及绞窄性斜疝肠坏死而局部严重感染者。

2）加强或修补腹股沟管的管壁：成年腹股沟疝病人都存在不同程度的腹股沟管前壁或后壁的薄弱或缺损，在疝囊高位结扎后，加强或修补薄弱的腹股沟管前壁或后壁，才能彻底治疗，预防复发。

（2）无张力疝修补术　使用修补材料进行无张力疝修补是目前外科治疗的主要方法。传统的疝修补术存在缝合张力大、局部有牵拉感、疼痛及修补的组织愈合差、易复发等缺点。现代疝手术强调在无张力情况下，利用人工高分子材料网片进行修补，具有创伤小、术后疼痛轻、康复快、复发率低等优点。

（3）经腹腔镜疝修补术：其基本原理是从腹腔内部用网片加强腹壁缺损或用钉（缝线）使内环缩小。手术创伤小、恢复快，可同时检查双侧腹股沟和股疝，有助于发现亚临床的对侧疝并同时予以修补，尤其是多次复发或隐匿性疝，经腹腔镜疝修补更具优势。但因其对技术设备要求高，需全身麻醉，手术费用高，临床应用有一定受限。

【护理评估】

（一）术前评估

1.健康史　①一般情况：了解病人的年龄、性别、职业，女性病人生育史；②腹股沟疝发生情况：了解腹股沟疝发生的状况、病情进展情况及对日常生活的影响；③相关因素：了解营养、发育等状况，有无慢性咳嗽、便秘、排尿困难、腹水等腹内压增高的情况，有无腹部手术、外伤、切口感染等病史，有无糖尿病及血糖控制情况，有无其他慢性疾病，有无阿司匹林、华法林等药物服用史。

2.身体状况

（1）症状与体征：评估疝块的部位、大小、质地、有无压痛、能否回纳，用手压住深环观察疝块能否突出；有无腹部绞痛、恶心、呕吐、肛门停止排便排气等肠梗阻症状及其诱因；有无压痛、反跳痛、腹肌紧张等腹膜刺激征；有无发热、脉搏细速、血压下降等感染征象；有无水、电解质平衡紊乱的征象。

（2）辅助检查：了解血常规检查有无白细胞计数及中性粒细胞比值升高、大便隐血试验是否阳性等，腹部 X 线检查有无肠梗阻；了解阴囊透光试验结果；对老年病人还需了解其心、肺、肾功能和血糖水平等。

3.心理-社会状况评估　病人有无因疝块长期反复突出影响工作和生活而感到焦虑不安，对手术治疗有无思想顾虑。了解病人及其亲属对预防腹内压增高等相关知识的掌握程度。

（二）术后评估

1.术中情况　了解病人麻醉方式、手术方式、术中情况。

2.身体状况　观察局部切口的愈合情况、有无发生切口感染；有无发生阴囊水肿；有无腹内压增高因素存在。

【常见护理诊断/问题】

1.急性疼痛　与疝块嵌顿或绞窄、手术创伤有关。

2.知识缺乏　缺乏腹外疝成因、预防腹内压增高及促进术后康复的有关知识。

3.潜在并发症　术后阴囊水肿、切口感染。

【护理目标】

（1）病人疼痛程度减轻或缓解。

（2）病人知晓腹股沟疝的成因，能说出预防腹内压增高、促进术后康复的相关知识。

（3）病人未发生并发症，或并发症得到及时发现和处理。

【护理措施】

（一）非手术治疗的护理/术前护理

1.卧床休息　疝块较大、年老体弱或伴有其他严重疾病暂不能手术者，减少活动，多卧床休息；建议病人离床活动时佩戴医用疝带，避免腹腔内容物脱出而造成疝嵌顿。

2.消除引起腹内压增高的因素　有慢性咳嗽、腹水、便秘、排尿困难、妊娠等可引起腹内压增高的因素而暂不行手术者，积极治疗原发病，控制症状。指导病人注意保暖，预防呼吸道感染；指导病人戒烟；养成良好的排便习惯，多饮水、多吃蔬菜等粗纤维食物，保持排便通畅；妊娠期间在活动时可使用庇疝压住痛环口。

3.棉线束带或绷带压深环法的护理　1 岁以内婴儿若疝块较小或未发生嵌顿或绞窄，一般暂不手术。在使用棉线束带法或绷带压深环法时，应注意局部皮肤的血运情况，睡觉时可不用；避免长时间的哭闹，防止嵌顿疝的形成。

4.嵌顿性/绞窄性疝的护理　观察病人疼痛程度及病情变化，若出现明显腹痛，伴疝块突然增大、发硬且触痛明显、不能回纳腹腔，应高度警惕嵌顿疝发生的可能，立即报告医师，并配合处理。若发生疝的嵌顿、绞窄，引起肠梗阻等情况，应予禁食、胃肠减压，纠正水、电解质及酸碱平衡失调、抗感染，必要时备血。做好急诊手术准备。行手法复位的病人，若疼痛剧烈，可遵医嘱注射吗啡或哌替啶，以止痛、镇静并松弛腹肌。手法复位后 24 小时内严密观察病人生命体征,尤其是脉搏、血压的变化,注意观察腹部情况,注意有无腹膜炎或肠梗阻的表现。如有这些表现,配合医师做好紧急手术探查的准备。

5. 完善术前准备 ①对年老体弱、腹壁肌肉薄弱或复发疝的病人,术前应加强腹壁肌肉锻炼,并练习卧床排便和使用便器等;②术前2周戒烟;③服用阿司匹林者术前7日停药,抗凝治疗者术前遵医嘱停药,或选用合适的拮抗药;④便秘者,术前晚灌肠,清除肠内积粪,防止术后腹胀及排便困难;⑤术前完成阴囊及会阴部的皮肤准备,若发现有毛囊炎等炎症表现,必要时应暂停手术;⑥病人进手术室前,嘱其排尿,以防术中误伤膀胱;⑦高龄、糖尿病、肥胖、消瘦、多次复发疝、化学治疗或放射治疗后和其他免疫功能低下者,遵医嘱预防性使用抗生素。

(二) 术后护理

1. 休息与活动 传统疝修补术后当日应取平卧位,膝下垫一软枕,使髋关节微屈,以降低腹股沟区切口张力和减少腹腔内压力,有利于切口愈合和减轻切口疼痛。次日改为半卧位。术后卧床期间鼓励床上翻身及活动肢体,术后3~5日病人可离床活动。采用无张力疝修补术者一般术后当日或次日即可下床活动,年老体弱、复发性疝、绞窄性疝、巨大疝等病人可适当推迟下床活动的时间。

2. 饮食护理 根据麻醉方式及病人情况给予饮食指导。若无恶心、呕吐,在局部麻醉下行无张力疝修补术者术后即可进软食或普食;经腹腔镜疝修补术者术后6~12小时,少量饮水或进流质,之后逐渐恢复到软食或普食。行肠切除吻合术者术后应禁食,待肠功能恢复后方可进食,进食应循序渐进。

3. 防止腹内压增高 注意保暖,防止受凉引起咳嗽;指导病人在咳嗽时用手掌按压,以保护切口和减轻震动引起的切口疼痛。保持排便通畅,便秘者给予通便药物,避免用力排便。因麻醉或手术刺激引起尿潴留者,可肌内注射氨甲酰胆碱或针灸,促进膀胱平滑肌的收缩,必要时进行导尿。

4. 预防阴囊水肿 因阴囊比较松弛、位置低,渗血、渗液易积聚于此。为避免阴囊内积血、积液和促进淋巴回流,术后可用丁字带托起阴囊,并密切观察阴囊肿胀情况。

5. 预防切口感染 切口感染是引起疝复发的主要原因之一,一旦发现切口感染征象,应尽早处理。预防切口感染的措施包括:①病情观察:注意体温和脉搏的变化;观察切口有无红、肿、疼痛,阴囊部有无出血、血肿。②切口护理:术后切口一般不需加沙袋压迫,有切口血肿时应予适当加压;保持切口敷料清洁干燥、不被粪尿污染;若敷料脱落或被污染,及时更换。③抗生素使用:绞窄性疝行肠切除、肠吻合术后,易发生切口感染,术后须合理应用抗生素。

(三) 健康教育

1. 疾病知识宣教 向病人解释造成腹外疝的原因和诱发因素、手术治疗的必要性,了解病人的顾虑所在,尽可能地予以解除,使其安心配合治疗。对拟采用无张力疝修补术者,介绍补片材料的优点及费用等。

2. 出院指导 ①活动指导:病人出院后应逐渐增加活动量,3个月内应避免重体力劳动或提举重物等;②饮食指导:调整饮食习惯,保持排便通畅;③防止复发:减少和消除引起腹外疝复发的因素,并注意避免增加腹内压的动作如剧烈咳嗽、用力排便等;④定期随访:若疝复发,应及早诊治。

【护理评价】

通过治疗与护理,病人是否:①疼痛减轻或缓解;②能正确说出形成腹外疝的原因,能描述预防腹内压增高及促进术后康复的有关知识;③阴囊水肿、切口感染得以预防,或及时发现和处理。

第三节 其他腹外疝

 考点提示

序号	主要考点
1	腹外疝中哪些疝最容易嵌顿
2	脐疝的护理措施

一、股疝

腹腔内脏器或组织通过股环、经股管向卵圆窝突出形成的疝,称为股疝。股疝的发病率占腹外疝的 3%~5%,多见于 40 岁以上妇女。

【病因】

股管是一狭长的漏斗形间隙,上口称股环,下口为卵圆窝。女性骨盆较宽大、联合肌腱和腔隙韧带较薄弱,使股管上口宽大松弛而易发病。妊娠是腹内压增高的主要原因。

【病理生理】

在腹内压增高的情况下,对着股管上口的腹膜被下坠的腹腔脏器推向下方,经股环向股管突出而形成股疝。股管几乎垂直向下,疝内容物进入股管,出卵圆窝后向前转折时形成一锐角,且股环本身较小,周围有多坚韧的韧带,因此容易发生嵌顿。股疝是腹外疝中嵌顿最多者,高达 60%。一旦嵌顿,可迅速发展为绞窄性疝,应特别注意。

【临床表现】

早期无明显症状,多为偶然发现。疝块通常较小,表现为腹股沟韧带下方卵圆窝处有一半球形突起。易复性股疝的症状较轻,常不为病人所注意,尤其在肥胖者更易疏忽。一部分病人可在久站或咳嗽时感到患处胀痛,并有可复性肿块。因疝囊外常有很多脂肪堆积,故平卧回纳内容物后,疝块有时不能完全消失。股疝如发生嵌顿,除引起局部明显疼痛外,常伴有较明显的急性机械性肠梗阻,严重者甚至可以掩盖股疝的局部症状。

【处理原则】

因股疝极易嵌顿、绞窄，确诊后，应及时手术治疗。目的是关闭股环、封闭股管。对于嵌顿性或绞窄性股疝，则应紧急手术。最常用的手术方式是 McVay 修补术。

【护理措施】

重点在于消除引起腹内压增高的因素，及时发现和处理嵌顿性/绞窄性疝。具体护理措施参见本章第二节腹股沟疝病人的护理。

➡ 二、切口疝

腹腔内器官或组织自腹壁手术切口突出形成的疝，称为切口疝。临床上比较常见，其发生率约为腹外疝的第三位。腹部手术后切口一期愈合者，切口疝的发病率通常在 1%以下；若切口发生感染，发病率可达 10%；若切口裂开再缝合者，发病率可高达 30%。

【病因】

1. 解剖因素　腹部切口疝多见于腹部纵行切口。缝合时，缝线容易在纤维间滑脱；已缝合的组织又经常受到肌肉的横向牵引力而易发生切口裂开。

2. 手术因素　手术操作不当是导致切口疝的重要原因。如留置引流物过久，切口过长导致切断肋间神经过多，腹壁切口缝合不严密，缝合时张力过大而致组织撕裂等情况均可导致切口疝的发生。

3. 切口愈合不良　切口愈合不良也是引起切口疝的一个重要因素。其中切口感染所致腹壁组织破坏，由此引起的腹部切口疝占 50%左右；切口内血肿形成、肥胖、高龄、合并糖尿病、营养不良或使用皮质激素等，均可导致切口愈合不良。

4. 腹内压增高　手术后腹胀明显或肺部并发症导致剧烈咳嗽而致腹内压骤增，也可致切口内层咳裂。

【临床表现】

1. 症状　多数病人无特殊不适。较大的切口疝有腹部牵拉感，伴食欲减退、恶心、便秘、腹部隐痛等表现。多数切口、疝无完整疝囊，疝内容物易与腹膜外腹壁组织粘连而成为难复性疝，有时还伴有不完全性肠梗阻表现。

2. 体征　腹壁切口瘢痕处逐渐膨隆，有肿块出现。肿块通常在站立或用力时更为明显，平卧休息则缩小或消失。肿块小者直径数厘米，大者可达 10~20 cm，甚至更大。有时疝内容物可达皮下，若为肠管常可见到肠型和肠蠕动波。疝内容物回纳后，多数能扪及腹肌裂开所形成的疝环边缘。若是腹壁肋间神经损伤后腹肌薄弱所致切口疝，虽有局部膨隆，但无边缘清楚的肿块，也无明显疝环可扪及。切口疝环一般比较宽大，很少发生嵌顿。

【处理原则】

腹壁切口疝一经发生，不能自愈，需要手术修补。

1.较小的切口疝 切除疝表面的原手术瘢痕，显露疝环并沿其边缘解剖出腹壁各层组织，回纳疝内容物后在无张力条件下拉拢疝环边缘，逐层缝合健康的腹壁组织，必要时重叠缝合。

2.较大的切口疝 可用人工高分子修补材料或自体筋膜组织进行修补。

【护理措施】

不宜手术或暂不宜手术者，推荐采用适当的腹带包扎以限制切口疝的增大和发展；对于巨大切口疝，为防止疝内容物还纳腹腔后发生呼吸窘迫和腹腔间室综合征，术前应进行相应腹腔扩容及腹肌顺应性训练；术后适当延迟下床活动时间，加用腹带包扎3个月或更长时间以确保切口的完全愈合。其他护理措施参见本章第二节腹股沟疝病人的护理。

三、脐疝

腹腔内脏器或组织通过脐环突出形成的疝，称为脐疝。脐有小儿脐疝和成人脐疝之分，以前者多见。

【病因】

1.小儿脐疝 为先天性，发生原因主要是脐环未闭或闭锁不全及脐部组织薄弱，在小儿啼哭腹内压升高时即可发生，多属易复性。

2.成人脐疝 为后天性，多见于中年经产妇女，也见于肝硬化腹水、肥胖等病人。脐环处有脐血管穿过，是腹壁的薄弱点；此外，由于妊娠或腹水等原因腹内压长期增高，引起腹壁结构发生病理性结构变化，从而降低了腹壁强度。

【临床表现】

1.小儿脐疝 表现为啼哭时出现脐部肿块，安静平卧时肿块消失。疝囊颈一般不大，但极少发生嵌顿和绞窄。

2.成人脐疝 由于疝环狭小，成人脐疝发生嵌顿或绞窄者较多。孕妇或肝硬化腹水者，如伴发脐疝，有时会发生自发性或外伤性穿破。

【处理原则】

1.小儿脐疝 一般脐疝除了嵌顿或穿破等紧急情况外，在小儿2岁之前多能自行闭锁，可采取非手术治疗。在疝块回纳后，用大于脐环的硬币或小木片，外包纱布，压住脐环，然后用胶布或绷带加以固定以防移动，促进愈合。6个月以内的婴儿采用此法治疗，效果较好。满2岁后，如脐环直径仍大于1.5 cm，则可手术治疗。原则上，5岁以上儿童的脐疝均应采取手术治疗。

【护理措施】

重点在于消除引起腹内压增高的因素，具体护理措施参见本章第二节腹股沟疝病人的护理。

【思考题】

1. 李先生，70岁，因发现下腹部可复性包块2年余，加重1个月入院，诊断为腹股沟直疝，拟行手术治疗。护士评估时发现其有慢性支气管炎病史，吸烟史；病人向护士询问发病的原因，自述戒烟多次，表示自己发病与吸烟无关。

请问：

(1)如何向病人解释直疝发生的原因和机制？

(2)如何对该病人进行术前准备和健康指导？

2. 患儿，男，5岁，因发现右腹股沟区可复性肿块1年余，不可回纳7小时就诊，患儿哭闹，疼痛明显、拒按，拟行急诊手术治疗。患儿家长担心患儿不配合，询问可否不手术。

请问：

(1)如何向患儿家属进行手术相关知识的健康教育？

(2)术后从哪些方面护理该患儿？

第十八章

急性化脓性腹膜炎病人的护理

章前导言

　　腹膜是腹腔内一层很薄的浆膜，分为相互连续的壁腹膜和脏腹膜两部分，壁层腹膜和脏层腹膜之间的潜在腔隙腹膜腔。腹膜具有润滑、吸收、分泌、防御、修复的功能。腹膜炎是由细菌感染、化学性刺激或物理性损伤等因素引起的腹膜和腹膜腔炎症。急性腹膜炎多指急性化脓性腹膜炎，是外科最常见的急腹症，多数发病急，病情复杂、凶险；少数起病缓慢，症状不典型，容易误诊，因此应密切观察病情、正确做出判断、及时给予适当的治疗。急性化脓性腹膜炎的围术期护理为本章学习的重点。

案例导入

　　李先生，45岁，因突发右上腹痛2小时急诊入院。
　　既往有胃溃疡病史，近期胃痛频繁发作，中午聚餐后突发右上腹剧烈疼痛，并迅速蔓延至全腹，呕吐2次，为胃内容物。
　　体格检查：T 38.5℃，P 110次/分，R 28次/分，Bp 80/50 mmHg，急性面容，仰卧屈膝被动体位，心肺正常，腹部平坦，腹式呼吸消失，腹肌紧张，有明显压痛及反跳痛，移动性浊音(+)，肝浊音界缩小。辅助检查：腹部X线检查膈下可见游离气体。
　　请思考：
　　(1)护士对病人进行病情观察的重点有哪些？
　　(2)病人目前主要的护理诊断/问题有哪些？
　　(3)针对病人的护理诊断/问题，护士应采取哪些护理措施？

第一节　急性化脓性腹膜炎

 考点提示

序号	主要考点
1	急性腹膜炎的诊断
2	急性腹膜炎的体征
3	急性腹膜炎病人非手术治疗最主要的措施

急性化脓性腹膜炎是指由化脓性细菌包括需氧菌、厌氧菌或两者细菌混合引起的腹膜及腹膜腔急性炎症。按感染范围分为弥漫性与局限性 2 类；按发病机制又可分为原发性与继发性 2 类。急性化脓性腹膜炎常累及整个腹腔，称为急性弥漫性腹膜炎。

【病因与分类】

1. 原发性腹膜炎　又称自发性腹膜炎，腹腔内或邻近组织没有原发病灶，致病菌经血行、泌尿道、女性生殖道等途径播散至腹膜腔，引起腹膜炎。病原菌多为溶血性链球菌、肺炎双球菌或大肠埃希菌。临床比较少见，常发生于儿童，尤其 10 岁以下女孩，多数患儿体弱多病，常于上呼吸道感染后发病。成人因肝硬化腹水感染而引起。

2. 继发性腹膜炎　是继发于腹腔内脏器的炎症、破裂、穿孔、腹部创伤或手术等引起的大量消化液及细菌进入腹膜腔所导致的急性炎症。致病菌以大肠埃希菌最多见，其次为厌氧拟杆菌、链球菌等，大多为混合性感染。临床上多见于：①腹内脏器穿孔、破裂：常见于胃、十二指肠溃疡急性穿孔、胆囊穿孔、阑尾穿孔、腹内脏器破裂等。起初炎症是化学性刺激引起，然后继发细菌感染引起。②腹内脏器缺血、炎症扩散：见于绞窄性肠梗阻、急性肠系膜血管栓塞、急性胰腺炎、急性阑尾炎等引起细菌的渗出液在腹内扩散所致。③其他：开放性腹部损伤、腹部手术污染、吻合口漏、腹腔积液感染等均可引起。

【病理生理】

(一) 急性化脓性腹膜炎的病理生理过程

腹膜受细菌或胃肠道内容物的刺激，发生充血、水肿等反应，继之产生大量浆液性渗出液以稀释毒素；渗出液中的大量吞噬细胞、中性粒细胞，加之坏死组织、细菌与凝固的纤维蛋白，使渗出液逐渐变混浊成为脓液。腹膜的广泛渗出，引起脱水和电解质紊乱、血浆蛋白降低、贫血；腹内脏器浸泡在大量脓液中，肠管麻痹，形成麻痹性肠梗阻；由于高热、呕吐、肠麻痹时肠腔内大量积液，使血容量明显减少；细菌、毒素吸收，易致感染性休克；肠管高度扩张，使膈肌抬高而影响心肺功能，加重休克，甚至导致死亡。病变轻者，炎症局限形成局限性腹膜炎或脓肿。

(二)腹膜炎的转归

腹膜炎的转归取决于2个方面,一方面是病人全身和腹膜局部的防御能力,另一方面是污染细菌的性质、数量和时间。

1.炎症趋于恶化　①细菌及其产物(内毒素)刺激机体的细胞防御机制,激活多种炎性介质,如肿瘤坏死因子、白介素-1、白介素-6等,导致全身性炎症反应。②细菌入侵、毒素吸收,致感染性休克。如合并血容量减少、心肺功能受损、水电解质紊乱,会加重休克,甚至导致死亡。

2.炎症局限和消散　年轻体壮、抗病能力强者,可使病菌毒力下降。病变损害轻的能与邻近的肠管、其他脏器及大网膜粘连,将病灶包围,使病变局限于腹腔内的一个部位形成局限性腹膜炎。渗出物逐渐吸收、炎症消散或局限部位化脓,形成局限性脓肿。

3.肠梗阻形成　腹膜炎治愈后,腹腔内多有不同程度的粘连,大多数粘连无不良后果,但是部分肠管粘连可造成扭曲或形成锐角发生粘连性肠梗阻。

【临床表现】

临床表现随病因不同而有所差异,如空腔脏器破裂或穿孔引起的腹膜炎,常骤然发生;由急性阑尾炎、急性胆囊炎穿孔等引起的腹膜炎,多先有原发病的临床表现,之后才逐渐出现腹膜炎的表现。

1.症状

(1)腹痛:是最主要的症状,疼痛程度与发病原因、炎症轻重、年龄和身体素质等有关。一般呈持续性、剧烈腹痛,常难以忍受。深呼吸、咳嗽、转动身体时疼痛加剧。腹痛范围多自原发病变部位开始,随炎症扩散而延及全腹。

(2)恶心、呕吐:腹膜受到刺激引起反射性恶心、呕吐,呕吐物为胃内容物;发生麻痹性肠梗阻时,呕吐物可含有黄绿色胆汁,甚至呈棕褐色粪样内容物。

(3)体温、脉搏变化:与炎症轻重有关。体温开始正常,后逐渐升高、脉搏逐渐加快;如原发病引起的炎症已经造成体温升高,则继发腹膜炎后体温将继续升高,但年老体弱者体温可不升高。多数病人的脉搏会随体温升高而加快,如果脉搏快体温反而下降,是病情恶化的征象之一。

(4)感染中毒症状:病人可出现寒战、高热、脉速、呼吸浅快、大汗及口干。随病情进一步发展,可出现重度缺水、代谢性酸中毒及感染性休克等表现,如眼窝凹陷、皮肤干燥、舌干苔厚、面色苍白、口唇发绀、肢端发凉、呼吸急促、脉细微弱、体温骤升或下降、血压下降、神志恍惚或神志不清等。

(5)其他症状:弥漫性腹膜炎病人可有口渴、少尿或无尿、腹胀、肛门停止排便排气等表现,当炎症波及膈肌时,可出现频繁呃逆。

2.体征

(1)全身表现:病人多呈急性病容,喜仰卧位,双下肢屈曲,不愿意改变体位。

(2)腹部体征:腹部拒按,体征随腹膜炎的轻重、病情变化和原发病因不同而不同。①视:腹胀明显,腹式呼吸运动减弱或消失。腹胀加重是病情恶化的重要标志。②触:腹部压痛、反跳痛和腹肌紧张是腹膜炎的标志性体征,称为腹膜刺激征,以原发病灶处最为明显。腹肌紧张的程度因病人全身情况和病因不同而有差异。胃肠、胆囊穿孔时腹肌可呈"木板样"

强直；幼儿、老人或极度衰弱者腹肌紧张不明显，易被忽视。③叩：胃肠胀气时呈鼓音；胃、十二指肠穿孔时，溢出的气体积聚于膈下，使肝浊音界缩小或消失；腹腔内积液较多时，移动性浊音阳性。④听：肠鸣音减弱或消失；如在腹部4个象限听诊5分钟以上仍不能听到肠鸣音时，即可判定有肠麻痹，是腹膜炎的重要体征。

（3）直肠指诊：直肠前窝饱满及触痛，表明盆腔已有感染或形成盆腔脓肿。

【辅助检查】

1. 实验室检查

（1）血常规：白细胞计数及中性粒细胞比值一般均有显著增高。病情危重或机体反应能力低下者，白细胞计数可不升高，仅中性粒细胞比值增高，甚至有中毒颗粒出现。

（2）尿常规：尿液因失水而浓缩，可出现蛋白尿与管型尿，尿酮体可呈阳性。

（3）血生化：可提示酸中毒与电解质紊乱。

2. 影像学检查

（1）腹部X线：可见小肠普遍胀气并有多个小液平面的肠麻痹征象；胃肠穿孔时，立位X线平片多数可见膈下游离气体。

（2）腹部超声：显示腹腔内积液，但不能鉴别液体的性质。

（3）腹部CT：对腹腔内实质性脏器的病变（如急性胰腺炎）的诊断帮助较大，对评估腹腔内渗液量也有一定帮助，CT可提供X线检查无法提供的定位及病理信息。

3. 诊断性腹腔穿刺抽液术或腹腔灌洗术 根据叩诊或超声检查进行穿刺点定位。依据抽出液的性状、气味、混浊度、涂片镜检，细菌培养以及淀粉酶测定等判断病因（表18-1）。

表18-1 急性腹膜炎腹腔穿刺的阳性发现

穿刺液性状	可能疾病类型
黄绿色、混浊，含胆汁，无臭味；有时混有食物残渣	胃、十二指肠急性穿孔
稀薄脓性，色白或微黄，略有臭味或无臭味	急性阑尾炎穿孔
色黄，混浊，含稀薄便，有臭味	小肠穿孔或破裂
色黄，混浊，含较多胆汁，无臭味	胆囊炎穿孔
血性、一般无臭味（胰淀粉酶含量高）	急性重症胰腺炎
血性、臭味重	肠绞窄坏死
草绿色透明黏性液、渗出液	结核性腹膜炎
鲜血，放数分钟不凝固	肝脾破裂
鲜血，放置2~3分钟发生凝固	误刺入血管

4. 腹腔镜检查 可直观观察腹腔内积液、腹腔炎症状态、准确定位损伤器官和部位，并进行腹腔镜下冲洗引流等治疗。可用于病情相对稳定、临床症状不典型，以上检查均不能确诊者。

【处理原则】

处理原则为积极处理原发病灶，控制腹腔感染和预防感染复发。需根据病因、病情发展阶段以及病人情况，选择适当的治疗措施。

1. 非手术治疗　应在做好术前准备和严密病情观察下进行。

（1）适应证：①对诊断明确，但病情较轻或病程已超过 24 小时，且腹部体征已减轻或有减轻趋势者。②伴有严重心、肺等脏器疾病不能耐受手术者。③原发性腹膜炎者。④部分病因不明、病情不重者，可做短期非手术治疗，根据病情发展再决定治疗措施。

（2）治疗措施：①一般取半卧位，休克病人取平卧位或休克体位；②禁食和胃肠减压；③静脉输液，纠正水、电解质紊乱；④营养支持；⑤合理应用抗生素；⑥镇静、镇痛和吸氧等对症处理。

2. 手术治疗　绝大多数继发性腹膜炎病人需手术治疗，条件允许的情况下，可实施腹腔镜手术。

（1）适应证：①经非手术治疗 6~8 小时后（一般不超过 12 小时），腹膜炎症状和体征不缓解或反而加重者；②腹腔内原发病严重，如胃肠道、胆囊坏死穿孔、绞窄性肠梗阻、腹腔脏器损伤破裂或胃肠道手术后短期内吻合口漏所致的腹膜炎；③腹腔内炎症较重，有大量积液，出现严重的肠麻痹或中毒症状，尤其是有休克表现者；④腹膜炎病因不明且无局限趋势者。

（2）手术原则：以抢救生命为目的，包括探查和确定病因、处理原发病灶、彻底清理腹腔、充分引流等。

（3）术后处理：继续禁食、胃肠减压、补液、应用抗生素和营养支持治疗，对症处理，保证引流管通畅，密切观察病情变化，防治并发症。

【护理评估】

（一）术前评估

1. 健康史

（1）一般情况：包括年龄、性别、婚姻、职业及日常生活情况。

（2）现病史：急性腹膜炎的发生情况，如发生时间、进展情况及治疗情况。

（3）既往史：评估有无结核病、糖尿病、高血压等病史，既往治疗情况，药物过敏史，有无酗酒和吸毒史等。询问有无相关既往病史：①胃、十二指肠溃疡、慢性阑尾炎、胆囊炎、肝硬化以及其他腹腔内脏器疾病；②腹部外伤史和手术史；③近期呼吸系统、泌尿系统感染病史；④营养不良或其他导致抵抗力下降的情况。

2. 身体状况

（1）症状与体征

1）全身情况：①观察病人的意识状态、生命体征；②评估饮食、活动情况以及恶心、呕吐情况；③观察有无感染性中毒反应；④观察有无水、电解质及酸碱平衡失调的表现；⑤观察有无休克的表现。

2）腹部情况：①腹痛：了解腹痛发生的时间、部位、性质、程度、范围及伴随症状等；②腹膜刺激征：注意有无腹部压痛、反跳痛、肌紧张及其部位、程度和范围；③腹胀：观察是有腹胀以及腹胀的程度；④检查有无肠鸣音减弱或消失，有无腹部移动性浊音。

（2）辅助检查：了解实验室检查结果、腹部 X 线、超声检查、CT 检查及诊断性腹腔穿刺术、直肠指诊等辅助检查的结果。

3. 心理-社会状况　　了解病人的心理反应，有无焦虑、恐惧等表现。询问病人及其亲属对化脓性腹膜炎的认知程度和心理承受能力，评估病人对医院环境的适应情况和治疗的合作情况。了解家属及亲友的态度、经济承受能力等。

（二）术后评估

1. 术中情况　　了解麻醉方式、术中探查情况和手术类型，术中出血情况，术中输血、输液的情况。

2. 身体状况　　评估术后病人生命体征；腹部症状与体征变化；腹腔引流管的数量、作用、部位，引流通畅程度，引流液的颜色、性状和量等；评估有无腹腔脓肿、切口感染等术后并发症的发生。

3. 心理-社会状况　　评估病人及家属对手术的心理应对情况和对术后护理与康复的认知程度。

【常见护理诊断/问题】

1. 疼痛　　腹痛与壁腹膜受炎症刺激、手术创伤有关。
2. 体液不足　　与腹膜腔内大量渗出、高热、体液丢失过多、禁食与呕吐有关。
3. 体温过高　　与腹膜炎毒素吸收有关。
4. 焦虑/恐惧　　与病情严重、躯体不适、担心术后康复与预后等有关。
5. 潜在并发症　　休克、腹腔脓肿、切口感染。

【护理目标】

（1）病人疼痛程度减轻。
（2）病人水、电解质平衡得以维持，未发生酸碱失衡。
（3）病人炎症得以控制，体温逐渐降至正常范围。
（4）病人焦虑/恐惧程度减轻，情绪稳定，配合治疗和护理。
（5）病人未发生并发症，或并发症得到及时发现和处理。

【护理措施】

（一）非手术治疗的护理/术前护理

1. 病情观察　　①监测生命体征；②记录 24 小时出入水量，必要时监测中心静脉压、血细胞比容、血清电解质、肾功能、血气分析等；③观察腹部症状和体征的动态变化。

2. 体位与活动　　发生休克病人取休克体位。无休克时取半卧位，以利于腹腔内渗液流向盆腔，减少吸收从而减轻中毒症状，同时可使腹腔内脏器下移，利于呼吸与循环，且半卧位时腹肌松弛，有助于减轻腹肌紧张引起的腹胀等不适。尽量减少搬动和按压腹部，以减轻疼痛和避免加重病情。

3. 禁食、胃肠减压　　胃肠道穿孔病人须禁食，并留置胃管持续胃肠减压。其目的有：①抽出胃肠道内容物和气体；②减少消化道内容物继续流入腹腔；③改善胃肠壁的血运；④有利于炎症的局限和吸收；⑤促进胃肠道蠕动的恢复。禁食、胃肠减压期间应给予肠外营养支持，并加强口腔护理。

4. **营养支持**　对长期不能进食者，应尽早实施肠外营养支持，提高机体防御和修复能力，改善病人的营养状况。因为急性腹膜炎病人分解代谢增强，大量蛋白质被消耗，故补充热量的同时应补充氨基酸、人血白蛋白。

5. **维持体液平衡和有效循环血量**　迅速建立静脉输液通道，遵医嘱补充液体和电解质等，以纠正水、电解质及酸碱失衡。补液时，注意计算总补液量（晶体、胶体），安排好各类液体输注的顺序，并根据病人的临床表现和补液的监测指标及时调整输液的成分和速度。必要时输血浆、人血白蛋白或全血，以补充因腹腔内渗出大量血浆引起的低蛋白血症和贫血。感染中毒症状明显并有休克时，给予抗休克治疗。如果输液、输血未能改善病人状况，遵医嘱使用激素以减轻中毒症状；也可以根据病人的脉搏、血压、中心静脉压等情况给予血管收缩剂或扩张剂，密切观察药物治疗的效果。

6. **控制感染**　遵医嘱合理应用抗生素，继发性腹膜炎大多为混合感染，根据细菌培养及药物敏感试验结果选用抗生素，注意配伍禁忌。

7. **镇静镇痛**　遵医嘱给予镇静处理，缓解病人的痛苦与恐惧心理。已经确诊和治疗方案已确定者，可用哌替啶类镇痛药；对于诊断不明确或需要进行观察的病人，慎用镇痛药，以免掩盖病情。

8. **心理护理**　做好病人及其亲属的沟通和解释，稳定病人情绪，减轻焦虑；向病人及其亲属介绍疾病相关知识，提高其认识并配合治疗和护理；帮助其面对和接受疾病带来的变化，尽快适应病人角色，增加战胜疾病的信心和勇气。

9. **其他护理**　根据病人情况，给予降温、吸氧等护理措施；有手术指征或已经决定手术者，做好术前准备。

（二）术后护理

1. **病情观察**　①密切监测生命体征变化，危重病人注意循环、呼吸、肾功能的监测和维护；②观察并记录 24 小时出入水量，尤其是尿量变化；③注意腹部体征变化，观察有无膈下或盆腔脓肿等并发症的表现，观察肠蠕动恢复情况，发现异常，及时通知医师，配合处理；④观察引流及伤口愈合情况等。

2. **体位与活动**　术后全麻清醒前，采取去枕平卧位，头偏向一侧，注意呕吐情况，保持呼吸道通畅。全麻清醒或硬膜外麻醉病人平卧 6 小时后，待血压、脉搏平稳后改为半卧位，鼓励病人早期活动。

3. **禁食、胃肠减压**　术后禁食、胃肠减压，待肠蠕动恢复后，拔除胃管，逐步恢复经口饮食。禁食期间做好口腔护理，每日 2 次。

4. **补液与营养支持**　①补液：遵医嘱合理补充水、电解质和维生素，必要时输全血、血浆，维持水、电解质、酸碱平衡及有效循环血量。②营养支持：根据病人的营养状况，及时给予肠内、肠外营养支持，以防体内蛋白质被大量消耗而降低机体抵抗力和愈合能力。空肠造口者如空肠蠕动恢复，可给予肠内营养。

5. **并发症的护理**　重点预防腹腔脓肿和切口感染的发生。①合理使用抗生素：根据细菌培养和药物敏感试验结果，遵医嘱使用有效抗生素预防和控制感染；②腹腔引流管的护理：妥善固定，正确标识，调整负压，有效引流，注意观察，及时拔管；③切口护理：观察切口敷料是否干燥,有渗血或渗液时及时更换敷料,观察切口愈合情况,及早发现切口感染征象。

(三)健康教育

1.**疾病知识**　指导提供疾病本身以及治疗、护理的相关知识,争取病人及其亲属的理解与配合。

2.**饮食指导**　解释腹部手术后肠功能恢复的规律,指导病人术后饮食从流质开始逐步过渡到半流食-软食-普食,鼓励其循序渐进、少量多餐,进食富含蛋白质、热量和维生素的食物,促进机体恢复和切口愈合。

3.**运动指导**　解释术后早期活动的重要性,鼓励病人卧床期间进行床上翻身活动,视病情和病人体力早期下床走动,促进肠功能恢复,防止术后肠粘连,促进术后康复。

4.**复诊指导**　术后定期门诊复诊。若出现腹胀、腹痛、恶心、呕吐或原有消化系统症状加重时,应立即就诊。

【护理评价】

通过治疗与护理,病人是否:①腹痛得以缓解;②水、电解质、酸碱失衡平衡得以维持;③炎症得到控制,体温降至正常;④焦虑/恐惧程度减轻,情绪稳定,能配合治疗和护理;⑤腹腔脓肿或切口感染得以预防,或得到及时发现和处理。

第二节　腹腔脓肿

考点提示

序号	主要考点
1	膈下脓肿的判断
2	盆腔脓肿的判断

腹腔脓肿指腹腔内某一间隙或部位的局限性脓液积聚,是膈肌以下盆底以上躯干的腹腔内任何部位脓肿的总称。多继发于急性腹膜炎、腹内脏器穿孔、炎症,或腹腔内手术形成的脓液在腹腔内积聚,由肠袢、内脏、肠壁、网膜或肠系膜等粘连包围,与游离腹腔隔开而成。腹腔脓肿可为一个或数个,以脓肿发生部位命名,其中膈下脓肿、盆腔脓肿最多见图18-1。

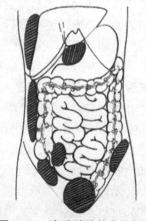

图18-1　腹腔脓肿的常见部位

一、膈下脓肿

脓液积聚在一侧或两侧的膈肌下与横结肠及其系膜的间隙内者，通称为膈下脓肿。膈下脓肿可发生在 1 个或 2 个以上的间隙。

【病因】

膈下脓肿都是感染性液体积聚而形成，病人平卧时膈下部位最低，脓液易积聚此处。脓肿的位置与原发病有关，十二指肠溃疡穿孔、胆囊及胆管化脓性疾病、阑尾炎穿孔，其脓液常积聚在右膈下；胃穿孔、脾切除术后感染，脓肿常发生在左膈下。病因主要有以下 3 个方面。

1. 急性腹膜炎　约 30% 的急性腹膜炎病人经手术或药物治疗后腹腔内的脓液不能被完全吸收而发生局限性脓肿。

2. 邻近器官的化脓性感染　胆囊及胆管化脓性疾病、急性坏死性胰腺炎、肝脓肿等的炎症扩散可引起膈下脓肿。

3. 手术后并发症　如胆囊手术、胃肠道手术，特别是术后发生吻合口漏，极易引起膈下脓肿。

【病理】

膈下区域血液淋巴循环丰富，膈肌运动活跃，容易使感染扩散。小的膈下脓肿经非手术治疗可被吸收；而较大的脓肿，可因长期感染使身体消耗而致衰竭，病死率较高。膈下感染可引起反应性胸腔积液，亦可穿入胸腔引起脓胸。个别的可穿透结肠形成内瘘而"自家"引流；或因脓肿腐蚀消化道管壁而引起消化道反复出血、肠瘘或胃瘘。如病人的身体抵抗力低下，有可能发生脓毒血症。

【临床表现】

急性腹膜炎或腹腔内脏器的炎性病变经治疗原有病情好转或腹部手术数日后出现发热、腹痛或全身感染症状，应高度怀疑膈下脓肿。

1. 症状

(1)全身症状：发热，初为弛张热，脓肿形成以后呈持续高热，也可为中等程度的持续发热，39℃左右脉率增快，舌苔厚腻。逐渐出现乏力、衰弱、盗汗、食欲不振、消瘦等全身表现。

(2)局部症状：近年来，由于大量应用抗生素，局部症状多不典型，常见症状包括：①肋缘下或剑突下可有持续性钝痛，深呼吸时加重，可有肩部、颈部牵涉痛；②脓肿刺激膈肌可引起呃逆；③膈下感染可引起反应性胸腔积液，或经淋巴途径蔓延到胸腔引起胸膜炎，也可穿入胸腔引起脓胸，病人出现咳嗽、胸痛、气促等表现。

2. 体征　患侧上腹部或背部有深压痛，可有季肋区叩痛；严重时出现局部皮肤凹陷性水肿，皮温升高；右膈下脓肿可使肝浊音界扩大；患侧肺下部呼吸音减弱或消失，有时可闻及湿啰音。

【辅助检查】

1.实验室检查 血常规示白细胞计数升高,可高达 $20×10^9/L$,中性粒细胞比值增高。

2.影像学检查 胸部 X 线可见患侧膈肌升高,随呼吸活动受限或消失,肋膈角模糊、积液,膈下可见占位阴影;部分脓肿腔内含有气体,可有液气平面。超声检查为首选检查方法;CT 可大大提高膈下脓肿的早期诊断率。

3.脓肿穿刺 超声引导下可对较大脓肿进行穿刺抽脓,进行细菌培养和药物敏感试验。

【处理原则】

小的膈下脓肿经非手术治疗可被吸收,较大脓肿需要外科治疗,同时要加强支持治疗,包括补液、输血、营养支持和应用抗生素抗感染。具体手术措施如下:

1.经皮穿刺置管引流术 超声引导经皮穿刺插管引流术,可同时抽尽脓液、冲洗脓腔、并注入有效的抗生素进行治疗。适用于与体壁贴近的、局限的单房脓肿。该引流术创伤小,可在局部麻醉下施行,一般不污染游离腹腔,引流效果较好。经此法治疗,约有 80% 的膈下脓肿可以治愈。

2.脓肿切开引流术 术前经超声和 CT 确定脓肿位置,选择适当切口,吸净脓液后,置入多孔引流管或双套管引流管,进行负压吸引或低压灌洗。目前此治疗方法已很少用。

【护理措施】

1.体位 取半卧位,并经常变换体位,以利于引流和呼吸。

2.抗感染 遵医嘱给予有效抗生素;鼓励多饮水和高营养饮食,以改善全身中毒症状。

3.降温护理 高热者采取物理或药物降温措施。

4.脓肿引流的护理 鼓励病人深呼吸,以促进脓液的排出和脓腔的闭合。其他同腹腔引流管的护理。

5.其他护理措施 参见本章第一节急性化脓性腹膜炎病人的护理。

二、盆腔脓肿

【病因与病理】

盆腔处于腹腔的最低位,腹腔内炎性渗出物或脓液易积聚于此而形成盆腔脓肿因盆腔腹膜面积小,吸收毒素能力较低,故盆腔脓肿时全身中毒症状较轻。

【临床表现】

1.症状 急性腹膜炎治疗过程中,出现体温下降后又升高,常有典型的直肠或膀胱刺激症状,如里急后重、大便频而量少、黏液便或伴有尿频、排尿困难等。

2.体征 腹部检查多无阳性体征。直肠指诊多有阳性发现,可发现肛管括约肌松弛,直肠前壁饱满、有触痛,有时可触及波动感。

【辅助检查】

1. 影像学检查 下腹部超声检查、经直肠或阴道超声检查可明确脓肿的位置及大小。必要时可行 CT 检查，进一步明确诊断。

2. 其他 经后穹窿穿刺抽脓有助于诊断，已婚女性病人还可经阴道检查。

【处理原则】

1. 非手术治疗 盆腔脓肿较小或尚未形成时，采用非手术治疗。应用抗生素，辅以腹部热敷、温水坐浴、温热盐水灌肠及物理透热等疗法。部分病例经过上述治疗，脓液可自行完全吸收。

2. 手术治疗 脓肿较大者须手术切开引流，可经肛门在直肠前壁波动感处穿刺，抽出脓液后，切开脓腔，排出脓液，然后放软橡皮管引流 3~4 日。已婚女病人可经阴道后穹窿穿刺后切开引流。

【护理措施】

遵医嘱做好腹部热敷、温水坐浴等物理治疗，并密切观察病情变化，及时了解盆腔脓肿的消退情况。对盆腔脓肿所引起的大小便异常，积极采取措施，缓解病人症状。其他护理措施参见本章第二节膈下脓肿的护理措施。

【思考题】

1. 赵先生，35 岁，因下腹部被车撞击后满腹疼痛 1 小时急诊入院，期间呕吐 1 次，为胃内容物。体格检查：T 36.50℃，P 90 次/分，R 20 次/分，Bp 90/60 mmHg，全腹明显压痛、反跳痛、肌紧张，以下腹部为主，肠鸣音消失，肝浊音界消失。目前暂采取非手术治疗。

请问：

(1) 非手术治疗期间护士对病人进行病情观察的重点是什么？

(2) 病情观察中出现哪些征象提示病情变化，需要进一步处理？

(3) 如病人因疼痛剧烈要求镇痛时，护士应如何处理？

2. 刘先生，32 岁，1 周前因急性化脓性阑尾炎穿孔导致急性腹膜炎，经手术治疗后病情逐渐好转，今晨体温升高至 38.1℃，伴腹泻、里急后重。体格检查：T 38.0℃，P 105 次/分，R 26 次/分，Bp 110/70 mmHg。腹部检查无明显异常。

请问：

(1) 为了进一步确诊，应进行哪些辅助检查？

(2) 护士应从哪几个方面对病人进行病情评估？

(3) 根据该病人的情况，护士应采取哪些护理措施？

第十九章

腹部损伤病人的护理

章前导言

腹部损伤是指各种物理、化学和生物等外源性致伤因素作用于机体，导致腹壁和(或)腹腔内部组织器官结构完整性受损，同时或相继出现一系列功能障碍。腹部损伤常伴有内脏损伤，腹腔实质性脏器或大血管损伤，可引起大出血而死亡；空腔脏器破裂时，常并发严重的感染，对生命构成威胁。一旦发生应尽快明确诊断，正确处理，恢复腹腔内脏器功能，尽可能减少并发症和病死率。明确腹部损伤的类型、判断是否出现腹腔内重要脏器损伤以及正确实施整体护理是本章学习的重点。

案例导入

张先生，47岁，因车祸中腹部受撞击致左上腹疼痛3小时，加重伴头晕、心慌、恶心1小时急诊入院。

体格检查：T 36.5℃:，P 110次/分，R 30次/分，Bp 80/50 mmHg。脉速、脉搏细弱，面色苍白，面部及四肢湿冷。腹部膨隆，全腹压痛明显，左上腹局部出现反跳痛、肌紧张，腹部移动性浊音(+)。

辅助检查：血常规示 Hb 90 g/L，WBC $11×10^9$/L，腹部X线示膈下未见明显游离气体。

请思考：
(1)为明确诊断，还应做哪些检查?
(2)该病人目前主要的护理诊断/问题有哪些?
(3)根据以上情况，护士应提供哪些护理措施?

考点提示

序号	主要考点
1	腹部脏器损伤器官的判断
2	胆囊破裂的判断

　　腹部损伤无论在平时和战时都较为常见，可由多种致伤因素造成，导致伤情各异，。腹部损伤的关键问题在于有无内脏器官的损伤，内脏损伤后所引起的大出血与休克，感染与腹膜炎，病情多危重，如不及时诊治，则危及伤员的生命。因此，对腹部损伤的伤员应尽早诊断和及时治疗。

【分类】

　　按照腹部损伤是否穿透腹壁，腹腔是否与外界相通分为 2 类。

　　1. 开放性损伤　腹膜破损者为穿透伤(多伴内脏损伤)；无腹膜破损者为非穿透伤(偶伴内脏损伤)；其中投射物有入口和出口者为贯通伤，有入口无出口者为盲管伤。

　　2. 闭合性损伤　体表无伤口，损伤可仅局限于腹壁，也可伴有内脏损伤。由于体表无伤口，为判断有无内脏损伤带来困难。

　　此外，临床上行穿刺、内镜、钡灌肠或刮宫等诊治措施引起的腹部损伤，称医源性损伤。

【病因与发病机制】

　　1. 外在因素　腹部损伤的类型、严重程度、是否涉及腹腔内脏器、涉及哪些脏器等情况，取决于暴力的强度、速度、着力部位和力的作用方向及作用方式等因素。

　　(1)开放性损伤：多由锐器、枪弹导致，常发生于战场、斗殴、灾害等情况。常见受损腹腔脏器依次为肝、小肠、胃、结肠、大血管等。

　　(2)闭合性损伤：常由高处坠落、碰撞、冲击、挤压、拳击、踢伤等纯性暴力或化学性、放射性损伤所致，常见受损腹腔脏器依次为脾、肾、小肠、肝、肠系膜等。

　　脾破裂分为 3 类。①中央型破裂　破裂处位于脾实质深部。②被膜下破裂　破裂处在脾实质周边部。③真性破裂　破损累及被膜，临床上约 85% 为真性破裂。

　　肝破裂分为 3 类。①肝破裂 肝被膜和实质均裂伤，为真性破裂。②被膜下血肿实质裂伤但被膜完整，可能转为肝破裂而导致腹腔内出血。③中央型肝破裂肝深部实质裂伤，伴或不伴有被膜裂伤。肝被膜下破裂也有转为真性破裂的可能，且易发展为继发性肝脓肿。

　　2. 内在因素　腹部损伤还受到腹部解剖特点、内脏原有病理情况和功能状态等因素的影响。①腹腔脏器损伤最多见的是脾、肾和小肠，其次是肠系膜、肝、胃和结肠，十二指肠、膈、直肠等由于解剖位置较深，损伤发生率较低；②肝、脾、肾的组织结构脆弱、血供丰富、位置比较固定，受到暴力打击后，比其他脏器更容易破裂，尤其是原来已有病理情况存在者；

【临床表现】

　　因伤情和致伤因素不同，腹部损伤后的临床表现有很大差异。者可无明显症状和体征，或仅表现为受伤部位肿胀、疼痛，腹部局限性压痛等；重者可出现腹腔内大出血和腹膜炎，导致休克甚至处于濒死状态。闭合性损伤体表无伤口，且发生损伤的部位和脏器不一定都是暴力的作用点，而可能发生在作用力传导过程中或终点部位，给诊断带来困难，容易发生漏诊或误诊。

(一)单纯腹壁损伤

单纯腹壁损伤：腹壁肿胀、瘀斑、压痛始终在受伤的部位；全身症状轻，一般情况好，损伤症状逐渐缓解，损伤范围渐趋缩小。化验、X 线检查、腹穿等辅助检查无阳性结果。

(二)腹腔内脏器损伤

实质性脏器损伤以内出血为主要表现，而空腔脏器损伤以腹膜炎为主要表现。如果两类脏器同时破裂，则出血性表现和腹膜炎可同时存在。

1. 实质性脏器损伤

(1)症状

1)失血性表现：肝、脾、胰、肾等实质性脏器或大血管损伤时，以腹腔内(或腹膜后)出血为主要症状，病人表现为面色苍白，脉率加快，严重时脉搏微弱、血压不稳、尿量减少，甚至出现休克。

2)腹痛：多呈持续性，一般不剧烈，肩部放射痛常提示肝(右)或脾(左)损伤，在头低位数分钟后尤为明显。

(2)体征

1)腹膜刺激征：不严重，但当肝、脾受损导致胆管、胰管断裂，胆汁或胰液漏入腹腔，可出现明显的腹痛和腹膜刺激征。

2)移动性浊音阳性：是腹腔内出血的晚期体征，对早期诊断帮助不大。

3)腹部肿块：肝、脾包膜下破裂或系膜、网膜内出血时，腹部触诊可扪及腹部肿块。

4)血尿：肾脏损伤时可出现血尿。

2. 空腔脏器损伤

(1)症状

1)弥漫性腹膜炎：是胃肠道、胆道、膀胱等空腔脏器破裂的主要表现，病人出现持续性剧烈腹痛。

2)胃肠道症状：病人出现恶心、呕吐、呕血、便血等。

3)全身感染症状：病人发生腹膜炎后可出现体温升高、脉率增快、呼吸急促等全身感染症状，严重者可发生感染性休克。

4)失血性表现：空腔脏器损伤也可有某种程度的出血，但出血量一般不大，除非邻近的大血管合并损伤。

(2)体征

1)腹膜刺激征：其程度因空腔脏器内容物的不同而异，胃液、胆汁或胰液对腹膜的刺激最强，肠液次之，血液最轻。

2)气腹征：空腔脏器破裂后病人可有气腹征，腹腔内游离气体常致肝浊音界缩小或消失。

3)腹胀：可因肠麻痹出现腹胀，肠鸣音减弱或消失。

【辅助检查】

1.实验室检查　实质性脏器破裂因大量失血，红细胞、血红蛋白、血细胞比容明显下降，白细胞计数略有升高。空腔脏器破裂时，血常规检查示白细胞计数及中性粒细胞升高。胰腺损伤时，血、尿淀粉酶升高。血尿提示有泌尿系统损伤。

2.影像学检查

(1)超声检查：主要用于诊断实质性脏器的损伤，能提示脏器是否有损伤以及损伤的部位和程度，脏器周围积血、积液情况。若发现腹腔内积液和积气，则有助于空腔脏器破裂或穿孔的诊断。

(2)立位腹部平片检查：胸部及腹部X线可发现脏器破裂的征象，肠麻痹时可见肠胀气和液气平面，胃肠道穿孔时可见膈下新月形阴影。值得注意的是，凡腹腔内脏器损伤诊断已经明确且病情严重者，不必再进行X线检查，应尽快处理，以免延误治疗。

(3)CT检查：比超声更准确，能清晰地显示肝、脾、肾等脏器的被膜是否完整、大小及形态结构是否正常，也能清晰显示损伤的部位及范围，因此对实质性脏器损伤有重要的诊断意义，但对空腔脏器如肠管损伤的诊断价值不大。

3.诊断性腹腔穿刺术和腹腔灌洗术　诊断阳性率可达90%以上，对判断有无腹腔脏器损伤和哪类脏器损伤有重要的意义。禁忌证：①严重腹腔内胀气；②妊娠中、晚期；③既往腹部手术或炎症史；④躁动不能合作者。

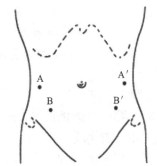

图19-1　诊断性腹腔穿进针点
AA 穿刺点经脐水平线与腋前线交点；
BB 穿刺点经髂前上棘与脐连线中外 1/3 交点

穿刺点选择(图19-1)：通常选择脐和髂前上棘连线的中、外1/3交界处或经脐水平线与腋前线相交处。

【处理原则】

1.急救处理　首先处理对生命威胁最大的损伤，积极进行心肺复苏。其次要控制明显的外出血，处理开放性气胸或张力性气胸，迅速恢复循环血量，控制休克和进展迅速的颅脑损伤。如无上述情况，则立即处理腹部创伤。

2.非手术治疗

(1)防治休克：是治疗的重要环节。已发生休克的内出血病人要积极救治，力争将收缩压维持在90 mmHg以上，为手术做好准备。若经积极的抗休克治疗仍无改善，提示腹腔内有进行性大出血，应在抗休克同时尽快剖腹探查并止血。

(2)抗感染：应用广谱抗生素，预防或治疗可能存在的腹腔内感染，尤其是空腔脏器破裂者应当使用足量抗生素。

(3)禁饮、禁食与胃肠减压：疑有空腔脏器破裂或明显腹胀时立即行胃肠减压，并禁饮、禁食。

(4)镇静、镇痛：诊断明确者可给予镇静或镇痛药。

3.**手术治疗** 对已确诊或高度怀疑腹腔内脏器损伤者应做好紧急手术的准备,力争早期手术。对肝、脾等实质脏器破裂的大出血,应边抗休克、边手术。对胃肠等空腔器官破裂者,如有休克,一般应积极纠正,待休克好转后再手术;对少数合并感染休克不易纠正者,也应在抗休克的同时进行手术处理。

【护理评估】

(一)术前评估

1.**健康史**

(1)一般情况:包括年龄、性别、婚姻、职业、饮食情况;女性病人有无不规则阴道流血。

(2)外伤史:了解受伤时间、地点、致伤条件、受伤部位、伤情,致伤源的性质及暴力的方向和强度,受伤至就诊之间的病情变化及就诊前的急救措施及其效果。

(3)既往史:了解有无结核病、糖尿病、高血压等病史,既往治疗情况;有无腹部手术史及药物过敏史,有无酗酒和吸毒史等。

(4)家族史:了解有无家族遗传病,如血友病等。

2.**身体状况**

(1)症状与体征

1)腹部情况:①腹痛情况:评估腹部损伤后是否发生腹痛及腹痛的特点、部位、持续时间、伴随症状、有无放射痛和进行性加重,有无腹部压痛、反跳痛和肌紧张及其程度和范围;②腹壁伤口情况:评估腹壁有无伤口及其部位、大小,自腹壁伤口有无脏器脱出;③腹腔内脏器损伤情况:评估腹部有无移动性浊音,肝浊音界是否缩小或消失,肠蠕动是否减弱或消失,直肠指诊有无阳性发现。

2)全身情况:①生命体征;②早期休克征象:评估有无面色苍白、出冷汗、脉搏细速、血压不稳等;③感染表现:评估有无很快出现体温升高、脉搏增快等全身中毒症状;④其他损伤:评估是否合并胸部、颅脑、四肢及其他部位损伤。

(2)辅助检查:①实验室检查:了解红细胞计数、白细胞计数、血红蛋白和血细胞比容等变化;②影像学检查:了解X线、超声、CT、MRI等影像学检查有无异常;③诊断性腹腔穿刺与腹腔灌洗结果。

3.**心理-社会状况** 部损伤多数患者在意外情况下突然发生,患者无思想准备,表现为紧张、焦虑,若腹壁有伤口、流血、内脏脱出等,患者心理负担更重。评估患者心理承受能力及对治疗和预后的认知程度。

(二)术后评估

1.**术中情况** 了解麻醉方式、手术类型、手术过程以及术中是否出现突发状况等。

2.**身体状况** 密切观察生命体征;评估腹部症状和体征的变化;观察体腔引流管的留置、引流液情况以及伤口、手术切口的愈合情况;评估红细胞计数、白细胞计数、血红蛋白、血细胞比容、血清电解质和肌酐等有无异常等。

3.**心理-社会状况评估** 病人及其亲属对手术的心理应对情况,病人及其亲属对术后护理与康复的认知程度。

【常见护理诊断/问题】

1. 体液不足　与损伤致腹腔内出血、液体渗出、呕吐、禁食等有关。

2. 疼痛　腹痛与腹部损伤、手术有关。

3. 焦虑/恐惧　与急性创伤、大出血、内脏脱出等视觉刺激，以及担心手术、疼痛、疾病的预后等因素有关。

4. 潜在并发症　休克、损伤器官再出血、腹腔感染、腹腔脓肿等。

【护理目标】

(1)病人体液平衡得到维持，生命体征平稳。

(2)病人腹痛缓解。

(3)病人焦虑/恐惧程度减轻，情绪稳定。

(4)病人未出现并发症，或并发症得到及时发现和处理。

【护理措施】

腹部损伤往往病情复杂且多为紧急情况，应根据具体情况做好急救护理与术前、术后的护理配合。

(一)急救护理

腹部损伤可合并多发性损伤。先处理危及生命的情况，如心跳、呼吸骤停、窒息、大出血、张力性气胸等；对已发生休克者迅速建立静脉通路，及时补液，必要时输血；对开放性腹部损伤，妥善处理伤口，及时止血，包扎固定。如有少量肠管脱出，用消毒或清洁碗覆盖保护后再包扎，切勿现场还纳，防止腹腔污染；有大量肠管脱出，先将其还纳入腹腔，暂行包扎，以免肠管因伤口收缩受压缺血或肠系膜受牵拉引起或加重休克。

(二)非手术治疗的护理/术前护理

1. 病情观察　①生命体征：每15~30分钟测定1次生命体征；②皮肤黏膜、意识情况；③腹部症状与体征：每30分钟进行1次腹部评估，注意腹痛、腹膜刺激征的程度和范围变化；④24小时出入水量：观察和记录呕吐量、胃肠减压引流液的颜色、性状和量等，观察每小时尿量，严重腹部损伤病人应插导尿管以监测尿量；⑤实验室检查：每30~60分钟采集1次静脉血测定红细胞计数、白细胞计数、血红蛋白和血细胞比容，了解其变化，以判断腹腔内有无活动性出血；⑥协助医师行诊断性腹腔穿刺术或腹腔灌洗术，并及时获取穿刺液或灌洗液的检验结果。

2. 休息与体位　绝对卧床休息，协助病人取舒适体位，若病情稳定，可取半卧位。不随意搬动病人，以免加重伤情。

3. 禁食、禁灌肠　胃肠减压腹部损伤诊断未明确之前应绝对禁饮、禁食和禁灌肠，以防止肠内容物进一步漏出，加重病情；对怀疑有空腔脏器损伤者，应尽早行胃肠减压，以减少胃肠内容物漏出，减轻腹痛。

4. 维持体液平衡　补充足量的平衡盐溶液、电解质等，防治水、电解质紊乱，纠正酸碱平衡失调，维持有效的循环血量，使收缩压升至90 mmHg以上。必要时持续监测中心静脉压变化以评估体液不足的程度。

5. 预防感染　遵医嘱合理使用抗生素。

6. 镇静镇痛　诊断未明确之前，禁用镇痛药，可通过分散病人注意力、改变体位、控制环境因素等来缓解疼痛；诊断明确者，可根据病情遵医嘱给予镇静解痉药或镇痛药。

7. 术前准备　一旦决定手术，应争取时间尽快地进行必要的术前准备。

8. 心理护理　关心病人，加强交流，根据病人具体情况加以疏导。向病人解释病情变化，可能出现的症状和体征及预后，使病人能正确认识疾病的发展过程。告知相关的各项检查、治疗和护理的目的、注意事项及手术治疗的必要性，使病人能积极配合。

(三) 术后护理

1. 病情观察　①严密监测生命体征以及血流动力学变化；②观察腹部伤口和手术切口情况，注意腹部症状与体征的变化，及早发现腹腔脓肿等并发症；③危重病人加强呼吸、循环和肾功能的监测。

2. 心理护理　向病人解释术后注意事项，继续给予病人和其亲属心理支持。

3. 体位与活动　待全麻清醒或硬膜外麻醉平卧 6 小时后，血压平稳者改为半卧位，以利于腹腔引流、减轻腹痛、改善呼吸循环功能。术后多翻身，鼓励病人早期下床活动，以促进肠蠕动恢复、预防肠粘连。

4. 禁食、胃肠减压　待肠蠕动恢复、肛门排气后停止胃肠减压，若无腹胀不适可拔除胃管，根据病情从流质饮食开始，逐渐过渡到普食。必要时给予完全胃肠外营养，以满足机体高代谢和修复的需要，并提高机体抵抗力。

5. 静脉补液　禁食及饮食恢复期间应进行静脉补液，维持水、电解质和酸碱平衡。

6. 抗感染　术后继续使用抗生素，控制腹腔内感染。

7. 腹腔引流护理　①引流管：妥善固定，标识清楚，保持通畅，引流管不能高于腹腔引流出口，以免引起逆行性感染。②引流袋：普通引流袋每日更换，抗反流型引流袋可 2~3 日更换 1 次，更换时严格遵守无菌操作原则。③引流液：观察并记录引流液的性质和量，若发现引流液突然减少，病人伴有腹胀、发热，应及时检查管腔有无堵塞或引流管是否滑脱；对行负压引流者需根据引流液抽吸的情况及时调整负压，维持有效引流。④皮肤护理：保持引流管周围皮肤干燥清洁，有渗液时要及时更换敷料。⑤拔管指征：引流液的量<10 mL/d 且非脓性、无发热、无腹胀、白细胞计数恢复正常时，可考虑拔除腹腔引流管。

8. 并发症的护理

(1) 受损器官再出血

1) 表现：①病人腹痛缓解后又突然加剧，同时出现烦躁、面色苍白、肢端温度下降、呼吸及脉搏增快，血压不稳或下降等表现；②腹腔引流管间断或持续引流出鲜红血液；③血红蛋白和血细胞比容降低。

2) 护理：一旦出现以上情况，立即通知医师，并协助处理：①取平卧位，禁止随意搬动病人；②建立静脉通路，以备快速补液、输血之用；③密切观察病情变化，包括生命体征、面色、神志、末梢循环、腹痛情况和辅助检查结泉的变化；④做好紧急手术准备。

(2) 腹腔脓肿

1) 表现：术后数日，病人体温持续不退或下降后又升高，伴有腹胀、腹痛、呃逆、直肠或膀胱刺激症状，辅助检查显示血白细胞计数和中性粒细胞比值明显升高；伴有腹腔感染者可见腹腔引流管引流出较多混浊或有异味液体。

2)护理：①遵医嘱使用抗生素；②做好脓肿切开引流或物理疗法的护理配合；③给予病人高蛋白、高热量、富含维生素饮食或肠内外营养支持。

(四)健康教育

1. 疾病知识宣教　本病相关的知识，使病人及其亲属认识本病性质，积极配合治疗。出院后要适当休息，加强锻炼，增加营养，促进康复。

2. 急救知识　普及各种急救知识，在发生意外事故时，能进行简单的急救或自救。

3. 安全知识　加强宣传安全生产、户外活动安全、安全行车的知识，避免意外损伤的发生。

4. 复诊指导　指导病人遵医嘱定期复查，若出现腹痛、腹胀、肛门停止排气排便等不适，应及时到医院就医。

【护理评价】

通过治疗与护理，病人是否：①体液平衡得以维持，生命体征稳定；②腹痛缓解或减轻；③病人焦虑与恐惧情绪减轻，情绪稳定；④腹腔感染、腹腔脓肿或粘连性肠梗阻等并发症得以预防，或得到及时发现和处理。

第二十章

胃、十二指肠疾病病人的护理

学习目标

识记
1. 复述胃、十二指肠溃疡、胃癌的概念。
2. 复述胃、十二指肠溃疡、胃癌的病因、临床表现和辅助检查。
理解
1. 解释胃、十二指肠溃疡、胃癌的病理生理。
2. 归纳胃、十二指肠溃疡、胃癌的处理原则。
运用
运用护理程对胃、十二指肠疾病围术期病人实施整体护理。

习题二维码20-1

章前导言

外科常见的胃、十二指肠疾病包括胃、十二指肠溃疡的并发症和胃癌。这些疾病不仅影响胃肠道功能，还会发生酸碱平衡失调、休克、感染、消瘦等全身功能紊乱。手术在治疗相应疾病的同时会导致胃肠道本身功能的改变和机体内环境紊乱，可发生多种并发症。重视病人全身状况的评估，给予合理的支持治疗，加强并发症的预防、观察和护理是病人康复的关键。胃、十二指肠溃疡各种并发症、胃癌的临床表现以及围术期护理是本章学习的重点。

案例导入

王先生，45 岁，因反复上腹部烧灼痛 8 年，再发加重 6 小时入院。

病人 8 年来常有空腹或夜间上腹部烧灼痛，进食后疼痛减轻，近来自觉症状加重。6 小时前于晚餐后突发上腹剧痛，迅速波及全腹，伴恶心、呕吐。

既往无药物过敏史，无肝炎、肺结核、糖尿病、高血压病史。

体格检查：T 37.8℃，P 80 次/分，R 19 次/分，Bp 95/75 mmHgO 发育正常，营养中等，神志清楚。腹式呼吸消失，全腹有肌紧张、压痛和反跳痛，以上腹明显。叩诊肝浊音界消失，移动性浊音(+)，听诊肠鸣音消失。

辅助检查：血常规示 WBC $15.2×10^9$/L，中性粒细胞比值85%，淋巴细胞比值15%。

请思考：

（1）该病人的评估内容应重点关注什么？

（2）病人主要的护理诊断/问题有哪些？

（3）如何针对病人的护理诊断/问题，采取相应的护理措施？

第一节　胃、十二指肠溃疡

 考点提示

序号	主要考点
1	溃疡合并穿孔的的诊断依据、治疗原则和体位
2	幽门梗阻的临床表现及术前准备
3	胃大部分切除术后饮食指导
4	术后梗阻的鉴别
5	早期倾倒综合征的健康教育
6	十二指肠残端破裂的诊断

　　胃、十二指肠溃疡是指发生于胃、十二指肠的局限性圆形或椭圆形的全层黏膜缺损。因溃疡的形成与胃酸-蛋白酶的消化作用有关，故又称为消化性溃疡。外科治疗主要用于急性穿孔、出血、幽门梗阻、药物治疗无效的溃疡病人以及恶变等情况。胃、十二指肠溃疡急性穿孔是胃、十二指肠溃疡的严重并发症，起病急、变化快，病情严重，需紧急处理，若诊治不当可危及生命。胃、十二指肠溃疡大出血是上消化道大出血最常见的原因，约占50%以上，其中5%~10%需要外科手术治疗。胃、十二指肠溃疡病人可因幽门管、幽门或十二指肠球部溃疡反复发作形成瘢痕狭窄，合并幽门痉挛水肿而造成幽门梗阻。

【病因病理】

　　1.胃、十二指肠溃疡穿孔　　胃、十二指肠溃疡急性穿孔为活动期胃、十二指肠溃疡逐渐向深部侵蚀，穿破浆膜所致。胃溃疡穿孔多发生于胃小弯，而十二指肠溃疡穿孔多发生于球部前壁。穿孔发生后，具有强烈刺激性的消化液和食物进入腹腔，可引起化学性腹膜炎，产生剧烈腹痛和大量渗出。6~8小时后，细菌开始繁殖并逐渐转变为化脓性腹膜炎。常见的致病菌为大肠埃希菌和链球菌。强烈的化学性刺激、细胞外液的丢失和细菌毒素吸收等，可导致休克的发生。胃、十二指肠后壁溃疡，可穿透全层并与周围组织包裹从而形成慢性穿透性溃疡。

　　2.胃、十二指肠溃疡大出血　　系因溃疡基底血管受侵蚀并导致破裂的结果。病人过去多有溃疡病史，近期可有服用非甾体类抗炎药物、疲劳、饮食不规律等诱因。溃疡基底因炎症侵蚀致血管破裂，多为动脉性出血。胃溃疡出血多见于胃小弯，十二指肠溃疡出血多见于球部后壁。出血后因血容量减少、血压降低、血流变慢、血管破裂处血凝块形成等原因可使出血自行停止。但由于溃疡病灶与胃、十二指肠内容物的不断接触，以及胃肠的不断蠕动，病人仍可能再次出血。

3. 瘢痕性幽门梗阻　溃疡引起幽门梗阻的原因分别是幽门痉挛、炎性水肿和瘢痕。前两种情况是暂时的、可逆的，在炎症消除、痉挛缓解后梗阻解除；瘢痕造成的梗阻则是永久性的，需手术方能解除。瘢痕性幽门梗阻常见于十二指肠球部溃疡和位于幽门的胃溃疡。梗阻初期，由于胃排空受阻，机体以加强蠕动促进胃内容物排出，久之则产生胃壁肌肉代偿性增厚。后期胃代偿功能减退，失去张力，胃高度扩张致蠕动消失。由于胃内容物滞留而致呕吐引起水、电解质和营养素严重丧失，从而导致脱水、低氯低钾性碱中毒等。

【临床表现】

1. 胃、十二指肠溃疡急性穿孔　患者多有溃疡病史，穿孔发生前常自觉症状加重，或在精神紧张、过度疲劳、饮食不节等诱因下突然发生。

（1）症状：

1. 症状　多于夜间空腹或饱餐后，突然出现上腹部"刀割样"剧痛，迅速扩散至全腹，面色苍白、出冷汗、脉搏细速、血压下降等表现。常伴有恶心、呕吐。有时伴有肩部或肩胛部牵涉痛。数小时后，由于腹膜大量渗液起到稀释作用，化学性刺激减弱，腹痛略有减轻；继发化脓性腹膜炎后，腹痛及全身感染中毒症状加重。

2. 体征　急性面容，屈曲体位，拒动，腹式呼吸减弱或消失，全腹压痛和反跳痛明显，尤以上腹部显著，腹肌紧张呈"木板样"强直。叩诊肝浊音界缩小或消失，移动性浊音阳性，肠鸣音减弱或消失。随着感染的加重，病人可出现肠麻痹。

2. 胃、十二指肠溃疡大出血

（1）症状：呕血和黑便是主要症状。多数病人只有黑便而无呕血，迅猛的出血则表现为大量呕血与排紫黑色血便。呕血前病人常有恶心，便血前多突然有便意。呕血或便血前后常有心悸、眩晕、无力甚至昏厥。短期内失血量超过 400 mL 时，病人可出现面色苍白、口渴、脉搏快速有力、血压正常或略偏高的循环系统代偿征象。当失血量超过 800 mL 时，可出现休克症状：病人烦躁不安、出冷汗、脉搏细速、呼吸急促、血压下降、四肢湿冷等。

（2）体征：腹部稍胀，上腹部可有轻度压痛，肠鸣音亢进。

3. 胃、十二指肠溃疡瘢痕性幽门梗阻

（1）症状：进食后上腹饱胀不适并出现阵发性胃痉挛性疼痛，伴嗳气、恶心、呕吐。呕吐反复发作是最突出的症状，特点是呕吐量大，一次 1000~2000 mL；呕吐物含大量宿食，带腐败酸臭味，不含胆汁；呕吐后病人自觉胃部舒适，故病人常自行诱发呕吐以缓解症状。长期呕吐导致营养不良，病人可有脸色苍白、消瘦、皮肤干燥、弹性消失等表现。

（2）体征：上腹部可见胃型和胃蠕动波，用手轻拍上腹部可闻及振水音。

【辅助检查】

1. 实验室检查　胃、十二指肠溃疡急性穿孔病人可出现血白细胞计数及中性粒细胞比值升高。胃、十二指肠溃疡大出血病人早期由于血液浓缩，血常规变化不大，以后红细胞计数、血红蛋白值、血细胞比容均呈进行性下降。

2.影像学检查

(1)X线检查：约80%胃、十二指肠溃疡急性穿孔的病人立位腹部X线可见膈下新月状游离气体影。X线钡餐检查可发现胃、十二指肠溃疡部位有一周围光滑、整齐的龛影或十二指肠球部变形；幽门梗阻者可见胃扩大，24小时后仍有钡剂存留。已明确为幽门梗阻者避免做此检查。

(2)血管造影：对胃、十二指肠溃疡大出血病人行选择性腹腔动脉或肠系膜上动脉造影可明确病因与出血部位，并可采取栓塞治疗或动脉注射垂体升压素等介入性止血措施。

3.内镜检查　胃镜检查是确诊胃、十二指肠溃疡的首选检查方法，可明确溃疡部位，并可在直视下取活组织作幽门螺旋杆菌(HP)检测及病理学检查。对胃、十二指肠溃疡大出血病人可明确出血的原因和部位，出血24小时内其阳性率可达70%~80%，超过48小时则阳性率下降。幽门梗阻者可见胃内大量潴留的胃液和食物残渣。

4.诊断性腹腔穿刺　胃、十二指肠溃疡急性穿孔临床表现不典型的病例，必要时可行腹腔诊断性穿刺检查以帮助诊断，穿刺抽出液可含胆汁或食物残渣。

【处理原则】

无严重并发症的胃、十二指肠溃疡一般采取内科药物治疗，外科手术仅适用于发生并发症的病人。

1.非手术治疗

(1)一般治疗：养成规律的饮食作息习惯、劳逸结合、避免精神高度紧张等。

(2)药物治疗：使用根除HP、抑制胃酸分泌及保护胃黏膜等的药物。必要时遵医嘱使用抗生素、给予肠外营养支持。

(3)禁食、胃肠加压：胃、十二指肠溃疡出现并发症者如不能立即手术应禁食、胃肠减压。

2.手术治疗

(1)适应证：胃溃疡由于较易复发和恶变，临床手术治疗的适应证较宽，主要有：①经内科系统治疗3个月以上仍不愈合或愈合后短期内又复发者；②并发急性大出血、瘢痕性幽门梗阻、溃疡穿孔及溃疡穿透至胃壁外者；③溃疡巨大(直径>2.5 cm)或高位溃疡；④胃、十二指肠复合性溃疡；⑤胃溃疡癌变或不能排除癌变者。

(2)手术方式：胃大部切除术是治疗胃、十二指肠溃疡及其并发症的首选术式。另外，胃、十二指肠溃疡急性穿孔者可行穿孔修补术；胃、十二指肠溃疡大出血者可行溃疡底部贯穿缝扎术。胃大部切除术后胃肠道重建的基本方式包括胃、十二指肠吻合或胃空肠吻合。术式包括毕Ⅰ式胃大部切除术、毕Ⅱ式胃大部切除术。

1)毕Ⅰ式胃大部切除术：即在胃大部切除后将残胃与十二指肠吻合(图20-1)，多适用于胃溃疡。其优点是重建后的胃肠道接近正常解剖生理状态，胆汁、胰液反流入残胃较少，术后因胃肠功能紊乱而引起的并发症亦较少；缺点是有时为避免残胃与十二指肠吻合口的张力过大致使切除胃的范围不够，增加了术后溃疡复发机会。

2)毕Ⅱ式胃大部切除术：即胃大部切除后残胃与空肠吻合，十二指肠残端关闭(图20-

2）。适用于各种胃、十二指肠溃疡，特别是十二指肠溃疡者。十二指肠溃疡切除困难时可行溃疡旷置。该术式的优点是即使胃切除较多，胃空肠吻合口也不致张力过大，术后溃疡复发率低；缺点是吻合方式改变了正常的解剖生理关系，胆汁、胰液流经胃肠吻合口，术后发生胃肠道功能紊乱的可能性较毕Ⅰ式多。

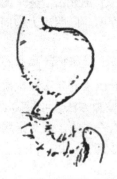

图 20-1　毕Ⅰ式胃大部切除术

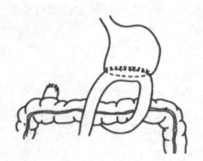

图 20-2　毕Ⅱ式胃大部切除术

【护理评估】

（一）术前评估

1. 健康史

（1）一般情况：包括年龄、性别、婚姻、职业、饮食、生活习惯、性格特征、药物使用情况，特别是有无非甾体类消炎药和皮质类固醇等药物服用史。

（2）既往史：了解有无其他部位手术治疗史；有无传染病史；有无其他伴随疾病，如糖尿病、冠心病、高血压等；有无药物过敏。

（3）家族史：了解家族中有无胃、十二指肠疾病病人。

2. 身体状况

（1）症状与体征

1）腹部情况：了解腹痛发生的时间、部位、性质、程度、范围及其伴随症状等；有无腹部压痛、反跳痛、肌紧张及其部位；有无呕血和黑便及其发生情况；有无腹胀、呕吐及呕吐物的性质和量。

2）全身情况：了解病人精神状态、生命体征；有无休克表现；有无感染中毒反应；有无水、电解质紊乱和酸碱失衡表现；有无消瘦和贫血等全身表现。

（2）辅助检查：了解各项辅助检查结果，如胃酸测定、胃镜及 X 线钡餐检查的结果等，判断溃疡及并发症的发生状况，以及病人各脏器功能状态。

3. 心理-社会状况　①了解病人对疾病的认知程度，对手术有何顾虑，有何思想负担。②亲属对病人的关心程度、支持力度，家庭对手术的经济承受能力。

（二）术后评估

1. 术中情况　了解麻醉和手术方式、术中出血、补液、输血情况。

2. 身体状况　评估病人术后生命体征；各引流管引流液的颜色、性状和量，伤口愈合情况；病人是否发生术后出血、十二指肠残端破裂、吻合口瘘、胃排空障碍、术后梗阻、倾倒综合征等并发症。

3.心理-社会状况　了解病人对疾病康复的认知程度和情绪状态；了解病人的社会支持情况。

【常见护理诊断/问题】

1.急性疼痛　与胃、十二指肠黏膜受侵蚀、胃、十二指肠溃疡穿孔后消化液对腹膜的强烈刺激以及手术创伤有关。

2.体液不足　与溃疡急性穿孔后腹腔内大量渗出及呕吐等致体液大量丢失、胃、十二指肠溃疡大出血致血容量降低、幽门梗阻致大量呕吐以及围术期禁食、禁饮有关。

3.营养失调　低于机体需要量与摄入不足、禁食和手术创伤有关。

4.焦虑/恐惧　与突发胃、十二指肠溃疡穿孔、大出血有关。

5.潜在并发症　出血、十二指肠残端破裂、吻合口瘘、胃排空障碍、术后梗阻、倾倒综合征等。

【护理目标】

(1)病人疼痛减轻或缓解。

(2)病人水、电解质平衡得以维持，未发生酸碱失衡。

(3)病人营养状况改善。

(4)病人自述焦虑、恐惧减轻或消失。

(5)病人术后未发生并发症，或并发症得到及时发现和处理。

【护理措施】

(一)非手术治疗的护理/术前护理

1.体位　根据患者病情取平卧位或半卧位。有呕血者，头偏向一侧。伴有休克者取休克体位，生命体征平稳后改为半卧位，以利于漏出的消化液积聚于盆腔最低位，减少毒素的吸收；同时也可减轻腹壁张力和疼痛。

2.饮食护理　出现并发症者暂禁食，出血停止或非完全性幽门梗阻者，可进流质或无渣半流质饮食。术前 1 日进流质饮食，术前 12 小时禁食、禁饮。

3.胃肠减压　保持引流通畅和有效负压，减少胃内容物继续外漏、清除血凝块或减轻胃组织水肿，注意观察和记录引流液的颜色、量和性状。

4.静脉补液　建立多条静脉通路，必要时行深静脉血管穿刺输液。根据医嘱和血清电解质检测结果，合理安排输液种类和速度，维持水、电解质和酸碱平衡。

5.病情观察　严密观察病人的血压、脉搏、尿量、中心静脉压、周围循环情况及腹部情况如腹膜刺激征、肠鸣音等的变化；观察有无鲜红色血液持续从胃管引出，以判断有无活动性出血和止血效果。若病情不见好转反而加重者，应及时报告医师，并配合做好急诊手术的术前准备。

6.术前准备　遵医嘱静脉补充肠外营养液、输血或其他血制品，以纠正营养不良、贫血和低蛋白血症。遵医嘱合理使用抗生素以预防和控制感染；大出血者遵医嘱应用止血药物或给予冰生理盐水洗胃；完全梗阻者持续胃肠减压排空胃内潴留物，并于术前3日，每晚用300~500 mL温生理盐水洗胃，以减轻胃壁水肿和炎症、利于术后吻合口愈合。术日晨留置胃管，以防止麻醉及手术过程中呕吐、误吸，便于术中操作，减少手术时腹腔污染。

7. 心理护理　了解病人认知水平与心理状态，理解和关心病人，告知病人疾病和治疗的有关知识及手术治疗的必要性，解答病人的各种疑问，使病人能积极配合疾病的治疗和护理。

(二) 术后护理

1. 病情观察　术后每30分钟测量1次血压、脉搏、呼吸，直至血压平稳，如病情较重或有休克者，仍需每1~2小时测量1次，病情平稳后可延长测量间隔时间。同时观察病人神志、体温、尿量、切口渗血、渗液和引流液情况等。

2. 体位　术后取平卧位，待病人血压平稳后给予低半卧位，以保持腹肌松弛，减轻腹部切口张力，减轻疼痛，也有利于呼吸和引流。

3. 饮食护理　拔除胃管前禁食，拔胃管后当日可饮少量水或米汤；如无不适，第2日进半量流质饮食，每次50~80 mL；第3日进全量流质，每次100~150 mL；进食后无不适，第4日可进半流质饮食。食物宜温、软、易于消化，忌生、冷、硬和刺激性食物，少量多餐。开始时每日5~6餐，逐渐减少进餐次数并增加每次进餐量，逐步恢复正常饮食。

4. 鼓励早期活动　除年老体弱或病情较重者，鼓励并协助病人术后第1日坐起轻微活动，第2日协助病人于床边活动，第3日可在病室内活动。病人活动量根据个体差异而定，早期活动可促进肠蠕动恢复，预防术后肠粘连和下肢深静脉血栓等并发症的发生。

5. 引流管护理　胃、十二指肠溃疡术后病人常留置有胃管、腹腔引流管、导尿管等。护理时需注意：①妥善固定并准确标记各引流管，避免脱出，一旦脱出后不可自行插回；②保持引流通畅，防止受压、扭曲、折叠等，经常挤捏各引流管以防堵塞；若堵塞，可在医师指导下用注射器抽取生理盐水试冲洗引流管；③观察并记录引流液的颜色、性状和量等。留置胃管可起到胃肠减压的作用，以减轻胃肠道张力，促进吻合口愈合。护理时还应注意：部分病人胃管需接负压吸引装置，维持适当的负压，避免负压过大损伤胃黏膜；术后24小时内可由胃管引流出少量血性液体或咖啡样液体，若有较多鲜红色血性液体，应及时报告医师并配合处理；术后胃肠减压量减少，肠蠕动恢复，肛门排气后，可拔除胃管。

6. 输液护理　保持静脉输液管路通畅，记录24小时出入水量，及时了解病人各项检查结果，为合理输液提供依据，避免水、电解质平衡失调。

7. 并发症的护理

(1) 术后胃出血

1) 原因：发生在术后24小时以内的出血，多属术中止血不彻底；术后4~6日发生的出血，常为吻合口黏膜坏死脱落所致；术后10~20日发生的出血，多因吻合口缝线处感染或黏膜下脓肿腐蚀血管所致。

2) 表现：胃大部分切除术后，可有少许暗红色或咖啡色胃液自胃管抽出，一般24小时内不超过300 mL，且逐渐减少、变淡至自行停止。若术后短期内从胃管不断引流出鲜红色血性液体，24小时后仍未停止，甚至出现呕血和黑便，则系术后出血。

3) 护理：①术后严密观察病人的生命体征和神志的变化。②加强对胃肠减压引流液的颜色、性状和量的观察，若术后短期内从胃管引流出大量鲜红色血性液体，持续不止，需及时报告医师处理。③遵医嘱应用止血药物、用冰生理盐水洗胃或输新鲜血等。④若经非手术治疗不能有效止血或出血量>500 mL/h 时，积极完善术前准备。

（2）十二指肠残端破裂：是毕Ⅱ式胃大部切除术后早期严重并发症。

1）原因：多为十二指肠残端处理不当；或者因空肠输入袢梗阻致十二指肠内张力过高所致。

2）表现：多发生在术后 24~48 小时，病人出现突发性上腹部剧痛、发热和腹膜刺激征；白细胞计数增加；腹腔穿刺可抽得胆汁样液体。

3）护理：如发生十二指肠残端破裂，立刻进行手术治疗的术前准备；术后持续负压吸引，积极纠正水、电解质和酸碱平衡失调，经静脉或空肠造瘘管提供营养支持，遵医嘱使用广谱抗生素抗感染，用氧化锌软膏保护引流管周围皮肤。

（3）吻合口破裂或吻合口瘘：是胃大部切除术后的早期严重并发症之一。

1）原因：与缝合不当、吻合口张力过大、组织供血不足有关，贫血、低蛋白血症和组织水肿者易发生。

2）表现：多发生在术后 1 周内，病人出现高热、脉速等全身中毒症状，腹膜炎以及腹腔引流管引流出含肠内容物的混浊液体。如发生较晚，多形成局部脓肿或外瘘。

3）护理：①出现弥漫性腹膜炎的吻合口破裂病人须立即手术，做好急诊手术的准备；②形成局部脓肿、外瘘或无弥漫性腹膜炎的病人，进行局部引流，注意及时清洁瘘口周围皮肤并保持干燥，局部涂以氧化锌软膏、皮肤保护粉或皮肤保护膜加以保护，以免皮肤破损继发感染；③禁食、胃肠减压；④合理应用抗生素和给予肠外营养支持，纠正水、电解质紊乱和维持酸碱平衡。经上述处理后多数病人吻合口瘘可在 4~6 周自愈；若经久不愈，须再次手术。

（4）胃排空障碍：胃排空障碍也称胃瘫。

1）原因：精神因素、输出袢痉挛、吻合口水肿、低蛋白血症、饮食结构改变、长期应用抑制胃肠运动的药物、大网膜吻合口周围团块状粘连等均可导致胃肠动力障碍，胃排空延迟。

2）表现：常发生在术后 4~10 日，病人出现上腹饱胀、钝痛和呕吐，呕吐含胆汁胃内容物。消化道 X 线造影可见残胃扩张、无张力、蠕动波少而弱，造影剂通过胃肠吻合口不畅。

3）护理：一旦发生，禁食、胃肠减压，给予肠外营养支持，纠正低蛋白血症，维持水、电解质和酸碱平衡，应用胃动力促进剂，也可用温热的 3%盐水洗胃。一般均能经非手术治疗治愈。

（5）术后梗阻：根据梗阻部位可分为输入袢梗阻、输出袢梗阻和吻合口梗阻，前两者见于毕Ⅱ式胃大部切除术后。

1）输入袢梗阻：可分为 2 类。

急性完全性输入袢梗阻：①表现：病人突起上腹部剧烈疼痛，频繁呕吐，量少，多不含胆汁，呕吐后症状不缓解，且上腹有压痛性肿块。病情进展快，不久即出现烦躁、脉速、血压下降等休克表现。②处理：属闭袢性肠梗阻，易发生肠绞窄，应紧急手术治疗。

慢性不完全性输入袢梗阻：①表现：进食后出现上腹胀痛或绞痛，随即突然喷射性呕吐出大量不含食物的胆汁，呕吐后症状缓解。由于消化液潴留在输入袢内，进食后消化液分泌明显增加，输入袢内压力增高，刺激肠管发生强烈的收缩，引起喷射样呕吐，也称"输入袢综合征"。②处理：包括禁食、胃肠减压、营养支持等，如症状在数周或数月内不能缓解，亦需手术治疗。

2）输出祥梗阻：①表现：病人上腹饱胀，严重时呕吐出食物和胆汁。②处理：若非手术治疗无效，应手术解除梗阻。

3）吻合口梗阻：①表现：病人进食后出现上腹饱胀感和溢出性呕吐；呕吐物含或不含胆汁。X 线钡餐检查可见造影剂完全停留在胃内。②处理：非手术治疗措施同胃排空障碍的处理措施。若经非手术治疗仍无改善，可手术解除梗阻。

倾倒综合征：由于胃大部切除术后，失去幽门对胃排空的控制，导致胃排空过快所产生的一系列综合征。根据进食后症状出现的时间可分为早期与晚期 2 种类型。

1）早期倾倒综合征：①原因：多因餐后大量高渗性食物快速进入十二指肠或空肠，致肠道内分泌细胞大量分泌肠源性血管活性物质，加上渗透压作用使细胞外液大量移入肠腔，从而引起一系列血管舒缩功能紊乱和胃肠道症状。②表现：多发生在进食后半小时内，病人以循环系统症状和胃肠道症状为主要表现。循环系统症状包括心悸、心动过速、出汗、全身无力、面色苍白和头晕等；胃肠道症状有腹部饱胀不适或绞痛、恶心呕吐和腹泻等。③护理：指导病人调整饮食，即少食多餐，避免过甜、过咸、过浓的流质饮食；宜进食低碳水化合物、高蛋白饮食；用餐时限制饮水喝汤；进餐后平卧 10~20 分钟。多数病人经调整饮食后，症状可减轻或消失，术后半年到 1 年内能逐渐自愈。极少数症状严重而持久的病人需手术治疗。

2）晚期倾倒综合征：①原因：主要因为进食后，胃排空过快，含糖食物迅速进入空肠后被过快吸收使血糖急速升高，刺激胰岛素大量释放，而当血糖下降后，胰岛素并未相应减少，继而发生反应性低血糖，故晚期倾倒综合征又被称为低血糖综合征。②表现：餐后 2~4 小时病人出现心慌、出冷汗、面色苍白、手颤、无力甚至虚脱等。③护理：饮食中减少碳水化合物含量，增加蛋白质比例，少量多餐可防止其发生；出现症状时稍进饮食，尤其是糖类，即可缓解。

（三）健康教育

1. 生活方式　告知病人戒烟、戒酒，饮食宜少量多餐，进高蛋白、低脂饮食，补充铁剂与足量维生素，少食盐腌和烟熏食品，避免过冷、过烫、过辣及煎、炸食物。注意劳逸结合，避免过劳。

2. 心理调节　强调保持乐观的重要性，指导病人自我调节情绪。

3. 用药指导　教导药物的服用时间、方式、剂量，说明药物不良反应。避免服用对胃黏膜有损害性的药物，如阿司匹林、吲哚美辛、皮质类固醇等。

4. 复诊指导　定期门诊复查，若有不适及时就诊。

【护理评价】

通过治疗与护理，病人是否：①疼痛减轻或缓解；②水、电解质、酸碱平衡得以维持；③营养状况改善；④焦虑、恐惧减轻；⑤并发症得以预防，或得到及时发现和处理。

第二节　胃　癌

 考点提示

序号	主要考点
1	胃癌好发部位
2	原发性胃癌早期症状
3	胃癌术后第一天重点观察的项目(胃管引流管)
4	胃癌术后3天内重要的护理措施(保持引流管通畅)
5	胃癌术后回病房交接时责任护士向手术室护士重点了解的内容(术后出血量)
6	胃癌术后痊愈出院前的指导(定期复查)
7	预防术后倾倒综合征的饮食指导

胃癌是我国最常见恶性肿瘤之一,病死率居恶性肿瘤第2位。好发年龄在50岁以上,男性发病率明显高于女性,男女比例约为2:1。

【病因】

胃癌的病因尚未完全清楚,目前认为与下列因素有关。

1.地域环境　胃癌发病有明显的地域性差别。在世界范围内,日本发病率最高,美国则很低。在我国的西北与东部沿海地区胃癌发病率比南方地区明显为高。

2.饮食生活　长期食用熏烤、盐腌食品的人群中胃远端癌发病率高,与食品中亚硝酸盐、真菌毒素、多环芳烃化合物等致癌物或前致癌物含量高有关;食物中缺乏新鲜蔬菜与水果与发病也有一定关系。吸烟者的胃癌发病危险较不吸烟者高50%。

3.幽门螺旋杆菌感染　幽门螺杆菌(HP)感染也是引发胃癌的主要因素之一。HP能促使硝酸盐转化成亚硝酸盐及亚硝胺而致癌;HP感染引起胃黏膜慢性炎症加上环境致病因素加速黏膜上皮细胞的过度增殖,导致畸变致癌;HP的毒性产物可能具有促癌作用。控制HP感染在胃癌防治中的作用已受到高度重视。

4.癌前疾病和癌前病变　胃癌的癌前疾病是指一些使胃癌发病危险性增高的良性胃疾病,如慢性萎缩性胃炎、胃息肉、胃溃疡、残胃炎等。癌前病变指的是容易发生癌变的病理组织学变化,但其本身尚不具备恶性改变。

5.遗传因素　遗传与分子生物学研究表明,与胃癌患者有血缘关系的亲属其胃癌发病率较对照组高4倍。胃癌的癌变是一个多因素、多步骤、多阶段的发展过程。不同的基因可能在胃癌发展的不同阶段起作用。

【病理生理与分型】

胃癌可发生于胃的任何部位,但半数以上发生在胃窦部、胃小弯及前后壁,其次是贲门部,胃体相对少见。

根据癌肿侵犯胃壁的程度,可分为早期和进展期胃癌。

早期胃癌:早期胃癌是指癌组织浸润深度仅限于黏膜或黏膜下层,不论其有无局部淋巴结转移。胃镜检查直径 6~10 mm 的癌灶为小胃癌,直径小于 5 mm 的癌灶为微小胃癌。

进展期胃癌:进展期胃癌浸润深度超过黏膜下层,已侵入肌层者称中期,侵及浆膜层或浆膜层外者称为晚期胃癌。按大体形态分为 3 种类型:①块状型癌;②溃疡型癌;③弥漫型癌。

2.组织学分型   世界卫生组织(WHO)于 2000 年将胃癌分为:①腺癌(包括肠型和弥漫型);②乳头状腺癌;③管状腺癌;④黏液腺癌;⑤印戒细胞癌;⑥腺鳞癌;⑦鳞状细胞癌;⑧小细胞癌;⑨未分化癌;⑩其他类型癌。胃癌绝大部分为腺癌。

3.转移扩散途径   胃癌有直接蔓延、淋巴结转移、血行播散和种植转移四种扩散方式,其中淋巴结转移最常见。

【临床表现】

1.症状   早期胃癌多无明显症状,少数患者有恶心、呕吐或类似溃疡病的上消化道症状,诊断率较低。进展期胃癌最常见的症状是上腹部疼胃窦癌常出现类似十二指肠溃疡的症状,按慢性胃炎和十二指肠溃疡治疗,症状可暂时缓解,易被忽视。随着病情的发展,症状日益加重,常有上腹疼痛、食欲不振、呕吐、乏力、消瘦等症状。不同部位的胃癌有其特殊表现:贲门胃底癌可有胸骨后疼痛和进行性梗噎感;幽门附近的胃癌可有呕吐宿食的表现;肿瘤溃破血管后可有呕血和黑便。

2.体征   胃癌早期无明显体征,可有上腹部深压不适或疼痛。晚期,可扪及上腹部肿块。若出现远处转移时,可有肝大、腹水、锁骨上淋巴结肿大等。

【辅助检查】

1.胃镜检查   是诊断早期胃癌的主要方法。优点在于可直接观察病变的颜色、性状、部位及范围,同时对可疑病灶取活检进行病理检查。

2.X 线钡餐   目前多采用 X 线气钡双重造影,通过黏膜相和充盈相的观察作出诊断,优点是痛苦小,易被病人接受;缺点是不如胃镜直观且不能取活检进行组织学检查。X 线气钡双重对比造影可显示较小而表浅的变化。肿块型癌可见胃腔内充盈缺损;溃疡型癌可见较大龛影,在病变处可见局限性或广泛性胃壁僵硬,黏膜纹中断变形。浸润型胃癌可见胃壁僵硬,蠕动波消失,呈革袋状胃。

3.螺旋 CT   可判断胃癌病变范围、局部淋巴结转移和远处转移情况,有助于胃癌的诊断和术前临床分期。

4.正电子发射计算机成像技术(PET)   是利用胃癌组织对于 18_F 氟-2-脱氧-D-葡萄糖(FDG)的亲和性,对胃癌进行诊断,还可判断淋巴结和远处转移病灶的情况。

5.实验室检查   大便隐血试验常呈持续阳性。部分病人肿瘤标志物癌胚抗原(CEA)、糖类抗原 19-9(CA19-9)和糖类抗原(CA125)可升高,但无助于胃癌的诊断,目前仅作为判断肿瘤预后和治疗效果的指标。

【处理原则】

早期发现、早期诊断和早期治疗是提高胃癌疗效的关键。外科手术是治疗胃癌的主要手段,也是目前能治愈胃癌的唯一方法。对中晚期胃癌,积极辅以化学治疗、放射治疗及免疫治疗等综合治疗以提高疗效。

1.手术治疗　外科手术切除加区域淋巴结清扫是目前唯一有可能根治胃癌的方法。对胃癌患者,如无手术禁忌证或远处转移,应尽可能手术切除。

2.胃镜下治疗　对早期胃癌可在胃镜下行高频电凝切除术、激光或微波凝固等。因早期胃癌可能有淋巴结转移,所以胃镜下治疗不如手术可靠。

3.化学治疗　有转移淋巴结癌灶的早期胃癌及全部进展期胃癌均需辅以化疗,在术前、术中及术后使用,以使癌灶局限、消灭残存癌灶及防止复发和转移。晚期胃癌化疗主要是缓解症状,改善生存质量及延长生存期。常用药物有氟尿嘧啶(5-FU)、丝裂霉素(MMC)、替加氟(FT-207)、阿霉素(ADM)等。

4.支持治疗　应用高能量静脉营养疗法可以增强患者的体质,使其能耐受手术和化疗;使用对胃癌有一定作用的生物制剂,如香菇多糖、沙培林等,可提高患者的免疫力。

【护理措施】

(一)术前护理

1.心理护理　病人对癌症及预后有很大顾虑,常有消极悲观情绪,鼓励病人表达自身感受,根据病人个体情况提供信息,向病人解释胃癌手术治疗的必要性,帮助病人消除负性情绪,增强对治疗的信心。此外,还应鼓励家属和朋友给予病人关心和支持,使其能积极配合治疗和护理。

2.改善营养状况　胃癌病人,伴有梗阻和出血者,术前常由于食欲减退、摄入不足、消耗增加以及恶心、呕吐等导致营养状况欠佳。根据病人的饮食和生活习惯,制定合理食谱。给予高蛋白、高热量、富含维生素、低脂肪、易消化和少渣的食物;对不能进食者,应遵医嘱予以静脉输液,补充足够的热量,必要时输血浆或全血,以改善病人的营养状况,提高其对手术的耐受性。

3.胃肠道准备　对有幽门梗阻者,在禁食的基础上,术前 3 日起每晚用温热生理盐水洗胃,以减轻胃黏膜的水肿。术前 3 日给病人口服肠道不吸收的抗生素,必要时清洁肠道。

(二)术后护理

参见本章第一节胃、十二指肠溃疡的护理。

(三)健康教育

1.胃癌的预防　积极治疗 HP 感染和胃癌的癌前疾病,如慢性萎缩性胃炎、胃息肉及胃溃疡;少食腌制、熏、烤食品,戒烟、酒。高危人群定期检查,如大便隐血试验、X 线钡餐检查、内镜检查等。

2.适当活动　参加一定的活动或锻炼,注意劳逸结合,避免过度劳累。

3.复诊指导　胃癌病人须定期门诊随访，检查肝功能、血常规等，注意预防感染。术后3 年内每 3~6 个月复查 1 次，3~5 年每半年复查 1 次，5 年后每年 1 次。内镜检查每年 1 次。若有腹部不适、胀满、肝区肿胀、锁骨上淋巴结肿大等表现时，应随时复查。

【思 考 题】

1.王先生，43 岁，因中上腹胀痛、呕吐 12 天急诊入院。病人反复腹部疼痛 10 余年，好发于夜间，药物治疗效果不佳，症状逐渐加重。12 天前开始出现中上腹胀痛不适，进食加重，出现恶心呕吐，呕吐物为宿食，有酸臭味，常发生在下午和晚上。

请问：

(1)还需进一步做哪些辅助检查？

(2)护士应提供哪些护理措施？

2.杨先生，50 岁，因上腹疼痛不适 2 个月入院。病人 2 个月前开始出现上腹不适、疼痛、食欲减退，有反酸、嗳气，服抗酸药无明显好转，2 个月来体重下降 3 kg。病人长期食用腌制食品，有吸烟史 20 年。

请问：

(1)病人可能存在的护理诊断/问题有哪些？

(2)护士应提供哪些护理措施？

第二十一章

急性阑尾炎病人的护理

学习目标

识记
1. 简述急性阑尾炎的概念。
2. 复述急性阑尾炎的辅助检查。
理解
1. 解释急性阑尾炎的病因病理。
2. 比较特殊类型阑尾炎的临床表现。
3. 解释急性阑尾炎的处理原则。
运用
运用护理程序对急性阑尾炎病人实施整体护理。

习题二维码21-1

章前导言

急性阑尾炎是外科最常见的急腹症之一，发病期间可引起剧烈腹痛，导致酸碱平衡失调，如未及时处理可转化为慢性阑尾炎，甚至导致腹腔脓肿和急性腹膜炎等。在正确诊断疾病的基础上，采取适当的术前准备、做好术后并发症的预防、观察、处理是促进病人快速康复的关键。急性阑尾炎病人的临床表现、处理原则以及围术期护理是本章学习的重点。

案例导入

李女士，26岁，因腹痛、腹泻、发热、呕吐20小时入院。

病人20小时前进食后出现上腹部疼痛，呈阵发性并伴有恶心、呕吐，呕吐物为胃内容物；发热，体温37℃~38.5℃；腹泻5次，为稀便，无脓血。腹泻、呕吐后腹痛无缓解。2小时前腹痛加重，由上腹部转移至右下腹。

既往身体健康，无药物过敏史。

体格检查：T 38.7℃，P 96次/分，R 22次/分，Bp 135/85 mmHg，全腹压痛以右下腹麦氏点周围为主，肠鸣音10~15次/分。其他未发现异常。

辅助检查：血常规示 Hb 162 g/L，WBC 24.5×10⁹/L，中性粒细胞比值86%；腹部X线可见盲肠及回肠末端扩张和气液平面。

请思考：

(1)评估该病人，应重点关注哪些内容？

(2)病人将实施阑尾切除+腹腔引流术，围术期主要的护理诊断/问题有哪些？

(3)如何针对病人的护理诊断/问题，采取相应的护理措施？

第一节　急性阑尾炎

 考点提示

序号	主要考点
1	阑尾早期易穿孔的原因(阑尾的动脉为终末动脉，没有侧支循环)
2	阑尾穿孔的判断
3	急性阑尾炎的典型症状和体征
4	阑尾炎病人术后并发症的判断(盆腔脓肿、腹胀、尿潴留)
5	阑尾术后早期下床活动的目的

急性阑尾炎可在各个年龄段、不同人群中发病，多发生于青壮年，以20~30岁多见，男性发病率高于女性。

【病因】

1. 阑尾管腔阻塞　是急性阑尾炎最常见的病因。阑尾管腔细，开口狭小，系膜短，使阑尾卷曲，造成阑尾管腔易于阻塞。导致阻塞的原因包括：①淋巴滤泡明显增生：约占60%，多见于年轻人；②肠石阻塞：约占35%；③异物、食物残渣、炎性狭窄、蛔虫、肿瘤等：较少见。

2. 细菌入侵　阑尾管腔阻塞后，细菌繁殖并分泌内毒素和外毒素，损伤黏膜上皮，形成溃疡，细菌经溃疡面进入阑尾肌层。阑尾壁间质压力升高，影响动脉血流，造成阑尾缺血，甚至梗死和坏疽。致病菌多为肠道内的各种革兰阴性杆菌和厌氧菌。

【病理生理】

急性阑尾炎的组织学改变是局部黏膜充血、水肿、中性粒细胞浸润等急性炎症表现。炎症可向深部发展，或继之因血管内血栓形成，导致组织坏死，肠壁感染、穿孔。

病理类型根据急性阑尾炎的临床过程和病理解剖学变化，可分为4种类型。

(1)急性单纯性阑尾炎：炎症多限于黏膜和黏膜下，阑尾轻度肿胀，浆膜充血，失去正常光泽，表面有少量纤维性渗出物。

（2）急性化脓性阑尾炎：又称急性蜂窝织炎性阑尾炎。炎症波及肌层和浆膜层，各层均可有小脓肿，腔内有积脓。常由急性单纯性阑尾炎发展而来。阑尾肿胀明显，浆膜高度充血，表面覆有脓性渗出物。阑尾周围的腹腔内有稀薄脓液，形成局限性腹膜炎，临床症状较重。

（3）坏疽性及穿孔性阑尾炎：阑尾病变进一步加剧，致阑尾管壁部分坏死或全部坏死，呈暗紫色或黑色。由于管腔梗阻或积脓，压力升高，加重管壁血运障碍，很容易发生穿孔；若穿孔后局部未能被大网膜包裹，感染扩散，可引起急性弥漫性腹膜炎。

（4）阑尾周围脓肿：急性阑尾炎化脓坏疽或穿孔时，大网膜可移至右下腹部，将阑尾包裹并黏连，形成炎性肿块或阑尾周围脓肿。

2. 转归

（1）炎症消退：部分单纯性阑尾炎经及时药物治疗后，炎症消退，大部分将转为慢性阑尾炎。由于遗留阑尾管腔狭窄、管壁增厚、阑尾粘连扭曲，炎症易复发。

（2）炎症局限：阑尾炎症被大网膜包裹后形成阑尾周围脓肿，若脓液较少，经药物治疗后可逐渐吸收。

（3）炎症扩散：部分严重阑尾炎病情重、进展快，如未进行及时药物治疗或手术切除，可发展为弥漫性腹膜炎、化脓性门静脉炎或感染性休克等。

【临床表现】

1. 症状

（1）腹痛：典型表现为转移性右下腹痛，疼痛发作多始于上腹部，逐渐移向脐周，位置不固定，6~8 小时后疼痛转移并局限于右下腹。此过程时间长短取决于病变发展的程度和阑尾的位置，70%~80%的病人表现出典型的转移性腹痛。部分病人也可在发病初即表现为右下腹痛。

1）不同位置的阑尾炎，疼痛部位不同：①盲肠后位阑尾炎表现为右侧腰部疼痛；②盆腔位阑尾炎疼痛在耻骨上区；③肝下区阑尾炎可引起右上腹痛；④极少数左下腹部阑尾炎表现为左下腹痛。

2）不同类型的阑尾炎，腹痛有差异：①单纯性阑尾炎仅有轻度上腹部或脐部隐痛；②化脓性阑尾炎可表现为阵发性胀痛，并逐渐加重；③坏疽性阑尾炎呈持续性剧烈腹痛；④穿孔性阑尾炎因阑尾腔压力骤减，腹痛可暂时减轻，但出现腹膜炎后，腹痛可持续加剧并范围扩大，甚至出现全腹剧痛。

（2）胃肠道症状：早期可出现轻度厌食、恶心或呕吐，呕吐多为反射性，程度较轻。晚期并发弥漫性腹膜炎时，可致麻痹性肠梗阻而出现持续性呕吐、腹胀和排气排便减少。部分病人可发生腹泻，如盆位阑尾炎时，炎症刺激直肠和膀胱，引起排便次数增多、里急后重等症状。

（3）全身表现：早期有乏力。炎症重时出现全身中毒症状，可表现心率增快、体温升高达 38℃左右。阑尾穿孔形成腹膜炎者，可出现寒战、体温达 39℃~40℃、反应迟钝或烦躁不安。若发生门静脉炎则可出现寒战、高热及轻度黄疸。

2. 体征

（1）右下腹压痛：是急性阑尾炎的重要体征，发病早期腹痛尚未转移至右下腹时，右下腹便出现固定压痛。压痛点可随阑尾位置变化而改变，但始终固定在一个位置，通常位于麦氏点(图21-1)压痛程度与病变程度相关。当阑尾炎症波及周围组织时，压痛范围亦相应扩大，但仍以阑尾所在部位的压痛最明显。

(2)腹膜刺激征：包括腹肌紧张、压痛、反跳痛。这是壁腹膜受到炎症刺激的一种防御性反应，提示阑尾炎症加重，有渗出、化脓、坏疽或穿孔等病理改变。但小儿、老人、孕妇、肥胖、虚弱者或盲肠后位阑尾炎时，刺激征不明显。

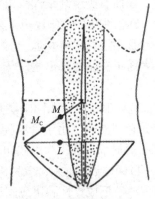

图 21-1　阑尾炎的压痛点
(Me：麦氏点)

(3)右下腹包块：阑尾炎性肿块或阑尾周围脓肿形成时，右下腹可扪及压痛性包块，边界不清，固定。

(4)特殊体征

1)结肠充气试验(Rovising)：病人仰卧位，检查者一手压迫左下腹降结肠区，另一手按压近端结肠，结肠内气体可传至盲肠和阑尾，引起右下腹疼痛者为阳性。

2)腰大肌试验：病人左侧卧位，右大腿向后过伸，引起右下腹疼痛者为阳性，常提示阑尾位于腰大肌前方，为盲肠后位或腹膜后位。

3)闭孔内肌试验：病人仰卧位，右髋和右膝均屈曲90°，然后被动向内旋转，引起右下腹疼痛者为阳性，提示阑尾位置靠近闭孔内肌。

4)直肠指诊：盆腔位阑尾炎常在直肠右前方有触痛。若阑尾穿孔，炎症波及盆腔时，直肠前壁有广泛触痛。若发生盆腔脓肿，可触及痛性肿块。

【辅助检查】

1.实验室检查　多数急性阑尾炎病人血白细胞计数和中性粒细胞比值增高。白细胞计数可达$(10\sim20)\times10^9/L$，发生核左移。部分单纯性阑尾炎或老年病人可无明显升高。

2.影像学检查

(1)腹部 X 线：可见盲肠和回肠末端扩张和气液平面，偶尔可见钙化的粪石和异物。

(2)超声检查：可发现肿大的阑尾或脓肿，推测病变的严重程度及病理类型。

(3)CT 检查：可显示阑尾周围软组织及其与邻近组织的关系，有助于阑尾周围脓肿的诊断。

3.腹腔镜检查　可以直接观察阑尾有无炎症，也能分辨与阑尾炎有相似症状的其他邻近脏器疾病，对明确诊断可起决定作用。诊断同时也可行阑尾切除术的治疗。

【治疗原则】

1.非手术治疗　适用于不愿意手术的单纯性阑尾炎、急性阑尾炎诊断尚未确定、病程已超过72 小时、炎性肿块和(或)阑尾周围脓肿已形成等有手术禁忌者。包括禁食、补液、应用抗生素。中药以清热、解毒、化淤为主。在非手术治疗期间，若病情有发展趋势，如右下腹痛加剧、发热、血白细胞计数和中性粒细胞比例上升，应改为手术治疗。

2.手术治疗

急性阑尾炎一旦确诊，原则上应早期手术。根据急性阑尾炎的病理类型，选择不同手术方法。阑尾周围脓肿先行非手术治疗，待肿块缩小局限、体温正常，3 个月后再行阑尾切除手术。阑尾周围脓肿在非手术治疗期间，体温日渐升高、肿块增大、疼痛无减轻，则应行脓肿切开引流术，待伤口愈合，3 个月后再行阑尾切除术。

【护理评估】

（一）术前评估

1. 健康史

（1）一般情况：了解病人年龄、性别，女性病人月经史、生育史；饮食习惯，有无不洁饮食史、有无经常进食高脂肪、高糖、低纤维食物等。

（2）现病史：询问病人有无腹痛及其伴随症状。评估腹痛的特点、部位、程度、性质、疼痛持续的时间以及腹痛的诱因、有无缓解和加重的因素等。

（3）既往史：了解病人有无急性阑尾炎发作、胃、十二指肠溃疡穿孔、右肾与右输尿管结石、妇科病史，有无手术治疗史。老年人需要注意有无心、肺、肾等重要脏器疾病和糖尿病。

2. 身体状况

（1）症状与体征

1）症状：评估有无乏力、发热、恶心、呕吐等症状；有无腹泻、里急后重等。新生儿及小儿需评估有无缺水和（或）呼吸困难的表现；妊娠中后期急性阑尾炎病人可出现流产或早产征兆，注意观察其腹痛的性质有无改变，有无阴道流血。

2）体征：评估腹部压痛的部位，麦氏点有无固定压痛，有无腹膜刺激征；腰大肌试验、结肠充气试验、闭孔内肌试验的结果；直肠指诊有无直肠前壁触痛或触及肿块等。

（2）辅助检查：评估血白细胞计数和中性粒细胞比值；影像学检查有无异常。

3. 心理-社会状况 了解病人及其亲属对急性腹痛和阑尾炎的认知、心理承受能力及对手术的认知。

（二）术后评估

评估病人麻醉、手术方式和术中情况，如阑尾有无化脓或穿孔，腹腔有无脓液及清除情况；有无放置引流管及其部位，引流是否通畅，评估引流液的颜色、性状及量；评估手术切口情况，伤口是否有渗出及渗出液的性质；是否发生并发症等。

【常见护理诊断/问题】

1. 急性疼痛 与阑尾炎症刺激壁腹膜或手术创伤有关。

2. 体温过高 与阑尾炎症有关。

3. 焦虑 与起病急、担心手术有关。

4. 潜在并发症 腹腔脓肿、门静脉炎、出血、切口感染、阑尾残株炎及粘连性肠梗阻等。

【预期目标】

（1）病人疼痛减轻或缓解。

（2）病人体温接近正常，舒适感增加。

（3）病人的情绪平稳，焦虑减轻。

（4）病人未发生并发症或并发症被及时发现并有效处理。

【护理措施】

（一）非手术治疗的护理/术前护理

1. 病情观察　严密观察病人的生命体征、腹痛及腹部体征的情况。如体温升高，脉搏、呼吸增快，提示炎症较重，或炎症已有扩散；如腹痛加剧，范围扩大，腹膜刺激征更明显，提示病情加重。在非手术治疗期间，出现右下腹痛加剧、发热、血白细胞计数和中性粒细胞比值上升，应做好急诊手术的准备。

2. 避免肠内压增高　非手术治疗期间禁食，必要时行胃肠减压，同时给予肠外营养；禁服泻药及灌肠，以免肠蠕动加快，增高肠内压力，导致阑尾穿孔或炎症扩散。

3. 控制感染　遵医嘱及时应用有效的抗生素；脓肿形成者可配合医师行脓肿穿刺抽液。高热病人给予物理降温。

4. 缓解疼痛　协助病人取舒适体位，如半卧位，可放松腹肌，减轻腹部张力，缓解疼痛。对明确诊断或已决定手术者疼痛剧烈时，遵医嘱给予镇痛或镇静、解痉药。

5. 心理护理　了解病人及家属的心理反应，适时地给其讲解有关知识，减轻病人对手术的焦虑与恐惧，使其能够积极配合治疗及护理。

6. 并发症的护理

（1）腹腔脓肿：是阑尾炎未经有效治疗的结果，可在盆腔、膈下及肠间隙等处形成脓肿，其中以阑尾周围脓肿最常见。典型表现为压痛性肿块，麻痹性肠梗阻所致腹胀，也可出现直肠、膀胱刺激症状和全身中毒症状等。超声和 CT 检查可协助定位。可采取超声引导下穿刺抽脓、冲洗或置管引流，必要时做好急诊手术的准备。

（2）门静脉炎：较少见。急性阑尾炎时，细菌栓子脱落进入阑尾静脉中，沿肠系膜上静脉至门静脉，可导致门静脉炎。主要表现为寒战、高热、剑突下压痛、肝肿大、度黄疸等。如病情加重会发生感染性休克或脓毒症，治疗不及时可发展为细菌性肝脓肿。一经发现，应立即做好急诊手术的准备，并遵医嘱大剂量应用抗生素治疗。

7. 术前准备　拟急诊手术者应紧急做好备皮、配血、输液等术前准备。

（二）术后护理

1. 病情观察　监测生命体征并准确记录；加强巡视，注意倾听病人的主诉，观察病人腹部体征的变化，发现异常及时通知医师并配合处理。

2. 体位与活动　全麻术后清醒或硬膜外麻醉平卧 6 小时后，生命体征平稳者可取半卧位。鼓励病人术后早期在床上翻身、活动肢体，待麻醉反应消失后即下床活动，以促进肠蠕动恢复，减少肠粘连的发生。

3. 饮食　肠蠕动恢复前暂禁食，予以肠外营养。肛门排气后，逐步恢复饮食。

4. 腹腔引流管的护理　阑尾切除术后一般不留置引流管，只在局部有脓肿、阑尾包埋不满意和处理困难或有肠瘘形成时采用，用于引流脓液和肠内容物。一般 1 周左右拔除。引流管应妥善固定，保持通畅，注意无菌，注意观察引流液的颜色、性概量，如有异常，及时通知医师并配合处理。

5. 并发症的护理

（1）出血：多因阑尾系膜的结扎线松脱，引起系膜血管出血。主要表现为腹痛、腹胀、失血性休克等；一旦发生，应立即遵医嘱输血、补液，并做好紧急手术止血的准备。

（2）切口感染：阑尾切除术后最常见的并发症，多见于化脓性或穿孔性阑尾炎。表现为术后3日左右体温升高，切口局部胀痛或跳痛、红肿、压痛，形成脓肿时，局部可出现波动感。应遵医嘱予以抗生素，若出现感染，先行试穿抽出伤口脓液，或在波动处拆除缝线敞开引流，排出脓液，定期换药，保持敷料清洁、干燥。

（3）粘连性肠梗阻：多与局部炎性渗出、手术损伤、切口异物和术后长期卧床等因素有关。术后应鼓励病人早期下床活动；不完全性肠梗阻者行胃肠减压，完全性肠梗阻者，应协助医师进行术前准备。

（4）阑尾残株炎：阑尾切除时若残端保留过长超过1 cm，术后残株易复发炎症，症状表现同阑尾炎，X线钡剂检查可明确诊断。症状较重者再行手术切除阑尾残株。

（5）肠瘘/粪瘘：较少见。多因残端结扎线脱落，盲肠原有结核、癌肿等病变，术中因盲肠组织水肿脆弱而损伤等所致。临床表现与阑尾周围脓肿类似，术后数日内可见肠内容物经切口或瘘口溢出。阑尾炎所致的粪瘘一般位置较低，对机体影响较小，通过保持引流通畅、创面清洁、加强营养支持等非手术治疗后，多可自行闭合，仅少数需手术治疗。

（三）健康教育

1. 预防指导　指导健康人群改变不良的生活习惯，如改变高脂肪、高糖、低膳食纤维的饮食，注意饮食卫生。积极治疗或控制消化性溃疡、慢性结肠炎等。

2. 知识指导　向病人介绍阑尾炎护理、治疗知识。告知手术准备及术后康复方面的相关知识及配合要点。

3. 复诊指导　出院后如出现腹痛、腹胀等不适及时就诊。阑尾周围脓肿未切除阑尾者，告知病人3个月后再行阑尾切除术。

【护理评价】

通过治疗与护理，病人是否：①疼痛减轻或缓解；②体温恢复正常，舒适感增加；③焦虑减轻或消失，能积极配合治疗；④并发症得以预防，或得到及时发现和处理。

第二节　特殊类型急性阑尾炎

（一）新生儿急性阑尾炎

新生儿急性阑尾炎较少见。早期可仅有厌食、恶心、呕吐、腹泻及脱水等症状，无明显发热。由于新生儿不能提供病史，早期诊断较困难，穿孔率高达50%~85%，病死率也较高。应高度注意患儿有无腹胀及右下腹压痛等体征，并应早期手术治疗。

（二）小儿急性阑尾炎

小儿大网膜发育不全，不能起到足够的保护作用。患儿也不能清楚地提供病史。临床特点：①病情发展较快且较重，早期即出现高热、呕吐等症状；②右下腹体征不明显，不典型，但有局部压痛和肌紧张，是小儿阑尾炎的重要体征；③穿孔发生早，穿孔率较高。治疗原则是早期手术、输液、应用广谱抗生素等。

(三) 妊娠期急性阑尾炎

妊娠期急性阑尾炎较常见。妊娠中期子宫的增大较快，盲肠和阑尾被增大的子宫推挤，向右上腹移位，压痛部位也随之升高，压痛、肌紧张和反跳痛均不明显；大网膜难以包裹炎症阑尾，炎症易扩散，导致流产或早产，威胁母子生命安全。B超或CT检查可帮助诊断。治疗时，以阑尾切除术为主。围手术期注意保胎，手术切口偏高，操作轻柔，减少对子宫的刺激。尽量不用腹腔引流。术后使用广谱抗生素。加强术后护理。临产期的急性阑尾炎如并发阑尾穿孔或全身感染症状严重时，可考虑经腹剖宫产术，同时切除病变阑尾。

(四) 老年人急性阑尾炎

随着人口老龄化，老年人急性阑尾炎有增多的趋势。老年人对疼痛感觉迟钝，腹肌薄弱，防御功能减退，所以主诉不强烈，体征不典型，临床表现轻而病理改变却很重，体温和白细胞升高均不明显，容易延误诊断和治疗。老年人动脉硬化，易导致阑尾缺血坏死或穿孔。一旦诊断应及时手术，同时注意处理伴发的内科疾病。

【思 考 题】

陈女士，30岁，因转移性右下腹疼痛8小时就诊。8小时前感上腹部疼痛，随后转移至脐周，并有恶心、呕吐，2小时前疼痛转移至右下腹部，局部伴压痛，并逐渐加重，遂来医院就诊。

请问：

(1) 评估该病人应注意收集哪些资料？

(2) 该病人目前有哪些主要的护理诊断/问题？

(3) 应采取哪些护理措施？

第二十二章

肠梗阻病人的护理

学习目标

识记
1. 复述肠梗阻的概念。
2. 简述肠梗阻的病因、分类、临床表现、辅助检查。
理解
1. 解释肠梗阻的病理生理变化。
2. 概括肠梗阻的处理原则。
运用
运用护理程序对肠梗阻病人实施整体护理。

习题二维码22-1

章前导言

　　小肠是人体消化和吸收食物的主要器官。肠梗阻和肠瘘不仅可引起肠道形态和功能的改变，还可导致腹膜炎，水、电解质、酸碱平衡失调和营养不良等变化。对于肠梗阻病人，应加强病情观察，纠正因梗阻引起的全身生理紊乱，解除梗阻，做好术后并发症的预防与处理。对于肠瘘病人，应积极纠正水、电解质和酸碱平衡失调，给予营养支持，并做好冲洗和引流护理。肠梗阻病人的临床表现及围术期护理是本章学习的重点。

案例导入

　　王先生，28岁，因腹胀、腹痛伴呕吐1周入院。

　　病人1周前无明显原因出现腹胀、腹痛，疼痛位于脐周，伴呕吐胃内容物数次，偶有排气、排便，每日仅排少量黄色便。发病以来，食欲精神欠佳，睡眠差。

　　既往史：2年前曾患急性阑尾炎并行"阑尾切除术"。

　　体格检查：T 37.5℃，P 72次/分，R 18次/分，Bp 130/80 mmHg；腹平软，未见肠型、蠕动波，脐周轻压痛，无反跳痛，未触及包块，墨菲氏征(−)，叩诊鼓音，移动性浊音(−)，肠鸣音2次/分，肛门指诊未触及包块，指套退出无染血。

　　辅助检查：腹部X线示中上腹部分肠管扩张，可见数个液平面，下腹部普遍密度增高。血常规示 WBC 14.6×10^9/L，中性粒细胞比值76.7%。

请思考：

(1)该病人主要的护理诊断/问题有哪些?

(2)对该病人的护理观察要点是什么?

(3)应给予哪些护理措施?

 考点提示

序号	主要考点
1	肠梗阻的临床表现
2	小儿肠套叠判断及首选检查
3	肠扭转的判断
4	肠麻痹的立位腹部平片特点
5	绞窄性肠梗阻的判断
6	肠穿孔术后预防肠粘连的措施
7	胃肠道手术肛门未排气不能进食的原因(腹胀)
8	预防肠扭转的重要措施(避免饱餐后剧烈运动)

肠内容物由于各种原因不能正常运行，顺利通过肠道，称肠梗阻，是常见的外科急腹症之一。肠梗阻不但可引起肠管本身形态和功能的改变，还可导致全身性生理紊乱，临床表现复杂多变。

【病因与分类】

1.按肠梗阻发生的基本原因分类

(1)机械性肠梗阻：最常见。是各种原因导致的肠腔缩窄、肠内容物通过障碍。主要原因包括：①肠腔内堵塞：如结石、粪块、寄生虫、异物等；②肠管外受压：如肠扭转、腹腔内肿瘤压迫、粘连引起肠管扭曲(图22-1)、嵌顿疝等；③肠壁病变：如肿瘤、肠套叠(图22-2)、先天性肠道闭锁等。

(2)动力性肠梗阻：是神经反射或毒素刺激引起肠壁肌肉功能紊乱，使肠蠕动消失或肠管痉挛，以致肠内容物无法正常通行，而本身无器质性肠腔狭窄。可分为麻痹性肠梗阻及痉挛性肠梗阻2类。前者常见于急性弥漫性腹膜炎、低钾血症、细菌感染及某些腹部手术后等；后者较少见，可继发于尿毒症、慢性铅中毒和肠功能紊乱等。

(3)血运性肠梗阻：是肠系膜血栓形成、栓塞或血管受压等使肠管血运障碍，引起肠失去蠕动能力，肠内容物停止运行。可纳入动力性肠梗阻中，但是可迅速继发肠坏死，在处理上与其截然不同。随着人口老龄化，动脉硬化等疾病增多，现已不属少见。

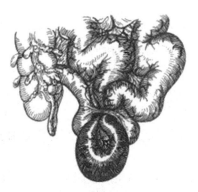

图 22-1　粘连带压迫肠管

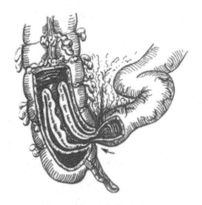

图 22-2　回盲部肠套叠

2. 按肠壁有无血运障碍分类

(1)单纯性肠梗阻：只有肠内容物通过受阻，而无肠管血运障碍。

(2)绞窄性肠梗阻：伴有肠管血运障碍。

3. 其他分类　肠梗阻还可根据梗阻部位分为高位(如空肠上段)和低位肠梗阻(如回肠末段与结肠)；根据梗阻的程度分为完全性和不完全性肠梗阻；根据梗阻的发展快慢分为急性和慢性肠梗阻。当发生肠扭转、结肠肿瘤等时，病变肠袢两端完全阻塞，称为闭袢性肠梗阻。

上述肠梗阻的类型并不是固定不变的，随着病情的发展，某些类型的肠梗阻在一定条件下可以相互转换。

【病理生理】

肠梗阻的病理生理可分为局部及全身变化。

1. 局部变化　机械性梗阻一旦发生，梗阻以上部位肠管蠕动增强，近端肠腔内积液、积气致肠管膨胀，肠壁变薄，肠腔内压力不断升高，最初可致静脉血流受阻，继而动脉血运障碍，肠管缺血坏死而破溃穿孔。

2. 全身变化　由于频繁呕吐致大量体液丧失引起脱水、低钾血症和代谢性酸中毒。肠腔内细菌生长繁殖产生大量毒素，因肠壁通透性增高使细菌和毒素渗透至腹腔，引起严重的腹膜炎和全身中毒症状。由于肠管膨胀使腹内压升高，妨碍下腔静脉血回流，且膈肌升高而影响呼吸和循环功能，最终可引起失液性和中毒性休克。随着病情的发展，可因肾、心、肺功能衰竭而死亡。

【临床表现】

不同类型肠梗阻的临床表现有其自身的特点，但存在腹痛、呕吐、腹胀及停止排便排气等共同表现。

1. 症状

(1)腹痛：单纯性机械性肠梗阻由于梗阻部位以上肠管剧烈蠕动，病人表现为阵发性腹部绞痛。疼痛发作时，病人自觉腹内有"气块"窜动，并受阻于某一部位，即梗阻部位；绞窄性肠梗阻者表现为腹痛间歇期不断缩短，呈持续性剧烈腹痛。麻痹性肠梗阻者腹痛为全腹持续性胀痛或不适；肠扭转所致闭袢性肠梗阻者多表现为突发腹部持续性绞痛并阵发性加剧；而肠蛔虫堵塞多为不完全性肠梗阻，以阵发性脐周腹痛为主。

（2）呕吐：与肠梗阻发生的部位、类型有关。高位肠梗阻呕吐发生较早且频繁，呕吐物主要为胃及十二指肠内容物等；低位肠梗阻呕吐出现较晚，呕吐物初期为胃内容物，后期可呈粪样，若吐出蛔虫，多为蛔虫团引起的肠梗阻；麻痹性肠梗阻时呕吐呈溢出性；绞窄性肠梗阻呕吐物为血性或棕褐色液体。

（3）腹胀：发生时间较腹痛、呕吐晚，程度与梗阻部位有关。高位肠梗阻由于呕吐频繁，腹胀较轻；低位肠梗阻腹胀明显。闭袢性肠梗阻病人腹胀多不对称；麻痹性肠梗阻则表现为均匀性全腹胀。肠扭转时腹胀多不对称。

（4）停止排便排气：完全性肠梗阻，多不再排便排气；但在高位肠梗阻早期，由于梗阻以下肠腔内仍残存粪便及气体，可在灌肠后或自行排出，故不应因此而排除肠梗阻。不完全性肠梗阻可有多次少量排便排气；绞窄性肠梗阻可排血性黏液样便。

（肠梗阻的临床表现可简记为：痛、胀、吐、闭）

2.体征

(1)腹部

1）视诊：机械性肠梗阻可见肠型和蠕动波。

2）触诊：单纯性肠梗阻因肠管膨胀，可有轻度压痛，但无腹膜刺激征；绞窄性肠梗阻时，可有固定压痛和腹膜刺激征；蛔虫性肠梗阻，常在腹中部触及条索状团块；肠套叠时可扪及腊肠样肿块。

3）叩诊：绞窄性肠梗阻时，腹腔有渗液，移动性浊音可呈阳性。

4）听诊：机械性肠梗阻时有肠鸣音亢进，气过水音；麻痹性肠梗阻时，则肠鸣音减弱或消失。

（2）全身：肠梗阻初期，病人全身情况可无明显变化。梗阻晚期或绞窄性肠梗阻病人可出现唇干舌燥、眼窝凹陷、皮肤弹性消失、尿少或无尿等明显脱水体征，还可出现脉搏细速、血压下降、面色苍白、四肢发冷等全身中毒和休克征象。

【辅助检查】

1.实验室检查　若肠梗阻病人出现脱水、血液浓缩时可引起血红蛋白、血细胞比容、尿比重均升高。而绞窄性肠梗阻多有白细胞计数和中性粒细胞比值显著升高。血气分析、血清电解质、血尿素氮及肌酐检查出现异常结果，则表示存在水、电解质及酸碱平衡失调或肾功能障碍。呕吐物和大便检查有大量红细胞或隐血试验阳性，提示肠管有血运障碍。

2.影像学检查　X线检查对诊断肠梗阻有很大价值。正常情况下，小肠内容物运行很快，气体和液体充分混合，故腹部X线只显示胃和结肠内气体，不显示小肠内气体。肠梗阻时，小肠内容物停滞，气、液体分离，一般在梗阻4~6小时后，腹部X线(图22-3)可见多个气液平面及胀气肠袢；空肠梗阻时，空肠黏膜环状皱襞可显示"鱼肋骨刺"状改变。回肠扩张的肠袢多，可见阶梯状的液平面。蛔虫堵塞者可见肠腔内成团的蛔虫成虫体阴影。肠扭转时可见孤立、突出的胀大肠袢。麻痹性肠梗阻时，胃泡影增大，小肠、结肠全部胀气。当怀疑肠套叠、乙状结肠扭转或结肠肿瘤时，可行钡剂灌肠或CT检查，以明确梗阻的部位和性质。

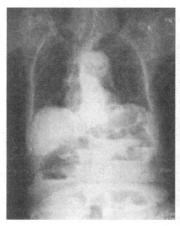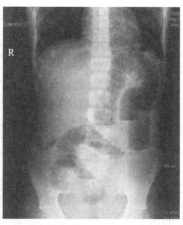

A.气液平面　　　　　　　　　　　　B.胀气肠袢

图 22-3　肠梗阻的 X 线表现

【处理原则】

处理原则是纠正肠梗阻引起的全身生理紊乱和解除梗阻。具体治疗方法应根据肠梗阻的病因、性质、类型、部位、程度、有无并发症以及病人的全身情况而决定。

尽快解除梗阻,矫正因肠梗阻引起的全身性生理功能紊乱。非手术治疗者禁食,胃肠减压,纠正水、电解质及酸碱平衡紊乱,解痉止痛,使用抗生素,积极防治休克等。绞窄性肠梗阻、肠壁有肿瘤、畸形,经非手术治疗无效的单纯性肠梗阻应采取手术治疗,常用的手术治疗方法有肠粘连松解术、肠套叠或肠扭转复位术、肠切除吻合术、短路手术、肠造口或肠外置术。

【护理评估】

(一)术前评估

1.健康史

(1)一般情况:包括年龄、性别,发病前有无体位不当、饮食不当、饱餐后剧烈活动等诱因。

(2)既往史:了解既往有无腹部手术及外伤史、各种急慢性肠道疾病史及个人卫生情况等。

(3)家族史:了解家族中有无各种急慢性肠道疾病病人。

2.身体状况

(1)症状与体征:评估腹痛、腹胀、呕吐、停止排气排便等症状的程度,有无进行性加重;有无腹膜刺激征及其范围;呕吐物、排泄物、胃肠减压抽出液的量及性状;生命体征的变化情况;有无眼窝凹陷、皮肤弹性降低等明显的脱水体征;有无出现水、电解质、酸碱失衡或休克的征象。

(2)辅助检查:了解实验室检查是否提示有水、电解质及酸碱平衡失调及其类型,腹部 X 线有无异常发现。

3.心理-社会状况 评估病人的心理情况,有无过度焦虑或恐惧,是否了解围术期的相关知识;了解病人的家庭、社会支持情况,包括病人亲属对肠梗阻相关知识的掌握程度,对病人心理和经济的支持情况等。

(二)术后评估

1.术中情况 了解病人采取的麻醉、手术方式及术中输血、输液情况。

2.身体状况 评估病人的生命体征及意识状态;评估切口情况;评估腹腔引流管是否通畅有效,引流液的颜色、性状和量;评估病人术后有无发生肠粘连、腹腔内感染或肠瘘等并发症。

3.心理-社会状况 评估病人的心理情况;是否了解术后康复的相关知识;了解病人的家庭、社会支持情况。

【常见护理诊断/问题】

(1)急性疼痛与肠蠕动增强或肠壁缺血有关。

(2)体液不足与频繁呕吐、腹腔及肠腔积液、胃肠减压等有关。

(3)潜在并发症:术后肠粘连、腹腔感染、肠瘘。

【护理目标】

(1)病人腹痛程度减轻。

(2)病人体液能维持平衡,能维持重要器官、脏器的有效灌注量。

(3)病人未发生并发症,或并发症得到及时发现和处理。

【护理措施】

肠梗阻病人分有非手术治疗的护理和有手术指征病人的护理

1.心理护理 急性肠梗阻患者因担心病情恶化,可出现悲观急躁情绪。护理人员要耐心帮助病人消除思想顾虑,增加安全感,以便更好地配合诊疗和护理。

2.非手术治疗

(1)体位:无休克者采取半卧位,可使膈肌下降,减轻腹胀对呼吸循环功能的影响。

(2)饮食与输液:肠梗阻病人应禁食、禁饮,做好静脉输液护理,纠正水、电解质和酸碱紊乱。待肠梗阻解除后,病人腹痛、腹胀消失,肛门有排便排气,方可进流质,忌甜食、牛奶和豆粉,以免引起腹胀,如无不适 2d 后可进半流质饮食。

(3)胃肠减压:胃肠减压期间应持续负压吸引,保持胃管通畅,并严密观察和记录引流液的性质和量,如发现有血性液,提示有绞窄性肠梗阻的可能。

(4)防治感染:按医嘱足量使用有效抗生素,观察用药后疗效及不良反应。

(5)缓解疼痛:对诊断明确的单纯性肠梗阻,可使用阿托品、山莨菪碱等抗胆碱类药物,解除胃肠道平滑肌痉挛,使腹痛减轻。但禁用吗啡、哌替啶等止痛药,以免掩盖病情。

(6)病情观察:观察生命体征、神志及面色的变化,及时发现早期休克症状;准确记录24小时出入液量,包括呕吐量、胃肠减压量、尿量以及输液总量等;动态观察血象、血电解质及血气分析结果;观察腹痛、腹胀、呕吐及腹部体征的变化,若出现以下表现,应考虑绞窄性肠梗阻的可能,并及时做好急诊手术前的准备。①经积极非手术治疗而临床表现未见明显改善。②腹痛发作急骤，开始即为持续性剧烈疼痛，或持续性疼痛伴阵发性加重。③腹胀不对称，腹部有局部隆起或触痛性肿块。④呕吐出现早、剧烈而频繁。⑤出现腹膜刺激征，肠鸣音可不亢进。⑥呕吐物、胃肠减压液、肛门排出物为血性，或腹腔穿刺抽出血性液体。⑦腹部 X 线检查可见孤立、突出胀大的肠襻，位置固定不变。⑧病情进展迅速，早期即可出现休克，抗休克治疗无效。

(二) 术后护理

1. **体位**　全麻术后未清醒时予以平卧位，头偏向一侧；清醒血压平稳后给予半卧位。

2. **饮食**　术后暂禁食，禁食期间给予静脉补液。待肠蠕动恢复、肛门排气后可开始进少量流质；进食后若无不适，逐步过渡至半流质。

3. 并发症的护理

(1)肠梗阻：可由广泛性肠粘连未能分离完全，或手术后胃肠道处于暂时瘢痕状态，腹腔炎症、重新引起粘连而导致。鼓励病人术后早期活动，如病情平稳，术后 24 小时即可开始床上活动，3 日后下床活动，以促进机体和胃肠道功能的恢复，防止肠粘连。一旦出现腹部阵发性腹痛、腹胀、呕吐等，应采取禁食、胃肠减压、纠正水、电解质及酸碱失衡、防治感染，一般多可缓解。

(2)腹腔内感染及肠瘘：如病人有引流管，应妥善固定并保持通畅，观察记录引流液的颜色、性状和量。更换引流管时注意无菌操作。监测生命体征变化及切口情况，若术后 3~5 日出现体温升高、切口红肿及剧痛时应怀疑切口感染；若出现局部或弥漫性腹膜炎表现，腹腔引流管周围流出液体带粪臭味时，应警惕腹腔内感染及肠瘘的可能。遵医嘱进行积极的全身营养支持和抗感染治疗，局部双套管负压引流。引流不畅或感染不能局限者需再次手术处理。

(三) 健康教育

1. **调整饮食**　少食辛辣刺激性食物，宜进高蛋白、富含维生素、易消化吸收的食物。避免暴饮暴食，餐后忌剧烈运动。

2. **保持排便通畅**　便秘者应注意通过调整饮食、腹部按摩等方法保持大便通畅，无效者可适当给予缓泻药，避免用力排便。

3. **自我监测**　指导病人自我监测病情，若出现腹痛、腹胀、呕吐、停止排便等不适，及时就诊。

【护理评价】

通过治疗与护理，病人是否：①腹痛程度减轻；②水、电解质、酸碱平衡得以维持；③术后并发症得以预防，或得到及时发现和处理。

【思考题】

1. 王女士，60 岁，因阵发性腹痛、腹胀、肛门停止排气排便 4 天住院。8 年前因十二指肠球部溃疡穿孔手术。T 38.5℃, P 112 次/分, R 22 次/分, Bp 100/70 mmHg；腹膨隆，不对称，可见肠型和蠕动波，腹部压痛及反跳痛，移动性浊音(-)，肠鸣音亢进，有气过水声及金属音；腹部 X 线示中下腹处见小肠有数个液平面，盲肠胀气。诊断为急性低位性完全性机械性肠梗阻。

请问：

(1) 导致该病人肠梗阻的可能病因是什么？

(2) 此时最佳的治疗方法是什么？

(3) 该病人的术前病情观察要点有哪些？

2. 李女士，28 岁，7 天前因"胃、十二指肠破裂、弥漫性腹膜炎"行剖腹探查术，术中行胃、十二指肠修补，空肠造口置营养管、放置腹腔引流管。1 天前病人诉腹痛，腹胀，T 39.2 ˆ，上腹部出现压痛、反跳痛、肌紧张，切口缝线处可见少量蛋花样液体溢出，小网膜孔附近引流管引流出含汁样液体，量约 1500 mL。

请问：

(1) 该病人目前有哪些主要的护理诊断/问题？

(2) 针对其护理诊断/问题，如何对该病人实施护理？

第二十三章

大肠和肛管疾病病人的护理

学习目标

识记
1. 简述大肠癌、直肠肛管良性疾病的概念。
2. 复述大肠癌、直肠肛管良性疾病的病因、病理与分型。
理解
1. 归纳大肠癌、直肠肛管良性疾病的临床表现、辅助检查。
2. 理解大肠癌、直肠肛管良性疾病的处理原则。
运用
运用护理程序对大肠和肛管疾病病人实施整体护理。

习题二维码23-1

章前导言

大肠和肛管疾病，包括结肠、直肠和肛管组织结构异常、感染和肿瘤等，病人出现不同程度的排便习惯和大便性状的改变，还可出现贫血、发热、乏力等全身表现。大肠和肛管疾病手术后，病人的肠道功能需逐步恢复，特别是肠造口术后，粪便从造口处排出，影响病人的生活质量。术前加强心理护理、营养支持、肠道准备，术后重视肠道功能恢复和造口护理，有助于病人康复。大肠癌、直肠肛管良性疾病病人的处理原则及围术期护理是本章学习的重点。

案例导入

赵先生，53 岁，因排便习惯改变 2 个月，便中带血 1 个月入院。

病人 2 个月前无明显诱因出现排便次数增多，4~5 次/日，为黄色不成形便，无便后坠胀感。1 个月前出现间断便中带血，多为暗红色，量不多，无腹痛、腹胀，无心慌、乏力。发病以来体重无明显下降。

既往身体健康，无药物、食物等过敏史。生活规律，吸烟 30 余年，20 支/日，已戒烟 5 年。

体格检查：直肠指诊进指 8 cm 未触及明显肿物，退指见指套少许陈旧血迹。

辅助检查：血常规示 Hb 159 g/L，RBC 5.29×10^{12}/L；肠镜示直肠距肛缘 9~14 cm 环半腔占位性隆起，表面充血，结节不平，接触出血明显；病理检查示高中分化腺癌。

请思考:

(1)评估该病人时应重点关注哪些内容?

(2)将为病人实施直肠癌根治术,围术期主要的护理诊断/问题有哪些?

(3)如何针对病人的护理诊断/问题采取相应的护理措施?

第一节 大肠癌

 考点提示

序号	主要考点
1	直肠癌的最早出现的症状(排便习惯的改变);典型症状
2	右侧结肠癌和左侧结肠癌临床表现的差异
3	诊断直肠癌最简单有效的方法
4	大肠癌术前肠道准备
5	结肠造口的术后护理(造口周围皮肤的护理、饮食)
6	结肠造口病的健康宣教
7	造口开放时应取(造口侧卧位)

大肠癌是结肠癌及直肠癌的总称,为常见的消化道恶性肿瘤之一,好发于40~60岁中年人。大肠癌包括结肠癌和直肠癌,发生在齿状线至直肠与乙状结肠交界处之间的癌称直肠癌,发生在升结肠、横结肠、降结肠和乙状结肠的称结肠癌。我国的大肠癌病人中,直肠癌占第一位,为56%~70%,其余依次为乙状结肠、盲肠、升结肠、降结肠及横结肠。

【病因】

大肠癌的病因尚未明确,可能与以下因素有关。

1.饮食习惯 高脂肪、高蛋白和低纤维饮食,以及过多摄入腌制和油煎炸食品,可能会增加大肠癌的发病危险。

2.遗传因素 遗传易感性在大肠癌的发病中具有重要地位,如家族性肠息肉病、遗传性非息肉病性结直肠癌的突变基因携带者以及散发性大肠癌病人家族成员的大肠癌发病率高于一般人群。

3.癌前病变 有些疾病如家族性肠息肉病已被公认为癌前病变;大肠腺瘤、溃疡性结肠炎及血吸虫性肉芽肿等,均与大肠癌的发生有较密切的关系。

【病理与分型】

1. 大体分型

(1)隆起型：肿瘤向肠腔内生长，预后较好。

(2)浸润型：肿瘤沿肠壁浸润，局部肠壁增厚，表面黏膜皱襞增粗、不规则或消失变平，易引起肠腔狭窄和肠梗阻。此型分化程度低，转移早，预后差。

(3)溃疡型：最常见，肿瘤向肠壁深层生长并向周围浸润，中央形成较深的溃疡。此型分化程度较低，转移较早。

2. 组织学分类

(1)腺癌：癌细胞呈腺管或腺泡状排列，可进一步分为管状腺癌、乳头状腺癌、印戒细胞癌及未分化癌等，其中最常见的组织学类型为管状腺癌。

(2)黏液腺癌：癌细胞可分泌大量黏液，聚积于细胞外间质或在细胞内将胞核挤向一侧而使之成印戒状细胞，预后较腺癌差。

(3)未分化癌：癌细胞较小，弥漫成片状或团块状，易侵入小血管和淋巴管，预后最差。

(4)其他：如鳞状细胞癌、腺鳞癌，临床罕见。

3. 临床分期

目前临床对大肠癌常用的 Dukes 法进行分期

A 期：癌肿局限于肠壁，未突出浆膜层，又可分为 3 期。A：癌肿侵及黏膜或黏膜下层；A2：癌肿侵及肠壁浅肌层；A3：癌肿侵及肠壁深肌层；

B 期：癌肿穿透肠壁侵及浆膜或浆膜外组织、器官，尚能整块切除，无淋巴结转移；

C 期：癌肿侵及肠壁任何一层，伴有淋巴结转移。

D 期：已发生远处转移或腹腔转移或广泛侵蚀邻近脏器。

4. 扩散和转移方式

(1)直接浸润：结肠癌穿透肠壁后可浸润邻近器官，如癌常侵犯膀胱、子宫、输尿管、前列腺、阴囊腺、阴道，横结肠癌肿可侵犯胃壁，甚至形成内瘘。

(2)淋巴转移：是大肠癌最常见的播散方式。先累及邻近病变部位的淋巴结，再至所属的动脉旁淋巴结，晚期患者可出现左锁骨上淋巴结转移。

(3)血行转移：结肠癌晚期，癌细胞经门静脉系统进入体循环向远处转移，常见部位为肝和肺，少数可有脑或骨骼转移。

(4)种植转移：脱落的癌细胞可种植于腹膜或其他器官表面。

【临床表现】

1. 结肠癌　早期多无特异性表现或症状，易被忽视，进展后主要症状如下。

(1)排便习惯和粪便性状改变：常为最早出现的症状，多表现为排便次数增多，腹泻，便秘，排血性、脓性或黏液性粪便。

(2)腹痛或腹部不适：也是常见的早期症状。疼痛部位常不确切，为持续性隐痛或仅为腹部不适或腹胀感；当癌肿并发感染或肠梗阻时腹痛加剧，甚至出现阵发性绞痛。

(3)腹部肿块：多为癌肿本身，也可能是梗阻近侧肠腔内的积粪，位于横结肠或乙状结肠的癌肿可有一定活动度。若癌肿穿透肠壁并发感染，可表现为固定压痛的肿块。

(4)肠梗阻：多为中晚期症状。一般呈慢性、低位、不完全性肠梗阻，表现为便秘、腹胀，可伴腹部胀痛或阵发性绞痛，进食后症状加重。当发生完全性梗阻时，症状加剧，部分病人可出现呕吐，呕吐物含粪渣。有的左侧结肠癌病人以急性完全性肠梗阻为首发症状。

(5)全身症状：由于长期慢性失血、癌肿破溃、感染以及毒素吸收等，病人可出现贫血、消瘦、乏力、低热等全身性表现。晚期可出现肝肿大、黄疸、浮肿、腹水及恶病质等。

因癌肿部位及病理类型不同，结肠癌的临床表现存在差异：①右半结肠肠腔较大，癌肿多呈肿块型，突出于肠腔，粪便稀薄，病人往往腹泻、便秘交替出现，便血与粪便混合；一般以贫血、腹部包块、消瘦乏力为主要表现，肠梗阻症状不明显。②左半结肠肠腔相对较小，癌肿多倾向于浸润型生长引起环状缩窄，且肠腔中水分已经基本吸收，粪便成形，故临床以肠梗阻症状较多见；肿瘤破溃时，可有便血或黏液。

2.直肠癌　早期无明显症状，癌肿破溃形成溃疡或感染时才出现显著症状。

(1)直肠刺激症状：癌肿刺激直肠产生频繁便意，引起排便习惯改变，便前常有肛门下坠、里急后重和排便不尽感；晚期可出现下腹痛。

(2)黏液血便：最常见，80%~90%病人可发现便血。癌肿破溃后，可出现粪便表面带血和(或)黏液，多附于粪便表面严重感染时可出现脓血便。

(3)肠腔狭窄症状：癌肿增大和(或)累及肠管引起肠腔缩窄，初始粪便变形、变细，之后可有腹痛、腹胀、排便困难、肠鸣音亢进等不完全性肠梗阻症状。

(4)转移症状：当癌肿穿透肠壁，侵犯前列腺、膀胱时可出现尿道刺激征、血尿、排尿困难等；侵及骶前神经则出现骶尾部、会阴部持续性剧痛、坠胀感。女性直肠癌可侵及阴道后壁，引起白带增多；若穿透阴道后壁，则可导致直肠阴道瘘，可见粪质及血性分泌物从阴道排出。发生远处脏器转移时，可出现相应脏器的病理生理改变及临床症状，如晚期出现肝转移时可有腹水、肝大、黄疸、消瘦、水肿等。

【辅助检查】

1.直肠指诊　是诊断直肠癌最直接和最重要的方法，可查出癌肿的部位、与肛缘的距离、大小、范围、固定程度及其与周围组织的关系。我国的直肠癌病人70%为低位直肠癌，可通过直肠指诊触及。

2.实验室检查

(1)大便隐血试验：可作为高危人群的普查及初筛方法。阳性者应行进一步检查。

(2)肿瘤标志物测定：癌胚抗原(CEA)和糖类抗原19-9(CA19-9)是目前公认对大肠癌诊断和术后监测有意义的肿瘤标志物，但缺乏对早期大肠癌的诊断价值，主要用于预测大肠癌的预后和监测复发。

3.内镜检查　可通过肛门镜、乙状结肠镜或纤维结肠镜检查，观察病灶的部位、大小、形态、局部浸润的范围等，并在直视下获取活组织行病理学检查，是诊断大肠癌最有效、可靠的方法。

4.影像学检查

(1)钡剂灌肠检查：是结肠癌的重要检查方法，可观察到结肠壁僵硬、皱襞消失、存在充盈缺损及小龛影，但对直肠癌诊断价值不大。

(2)超声和CT检查：有助了解大肠癌的浸润深度及淋巴转移情况，还可提示有无腹腔种植转移、是否侵犯邻近组织器官或有无肝、肺转移灶等。

（3）磁共振检查：可评估肿瘤在肠壁内的浸润深度，对中低位直肠癌的诊断和分期有重要价值。

（4）经直脑腔内超声检查：用以检测癌肿浸润肠壁的深度及有无侵犯邻近脏器，可在术前对直肠癌的局部浸润程度进行评估。

（5）PET-CT：对于病程较长、肿瘤固定的病人，可排除远处转移及评价手术价值。

【处理原则】

手术切除仍然是目前的主要治疗方法，并可辅以化疗、免疫治疗、中药以及其他支持治疗。目前临床上已开展新辅助治疗（即术前放化疗），目的在于提高手术切除率和保肛率，延长病人无病生存期，但需掌握适应证。

1.手术治疗

（1）根治性手术

1）结肠癌切除术：包括右半结肠

癌切除术、左半结肠癌切除术、横结肠癌切除术、乙状结肠癌切除术。

2）直肠癌根治术

经腹会阴联合直肠切除术（Miles 手术）：切除范围包括乙状结肠下部及其系膜全部直肠、肠系膜下动脉周围淋巴结，提肛肌，坐骨直肠窝组织，肛门周围 5 cm 直径的皮肤及肛管、括约肌。切除后结肠断端在腹部做永久性人工肛门，会阴伤口缝闭。手术时经腹游离，腹会阴部同时手术。

经腹直肠癌切除术（Dixon 手术）：癌肿距肛缘 5 cm 以上直肠癌，切除范围包括乙状结肠和直肠，相应的系膜及周围组织连同内含的淋巴结。切除后作乙状结肠、直肠端端吻合。该手术可保留肛门，若切除彻底是比较理想的手术方式。

腹会阴联合切除保留肛门括约肌手术（Bacon 手术）：适用于中段直肠癌。手术方法是在齿状线处切断直肠，保留了肛门括约肌及周围组织，将切除肿瘤后的结肠断端由会阴拖出缝合于皮肤切缘上。该手术保留了括约肌，但排便反射差，且会阴部切除不彻底。

腹腔镜下直肠癌切除：近年由于吻合器的应用，腹腔镜下直肠癌切除低位结、直肠吻合已较方便。

（2）姑息性手术：适用于晚期癌肿，为解除梗阻，可将梗阻近端肠管与远端肠管作端侧或侧侧吻合术，或梗阻近端作结肠造口术。

【护理评估】

（一）术前评估

1.健康史

（1）一般情况：了解病人的年龄、性别、婚姻状况、饮食习惯，有无烟酒嗜好；如需行肠造口还要了解病人的职业、视力及手的灵活性。

（2）既往史：了解是否有大肠腺瘤、溃疡性结肠炎、克罗恩病、血吸虫性肉芽肿等病史，是否有高血压、糖尿病等。如需行肠造口还要了解病人是否有皮肤过敏史。

（3）家族史：了解家族成员中有无家族性肠息肉病、遗传性非息肉病性结直肠癌、大肠癌或其他肿瘤病人。

2.身体状况

(1)症状与体征：评估排便习惯和粪便性状有无改变，是否出现腹泻、便秘、腹痛、腹胀、呕吐、停止排气排便等症状；有无贫血、消瘦、乏力、低热、肝肿大、腹水、黄疸等全身症状。腹部触诊和直肠指诊有无扪及肿块以及肿块大小、部位、硬度、活动度、有无局部压痛等。

(2)辅助检查：了解大便隐血试验、肿瘤标志物测定、内镜检查和影像学检查有无异常发现，重要器官功能检查结果及肿瘤转移情况等。

3.心理-社会状况　评估病人及其亲属对所患疾病的认知程度，有无出现过度焦虑、恐惧等影响康复的心理反应；能否接受制定的治疗护理方案，对治疗及未来的生活是否充满信心，能否积极寻求社会及他人的帮助；对手术前后配合及肠造口相关知识的掌握程度；对即将进行的手术及手术可能导致的并发症、排便方式的改变有无足够的心理承受能力；家庭对病人各种治疗的经济承受能力和支持程度。

(二)术后评估

1.术中情况　了解麻醉方式及手术名称、体位，手术过程是否顺利，术中有无输血及出入量情况。

2.身体状况　评估生命体征是否平稳，引流是否通畅及引流液的颜色、性状、量，切口愈合情况，营养状况是否得到维持或改善等；有无发生出血、切口感染、吻合口瘘等并发症；有肠造口者是否出现造口缺血坏死、狭窄、回缩及造口周围皮炎等并发症。

3.心理-社会状况　评估行永久性肠造口手术病人术后心理适应程度，生活能否自理，生存质量有无下降，能否与周围人群正常交往。

【常见护理诊断/问题】

1.焦虑　与对癌症治疗缺乏信心及担心肠造口影响生活、工作等有关。

2.营养失调　低于机体需要量与癌肿慢性消耗、手术创伤、放化疗反应等有关。

3.身体意象紊乱　与行肠造口后排便方式改变有关。

4.知识缺乏　缺乏有关术前准备及术后注意事项的知识。

5.潜在并发症　切口感染、吻合口瘘、造口及周围皮肤并发症等。

【护理目标】

(1)病人未发生过度焦虑或焦虑减轻。

(2)病人的营养状况得到维持或改善。

(3)病人能接受造口并适应新的排便方式。

(4)病人能掌握有关术前准备及术后注意事项的知识。

(5)病人未发生并发症，或并发症得到及时发现和处理。

【护理措施】

(一)术前护理

1.心理护理　关心体贴病人，指导病人及其亲属通过各种途径了解疾病诊治相关的新进展，树立与疾病做斗争的勇气及信心；同时，争取家人与亲友的配合，从多方面给病人以关怀。需行肠造口手术者，术前通过图片、模型及电视录像等向病人解释造口的相关知识和术后可能出现的情况及处理方法；必要时，可介绍恢复良好、心理健康的术后病人与其交流，使其了解只要护理得当，肠造口并不会对其造成太大影响，增强其治疗疾病的信心。

2.营养支持　术前补充高蛋白、高热量、富含维生素、易于消化、营养丰富的少渣饮食，如鱼、瘦肉、乳制品等；必要时，少量多次输血、输注人血白蛋白等，以纠正贫血和低蛋白血症。若病人出现明显脱水及急性肠梗阻，及早纠正机体水、电解质及酸碱平衡失调，以提高其对手术的耐受性。

3.肠道准备

(1)饮食准备

1)传统饮食准备：术前3日进少渣半流质饮食，如稀饭、蒸蛋；术前1~2日起进无渣流质饮食，并给予蓖麻油30 mL，每日上午一次，以减少、软化粪便。具体应用时应视病人有无长期便秘史及肠道梗阻等进行适当调整。

2)新兴饮食准备：一般术前3日起口服全营养制剂，每日4~6次，至术前12小时。此方法即可满足机体的营养需求，又可减少肠腔粪渣形成，同时有利于肠黏膜的增生、修复，保护肠道黏膜屏障，避免术后肠源性感染并发症。

(2)肠道清洁：一般于术前1日进行肠道清洁。

1)导泻法：①高渗性导泻：是传统的导泻方法，常用制剂为甘露醇、硫酸镁等。由于其在肠道中几乎不吸收，口服后使肠腔内渗透压升高，吸收肠壁水分，使肠内容物剧增，刺激肠蠕动增加，导致腹泻。②等渗性导泻：目前临床上应用较广，常用制剂为复方聚乙二醇电解质散溶液。其通过分子中的氢键与肠腔内水分子结合，增加粪便含水量及灌洗液的渗透浓度，刺激小肠蠕动增加，以达到清洁肠道的作用。开始口服的速度宜快，有排便后可适当减慢速度，多饮水，总量达2000 mL以上，直至排出的粪便呈无渣、清水样为止，全过程需3~4小时；年迈体弱、心肾等脏器功能障碍以及肠梗阻者不宜选用。③中药导泻：常用番泻叶泡茶饮用及口服蓖麻油，前者主要成分为含蒽苷类，有泻热导滞的作用

2)灌肠法：目前临床多主张采用全肠道灌洗法，若病人年老体弱无法耐受或存在心、肾功能不全或灌洗不充分时，可考虑配合灌肠法，应洗至粪便清水样，肉眼无粪渣为止。可用0.1%~0.2%肥皂水、甘油灌肠剂及磷酸钠灌肠剂等。直肠癌肠腔狭窄者，灌肠时应在直肠指诊引导下(或直肠镜直视下)，选用适宜管径的肛管，轻柔通过肠腔狭窄部位，切忌动作粗暴。高位直肠癌应避免采用高压灌肠，以防癌细胞扩散。

(3)口服肠道抗生素：多采用新霉素、甲硝唑、庆大霉素等。由于控制饮食及服用肠道杀菌剂，维生素K的合成及吸收减少，需适当补充。

4.肠造口定位

(1)部位选择：①根据手术方式及病人生活习惯选择造口位置；②造口位于腹直肌内；③病人自己能看清造口位置；④造口所在位置应避开瘢痕、皮肤凹陷、皱褶、皮肤慢性病变、系腰带及骨隆突处等影响造口袋粘贴的部位。

(2)定位方法：医师/造口治疗师根据病人的情况选定造口位置，做好标记，嘱病人改变体位时观察预选位置是否满足上述要求，以便及时调整。

5.阴道冲洗　女性病人为减少或避免术中污染、术后感染，尤其癌肿侵犯阴道后壁时，

术前 3 日每晚行阴道冲洗。

6. 术晨留置胃管及导尿管　有肠梗阻者应尽早留置胃管以减轻腹胀。术晨留置导尿管，可维持膀胱排空，预防手术时损伤输尿管或膀胱和因直肠切除后膀胱后倾或骶神经损伤所致的尿潴留。

(二) 术后护理

1. 病情观察　术后测量血压、脉搏、呼吸每 30 分钟 1 次，病人生命体征平稳后可改为每小时 1 次，术后 24 小时病情平稳后逐步延长间隔时间。

2. 体位　全身麻醉尚未清醒者除非有禁忌，应取平卧位，头偏向一侧；病情平稳后，可改半卧位，以利于病人呼吸和引流。

3. 饮食

(1) 传统方法：术后早期禁食、胃肠减压，经静脉补充水、电解质及营养物质。术后 48 ~ 72 小时肛门排气或肠造口开放后，若无腹胀、恶心、呕吐等不良反应，即可拔除胃管，饮水无不适后可进流质饮食，但忌进易引起胀气的食物；术后 1 周进少渣半流质饮食，2 周左右可进普食，注意补充高热量、高蛋白、低脂、维生素丰富的食品，如豆制品、蛋、鱼等。近年来，不建议常规留置胃管，如需置管，视病人情况尽早拔除。

(2) 肠内营养：术后早期(约 6 小时)开始应用肠内全营养制剂可促进肠功能的恢复，维持并修复肠黏膜屏障，改善病人营养状况，减少术后并发症。

4. 活动病人　卧床期间，可鼓励其床上翻身、活动四肢；术后第 1 日，病人情况许可时，可协助病人下床活动，以促进肠蠕动的恢复，减轻腹胀，避免肠粘连。活动时注意保护伤口，避免牵拉。

5. 引流管护理

(1) 导尿管：保持导尿管通畅、会阴部清洁，观察尿液的颜色、性状和量，若出现脓尿、血尿、尿量少等，及时报告医师予以处理；拔管前先试行夹管以训练膀胱舒缩功能，防止排尿功能障碍。

(2) 腹腔引流管：妥善固定；保持引流管通畅；观察并记录引流液的颜色、性状和量；保持引流管口周围皮肤清洁、干燥，定时更换敷料；根据需要接负压装置并调整压力大小，防止负压过大损伤局部组织或负压过小致渗血、渗液存留；5 ~ 7 日后，待引流液量少、性状无异常时，即可拔除引流管。

6. 并发症的护理

(1) 切口感染：监测病人的生命体征情况，观察切口有无充血、水肿、剧烈疼痛等，遵医嘱预防性应用抗生素。有肠造口者，术后 2 ~ 3 日内取肠造口侧卧位，腹壁切口与肠造口间用塑料薄膜隔开，及时更换浸湿的敷料，避免从肠造口流出的排泄物污染腹壁切口；有会阴部切口，可于术后 4 ~ 7 日以 1 : 5000 高锰酸钾温热水坐浴，2 次/日。合理安排换药顺序，先腹部切口后会阴部切口；若发生感染，选用抗菌类敷料或清创。

(2) 吻合口瘘：①原因：术前肠道准备不充分、病人营养状况不良、术中误伤、吻合口缝合过紧影响血供等都可导致吻合口瘘。②表现：病人突发腹痛或腹痛加重，部分可有明显腹膜炎体征，甚至能触及腹部包块，若留有引流管的可观察到引流出混浊液体。③护理：为避免刺激吻合口，影响愈合，术后 7 ~ 10 日内切忌灌肠；严密观察病人有无吻合口瘘的表现；一旦发生吻合口瘘，应禁食、胃肠减压，行盆腔持续灌洗、负压吸引，同时予以肠外营养支持，必要时行急诊手术。

7. 肠造口护理

(1) 肠造口评估

1) 活力：正常肠造口颜色呈红色，表面光滑湿润。术后早期肠黏膜轻度水肿属正常现象，1周左右水肿会消退。

2) 高度：肠造口一般高出皮肤表面1~2 cm，利于排泄物进入造口袋内。

3) 形状与大小：肠造口一般呈圆形或椭圆形，结肠造口比回肠造口直径大。

(2) 造口袋的使用

1) 佩戴造口袋：一般于手术当日或术后2~3日开放结肠造口后即佩戴造口袋。造口袋有2种：①一件式造口袋：底盘与便袋合一，使用时只需将底盘直接粘贴于造口周围皮肤上即可，用法简单，但清洁不方便；②两件式造口袋：底盘与便袋分离，使用时先将底盘粘贴于造口周围皮肤上，再将便袋安装在底盘上，便袋可随时取下进行清洗。当造口袋内充满1/3的排泄物时，应及时倾倒，以防因重力牵拉而影响造口底盘的粘贴。

2) 更换造口袋：①取下造口袋：动作轻柔，以免损伤皮肤。②清洁造口：先用生理盐水或温水清洁造口及周围皮肤，再用干的清洁柔软的毛巾、纱布或纸巾抹干，观察造口及周围皮肤情况。③测量造口：用造口测量板测量造口的大小。④裁剪底盘开口：根据测量的结果，在底盘开口裁剪至合适大小，原则上底盘开口直径大于造口直径1~2 mm。⑤粘贴底盘：揭除底盘的粘贴保护纸，底盘开口正对造口将底盘平整地粘贴在造口周围皮肤上，用手均匀按压底盘及周边，使其与皮肤粘贴紧密；若为两件式造口袋，先粘贴底盘，再将便袋安装在底盘上。⑥扣好造口袋尾部袋夹。

(3) 饮食指导：①宜进食高热量、高蛋白、富含维生素的少渣食物；②食用过多膳食纤维食物，可能会引起粪便干结和排便困难，甚至出现肠梗阻，故只能适量进食；③洋葱、大蒜、豆类、山芋等可产生刺激性气味或胀气，不宜过多食用；④少吃辛辣刺激食物，多饮水。

(4) 造口及周围皮肤常见并发症的护理

1) 造口出血：多由于肠造口黏膜与皮肤连接处的毛细血管及小静脉出血或肠系膜小动脉未结扎或结扎线脱落所致。出血量少时，可用棉球和纱布稍加压迫；出血较多时，可用1%肾上腺素溶液浸湿的纱布压迫或用云南白药粉外敷；大量出血时，需缝扎止血。

2) 造口缺血坏死：多由于造口血运不良、张力过大引起。术后密切观察肠造口的颜色并解除一切可能对造口产生压迫的因素。若肠造口出现暗红色或紫色，提示肠黏膜缺血；若局部或全部肠管变黑，提示肠管缺血坏死，均应及时报告医师予以处理。

3) 造口狭窄：由于造口周围瘢痕挛缩，可引起造口狭窄。观察病人是否出现腹痛、腹胀、恶心、呕吐、停止排气、排便等肠梗阻症状，也可将示指缓慢插入造口进行探查。若造口狭窄，应在造口处拆线愈合后定期进行扩肛。

4) 造口回缩：可能是造口肠段系膜牵拉回缩、造口感染等因素所致。轻度回缩时，可用凸面底盘的造口袋；严重者需手术重建造口。

5) 造口脱垂：大多由于肠段保留过长或固定欠牢固、腹壁肌层开口过大、术后腹内压增高等因素引起。轻度脱垂时，无需特殊处理；中度可手法复位并用腹带稍加压包扎；重症者需手术处理。

6) 皮肤黏膜分离：常因造口局部坏死、缝线脱落或缝合处感染等引起。分离较浅者，可先用水胶体敷料保护，再用防漏膏阻隔后粘贴造口袋；分离较深者，多用藻酸盐类敷料填塞，再用防漏膏阻隔后粘贴造口袋。

7) 粪水性皮炎：多由于造口位置差难贴造口袋、底盘开口裁剪过大等导致粪便长时间刺激皮肤所致。针对病人情况，指导病人使用合适的造口护理用品并正确护理造口。

8) 造口旁疝：主要因造口位于腹直肌外或腹部肌肉力量薄弱及持续腹内压增高等所致。应指导病人避免增加腹内压，如避免提举重物、治疗慢性咳嗽和排尿困难、预防便可佩戴特制的疝气带；严重者需行手术修补。

(5) 心理护理：在术后真正面对造口时，仍有许多病人表现出消极悲观情绪。因此，应主动与病人交谈，鼓励其说出内心的真实感受，有针对性地进行帮助；也可让病人及其亲属多与同病种的病人交流，以排解其孤立、无助感，促使其以积极乐观的态度面对造口，逐步掌握造口自我护理技能并逐渐恢复正常生活。

(三) 健康教育

1. 社区宣教　①建议一般人群每年进行 1 次大便隐血试验，每 5 年进行 1 次乙状结肠镜检，每 10 年进行 1 次纤维结肠镜检；②警惕家族性肠息肉病及遗传性非息肉病性结直肠癌，对结直肠的各种慢性炎症及癌前病变，如结直肠息肉、腺瘤、溃疡性结肠炎、克罗恩病等，做好积极预防和治疗；③注意饮食及个人卫生，预防和治疗血吸虫性肉芽肿；④多进食新鲜蔬菜、水果等高纤维、富含维生素食物，减少食物中动物性脂肪摄入量。

2. 饮食与运动　根据病人情况调节饮食，术后宜进食新鲜蔬菜、水果，多饮水，避免高脂肪及辛辣、刺激性食物；行肠造口者还需注意控制过多粗纤维及易致胀气的食物等。鼓励规律生活，适量参加体育锻炼。

3. 工作与社交　保持心情舒畅，避免自我封闭，应尽可能地融入正常的生活、工作和社交活动中。对于有肠造口的病人，可参加造口病人联谊会，学习交流彼此的经验和体会，重拾自信。

4. 结肠灌洗　指导永久性结肠造口病人进行结肠灌洗，可以训练有规律的肠道蠕动，养成定时排便的习惯。方法①连接灌洗装置，在集水袋内装入 37～40℃ 500～1000 mL 约开水；②将灌洗头插入造口，使灌洗液经灌洗管道缓慢进入造口内，灌洗时间约 10～15 分钟；③灌洗液完全注入后，在体内尽可能保留 10～20 分钟；④开放灌洗袋，排空肠内容物。在灌洗期间注意观察，若病人感腹胀或腹痛时，放慢灌洗速度或暂停灌洗。可每日 1 次或每 2 日 1 次，时间应相对固定。

5. 定期复诊　每 3～6 个月定期门诊复查。行化学治疗、放射治疗者，定期检查血常规，出现白细胞和血小板计数明显减少时，应及时到医院就诊。

【护理评价】

通过治疗与护理，病人是否：①情绪稳定，食欲、睡眠未受影响；②营养状况得到维持或改善；③正视造口并适应新的排便方式，与他人正常交往，对今后的工作、生活充满信心；④通过有效途径获取疾病相关知识，积极主动配合治疗护理工作；⑤术后并发症得到有效预防，或得到及时发现和处理。

第二节 直肠肛管良性疾病

 考点提示

序号	主要考点
1	内痔的主要表现
2	内痔分期判断
3	血栓性外痔的诊断
4	痔术后护理措施(术后3日内尽量不排大便)
5	痔术后并发症判断(创面出血、尿潴留、肛门狭窄)
6	直肠肛管周围脓肿发病原因、首要的护理问题(疼痛)
7	直肠肛管周围脓肿特点(不同部位:最常见、较常见、较少见)
8	直肠肛管周围脓肿应选择的抗生素(对革兰阳性菌有效的抗生素)
9	温水坐浴的水温、时间
10	引起肛瘘最常见的疾病
11	单纯高位肛瘘的治疗方法
12	肛瘘术后坐浴
13	肛裂典型的临床表现

一、痔

痔是最常见的肛肠疾病,可发生于任何年龄,且发病率随年龄增长而增高。

【病因与发病机制】

与多种因素有关,目前得到广泛认可的学说主要有:

1.**肛垫下移学说** 肛垫位于肛管的黏膜下,由静脉、平滑肌、弹性组织和结缔组织组成,起着肛门垫圈的作用,协助括约肌完全封闭肛门。正常情况下,肛垫在排便时被推挤下移,排便后可自行回缩至原位;若反复便秘、妊娠等引起腹内压增高,肛垫内正常纤维弹力结构破坏伴有肛垫内静脉的曲张和慢性炎症纤维化,肛垫出现病理性肥大并向远侧移位后形成痔。

2.**静脉曲张学说** 认为痔的形成与静脉扩张淤血相关。门静脉系统及其分支直肠静脉都无静脉瓣、直肠上下静脉丛管壁薄且位置浅、末端直肠黏膜下组织松弛,都容易出现血液淤积和静脉扩张。直肠肛管位于腹腔最下部,任何引起腹内压增高的因素如久坐久立、便秘、妊娠、腹水及盆腔巨大肿瘤等均可阻碍直肠静脉回流，导致痔的形成。此外，长期饮酒和进食大量刺激性食物可使局部充血，肛周感染可引起静脉周围炎使肛垫肥厚，营养不良可使局部组织萎缩无力，这些因素都可诱发痔的发生。

【病理与分类】

根据痔所在部位的不同分为内痔、外痔及混合痔(图 23-1)。

1. 内痔　内痔是增生、移位的肛垫而不是曲张的直肠上静脉终末支。肛垫内正常纤维弹力结构破坏伴有肛垫内静脉的曲张和慢性炎症纤维化，肛垫出现病理性增生并向远侧移位后形成痔，表面覆盖直肠黏膜。内痔好发部位为截石位 3 点、7 点、11 点。

2. 外痔　外痔由齿状线下方的直肠下静脉丛形成，表面覆盖肛管皮肤；分为血栓性外痔、结缔组织性外痔(皮赘)、静脉曲张性外痔，其中血栓性外痔最常见。

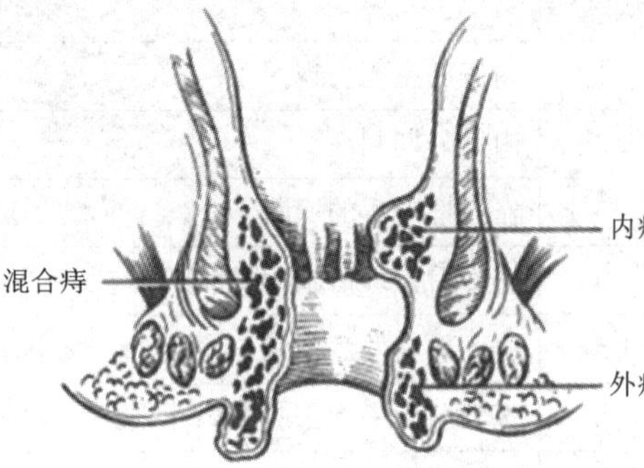

图 23-1　痔的分类

3. 混合痔　由内痔通过静脉丛和相应部位外痔静脉丛互相吻合并扩张而成。位于齿状线上、下，表面被直肠黏膜和肛管皮肤覆盖。内痔发展到Ⅲ度以上时多形成混合痔。

【临床表现】

1. 内痔　主要表现是便血及痔脱出。其便血的特点是无痛性间歇性便后出鲜血。若发生血栓、感染及嵌顿时，可伴有肛门剧痛。内痔的分度：Ⅰ度：便时带血、滴血或喷射状出血，便后出血可自行停止，无痔脱出，肛门镜检查可见齿状线以上直肠柱结节状突出；Ⅱ度：便血常见，排便时痔脱出，便后可自行回纳；Ⅲ度：偶有便血，劳累、步行过久、负重、咳嗽或排便时痔脱出，需用手回纳；Ⅳ度：偶有便血，痔长期脱出于肛门外，无法回纳或回纳后又立即脱出。

2. 外痔　主要表现是肛门不适感，常有黏液分泌物流出，有时伴局部瘙痒。若发生血栓性外痔，疼痛剧烈，咳嗽或排便时加剧，数日后可减轻，可在肛周看见暗紫色椭圆形肿物，表面皮肤水肿、质硬、压痛明显。

3. 混合痔　兼有内痔及外痔的临床表现。严重时呈环状脱出肛门外，在肛周呈梅花状，称环状痔。痔脱出时若发生嵌顿，可引起充血、水肿甚至坏死。

【辅助检查】

肛门镜检查可确诊，不仅可见到痔的情况，还可观察到直肠黏膜有无充血、水肿、溃疡、肿块等，以及排除其他直肠疾患。

【处理原则】

遵循 3 个原则：①无症状痔无需治疗；②有症状的痔旨在减轻及消除症状，而非根治；

③首选非手术治疗，失败或不宜保守治疗时才考虑手术治疗。

1. 非手术治疗

（1）一般治疗：适用于痔初期及无症状静止期的痔。主要措施包括：①饮食调整；②温水坐浴；③肛管内用药；④手法痔块回纳。

（2）注射疗法：用于治疗Ⅰ度、Ⅱ度出血性内痔的效果较好。方法是在痔核上方的黏膜下层注入硬化剂，使痔及其周围产生无菌性炎症反应，黏膜下组织发生纤维增生，小血管闭塞，痔块硬化、萎缩。

（3）胶圈套扎疗法：可用于治疗Ⅰ～Ⅱ度内痔。将特制的胶圈套在内痔根部，利用胶圈弹性回缩力将痔的血供阻断，使痔缺血坏死，脱落而治愈。

（4）多普勒超声引导下痔动脉结扎术：适用于Ⅱ～Ⅳ度内痔。采用带有多普勒超声探头的直肠镜，于齿状线上方2～3 cm探测痔上方的动脉并结扎，通过阻断痔的血液供应以达到缓解症状的目的。

2. 手术治疗 当保守治疗效果不满意、痔脱出严重、套扎治疗失败时，手术切除是最好的方法。手术方法包括：①痔切除术：主要适用于Ⅲ度、Ⅳ度内痔和混合痔的治疗；②吻合器痔上黏膜环切术（PPH）：主要适用于Ⅲ度、Ⅳ度内痔、环状痔和部分Ⅱ度大出血内痔；③激光切除痔核；④血栓性外痔剥离术：适用于治疗血栓性外痔

【护理措施】

（一）非手术治疗的护理/术前护理

1. 饮食与活动 嘱病人多饮水，多吃新鲜水果蔬菜及粗粮，少饮酒，少吃辛辣刺激食物，以保证肠道内有足够水分和粗纤维对肠壁刺激而引起排便反射，减少对肠道的不良刺激和腹胀；保持心情愉快及规律的生活起居，养成定时排便的习惯；适当增加运动量，促进肠蠕动，切忌久站、久坐、久蹲。

2. 温水坐浴 便后及时清洗，保持局部清洁舒适，可采用1:5000高锰酸钾溶液3000 mL温水坐浴，温度控制在43～46℃，每日2～3次，每次20～30分钟，以改善局部血液循环，预防病情进展及并发症。

3. 痔块回纳 痔块脱出时应及时用手轻轻将脱出的痔块推回肛内，阻止其脱出。嵌顿性痔应尽早行手法回纳，注意动作轻柔，避免损伤。

4. 疼痛护理 肛管内注入抗生素油膏或栓剂，以润滑肛管、促进炎症吸收、减轻疼痛。血栓性外痔者局部热敷、外敷消炎镇痛药物后，疼痛可缓解而不需手术治疗。

5. 术前准备 关心体贴病人，缓解病人的紧张情绪；指导病人进少渣食物，术前排空粪便，必要时采用全肠道灌洗；做好会阴部皮肤准备及药敏试验；及时纠正贫血。

（二）术后护理

1. 饮食与活动 术后1～2日应以无渣或少渣流质、半流质为主。术后24小时内可在床上活动四肢、翻身等，24小时后可适当下床活动，逐渐延长活动时间，并指导病人进行轻体力活动；伤口愈合后可以恢复正常工作、学习和劳动，但避免久站、久坐、久蹲。

2. 控制排便 术后早期病人会存在肛门下坠感或便意，告知其是敷料刺激所致；术后3日内尽量避免排便，以利于切口愈合，可于术后48小时内口服阿片酊以减少肠蠕动，控制排

便之后应保持大便通畅,防止用力排便使伤口裂开。如有便秘,可口服缓泻药,但切忌灌肠。

3.疼痛护理 大多数肛肠术后病人伤口疼痛剧烈,是由于肛周末梢神经丰富,或因括约肌痉挛、排便时粪便对伤口的刺激、敷料堵塞过多等导致。评估疼痛的原因,给予相应处理,如使用镇痛药、去除多余敷料等。

4.并发症的护理

(1)尿潴留:术后 24 小时内,嘱病人每 4~6 小时排尿 1 次,避免因手术、麻醉、疼痛等原因造成尿潴留。若术后 8 小时左右仍未排尿且感下腹胀痛、隆起时,可行诱导排尿、针刺或导尿等。

(2)出血:由于肛管直肠的静脉丛丰富,术后容易因为止血不彻底、用力排便等导致伤口出血。通常术后 7 日内粪便表面会有少量出血,如病人出现恶心、呕吐、心慌、出冷汗、面色苍白等并伴肛门坠胀感和急迫排便感进行性加重,敷料渗血较多时,应及时报告医师予以处理。

(3)切口感染:直肠肛管部位由于易受粪便、尿液等的污染,术后易发生切口感染。应注意术前改善全身营养状况;术后 3 日内控制好排便;保持肛门周围皮肤清洁,便后用 1:5000 高锰酸钾溶液温水坐浴;切口定时换药,充分引流。

(4)肛门狭窄:术后观察病人有无排便困难及粪便变细,以排除肛门狭窄。如发生狭窄,应在手术切口愈后及早行扩肛治疗

◇ 二、直肠肛管周围脓肿

直肠肛管周围脓肿是指直肠肛管周围间隙或其周围软组织的急性化脓性感染,并发展成为脓肿。

【病因与病理】

直肠肛管周围脓肿多数继发于肛窦炎,少数可因肛管直肠损伤后感染引起。肛腺开口于肛窦,肛窦容易被粪便擦伤而发生感染并累及肛腺,形成肛窦肛腺肌间感染。由于直肠肛管周围间隙为疏松的脂肪结缔组织,感染极易蔓延扩散,向上、下、外扩散到直肠肛管周围间隙,形成不同部位的脓肿

【临床表现】

1.肛周脓肿 多见,以肛门周围皮下脓肿最为常见,占 40%~48%,位置多表浅。肛周持续性跳动性疼痛为主要表现,可因排便、局部受压、摩擦或咳嗽而疼痛加剧,坐立不安,行动不便。早期局部红肿、发硬,压痛明显,脓肿形成后则波动明显,若自行穿破皮肤,则脓液排出。全身感染症状不明显。

2.坐骨肛管间隙脓肿(坐骨肛门窝脓肿) 较为多见,占 20%~25%,该间隙空间较大,因此形成的脓肿较大且深,全身感染症状明显。局部剧痛,全身有发热、乏力、头痛及食欲不振等反应;排尿困难及肛门部有坠感;患侧肛门旁肿胀及触痛;肛指检查患侧明显触痛、有饱满及波动感;白细胞计数增高。

3.骨盆直肠间隙脓肿(骨盆直肠窝脓肿) 较前两者少见。此处位置深、空间大,因此全

身感染症状严重而局部症状不明显。早期即出现持续高热、寒战、乏力等全身中毒症状；局部症状为直肠坠胀感、排便不尽感等，常伴排尿困难。会阴部多无异常体征，直肠指诊可在直肠壁上触及肿块隆起，有深压痛和波动感。

【辅助检查】

1. 局部穿刺　抽脓有确诊价值，且可将抽出的脓液行细菌培养检查。

2. 实验室检查　有全身感染症状者血常规可见白细胞计数和中性粒细胞比值增高，严重者可出现核左移及中毒颗粒。

3. 肛管超声、CT 检查　必要时行肛管超声或 CT 检查证实。

【处理原则】

1. 非手术治疗　原则是控制感染，缓解疼痛，促进排便，方法包括：①使用抗生素；②温水坐浴；③局部理疗；④口服缓泻药。

2. 手术治疗　脓肿形成后及早行手术切开引流。现有许多学者采取脓肿切开引流并挂线术，使脓肿完全敞开引流通畅，还可避免形成肛瘘后的二次手术治疗。

【护理措施】

1. 饮食护理　告知病人忌食辛辣刺激食物，多食蔬菜、水果、蜂蜜等，保持大便通畅。

2. 体位协助　病人采取舒适体位，避免局部受压加重疼痛。

3. 控制感染　遵医嘱应用抗生素控制感染，有条件时穿刺抽取脓液，并根据药物敏感试验结果选择合适的抗生素治疗。

4. 脓肿切开引流的护理　密切观察并记录引流液颜色、性状及量；予以甲硝唑或中成药等定时冲洗脓腔，当脓液变稀，引流量<50 mL/d 时，可考虑拔管。

5. 其他　高热病人给予物理降温；用 1∶5000 高锰酸钾溶液温水坐浴时注意控制好坐浴的时间和水的温度。

三、肛瘘

肛瘘是指肛管或直肠与肛周皮肤相通的肉芽肿性管道，是常见的直肠肛管疾病之一，多见于青壮年男性。

【病因与病理】

多继发于直肠肛管周围脓肿。脓肿溃破或手术切开引流后，脓腔逐渐缩小，脓腔壁的结缔组织增生形成管道，即瘘管，脓肿溃破处或切开引流处为外口，原发感染病灶为内口。由于外口处皮肤生长较快，常造成外口处假性愈合，导致引流不畅使脓肿反复发作破溃或切开，形成多个瘘管和外口，使肛瘘反复发作，缠绵难愈。有时可发展成一个内口，多个外口的复杂管道，使病情难以控制。

【分类】

1. 根据瘘口与瘘管的数目分为：①单纯性肛瘘：只存在单一瘘管；②复杂性肛瘘：存在多个瘘口和瘘管，甚至有分支。

2. 根据瘘管所在的位置分为：①低位肛瘘：瘘管位于外括约肌深部以下，包括低位单纯性肛瘘和低位复杂性肛瘘；②高位肛瘘：瘘管位于外括约肌深部以上，包括高位单纯性肛瘘和高位复杂性肛瘘。

3. 根据瘘管与括约肌的关系分为：①肛管括约肌间型；②经肛管括约肌型；③肛管括约肌上型；④肛管括约肌外型。

【临床表现】

1. 症状　病人常有肛周脓肿的病史，肛门周围可见一个或数个外口，排出少量脓性、血性或黏液性分泌物，可刺激肛门周围皮肤引起肛门部潮湿、瘙痒，甚至出现湿疹。较大的高位肛瘘外口可排出粪便及气体。当外口因假性愈合而暂时封闭时，脓液积存，再次形成脓肿，可出现直肠肛管周围脓肿症状，脓肿破溃或切开引流后脓液排出，症状缓解。上述症状反复发作是肛瘘的特点。

2. 体征　在肛周皮肤可见单个或多个外口，呈红色乳头状隆起，挤压可排出少量脓性或脓血性分泌物。直肠指诊在内口处有轻压痛，瘘管位置表浅时可触及硬结样内口及条索样瘘管。

【辅助检查】

确定内口位置对明确肛瘘诊断非常重要。常用的辅助检查有 4 种。

1. 内镜检查　肛门镜检查有时可发现内口。

2. 特殊检查　若无法判断内口位置，可将白色湿纱布条填入肛管及直肠下端，并从外口注入亚甲蓝溶液 1~2 mL，根据纱条染色部位确定内口。

3. 实验室检查　当发生直肠肛管周围脓肿时，病人血常规检查可出现白细胞计数及中性粒细胞比值增高。

4. 影像学检查　碘油瘘管造影是临床常规检查方法，MRI 检查可清晰显示瘘管位置及与括约肌之间的关系。

【处理原则】

由于肛瘘无法自愈，必须及时治疗以避免反复发作。

1. 非手术治疗

(1) 堵塞法：瘘管用 0.5% 甲硝唑、生理盐水冲洗后，自外口注入生物蛋白胶。该方法适用于单纯性肛瘘，但治愈率较低。

(2) 挂线疗法：是利用橡皮筋或有腐蚀作用的药线的机械性压迫作用，使结扎处组织发生血运障碍坏死，以缓慢切开肛瘘，炎症反应引起的纤维化使切断的肌肉与周围组织粘连而逐渐愈合，还可防止大便失禁。适用于距肛门 3~5 cm 内，有内、外口的低位单纯性肛瘘、高位单纯性肛瘘或作为复杂性肛瘘切开、切除的辅助治疗。

2.手术治疗　原则是将瘘管切开或切除以形成敞开的创面来促进愈合。关键是避免损伤肛门括约肌，以防大便失禁，同时避免肛瘘复发。

(1)瘘管切开术：将瘘管全部切开，靠肉芽组织生长使切口愈合。适用于低位肛瘘，术后不会出现大便失禁。

(2)肛瘘切除术：切除全部瘘管壁直至健康组织，创面敞开，使其逐渐愈合。适用于低位单纯性肛瘘。

【护理措施】

(一)挂线疗法的护理

1.皮肤护理　保持肛周皮肤清洁，嘱病人局部皮肤瘙痒时不可用指甲抓，避免皮肤损伤感染；术后创面换药至药线脱落后1周。

2.饮食护理　术前晚进半流质饮食，术晨可进流质饮食；术后宜进清淡、易消化食物，保持大便通畅。

3.温水坐浴　术后第2日开始每日早晚及便后用1:5000高锰酸钾溶液温水坐浴或中药坐浴，既可缓解局部疼痛，又有利于局部炎症的消散、吸收。

4.健康教育

(1)收紧药线：嘱病人每5~7日至门诊收紧药线，直到药线脱落。脱线后局部可涂生肌散或抗生素软膏，以促进伤口愈合。

(2)扩肛或提肛运动：为防止肛门狭窄，术后10日内可用示指扩肛，每日1次。肛门括约肌松弛者，术后3日起可指导病人进行提肛运动。

(二)围术期护理

参见本章第二节的护理。

四、肛裂

肛裂是指齿状线以下肛管皮肤层裂伤后形成的经久不愈的缺血性溃疡，方向与肛管纵轴平行，长约0.7 cm，呈梭形或椭圆形，常引起肛周剧痛。多见于青中年人。

【病因】

病因尚不清楚，可能与多种因素有关，但直接原因大多是因长期便秘、粪便干结致排便时损伤肛管及其皮肤层。好发部位为肛管后正中线，此处肛管外括约肌浅部在肛管后方形成的肛尾韧带较坚硬、伸缩性差，此区域血供亦差；且排便时，肛管后壁承受压力最大。

【病理】

1.急性肛裂　大多病程短，裂口边缘整齐，底浅、色红并有弹性，未形成瘢痕。

2.慢性肛裂　因反复损伤与感染，基底深且不整齐，呈灰白色，质硬，边缘纤维化增厚。肛裂常为单发的纵行、梭状溃疡或感染裂口。裂口上端的肛瓣和肛乳头水肿，形成增生性(肥大)乳头；下端皮肤因炎症、水肿及静脉、淋巴回流受阻，形成外观似外痔的袋状皮垂向下突出于肛门外，称"前哨"痔。"前哨"痔、肛裂与肛乳头肥大常同时存在，合称肛裂"三联症"（图23-2）。

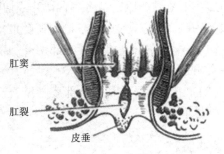

肛窦

肛裂

皮垂

图 23-2　肛裂

【临床表现】

1.症状　典型的临床表现为疼痛、便秘、出血。

（1）疼痛：为主要症状，一般较剧烈，有典型的周期性。排便时干硬粪便刺激裂口内神经末梢，出现烧灼样或刀割样疼痛；便后数分钟可缓解；随后因肛门括约肌反射性痉挛，再次发生剧烈疼痛，.常持续半小时到数小时，直到括约肌疲劳、松弛后，疼痛缓解。以上"排便时疼痛–间歇期–括约肌挛缩期"称为肛裂疼痛周期。

（2）便秘：肛裂病人因惧怕疼痛而不愿排便，引起或加重便秘，粪便更加干结，便秘又加重肛裂，形成恶性循环。

（3）出血：排便时粪便擦伤溃疡面或撑开肛管撕拉裂口会有少量出血，故在粪便表面、便纸上见到少量血迹或排便过程中滴鲜血，大量出血少见。

2.体征　典型体征是肛裂"三联症"，若在肛门检查时发现此体征，即可明确诊断。肛裂病人行肛门检查时，常会引起剧烈疼痛，有时需在局麻下进行。

【辅助检查】

已确诊者，一般不宜行直肠指诊或肛门镜检查，避免增加病人痛苦。可以取活组织做病理检查，以明确诊断。

【处理原则】

1.非手术治疗　原则是软化大便，保持大便通畅；解除肛门括约肌痉挛，缓解疼痛，中断恶性循环，促进局部创面愈合。具体措施有：①服用缓泻剂；②局部坐浴；③扩肛疗法。扩肛疗法时病人侧卧位，局部麻醉后，先用示指扩肛，再用两指循序渐进、持续地扩张肛管5分钟，使括约肌松弛，创面扩大，促进溃疡愈合；其常见并发症是出血、肛周脓肿、大便失禁等，且复发率高。

2.手术治疗　适用于经久不愈、非手术治疗无效且症状较重的陈旧性肛裂。手术方法有肛裂切除术和肛管内括约肌切断术，现在前者已较少使用。

【护理措施】

1.保持大便通畅　增加膳食中新鲜蔬菜、水果及粗纤维食物的摄入，少食或忌食辛辣和刺激食物，多饮水，以促进胃肠蠕动，防止便秘；指导病人养成每日定时排便的习惯，进行适当的户外锻炼；必要时服缓泻药，也可选用蜂蜜、番泻叶等泡茶饮用，以润滑、松软粪便利于排便。

2.心理护理　向病人详细讲解肛裂的相关知识，鼓励病人克服因惧怕疼痛而不敢排便的情绪，配合治疗。

3.并发症的护理

（1）切口出血：多发生于术后1~7日。①原因：常因术后便秘、猛烈咳嗽等导致创面裂开、出血。②护理：告知病人保持大便通畅，防止便秘，预防感冒，避免腹内压增高的因素如剧烈咳嗽、用力排便等；密切观察创面的变化，一旦出现切口大量渗血，紧急压迫止血，并报告医师处理。

（2）排便失禁：①原因：多由于术中不慎切断肛管直肠环所致。②护理：询问病人排便前有无便意，每日的排便次数、量及性状。若仅为肛门括约肌松弛，可于术后3日开始指导病人进行提肛运动；若发现病人会阴部皮肤常有黏液及粪便沾染，或无法随意控制排便时，立即报告医师，及时处理。

4.其他护理措施　参见本章第二节痔的护理。

【思 考 题】

1.刘先生，58岁，排便次数增多3个月，为3~5次/日，间断黏液血便1个月，伴肛门坠胀和下腹胀痛，排气或排便后可缓解，体重减轻约6 kg。体格检查：消瘦，贫血貌，腹稍胀，无明显压痛，未扪及包块；直肠指诊：距肛缘4 cm处扪及凹凸不平肿物，肠腔狭窄，退指见指套染少量鲜血。

请问：

（1）该病人主要的护理诊断/问题有哪些？

（2）若需手术治疗，何种手术方式最适宜？

（3）如何对病人进行出院指导？

2.赵女士，44岁，5年多前出现鲜血便，常见便纸上有血迹，有时有鲜血覆盖于粪便表面，并伴肛门肿块脱出，平卧时可自行回纳。1个月前出现排便时及便后肛门剧痛，便后鲜血滴出，疼痛可持续数小时。

请问：

（1）该病人患的是哪种类型的痔？

（2）引起该病人肛门剧痛的可能原因是什么？

（3）对该病人应采取哪些护理措施？

第二十四章

原发性肝癌的护理

识记
1. 复述原发性肝癌的概念。
2. 简述原发性肝癌的病因、临床表现、辅助检查。
理解
归纳肝癌的处理原则。
运用
运用余理程序对原发性肝癌病人实施整体护理。

习题二维码24-1

章前导言

　　肝脏是人体最大的实质性器官，具有解毒、代谢、分泌胆汁、免疫防御等功能，并有强大的再生能力。肝脏疾病是常见的腹部疾病之一，包括肝脏的先天性畸形、炎症性疾病、肿瘤、外伤、寄生虫病和门静脉高压症等，与胆道疾病密切相关，相互影响。常见肝脏疾病(肝癌、肝脓肿)病人的处理原则以及围术期护理是本章学习的重点。

案例导入

　　高先生，55岁，因右上腹疼痛40余天入院。

　　病人40天前无明显诱因出现右上腹疼痛，呈持续性钝痛，夜间明显，疼痛不向肩背部放射，不伴有发热及恶心、呕吐等表现。发病以来疼痛逐渐加重，且出现乏力、腹胀、食欲下降，体重下降约3 kg，无黄疸、腹泻，无呕血、黑便等。

　　既往无药物过敏史，有乙型肝炎病史30余年。

　　体格检查：T 36.7℃，P 76次/分，R 20次/分，Bp 135/80 mmHg，皮肤、巩膜无黄染，全身浅表淋巴结无肿大，腹部平坦，未见腹壁静脉曲张，腹软，肝脏未触及，脾脏肋缘下2 cm，腹部叩诊呈鼓音，移动性浊音阴性，肠鸣音3~5次/分。

　　辅助检查：甲胎蛋白(AFP)1000 ng/mL；超声检查示肝脏有占位性病变；CT示：①肝硬化、脾大；②肝癌。

请思考：

(1)评估该病人时，应重点关注哪些内容？

(2)病人将实施肝脏切除手术，围术期主要的护理诊断/问题有哪些？

(3)如何针对病人的护理诊断/问题，采取相应的护理措施？

考点提示

序号	主要考点
1	我国诱发原发性肝癌的主要疾病
2	原发性肝癌最常见和最主要的症状
3	肝癌最常见的病理类型
4	肝癌最最主要的转移途径
5	肝癌血清标志物
6	微小肝癌首选检查
7	肝癌病人术前肠道准备中口服新霉素的主要目的
8	肝叶切除术后病人不宜早期下床活动的原因

肝肿瘤分为恶性和良性2种。肝癌是常见的肝恶性肿瘤，包括原发性肝癌和继发性肝癌。肝肉瘤少见。肝良性肿瘤中最常见的是肝海绵状血管瘤。

原发性肝癌是我国常见的恶性肿瘤。在我国，肝癌年病死率占肿瘤病死率的第2位。病人的年龄大多为40~50岁，男性比女性多见；东南沿海地区发病率较其他地区高。

【病因】

原发性肝癌的病因迄今尚不完全清楚，可能与下列因素有关。

1.肝硬化　原发性肝癌合并肝硬化的发生率各地报告为50%~90%。我国原发性肝癌主要是在病毒性肝炎后肝硬化基础上发生的，而在欧美国家，常在酒精性肝硬化的基础上发生。

2.病毒性肝炎　肝癌病人常有急性肝炎—慢性肝炎—肝硬化—肝癌的病史。研究发现，与肝癌有关的肝炎病毒有乙型肝炎病毒（HBV）、丙型肝炎病毒（HCV）和丁型肝炎病毒（HDV）3种。HBsAg阳性者其肝癌的相对危险性为HBsAg阴性者的10~50倍。我国90%的肝癌病人HBV阳性。

3.黄曲霉毒素　主要是黄曲霉毒素肝癌相对高发地区粮食被黄曲霉菌及其毒素污染程度高于其他地区。

4.饮水污染　各种饮水类型与肝癌发病关系依次为：宅沟水（塘水）>浜沟水（灌溉水）>

河水>井水。污水中已发现水藻霉素等很多种致癌或促癌物质。

5.其他 亚硝胺、烟酒、肥胖、寄生虫、遗传等可能与肝癌发生有关；肝癌发病与农作物中硒含量过少有一定关系。

【病理生理】

肝癌按大体病理形态分为 3 型：结节型、巨块型和弥漫型。按肿瘤大小分为 4 种：微小肝癌(直径<2 cm)，小肝癌(>2 cm，≤5 cm)，大肝癌(>5 cm，≤10 cm)和巨大肝癌(>10 cm)。

病理组织分为 3 型：肝细胞癌(HCC，约占 91.5%)、肝内胆管细胞癌(ICC，占 5.5%)和两者同时出现的混合型肝癌(占 3.0%)。原发性肝癌的预后远较其他癌为差，

转移途径：早期转移是其重要因素之一。①血道转移：最常见，癌栓常经门静脉系统转移到肝内或肝外。肝内转移多见，肝外转移依次见于肺、骨、脑等。②淋巴转移：主要累及肝门淋巴结，其次为腹主动脉旁淋巴结、锁骨上淋巴结等。③直接蔓延：癌肿直接侵犯邻近组织、脏器，如膈肌、胸腔等。④腹腔种植性转移：癌细胞脱落植入腹腔引起腹膜转移和血性腹水。

【临床表现】

肝癌早期缺乏特异性表现，中期、晚期可有肝脏局部和全身症状。

1.症状

(1)肝区疼痛：肝区疼痛是最常见、最主要症状，约半数以上患者以此为首发症状。多呈间歇性或持续性隐痛、刺痛或胀痛，左侧卧位明显，夜间或劳累时加重。疼痛部位与病变位置有密切关系，如位于肝右叶顶部的癌肿累及横膈时，疼痛可向右肩背部放射。病变位于左肝常表现为胃痛。当肝癌结节发生坏死、破裂，引起腹腔内出血时，则表现为突发右上腹剧痛，腹膜刺激征等急腹症表现等。原发性肝癌病人，随着癌肿增大，肝包膜下内容物增多，肝包膜承受的压力增大，可产生持续性胀痛、钝痛。

(2)消化道症状：表现为食欲减退、腹胀、恶心、呕吐或腹泻等，且早期不明显，易被忽视。

(3)全身症状：①消瘦、乏力：早期不明显，随病情发展而逐渐加重，晚期体重进行性下降，可伴有贫血、出血、腹水和浮肿等恶病质表现。②发热：多为不明原因的持续性低热或不规则发热，体温常在 37.5℃-38℃:，个别可达 39℃。其特点是抗生素治疗无效，而吲哚美辛栓(消炎痛栓)常可退热。

(4)癌旁综合征：可有伴癌综合征的表现，如低血糖、红细胞增多症、高胆固醇血症及高钙血症；若发生肺、骨、脑，可发生那相应部位的临床表现。

2.体征

(1)肝肿大或肿块：为中晚期肝癌最常见的体征。肝进行性不对称肿大，表面有明显结节和肿块，质硬有压痛，可随呼吸上下移动。如肿块位于右肝顶部，肝浊音区升高，膈肌抬高或活动受限。

(2)黄疸：多见于弥漫型肝癌或胆管细胞癌。因癌肿侵犯肝内主要胆管，或肝门外转移淋巴结压迫肝外胆管所致。癌肿破入肝内较大胆管，可引起胆道出血、胆绞痛、黄疸等。

(3)腹水：呈草黄色或血性。由于腹膜受浸润、门静脉受压、门静脉或肝静脉内的癌栓

形成以及合并肝硬化等。癌肿破裂可引起腹腔积血。

此外，合并肝硬化者常有肝掌、蜘蛛痣、男性乳房增大、脾大、腹壁静脉扩张以及食管胃底静脉曲张等表现。

【辅助检查】

1.肝癌血清标志物检测

实验室检查：甲胎蛋白（AFP）是原发性肝癌的血清标志物，有助于发现无症状的早期肝癌，也用于普查。诊断标准为：AFP>500 ng/mL 持续 4 周，或 200 pg/L 以上持续 8 周，但应除外妊娠、活动性肝病、生殖腺胚胎性肿瘤和胃肠道癌肿等疾病。

2.影像学检查

（1）超声检查：可显示肿瘤的部位、大小、形态以及肝静脉或门静脉内有无癌栓，诊断符合率可达 90%左右。具有操作简便、无创和在短期内可重复检查等优点，是目前首选的肝癌诊断方法。超声造影可进一步提高肝癌诊断率，并可发现小于 1.0 cm 的微小肝癌。

（2）CT：分辨率较高，诊断符合率高达 90%以上；CT 动态扫描与动脉造影相结合的 CT 血管造影（CTA），可提高微小肝癌的检出率。多层螺旋 CT、三维 CT 成像能提高分辨率和定位的精确性。

（3）MRI：诊断价值与 CT 相仿，对良性、恶性肝内占位病变，特别是对血管瘤的鉴别优于 CT，可进行肝静脉、门静脉、下腔静脉和胆道重建成像，显示这些管腔内有无癌栓。

（4）肝动脉造影：诊断肝癌准确率达 95%左右，对血管丰富的癌肿，其分辨率低限约0.5 cm。因是创伤性检查，只在必要时考虑采用。

3.肝穿刺活组织 检查超声引导下肝穿刺活检，有助于获得病理诊断。对诊断困难或不适宜手术者，为指导下一步治疗，可做此项检查。如不能排除肝血管瘤，应禁止采用。

4.腹腔镜检查 对位于肝表面的肿瘤有诊断价值。

【处理原则】

早期诊断、早期采用以手术切除为主的综合治疗，是提高肝癌长期治疗效果的关键。

1.非手术治疗

（1）放射治疗：一般情况较好，不伴有严重肝硬化，无黄疸、腹水、脾功能亢进和食管静脉曲张，癌肿较局限，无远处转移又不适用于手术切除或手术后复发者，可采用放射为主的综合治疗。

（2）全身药物治疗：包括生物和分子靶向药物以及中医中药治疗。

2.介入治疗 经股动脉插管将抗癌药和（或）栓塞剂（如碘油）注入肝动脉区域性化学治疗，用于治疗不可切除的肝癌或作为肝癌切除术后的辅助治疗。在超声引导下经皮穿刺肿瘤行微波、射频、冷冻或无水酒精注射（PEI）等消融治疗，适用于瘤体较小又不能或不宜手术的肝癌；也可在术中应用或术后用于治疗转移、复发瘤。操作简便、安全、创伤小，有些病人可获得较好的治疗效果。

3.手术治疗

（1）肝切除：目前仍是治疗肝癌首选和最有效的方法。

肝切除术 主要术式有肝叶切除、半肝切除术或肝部分切除等。癌肿局限于 1 个肝叶内，可作肝叶切除;已累及 1 叶或刚累及邻近肝叶者,可做半肝切除;若已累及半肝,但无肝硬化者,可考虑作 3 叶切除;位于肝边缘的肿瘤,也可做肝段或次肝段切除或局部切除;对伴有肝硬化的小肝癌,可采用根治性局部肝切除术。肝切除手术一般至少要保留 30% 的正常肝组织,对有肝硬化者,肝切除量不应超过 50%。

适应证:①无明显心、肺、肾等重要脏器器质性病变;②肝功能正常或仅有轻度损害,肝功能 A 级;或 B 级,经短期保肝治疗后肝功能恢复到 A 级;③肝外无广泛转移性肿瘤。

禁忌证:有明显黄疸、腹水、下肢浮肿、发生远处转移及全身重要器官衰竭等晚期症状者。

(2)手术不能切除的肝癌可采用液氮冷冻、激光气化、微波等方法,有一定疗效;肝动脉结扎或肝动脉栓塞术可使肿瘤缩小,也可为术后局部化疗做准备;亦可经皮下植入输注泵,术后连续灌注化疗。

(3)肝移植　原发性肝癌是肝移植的适应证之一,但因远期疗效不理想,一般不考虑。

【护理评估】

(一)术前评估

1. 健康史

(1)一般情况:包括年龄、性别、婚姻和职业;是否居住于肝癌高发区。

(2)疼痛情况:评估疼痛发生的时间、部位、性质、诱因和程度,与体位有无关系,是否夜间或劳累时加重,有无牵涉痛。是否伴有消化道症状,如嗳气、腹胀;近期有无乏力、食欲减退等。

(3)既往史:了解有无其他部位的肿块和手术治疗史;有无肝炎、肝硬化和其他系统伴随疾病等;有无长期进食含黄曲霉菌的食物,有无亚硝胺类致癌物的接触史等;有无用(服)药史、过敏史等。

(4)家族史:了解家族中有无肝癌和其他肿瘤病人。

2. 身体状况

(1)症状与体征:评估肝脏大小,有无肝区压痛、上腹部肿块等。肿块大小、部位,质地是否较硬,表面是否光滑。有无肝浊音界上移、黄疸、腹水等体征。有无消瘦及恶病质表现。有无肝性脑病、上消化道出血及各种感染,如肺炎、败血症和压疮等。

(2)辅助检查:了解病人甲胎蛋白水平、血清酶谱检查结果、肝功能损害程度,超声、CT、MRI 检查有无肝占位,肝穿刺活组织检查或腹腔镜探查结果。

3. 心理-社会状况　了解病人对疾病的认知程度,对手术有何顾虑和思想负担;了解朋友及其亲属对病人的关心、支持程度,家庭对手术的经济承受能力。

(二)术后评估

1. 术中情况　了解病人手术、麻醉方式与效果、病变组织切除情况、术中出血、补液、输血情况和术后诊断。

2. 身体状况　评估生命体征是否平稳,病人是否清醒、末梢循环、呼吸状态等;伤口是否干燥,有无渗液、渗血;各引流管是否通畅,引流量、颜色与性状等;有无出血、感染、肝性脑病、膈下积液等并发症出现。

3. 心理-社会状况　　了解病人有无紧张；康复训练和早期活动是否配合；对出院后的继续治疗是否清楚。

【常见护理诊断/问题】

1. 疼痛　　与肿瘤迅速生长导致肝包膜张力增加或手术、放射治疗、化学治疗后的不适有关。

2. 营养失调　　低于机体需要量与食欲减退、化学治疗引起的胃肠道不良反应及疾病引起机体代谢增加、手术创伤等有关。

3. 焦虑/恐惧　　与担心手术、疼痛、疾病的预后等因素有关。

4. 潜在并发症　　出血、感染、肝性脑病、膈下积液等。

【护理目标】

(1)病人疼痛减轻或缓解。

(2)病人营养状况改善。

(3)病人焦虑、恐惧减轻或消失。

(4)病人未发生并发症，或并发症得到及时发现和处理。

【护理措施】

(一) 术前护理

1. 心理护理　　肝癌病人因长期罹患乙肝和肝硬化心理压力较大，而肝癌的诊断，对病人和家庭都是巨大的打击。疏导、安慰病人，鼓励病人及其亲属说出感受和关心的问题，耐心解释各种治疗、护理措施。尊重、同情、理解病人的悲痛，提供一种开放式的支持环境，并让病人亲属了解发泄的重要性。与亲属共同讨论制定诊疗措施，鼓励亲属与病人多沟通交流。

2. 疼痛护理　　评估疼痛发生的时间、部位、性质、诱因和程度，遵医嘱按照三级止痛原则给予镇痛药物，并观察药物效果及不良反应，指导病人控制疼痛和分散注意力的方法。

3. 改善营养状况　　原发性肝癌病人宜采用高蛋白、高热量、富含维生素、易消化饮食，少量多餐；合并肝硬化有肝功能损害者，应限制蛋白摄入；必要时可给予肠内外营养支持，输血浆或人血白蛋白等，以改善贫血、纠正低蛋白血症，提高机体抵抗力。

4. 保肝治疗　　嘱病人保证充分睡眠和休息，禁酒。遵医嘱给予支链氨基酸治疗，避免或减少使用肝毒性药物；使用药物期间，应动态监测肝功能或其他指标。

5. 维持体液平衡　　对肝功能不良伴腹水者，严格控制水、钠的摄入量；遵医嘱合理补液与利尿，注意纠正低钾血症等水电解质紊乱；准确记录24小时出入水量；每日观察、记录体重及腹围变化。

6. 预防出血措施包括　　①多数肝癌合并肝硬化病人，术前3日开始给予维生素补充血浆和凝血因子，改善凝血功能，预防术中、术后出血；②病人应尽量避免剧烈咳嗽、用力排便等使腹压骤升的动作、外伤和进食干硬食物等，以免导致癌肿破裂出血或食管胃底静脉曲张破裂出血；③应用 H2 受体阻断药，预防应激性溃疡出血；④密切观察腹部体征，若病人突发腹痛，伴腹膜刺激征，应怀疑肝癌破裂出血，及时通知医师，积极抢救，做好急症手术的各项准备；⑤对不能手术的晚期病人，可采用补液、输血、应用止血药、支持治疗等综合性方法处理。

7. 术前准备　需要手术病人，除以上护理措施和常规腹部手术前准备外，必须根据手术大小备充足的血和血浆，并做好术中物品准备，如化学治疗药物、皮下埋藏式灌注装置、预防性抗生素、特殊治疗设备等。

(二) 术后护理

1. 病情观察　密切观察并记录病人的生命体征、神志、尿量，全身皮肤黏膜有无出血点，有无发绀及黄疸等；观察切口渗血、渗液情况；观察腹部体征，了解有无腹痛、腹胀及腹膜刺激征等；有引流管者，观察并记录引流液的颜色、性状及量。

2. 体位　清醒且血压稳定者，改为半卧位，指导病人有节律地深呼吸，达到放松和减轻疼痛的效果。

3. 营养支持　禁食、胃肠减压，静脉输入高渗葡萄糖、适量胰岛素以及 B 族维生素 B、维生素 C、维生素 K 等，待肠蠕动恢复后逐步给予流质、半流质饮食以及普食。术后 2 周应补充适量的人血白蛋白和血浆，以提高机体的抵抗力。广泛肝切除后，可使用要素饮食或静脉营养支持。

4. 并发症护理

(1) 出血：是肝切除术后常见的并发症之一。

1) 原因：多由凝血机制障碍、腹内压力增高及手术缝合不佳引起。

2) 表现：主要是失血性休克的表现，引流液增多，为鲜红色血性。

3) 护理：重在预防和控制出血：①病情观察：术后 48 小时内应有专人护理，动态观察病人生命体征的变化；严密观察引流液的量、性状和颜色。一般情况下，手术后当日可从肝周引出鲜红色血性液体 100~300 mL，若血性液体增多，应警惕腹腔内出血。②预防：手术后病人血压平稳，可取半卧位；术后 1~2 日应卧床休息，避免剧烈咳嗽和打喷嚏等，以防止术后肝断面出血；保持引流管引流通畅。③处理：若明确为凝血机制障碍性出血，可遵医嘱给予凝血酶原复合物、纤维蛋白原、输新鲜血，纠正低蛋白血症；若短期内或持续引流较大量的血性液体，或经输血、输液，病人血压、脉搏仍不稳定时，应做好再次手术止血的准备。

> **学习提示**　肝脏切面质脆，术后早期活动会导致切面出血，因此，肝癌病人术后应卧床休息。

(2) 膈下积液及脓肿：是肝切除术后一种严重并发症，多发生在术后 1 周左右。

1) 原因：术后引流不畅或引流管拔除过早，使残肝旁积液、积血，或肝断面坏死组织及渗漏胆汁积聚造成膈下积液，如继发感染则形成膈下脓肿。

2) 表现：病人术后体温正常后再度升高，或术后体温持续不降；同时伴有上腹部或右季肋部胀痛、呃逆、脉速、白细胞计数增多，中性粒细胞比值达 90% 以上等。

3) 护理：①保持引流通畅，妥善固定引流管，避免受压、扭曲和折叠，观察引流液颜色、性状及量。若引流量逐日减少，一般在手术后 3~5 日拔除引流管。对经胸手术放置胸腔引流管者，应按胸腔闭式引流的护理要求进行护理。②严密观察体温变化，高热者给予物理降温，必要时药物降温，鼓励病人多饮水。③若已形成膈下脓肿，协助医师行超声定位引导下穿刺抽脓或置管引流，后者应加强冲洗和吸引护理；病人取半坐位，以利于呼吸和引流。④加强营养支持和使用抗生素的护理。

（3）肝性脑病

1）原因：病人因肝解毒功能降低及手术创伤，易致肝性脑病。

2）表现：病人出现性格行为变化，如欣快感、表情淡漠或扑翼样震颤等前驱症状，应警惕发生肝性脑病。

3）护理：①病情观察：注意观察病人有无肝性脑病的早期症状，一旦出现及时通知医师。②吸氧：作半肝以上切除者，需间歇吸氧 3~4 日，以提高氧的供给，保护肝功能。③避免肝性脑病的诱因，如上消化道出血、高蛋白饮食、感染、便秘、应用麻醉药、镇静催眠药等。④禁用肥皂水灌肠，可用生理盐水或弱酸性溶液（如食醋 1~2 mL 力口入生理盐水 100 mL），使肠道 pH 保持酸性。⑤口服新霉素或卡那霉素，以抑制肠道细菌繁殖，有效减少氨的产生。⑥使用降血氨药物，如谷氨酸钾或谷氨酸钠静脉滴注。⑦给予富含支链氨基酸的制剂或溶液，以纠正支链/芳香氨基酸的比例失调。⑧限制蛋白质摄入，以减少血氨的来源。⑨便秘者可口服乳果糖，促使肠道内氨的排出。

（三）介入治疗护理

1. 介入治疗前准备　注意各种检查结果，判断有无禁忌证。耐心向病人解释介入治疗（肝动脉插管化学治疗）的目的、方法及治疗的重要性和优点，帮助病人消除紧张、恐惧心理，争取主动配合。术前 6 小时禁食，穿刺处皮肤准备，备好所需物品及药品，检查导管质量，防止术中出现断裂、脱落和漏液等。

2. 介入治疗后护理

（1）预防出血：病人术后取平卧位，穿刺处拔管后压迫 15 分钟，再局部加压包扎，沙袋压迫 6-8 小时，保持穿刺侧肢体伸直制动 6 小时，绝对卧床 24 小时防止穿刺处出血。严密观察穿刺侧肢端皮肤的颜色、温度及足背动脉搏动，注意穿刺点有无出血现象。

（2）导管护理：妥善固定和维护导管；严格遵守无菌原则，每次注药前消毒导管，注药后用无菌纱布包扎，防止逆行感染；注药后用肝素稀释液冲洗导管以防导管堵塞。

（3）栓塞后综合征护理：肝动脉栓塞化学治疗后多数病人可出现发热、肝区疼痛、恶心、呕吐、心悸、白细胞计数下降等临床表现，护理措施：①控制发热：一般为低热，若体温高于 38.5℃，给予物理和（或）药物降温；②镇痛：肝区疼痛多因栓塞部位缺血坏死、肝体积增大、包膜紧张所致，必要时可适当给予镇痛药；③恶心、呕吐：为化学治疗药物的反应，可给予甲氧氯普胺、氯丙嗪等；④当白细胞计数低于 $4×10^9/L$ 时，应暂停化学治疗并应用升白细胞药物；⑤介入治疗后嘱病人大量饮水，减轻化学治疗药物对肾的毒性作用及不良反应，观察排尿情况。

（4）并发症的护理：密切观察生命体征和腹部体征，因胃、胆、胰、脾动脉栓塞而出现上消化道出血及胆囊坏死等并发症时，及时通知医师并协助处理。肝动脉栓塞化学治疗可造成肝细胞坏死，加重肝功能损害，应注意观察病人的意识状态、黄疸程度，注意补充高糖、高能量营养素，积极给予保肝治疗，防止肝衰竭。

（四）健康教育

1. 疾病指导　注意防治肝炎，不吃霉变食物。有肝炎、肝硬化病史者和肝癌高发地区人群应定期做 AFP 检测或超声检查，以期早期发现。

2. 心理护理　帮助病人及其亲属消除紧张、恐惧心理，积极配合医师主动参与治疗。给予晚期病人精神上的支持和关怀，鼓励病人和其亲属共同面对疾病，让病人平静舒适有尊严地度过生命的最后历程。

3.饮食指导　多吃高热量、优质蛋白质、富含维生素和纤维素的食物。食物以清淡、易消化为宜。若有腹水、水肿，应控制水和钠盐的摄入量。

4.复诊指导　定期随访，第1年每1~2个月复查AFP、胸部X线和超声检查1次，以便早期发现临床复发或转移迹象。若病人出现水肿、体重减轻、出血倾向、黄疸和乏力等症状及时就诊。

【护理评价】

通过治疗与护理，病人是否：①疼痛减轻或缓解；②情绪稳定，能正确面对疾病、手术和预后；③营养状况改善；④并发症得以预防，或得到及时发现和处理。

【思考题】

1. 马先生，50岁，因右季肋部痛3个月，食欲减退、乏力、消瘦、低热2周入院。体格检查：一般情况可，巩膜无黄染，腹平软，右肋缘下可扪及一4 cm×5 cm大小、质硬、表面结节感、轻压痛的肿块；脾肋下可及。辅助检查：CT示右肝后叶占位，肝硬化，脾大；肝功能评分（Child-Pugh）A级，HBsAg(+)，AFP 10000 ng/mL。入院诊断：右肝癌；肝炎后肝硬化失代偿期，门静脉高压症，脾大伴脾功能亢进。拟行手术治疗。

请问：

(1)该病人术前需要做哪些准备？

(2)目前主要的护理诊断/问题有哪些？

(3)针对该问题，如何进行护理？

2. 曲女士，40岁，因肝区隐痛伴消瘦、乏力2个月入院，既往有慢性肝炎史10年。体格检查：巩膜轻微黄染，腹平软，移动性浊音(士)。辅助检查：CT示左右肝内多个占位，最大者8 cm×10 cm，肝硬化，脾大。初步诊断：原发性肝癌；肝炎后肝硬化失代偿期，脾大伴脾功能亢进。拟行肝动脉栓塞化学治疗，入院第2日突发右上腹剧烈疼痛，并扩散至下腹部，伴腹胀、面色苍白，血压88/56 mmHg。

请问：

(1)该病人最可能发生了什么并发症？应如何预防和护理？

(2)病人经过保守治疗，腹痛缓解，血压恢复正常，但又出现神志不清，应如何护理？

3. 白女士，45岁，因右上腹痛伴寒战、高热10天入院，既往有胆石病5年。体格检查：急性病容，巩膜轻度黄染，右上腹压痛，肝大、肝区叩击痛明显。实验室检查：白细胞计数20×10^9/L，中性粒细胞比值90%。超声检查显示胆总管结石，左肝内可见5 cm×4 cm液性无回声暗区。

请问：

(1)该病人存在哪些主要护理诊断/问题？

(2)应采取哪些护理措施促进病人康复？

第二十五章

门静脉高压症病人的护理

章前导言

门静脉高压症指当门静脉血流受阻、血流淤滞引起门静脉系统压力增高，临床出现脾大和脾功能亢进、食管胃底静脉曲张和呕血、腹水等症状的疾病。门静脉正常压力为 $13\sim24$ cmH$_2$O，平均值为 $\leqslant8$ cmH$_2$O。门静脉高压症时，压力大都增至 $30\sim50$ cmH$_2$O。门静脉高压症病人的处理原则以及围术期护理是本章学习的重点。

案例导入

霍先生，30 岁，因肝区疼痛、乏力 4 年，呕血、便血 1 个月，昏迷 15 小时急诊入院。病人 4 年前感到肝区疼痛，疲乏无力，不思饮食，半个月后发现面色及眼球黄染，日渐消瘦。1 个月前间断少量呕血、解黑便。15 小时前同事发现病人勉强呈站立状，衣服扒乱，裤子坠地，意识模糊，地面有一摊黑红色大便，故送至医院。既往无药物过敏史，有乙型肝炎病史 10 年。

体格检查：T 36.4℃，P 140 次/分，R 32 次/分，Bp 90/56 mmHg，深度昏迷，消瘦，面色晦暗，手背、颈部可见数个蜘蛛痣，肝掌，巩膜不黄，瞳孔稍散大，角膜反射消失。腹部饱满，肝脏未触及，脾脏肋缘下 3 cm，腹部叩诊移动性浊音(+)。四肢肌肉松弛，膝反射减弱，巴宾斯基征(+)。辅助检查：肝功能 Child-pughC 级；大便隐血试验(+)；腹部超声示肝硬化、脾大、腹水。

请思考：

(1)护士评估该病人时,应重点关注哪些内容?

(2)病人目前主要的护理诊断/问题有哪些?

(3)针对病人的护理诊断/问题,应采取哪些护理措施?

☞ **考点提示**

序号	主要考点
1	门静脉高压症交通支扩张最重要的是
2	门静脉高压症病人出血的特点
3	门静脉高压症病人肝功能严重受损的表现(腹水)
4	门静脉高压症脾功能亢进的主要表现(全血细胞减少)
5	三腔二囊管压迫止血的护理
6	肝性脑病的预防

【病因与分类】

根据门静脉血流受阻因素所在的部位,门静脉高压症可分为肝前型、肝内型、肝后型三大类。

1.**肝前型**   指发生于门静脉主干及其主要属支的血栓形成或其他原因所致的血流受阻。原因有三：①感染、创伤,可引起门静脉主干内血栓形成。②门静脉主干的先天性畸形,多见于小儿。③上腹部肿瘤对门静脉或脾静脉的浸润、压迫。

2.**肝内型**   在我国最常见,占95%以上。受阻的部位可分为窦前型、窦型和窦后型。窦前型门静脉高压症主要以血吸虫病肝硬化为代表,在南方地区较常见；窦型和窦后型门静脉高压症在我国最多见,常为肝炎后肝硬化所引起。慢性酒精中毒所致的肝硬化在西方国家常见,在我国则少见。

3.**肝后型**   见于肝静脉主要流出道的阻塞,包括肝静脉、下腔静脉甚至右心阻塞,如缩窄性心包炎、严重右心衰竭、肝静脉阻塞综合征等。

【病理生理】

门静脉高压形成后,可发生以下病理变化。

1.**脾大、脾功能亢进**   脾肿大、脾功能亢进门静脉血流受阻时,首先引起脾脏充血、肿大。脾窦长期充血使脾内纤维组织增生、脾髓细胞再生,导致脾功能亢进,使血液中红细胞、白细胞和血小板计数均减少。

2.**静脉交通支扩张**   由于肝内门静脉通路受阻,门静脉无静脉瓣,门静脉系和腔静脉系间的 4 个交通支(胃底、食管下段交通支、直肠下端、肛管交通支、前腹壁交通支和腹膜后交通支)大量开放，扩张、扭曲形成静脉曲张。胃底、食管下段形成的曲张静脉离门静脉主干和腔静脉最近，压力差最大，受门静脉高压的影响也最早、最显著。其他交通支也可以发生扩张，如直肠上、下静脉丛扩张可引起继发性痔；脐旁静脉与腹上、下深静脉交通支扩张，引起腹壁静脉曲张，如曲张静脉以脐为中心呈放射状分布，则称为海蛇头征。

3.腹水　腹水的形成与下列因素有关：①肝硬化后肝功能减退，血浆清蛋白合成障碍，使血浆胶体渗透压肝功能减退。②体内醛固酮和抗利尿激素增多，导致钠、水潴留。③门静脉系统毛细血管床滤过压升高，使血浆漏入腹腔。④肝内淋巴液回流受阻，大量淋巴液自肝包膜下漏入腹腔。

【临床表现】

1.症状　主要是脾大、脾功能亢进、呕血或黑便、腹水和非特异性全身症状，如疲乏、嗜睡、厌食。曲张的食管、胃底静脉一旦破裂，即刻发生急性大出血，呕吐鲜红色血液。因肝功能损害引起凝血功能障碍，脾功能亢进引起血小板减少，出血不易自止。大出血可引起肝组织严重缺氧，容易导致肝性脑病。

2.体征　①如能触及脾脏，提示可能有门静脉高压；②如有黄疸、腹水和腹壁静脉曲张等体征，表示门静脉高压严重；③如能触到质地较硬、边缘较钝不规整的肝，提示肝硬化，有时肝硬化缩小而难以触及；④还可有慢性肝病的其他征象，如蜘蛛痣、肝掌和男性乳腺增生症、睾丸萎缩等。

【辅助检查】

1.实验室检查　①血常规：脾功能亢进时，血白细胞、血小板或红细胞计数减少，血红蛋白下降；②肝功能：表现为血清胆红素增高，低蛋白血症，清/球蛋白倒置，凝血酶原时间延长。

2.影像学检查

(1)食管 X 线钡餐检查：食管充盈时，曲张静脉使食管的轮廓呈虫蚀状改变；食管排空时，曲张的静脉表现为蚯蚓样或串珠状负影。

(2)胃镜检查：能确定静脉曲张程度，是否有胃黏膜病变或溃疡等。

(3)腹部超声：可以显示腹水、肝密度及质地异常、门静脉扩张；多普勒超声可以显示血管开放情况，测定血流量，但对于肠系膜上静脉和脾静脉的诊断精确性稍差。门静脉高压症时门静脉内径多 1.3 cm。

(4)门静脉造影：可准确了解门静脉受阻及侧支回流情况，特别是胃冠状静脉的形态学变化，并可直接测定门静脉压力。

【处理原则】

外科治疗门静脉高压症主要是预防和控制食管胃底曲张静脉破裂出血；解除或改善脾大伴脾功能亢进和治疗顽固性腹水。根据病人具体情况，采用非手术治疗、手术治疗。

(一)食管胃底曲张静脉破裂出血的治疗

1.非手术治疗　有黄疸、大量腹水、肝功能严重受损者发生大出血时，如进行外科手术，病死率高达 60%以上，应尽量采用非手术治疗，重点是补充血容量、使用垂体加压素以及应用三腔管压迫止血。

(1)补充血容量：建立有效静脉通道，输液、输血，肝硬化病人宜用新鲜全血，因其含氨量低，且保存有凝血因子，有利于止血和预防肝性脑病。避免过量扩容，防止门静脉压力反跳性增加引起再出血。

(2)药物止血：①血管升压素：可使内脏小动脉收缩，减少门静脉回血量，短暂降低门静脉压力，使曲张静脉破裂处形成血栓达到止血作用。对高血压、冠心病者不适用，必要时加用硝酸甘油减轻不良反应。②生长抑素和它的八肽衍生物奥曲肽：能选择性减少内脏血流量，尤其是门静脉系的血流量，从而降低门静脉压力，有效控制出血。

(3)三腔管压迫止血：利用气囊分别压迫胃底及食管下段破裂的曲张静豚而起止血作用，是早期暂时控制出血的有效方法，一般不超过 24 小时，在等待行内镜治疗或放射介入治疗期间，气囊压迫常作为过渡治疗措施。该管有三腔(图 25-1)，一通圆形气囊，充气 150~200 mL 后可压迫胃底；一通椭圆形气囊，充气 100~150 mL 后压迫食管下段；一通胃腔，经此腔可吸引、冲洗或注入止血药。牵引重量约为 0.25~0.5 kg。

(4)内镜治疗：采用双极电凝、激光、微波、注射硬化剂和套扎等方法止血。①硬化剂注射疗法(EVS)经内镜将硬化剂直接注射到曲张静脉腔内使

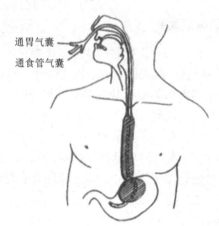
通胃气囊
通食管气囊

图 25-1　三腔管压迫止血法

曲张静脉闭塞，其黏膜下组织硬化，以治疗食管静脉曲张出血和预防再出血。②经内镜食管曲张静脉套扎术(EVL)是经内镜将要结扎的曲张静脉吸入到结扎器中，用橡皮圈套扎在曲张静脉基底部，比 EVS 操作相对简单和安全，但该法治疗后近期出血率较高。硬化剂注射疗法和套扎对胃底曲张静脉破裂出血无效。

2.**手术治疗**　食管胃底曲张静脉一旦破裂引起出血，就会反复出血，而每次出血必将给肝脏带来损害。积极手术止血，不但可以防止再出血，而且可预防肝性脑病发生。对于无黄疸和明显腹水的病人(肝功能 A 级、B 级)发生大出血，或经非手术治疗 24~48 小时无效者，应即刻行手术。手术治疗方式主要分为分流手术和断流手术 2 类。

(1)门体分流手术　通过各种不同的分流手术，来降低门静脉压力。手术方式很多，分为非选择性分流和选择性分流 2 种。

1)非选择性门体分流术：将入肝的门静脉血完全转流入体循环。常用术式有①门-腔静脉分流术：将门静脉直接与下腔静脉进行侧侧吻合或端侧吻合。②脾-肾静脉分流术：脾切除后，将脾静脉断端与左肾静脉作端侧吻合。③脾-腔静脉分流术：脾切除后，将脾静脉与下腔静脉端侧吻合。④肠系膜上-下腔静脉分流术：将肠系膜上静脉与下腔静脉作侧吻合，或切断肠系膜上静脉与下腔静脉作端侧吻合；亦可选用人造血管或自体静脉移植，在肠系膜上静脉与下腔静脉间做桥式(H 形)分流术。

2)选择性分流术：指在保存门静脉的入肝血流，同时降低食管胃底曲张静脉的压力。常用术式是远端脾-肾静脉分流：将脾静脉远端与左静脉进行端侧吻合，同时离断门-奇静脉侧

支，包括胃冠状静脉和胃网膜静脉，该术式的优点是肝性脑病发生率低。

（2）断流手术：阻断门奇静脉间的反常血流，达到止血的目的。手术阻断门奇静脉间的反常血流，同时切除脾，达到止血的目的。断流手术的方式也很多，有食管下端横断术、胃底横断术、食管下端胃底切除术及贲门周围血管离断术等，最有效的是脾切除加贲门周围血管离断术，适合于门静脉循环中没有可供与体静脉吻合的通畅静脉，肝功能 C 级，既往分流术和其他非手术治疗失败的病人。

（二）严重脾大，合并明显脾功能亢进的治疗

最多见于晚期血吸虫病人，也见于脾静脉栓塞引起的左侧门静脉高压症。对于此类病人单纯行脾切除术效果良好。

（三）肝硬化引起的顽固性腹水的治疗

最有效的方法是肝移植。其他疗法包括经颈静脉肝内门体分流术（TIPS）和腹腔-上腔静脉转流术。

【护理评估】

（一）术前评估

1. 健康史

（1）一般情况：包括年龄、性别、婚姻以及吸烟、饮酒史。

（2）既往史：评估有无慢性肝炎、血吸虫病；有无黄疸、腹水、肝性脑病；有无血液病、溃疡病、食管异物病史；是否有容易发生感染、黏膜及皮下出血、贫血等脾功能亢进表现。

（3）发病诱因：评估是否存在发病的诱因，如是否进食粗硬、刺激性食物；是否有腹腔内压力骤然升高的因素，如剧烈咳嗽、呕吐、打喷嚏或用力排便等；是否服用激素或非留体类抗炎药。

2. 身体状况

（1）症状与体征

1）局部：有无腹部膨隆、腹壁静脉曲张；肝、脾大小和质地；有无腹水，腹围大小，有无移动性浊音等。

2）全身：评估病人生命体征、意识、面色、肢端皮肤温度、弹性色泽、尿量变化；有无呕血和黑便，出血的急缓，呕吐物及排泄物的颜色、性状和量；有无失血性休克表现；有无肝性脑病先兆症状，有无黄疸、肝掌、蜘蛛痣及皮下出血点，下肢有无水肿等；有无脾功能亢进的表现，如黏膜及皮下出血、贫血和易感染。

（2）辅助检查：根据血常规、肝功能等检查结果了解脾功能亢进及程度；依据胃镜、X 线钡餐和腹部 CT 等检查结果判断食管胃底静脉曲张程度及出血部位。

3. 心理-社会状况　评估病人是否感到紧张、恐惧；是否因长期、反复发病，工作和生活受到影响而感到焦虑、悲观、失望；家人能否提供心理和经济支持；病人及其亲属对了解门静脉高压症的诊疗、预防再出血知识的了解程度。

（二）术后评估

1. 术中情况　了解麻醉方式和手术类型、范围，术中出血量和补液量。

2. 身体状况　评估病人生命体征、意识状态、血氧饱和度、尿量、肝功能等；观察伤口是

否干燥,有无渗血、渗液;了解引流管固定及引流情况;了解有无出血、肝性脑病、感染等并发症的发生。

3.心理-社会状况　了解病人对疾病和术后各种不适的心理反应;病人及其亲属对术后康复过程及出院健康教育知识的掌握程度。

【常见护理诊断/问题】

1.恐惧　与突然大量呕血、便血、肝性脑病、病情危重有关。
2.体液不足　与食管胃底曲张静脉破裂出血有关。
3.体液过多　腹水与肝功能损害致低蛋白血症、门静脉压增高、血浆胶体渗透压降低及醛固酮分泌增加有关。
4.营养失调　低于机体需要量与肝功能损害、营养素摄入不足和消化吸收障碍等有关。
5.潜在并发症　出血、肝性脑病、感染、门静脉血栓形成、肝肾综合征。

【护理目标】

(1)病人恐惧减轻或缓解,情绪稳定。
(2)病人体液不足得到改善。
(3)病人腹水减少,尿量增加,体液平衡得到维持。
(4)病人食欲增加,获得足够营养。
(5)病人并发症得以预防,或并发症得到及时发现和处理。

【护理措施】

(一)非手术治疗的护理/术前护理

1.心理护理　门静脉高压症病人,长期患有肝病,合并上消化道出血时,来势凶猛、出血量大,病人紧张、恐惧,对治疗失去信心。护士应沉着、冷静,迅速将病人安置在重症监护室或外科抢救室,配合医师积极采取各项抢救措施,避免在床边讨论病情,安抚病人稳定情绪,树立信心,配合抢救。

2.病情观察　监测生命体征、中心静脉压和尿量;观察出血的特点,呕血前有无恶心感、上腹部不适等症状,记录呕血、黑便的颜色、性状、量。

3.维持体液平衡　迅速建立静脉通路,按出血量补充液体,及时备血、输血,补充血容量。注意补钾、控制钠的摄入,纠正水电解质紊乱。

4.预防和处理食管胃底静脉出血

(1)预防:①择期手术前可输全血,补充维生素B、维生素C、维生素K及凝血因子,以防术中和术后出血;②术前一般不放置胃管,必须放置时,应选择细、软胃管,插管时动作轻柔,涂大量润滑油;③避免腹内压增高的因素。

(2)处理:①用冰盐水或冰盐水加血管收缩剂行胃内灌洗至回抽液清澈,低温灌洗液可使胃黏膜血管收缩,减少血流,降低胃分泌及运动起止血作用。②遵医嘱应用止血药,注意药物不良反应。③三腔管压迫止血的护理参见内科护理学相关章节。

5.控制或减少腹水　①注意休息,术前尽量取平卧位,增加肝、肾血流灌注。如有下肢水肿,抬高患肢减轻水肿;②注意补充营养,纠正低蛋白血症;③限制液体和钠的摄入,每日钠摄入量限制在 500~800 mg(氯化钠 1.2~2.0 g)，少食咸肉、酱菜、酱油、虾皮、味精等含钠高的食物；④遵医嘱使用利尿药，记录 24 小时出入水量，观察有无低钾、低钠血症；⑤测量腹围和体重，每日同一时间、同一体位在同一部位测腹围 1 次，每周测体重 1 次。

6. 预防肝性脑病　①休息与活动：肝功能较差者以卧床休息为主，安排少量活动。②改善营养状况：给予高能量、富含维生素、适量蛋白饮食，可输全血及人血白蛋白纠正贫血和低蛋白血症。③常规吸氧，保护肝功能。④药物应用：遵医嘱给予多烯磷脂酰胆碱、谷胱甘肽等保肝药物，避免使用对肝脏有损害的药物。⑤纠正水、电解质和酸碱失衡；积极预防和控制上消化道出血；及时处理严重的呕吐和腹泻；避免快速利尿和大量放腹水。⑥防止感染。⑦保持肠道通畅：及时清除肠道内积血；防止便秘，口服硫酸镁溶液导泻或酸性液，灌肠忌用肥皂水等碱性液。

7. 术前准备做好急症手术的各项常规准备。

(二)术后护理

1. 休息与活动　①断流术和脾切除术后，麻醉清醒，生命体征平稳后取半卧位；②分流术者，为防止分流术后血管吻合口破裂出血，可取平卧位或 15°低半卧位。翻身动作宜轻柔；保持大、小便通畅，鼓励早期下床活动。

2. 病情观察　观察生命体征、神志、面色、尿量、引流液的量和颜色等并记录；分流术取自体静脉者，观察局部有无静脉回流障碍；取颈内静脉者观察有无头痛、呕吐等颅内压增高表现，必要时遵医嘱快速滴注甘露醇注射液。

3. 改善营养　状况术后早期禁食期间根据病人情况给予肠外或肠内营养支持；术后 24~48 小时肠蠕动恢复后可进流质，以后逐步改为半流质、软食或普食

4. 并发症的护理

(1)出血：观察血压、脉搏、呼吸及有无伤口或消化道出血情况。置引流管者应注意记录引流液的性状和量，如短时内引流出 200 mL 以上血性液体应告知医师，及时妥善处理。

(2)肝性脑病：分流术后病人定时测定肝功能、血氨浓度，观察病人有无性格异常、定向力减退、嗜睡与躁动交替，黄疸是否加深，有无发热、厌食、肝臭等肝衰竭表现。肝性脑病的护理参见内科护理学相关章节。

(3)感染：常见为腹腔、呼吸系统和泌尿系统的感染，术后应加强观察。护理：①遵医嘱及时使用有效抗生素。②引流管护理：膈下引流管应保持有效负压，引流通畅，观察和记录引流液的颜色、性状和量；引流液逐渐减少、色清淡、每日<10 mL 时可拔管。③基础护理：卧床期间预防压疮发生；有黄疸者加强皮肤护理；注意会阴护理；禁食期做好口腔护理。④呼吸道护理：鼓励深呼吸、咳嗽、咳痰，必要时给予雾化吸入，预防肺部并发症发生。

(4)静脉血栓：手术后应注意监测血常规和凝血功能，观察有无血栓形成迹象，定时行超声等检查注意有无门静脉血栓形成。必要时遵医嘱给予阿司匹林等抗凝治疗。

(三)健康教育

1. 饮食指导　进食高热量、富含维生素的无渣软食，避免粗糙、干硬及刺激性食物，以免诱发大出血；少量多餐，规律进食，补充足够能量。①肝功能损害较轻者，摄取优质蛋白饮食(50~70 g/d)；②肝功能严重受损及分流术后病人应限制蛋白质摄入；③有腹水病人限制水和钠摄入。

2. 生活指导　①避免劳累和过度活动，保证充分休息；若出现头晕、心慌、出汗等症状，应卧床休息，逐渐增加运动量；②避免引起腹内压增高的因素，如咳嗽、打喷嚏，用力排便，提举重物等，以免诱发曲张静脉破裂出血；③保持乐观、稳定的心理状态，避免精神紧张、抑郁等不良情绪；④用软毛牙刷刷牙，避免牙龈出血，防止外伤；⑤指导病人戒烟、酒，少喝咖啡和浓茶。

3. 复诊指导　指导病人及其亲属掌握出血的观察和急救方法，熟悉紧急就诊途径和方法。

【护理评价】

通过治疗和护理，病人是否：①情绪稳定，能配合各项诊疗和护理；②生命体征平稳、体液平衡、尿量正常；③营养需要得到满足，低蛋白血症或贫血得到控制或改善；④腹水减少，腹围缩小，腹胀减轻；⑤术后并发症得以预防，或得到及时发现和处理。

【思考题】

孙先生，52 岁，因乏力 2 年，反复呕血伴柏油样黑便 1 天入院。昨日进食油炸食品后突然呕血约 700 mL，随后解柏油样便 2 次共约 600 mL，病人嗜睡。既往患乙型肝炎 5 年。体格检查：P 102 次/分，Bp 85/60 mmHg，贫血貌，定向力障碍，胸前可见缺 1 蜘痣；腹软，蛙状腹，脾肋下 3 cm，移动性浊音(+)。血氨增高。腹部超声示肝硬化，脾大，腹水。

请问：

(1)病人消化道出血的原因是什么？应如何预防?.

(2)病人存在哪些主要的护理诊断/问题？

(3)应实施哪些护理措施?

第二十六章

胆道疾病病人的护理

学习目标

识记

1. 复述胆囊结石、胆管结石、急性胆囊炎、急性梗阻性化脓性胆管炎的概念。

2. 简述胆石病、胆道感染的病因、临床表现和辅助检查。

理解

1. 解释胆道疾病特殊检查的护理要点。

2. 解释胆石病及胆道感染的病因。

3. 归纳胆石病及胆道感染病人的处理原则。

运用

运用护理程序对胆道疾病病人实施整体护理。

习题二维码26-1

章前导言

胆道系统具有分泌、储存、浓缩与输送胆汁的功能。胆道某一部位一旦发生疾病，即可导致胆汁引流不畅，对人体产生较大危害。胆道系统疾病种类很多，其中以胆石病最为常见。对有严重症状和(或)并发症的胆道疾病，多以手术治疗为主。术前预防并控制感染，术中预防胆道损伤，术后保持引流管通畅、积极预防并有效处理胆道出血及胆瘘等并发症是促进病人快速康复的关键。常见胆道疾病(胆石病、胆道感染)病人的处理原则以及围术期护理是本章学习的重点。

案例导入

王女士，42岁，因右上腹持续性疼痛2天入院。

病人2天前进食油腻食物后突然出现右上腹疼痛，并向右肩部放射；发病后呕吐2次，呕吐物为胃内容物及黄色苦味液体。曾用阿托品治疗，腹痛稍有缓解。

既往身体健康，无药物过敏史。

体格检查：T 38.1℃，P 96次/分，R 22次/分，Bp 112/65 mmHg；皮肤巩膜无黄染，右上腹压痛、反跳痛及肌紧张，Murphy征(+)。

辅助检查：血常规示 RBC $4.3×10^{12}$/L，Hb 127 g/L，WBC $12.9×10^9$/L；腹部超声示胆囊大小正常，胆囊壁增厚，囊腔内见一大小约 2.5 cm 的强回声团，肝内外胆管未见扩张。

请思考：

(1) 护士可从哪些方面评估病人？

(2) 针对目前病人的病情，应采取哪些措施缓解病人的疼痛？

(3) 病人将实施腹腔镜胆囊切除术，术后应采取哪些护理措施？

第一节　胆石病

 考点提示

序号	主要考点
1	夏柯(Charcot)三联征是指
2	哪种疾病可出现 Murphy 征阳性
3	胆石症肌注阿托品的作用(解除平滑肌痉挛)
4	胆总管切开术中放置 T 管的目的及护理措施
5	带 T 管出院的指导
6	T 管每日引流量 2000 mL 提示
7	T 管拔管指征
8	术后并发症的判断(胆瘘)

　　胆石症指发生在胆管和胆囊的结石，是最常见的。胆道系统疾病，胆囊结石的发病率高于胆管结石，胆固醇结石多于胆色素结石。

【胆石的分类】

　　根据胆石化学成分不同，可分为 3 类：①胆固醇结石好发于胆囊，以胆固醇为主要成分，白黄、灰黄或黄色，质硬、光滑，剖面呈放射性条纹，X 线检查多不显影；②胆色素结石好发于胆管内，以胆红素为主要成分，棕黑色或棕褐色，质软、易碎，剖面呈层状，X 线检查多不显影，松软形似泥沙的又称泥沙样结石；3 混合性结石约 60% 发生在胆囊内，40% 在胆管内，由胆色素、胆固醇、钙盐等组成，各成分含量不等，形状和颜色、剖面各异，如含钙盐较多，X 线检查可显影。根据胆石发生部位不同，可分为、胆囊结石、肝内胆管结石、肝外胆管结石。

【胆石的成因】

胆道胆石成因复杂，与多种因素综合作用有关。

1. 代谢异常　又称代谢性结石，由于胆汁的成分和理化性质发生改变，使胆汁中的胆固醇呈过饱和状态，易于沉淀析出和结晶而形成胆固醇结石。另外，胆囊结石病人的胆汁中可能存在一种促成核因子，可分泌大量的黏液糖蛋白，促使成核和结石形成。

2. 胆道感染　又称感染性结石，胆道感染时大肠埃希菌产生的β-葡萄糖醛酸酶使可溶性的结合胆红素水解为难溶性的非结合性胆红素，再与钙离子结合形成胆红素钙，促发胆色素结石形成。

3. 胆管内异物　胆管内异物可成为结石的核心，如蛔虫、华支睾吸虫等的虫卵或成虫的尸体，手术线结，反流入胆管内的食物残渣等。

4. 胆汁淤积　滞留于胆汁中的胆色素在细菌作用下分解成非结合性胆色素，继而形成胆色素结石。胆道梗阻可引起胆汁淤积；胆囊功能异常也可引起胆汁淤积，此时胆囊收缩减少，胆汁排空延迟，常见于胃大部或全胃切除、迷走神经干切断术后、长期禁食或完全胃肠外营养治疗的病人。

5. 其他

一、胆囊结石

主要为胆固醇结石或以胆固醇为主的混合型结石，常与急性胆囊炎并存。主要见于成年人，女性多见。

【病因】

胆囊结石成因复杂，有多种因素综合作用，主要包括：胆固醇过饱和、胆汁中促成核因子作用、胆汁淤积等。

【病理生理】

胆囊收缩、体位变动可使胆囊结石移位并嵌顿于胆囊颈部，胆汁排出受阻，胆囊强烈收缩而诱发胆绞痛。结石长期嵌顿、压迫胆囊颈部，或排至胆总管并嵌顿，临床可出现胆囊炎、胆管炎、梗阻性黄疸、胆源性胰腺炎，甚至因结石和炎症反复刺激胆囊黏膜而诱发胆囊癌。

【临床表现】

单纯性胆囊结石无临床症状或者仅出现轻微的消化道症状。当结石嵌顿才出现明显的症状和体征。

1. 症状

结石梗阻时出现典型的胆绞痛，当进食油腻食物后胆囊收缩，或睡眠时体位改变，致结石移动并嵌顿于胆囊壶腹部或颈部而发生胆绞痛。疼痛位于上腹或右上腹，向肩背部放射，多伴有恶心、呕吐。大多数病人表现为消化不良等胃肠道症状，尤其是油腻饮食、劳累、进食过多后，出现右上腹闷胀、隐痛，伴有嗳气、呃逆等，易被误诊为"胃病"。持续嵌顿和压迫胆囊壶腹部和颈部的较大结石,可以起肝总管狭窄或胆囊肝总管瘘,临床表现为反复发作的胆囊炎、胆管炎、梗阻性黄疸,称为 Mirizzi 综合征,这是一种特殊类型的胆囊结石。

2.体征　胆囊结石阻塞胆囊管却无感染时,发生胆囊积液(白胆汁),仅触及右上腹囊性包块。若并发感染,右上腹可有压痛、反跳痛或肌紧张。

【辅助检查】

首选 B 超,发现结石即可确诊。CT、MRI 也可显示胆囊结石,但价格昂贵,不宜常规采用。

【处理原则】

1.手术治疗　胆囊结石首选的治疗方法是胆囊切除术,可开腹手术,也可采用腹腔镜胆囊切除术(LC),LC 近年来已广泛开展,有创伤小、恢复快的优点。胆囊切除时应根据情况确定是否进行胆总管探查术,同时,术中应争取行胆管造影或胆道镜检查,避免不必要的胆道探查。无症状的胆囊结石不需要积极手术治疗,可观察和随诊,但有下列情况时应考虑手术治疗:伴有慢性胆囊炎;结石较多且直径超过 2~3 cm;并发"瓷化"胆囊(胆囊壁因钙化而质硬易碎);合并 7 cm 的胆囊息肉。

2.非手术疗法　包括溶石、排石、体外冲击波碎石和内镜取石;单纯利用上述非手术疗法,远期胆结石复发是不可避的,故应慎重选择。溶石治疗的主要药物是鹅去氧胆酸、熊去氧胆酸。

【护理措施】

(一) 术前护理

1.疼痛护理　腹痛主要是由于结石嵌顿引起胆总管平滑肌及 Oddi 括约肌痉挛,可使用阿托品等解痉药物,也可与哌替啶合用。吗啡类药物会引起 Oddi 括约肌痉挛,禁止使用。

2.饮食护理　给予高蛋白、高碳水化合物、富含维生素、低脂肪的饮食。若病情严重,应禁食水,行胃肠减压,静脉补液、营养支持。

3.病情观察　观察腹痛情况,如腹痛加剧,右上腹出现腹膜刺激征,提示并发急性胆囊炎,应及时报告医师并协助处理。

4.控制感染　遵医嘱使用抗生素,观察药物疗效和不良反应。

5.溶石、排石、利胆　遵医嘱使用溶石、排石、利胆的药物,并观察药物疗效和不良反应。

(二) 术后护理

1.饮食与营养　禁食水期间给予肠内或肠外营养。经口进食后给予清淡、易消化的饮食。

2.腹腔镜术后护理　术后禁食 6 小时,之后由流质饮食到清淡、易消化、高热量、富含维生素、高蛋白的饮食。给予吸氧 2~3L/min,持续 6 小时,同时鼓励病人深呼吸、有效咳嗽,以利于 CO_2 排出,避免高碳酸血症。病人可有肩背部酸痛,因为 CO_2 集聚于膈下产生碳酸,刺激膈肌及胆囊床创面,一般无需特殊处理,随着 CO_2 的排出可自行缓解。

3.并发症的观察和护理　观察生命体征、腹部情况、引流液情况。若病人出现发热、腹膜炎表现，或腹腔引流见黄绿色胆汁样液体，提示胆瘘发生。一旦发生，应及时通知医师并协助处理。

(三)健康教育

指导病人低脂饮食，少量多餐。非手术病人应坚持服药，并定期复查和随诊。

二、胆管结石

胆分为原发性胆管结石和继发性胆管结石。原发性胆管结石系指在胆管内形成的结石，主要是胆色素结石或混合性结石。继发性胆管结石指胆囊结石排至胆总管，主要是胆固醇结石。根据结石所在部位分为肝外胆管结石和肝内胆管结石。肝外胆管结石多位于胆总管下端；肝内胆管结石以左外叶和右后叶多见，可广泛分布于两叶肝内胆管，或局限于某叶胆管。

【病理】

肝外胆管结石的病理变化主要有：①胆管梗阻：一般为不完全梗阻，近侧有不同程度扩张、管壁增厚，常伴有胆汁淤滞，易继发感染；②胆管炎：继发感染发生后，可形成梗阻性或化脓性胆管炎、脓毒症、胆道出血；③肝损害：梗阻并发感染可引起肝细胞损害，甚至肝细胞坏死，形成胆源性肝脓肿、胆汁性肝硬化；④胆源性胰腺炎：胆石嵌顿于胆总管壶腹部时可引起急性胰腺炎和(或)慢性胰腺炎。肝内胆管结石常合并肝外胆管结石，除上述肝外胆管结石的病理改变外，还有：①肝内胆管狭窄：常见于肝总管上段及 1~2 级肝管狭窄，狭窄近端胆管扩张呈多种形态，充满色素性结石及胆泥；②胆管炎：主要表现为慢性增生性或肉芽肿性胆管炎，易并发急性感染而致急性化脓性胆管炎；③肝胆管癌：胆管长期受结石、炎症及胆汁中致癌物质的刺激，可发生癌变。

【临床表现】

1.肝外胆管结石

平时可无症状，结石梗阻并发感染时出现典型的夏柯(Charcot)三联症：腹痛、寒战高热、黄疸。腹痛位于剑突下及右上腹，多为阵发性绞痛或持续性疼痛阵发性加剧，可向右肩背部.放射。细菌及毒素经毛细胆管直至肝静脉出现全身感染，引起寒战、高热。胆管梗阻后出现程度不等的黄疸，可见皮肤、巩膜黄染，尿色变深，粪便颜色变浅，甚至呈陶土色，有的病人出现皮肤瘙痒。体格检查可有剑突下和右上腹部深压痛，胆囊肿大并有触痛，感染严重者有不同范围的腹膜刺激征和肝区叩痛。

2.肝内胆管结石

病人可无症状或仅有肝区和胸背部持续性胀痛。如发生梗阻和继发感染，出现寒战、高热，甚至发生急性梗阻性化脓性胆管炎，也易引起胆源性肝脓肿。晚期因胆汁淤积性肝硬化致门静脉高压症。体格检查主要有肝脏不对称肿大、压痛、叩痛等。

【辅助检查】

1.实验室检查

胆管有梗阻者，血清总胆红素和直接胆红素增高，尿胆红素升高，尿胆原降低或消失。

并发感染者,白细胞计数和中性粒细胞比例升高。

2.影像学检查

B超是首选方法,可明确结石部位、大小。CT、MRI或胆总管-胰管内镜逆行造影术(ERCP)分辨率高,可显示肝内外胆管梗阻、扩张的范围和程度及结石的分布,并能发现胆管癌。

【处理原则】

1.肝外胆管结石　以择期手术治疗为主,可根据病情采用胆总管切开取石加T管引流术、胆肠吻合术、Oddi括约肌成形术、内镜下括约肌切开取石术。如合并感染,应先用抗生素等非手术治疗控制后再行择期手术;若感染不能控制,应及时采取手术治疗。胆总管

2.肝内胆管结石　采用以手术治疗为主的综合治疗。手术方法可采用高位胆管切开及取石、胆肠吻合术,对病变严重的肝叶(段)予以切除。为了取净结石,术中可以应用胆管造影、超声等检查进一步确定结石数量和部位,可通过胆道镜取石,也可应用碎石器械行术中碎石。在手术和其他综合治疗的同时,可配合针灸和消炎利胆类中药,对控制炎症和排石有一定作用。

【护理措施】

(一)术前护理

1.病情观察　观察腹痛情况,包括疼痛部位、程度、范围、有无放射等,如腹痛加剧,出现右上腹或全腹腹膜刺激征,提示并发急性胆囊炎,应及时报告医师并协助处理。若出现血压下降、神志改变,说明并发急性梗阻性化脓性胆管炎,应尽快做好术前准备。伴有黄疸的病人;应注意观察黄疸变化,若黄疸加深,肝脏或胆囊肿大,提示胆管结石梗阻。

2.疼痛护理　对诊断明确者可使用阿托品等解痉药物,也可与哌替啶合用。不宜使用吗啡类药物。

3.控制体温　采用物理降温和(或)药物降温,病人寒战时予以保暖。遵医嘱使用抗生素,注意观察抗生素的不良反应及治疗效果。

4.营养支持　适宜低脂、高碳水化合物和高维生素的易消化饮食,肝功能较好者给高蛋白饮食。对病情较重者应禁食水,给予静脉补液,或完全胃肠外营养支持。

5.改善凝血功能障碍　伴有黄疸的病人对脂溶性维生素K吸收障碍,影响凝血功能,给予肌内注射维生素$K_1$10 mg,每日2次。

6.保护皮肤完整性　胆盐沉积引起皮肤瘙痒,指导病人用温水擦洗皮肤,剪短指甲或戴手套,以防抓破皮肤。瘙痒严重者,外擦炉甘石洗剂或应用抗组胺药物(如苯海拉明)。

7.行胆肠吻合术的病人应进行肠道准备。

(二)术后护理

1.病情观察　密切观察生命体征、黄疸消退情况、腹部体征、腹腔引流液的量、颜色和性状,及时发现胆瘘和胆道出血等并发症。

2.营养支持　术后禁食水,给予静脉营养,维持水与电解质平衡。进食后由流质饮食逐渐改为低脂饮食。

3. **胃肠减压的护理**　术后持续胃肠减压，保持胃管通畅，妥善固定，观察引流液的颜色、量及性状，肛门排气后可拔除胃管。

4. **T管引流的护理**　术后 T 管留置于胆总管内，目的在于：引流胆汁，避免胆瘘及胆汁性腹膜炎；引流残余结石，尤其是泥沙样结石；支撑胆道，避免胆总管狭窄；术后造影或胆道镜检查。

(1)妥善固定：术后将 T 管连接无菌引流袋，并妥善固定，防止因体位变动而牵拉引流管，甚至导致滑脱。引流管一旦脱出，应立即通知医师。

(2)保持引流通畅有效，避免逆行感染：保持引流通畅对防止胆瘘、感染等并发症极为重要。病卧床时引流袋固定于床沿下适当高度，下床活动时可固定在衣服上，应低于腹部切口高度，避免胆汁逆流。每日倾倒引流液，定时更换引流袋，注意无菌操作，避免接口处污染，引起逆行感染。如果发现引流管堵塞，如发生在术后 1 周内，可用细硅胶管插入 T 管内负压吸引，禁止加压冲洗引流管，此时引流管与周围组织及腹壁尚未形成粘连，有可能导致胆汁漏入腹腔；1 周后可用 0.9%氯化钠注射液加庆大霉素低压冲洗。

(3)观察并记录引流液的量、颜色和性状：正常胆汁色泽为深绿色或棕色，黏稠、澄清。术后当日引流液中含有少量胆汁和较多的血性液，颜色混浊，一般 24 小时为 300~500 mL；随着胆管渗血减少、肝功能恢复，引流液 颜色逐渐清亮、加深，引流量可逐渐增加至每日 600~700 mL，以后逐渐减少至每日 200 mL 左右。术后应注意观察引流液的量、颜色、性状，及时发现异常情况。如引流量锐减，应注意引流管是否扭曲受压或堵塞；如引流量过多可能因胆总管下端堵塞。若引流液颜色淡而稀薄，提示肝功能不良；若颜色鲜红，提示胆管出血。

(4)适时拔管：T 形管一般留置 10~14 天，若体温正常、无腹痛、黄疸消退、引流量减少至每日 200~300 mL，血常规、血清黄疸指数正常，此时可考虑拔管。一般先夹管 1~2 天，如无腹痛、黄疸、发热等症状，可经 T 管逆行造影，证实胆总管下端通畅、无残余结石，开放 T 形管 1~2 天排尽造影剂，且无不良反应，即可拔管。

5. **并发症的预防和护理**

(1)出血：可能发生腹腔内出血和胆管内出血。腹腔内出血多发生于术后 24~48 小时，与术中血管结扎线脱落、肝断面渗血、凝血功能障碍有关，术后腹腔引流见大量血性液体超过 100 mL/h，持续 3 小时以上，并出现血压下降、心率增快。胆管内出血在术后早期和后期均可发生，与结石、炎症引起血管壁糜烂、溃疡或术中操作不当引起，术后可见 T 管引流出血性胆汁。术后应注意观察引流颜色、生命体征、腹部情况，以及时发现出血的存在。一旦出现，应及时报告医师并协助处理。

(2)胆瘘：主要原因为胆管损伤、胆总管下端梗阻、T 形管脱出。可见胆汁自腹腔引流管内或腹壁切口流出，而 T 形管引流突然减少，病人出现有发热、腹痛等胆汁性腹膜炎表现。瘘口周围皮肤可因胆汁刺激出现疼痛、糜烂。护理措施：充分引流胆汁；维持水、电解质平衡；及时更换引流管周围被胆汁浸湿的敷料，皮肤周围涂以氧化锌软膏保护。长期大量胆瘘者，应禁食，行胃肠减压，遵医嘱静脉补充液体和营养。

(三)健康教育

1. **饮食指导**　指导病人进食低脂、高糖、适量蛋白、富含维生素(尤其是脂溶性维生素)饮食，注意饮食卫生，限制动物内脏、蛋黄、咸鸭蛋、松花蛋、鱼籽、蟹黄等含胆固醇高的食物。

2. T 形管留置引流　给留置有 T 形管病人介绍自我护理知识并理解释留置 T 形管的重要性,指导带管出院的病人做好自我护理。除上述 T 形管护理措施外,还包括穿宽松柔软的衣服,避免引流管口局部不适;注意休息,避免剧烈活动导致脱管;宜采用淋浴,用塑料薄膜保护置管处,以防感染;T 形管口周围皮肤涂氧化锌保护,管口处敷料每日更换 1 次;发现异常或不适随时就诊,遵医嘱复查拔管。

第二节　胆道感染

 考点提示

序号	主要考点
1	急性胆囊炎最常见的压痛点(右肋下)
2	急性胆囊炎的判断
3	急性梗阻性化脓性胆管炎临床表现及处理原则
4	胆道疾病禁用吗啡的原因

胆道感染包括胆囊炎和不同部位的胆管炎,分为急性、亚急性和慢性炎症。胆道感染主要因胆道梗阻、胆汁淤滞造成,胆管结石是导致胆道梗阻最主要的原因,胆道反复感染又可促进胆石形成并进一步加重胆管梗阻。

一、急性胆囊炎

急性胆囊炎是胆囊管梗阻和细菌感染引起的炎症,为一种常见急腹症。女性多见。根据胆囊内有无结石,将胆囊炎分为结石性胆囊炎和非结石性胆囊炎。

【病因】

1. 急性结石性胆囊炎　①胆囊管梗阻:结石移动至胆囊管附近,可堵塞胆囊管或嵌顿于胆囊颈,直接损伤黏膜,导致胆汁排出受阻,胆汁淤滞、浓缩;高浓度胆汁酸盐具有细胞毒性,引起细胞损害,加 1 重黏膜的炎症、水肿甚至坏死。②细菌感染:细菌通过胆道逆行进入胆囊,或经血液循环或淋巴途径进入,在胆汁流出不畅时造成感染。主要致病菌为革兰阴性杆菌,常合并厌氧菌感染。

2. 急性非结石性胆囊炎　约占 5%,病因不清楚,多见于严重创伤、烧伤、长期肠外营养、腹部非胆道大手术后(如腹主动脉瘤手术)、脓毒血症等危重病人。

【病理生理】

1. 急性结石性胆囊炎　结石致胆囊管梗阻,胆囊内压升高,黏膜充血水肿、渗出增多,此时为急性单纯性胆囊炎。如病因未解除，炎症发展，病变可累及胆囊壁全层，白细胞弥漫浸润，浆膜层有纤维性和脓性渗出物覆盖，成为急性化脓性胆囊炎。如胆囊内压持续增高，导致胆囊壁血液循环障碍，引起胆囊壁组织坏疽，则为急性坏疽性胆囊炎。坏疽性胆囊炎常并发胆囊穿孔，多发生于底部和颈部。急性胆囊炎因周围炎症浸润至邻近器官，也可穿破至十二指肠、结肠等形成胆囊胃肠道内瘘。

2.急性非结石性胆囊炎　病理过程与急性结石性胆囊炎基本相同，致病因素主要是胆汁淤滞，导致细菌繁殖且供血减少，更易出现胆囊坏疽、穿孔。

【临床表现】

1.症状

（1）腹痛：右上腹部疼痛，开始时仅有胀痛不适，逐渐发展至阵发性绞痛；常在饱餐、进食油腻食物后或夜间发作；疼痛可放射至右肩、肩胛和背部。

（2）消化道症状：腹痛发作时常伴有恶心、呕吐、厌食、便秘等消化道症状。

（3）发热：常为轻度至中度发热。如出现寒战高热，提示病变严重，可能出现胆囊化脓、坏疽、穿孔或合并急性胆管炎。

2.体征　右上腹可有不同程度的压痛或叩痛，炎症波及浆膜时可出现反弹痛和肌紧张。Murphy 征阳性是急性胆囊炎的典型体征。

【辅助检查】

1.实验室检查　血常规示白细胞计数及中性粒细胞比值升高，部分病人可有血清胆红素、转氨酶或淀粉酶升高。

2.影像学检查　腹部超声可显示胆囊增大，胆_壁增厚，并可探及胆囊内结石影。CT、MRI 均能协助诊断。

【处理原则】

原则上争取择期手术治疗，手术时机和方式取决于病人的病情。急性非结石性胆囊炎因易发生坏疽、穿孔，一经诊断，应及早手术治疗。

1.非手术治疗　可作为手术前的准备。方法包括禁食、抗感染、解痉、补液、营养支持、纠正水电解质及酸碱平衡失调等。大多数病人经非手术治疗后病情缓解，再行择期手术；如病情无缓解或恶化，或出现胆囊穿孔、弥漫性腹膜炎、并发急性化脓性胆管炎等，应行急诊手术。

2.手术治疗　急性期手术应力求安全、简单、有效，对年老体弱、合并多个重要脏器疾病者，选择手术方法更应慎重。①胆囊切除术：首选腹腔镜胆囊切除，也可采用开腹胆囊切除。②胆囊造口术：对高危病人或局部粘连解剖不清者，可先行胆囊造口术减压引流，3 个月后再行胆囊切除。③超声引导下经皮经肝胆囊穿刺引流术（PTGD）：可降低胆囊内压，待急性期后再行择期手术，适用于病情危重且不宜手术的化脓性胆囊炎病人。

【护理措施】

1.术前护理/术后护理　参见本章第二节胆管结石病人的护理。

2.健康教育

(1)合理作息:合理安排作息时间,劳逸结合,避免过度劳累及精神高度紧张。

(2)合理饮食:进食低脂饮食,忌油腻食物;宜少量多餐,避免暴饮暴食。

(3)复查指导:非手术治疗或行胆囊造口术者,遵医嘱服用消炎利胆药物;按时复查,以确定是否需行胆囊切除手术。出现腹痛、发热和黄疸等情况,及时就诊。

二、急性梗阻性化脓性胆管炎

急性梗阻性化脓性胆管炎是急性胆管炎的严重阶段,又称急性重症胆管炎,本病的发病基础是胆道梗阻及细菌感染。男女发病比例接近,青壮年多见。

【病因】

在我国,最常见的原因为肝内外胆管结石,其次为胆道蛔虫和胆管狭窄。在国外,恶性肿瘤、胆管良性病变引起狭窄、先天性胆管解剖异常等较常见。近年来,因手术及介入治疗后胆肠吻合口狭窄,经皮穿刺肝胆管造影(PTCD)、胆总管–胰管内镜逆行造影术(ERCP)、安置内支架等引起者逐渐增多。

【病理生理】

基本病理变化为胆管梗阻和胆管内化脓性感染。胆管梗阻及随之而来的胆道感染造成梗阻以上胆管扩张、胆管壁黏膜肿胀,梗阻进一步加重并趋向完全性;胆管内压力升高,胆管壁充血、水肿、炎症细胞浸润及溃疡形成,管腔内逐渐充满脓性胆汁或脓液,使胆管内压力继续升高,当胆管内压力超过 $30\ cmH_2O$ 时,肝细胞停止分泌胆汁,胆管内细菌和毒素逆行进入肝窦,产生严重的脓毒血症,大量的细菌毒素可引起全身炎症反应、血流动力学改变和多器官功能衰竭(MODS)。

【临床表现】

本病发病急,病情进展迅速,除了具有急性胆管炎的 Charcot 三联征外,还有休克及中枢神经系统受抑制的表现,称为 Reynolds 五联征。

1.症状

(1)腹痛:表现为突发剑突下或右上腹持续性疼痛,阵发性加重,并向右肩胛下及腰背部放射。肝外梗阻者腹痛较重,肝内梗阻者腹痛较轻。

(2)寒战高热:体温持续升高,达 39℃~40℃或更高,呈弛张热。

(3)黄疸:多数病人可出现不同程度的黄疸,肝外梗阻者黄疸较肝内梗阻者明显。

(4)休克:口唇发绀,呼吸浅快,脉搏细速达 120~140 次/分,血压在短时间内迅速下降,可出现全身出血点或皮下瘀斑。

(5)神经系统症状:神志淡漠、嗜睡、神志不清,甚至昏迷;合并休克者可表现为烦躁不安、谵妄等。

(6)胃肠道症状:多数病人伴恶心、呕吐等消化道症状。

2.体征　剑突下或右上腹部不同程度压痛,可出现腹膜刺激征;肝肿大并有压痛和叩击痛，外梗阻者胆囊肿大。

【辅助检查】

1. 实验室检查　白细胞计数升高，可超过 $20×10^9/L$，中性粒细胞比值明显升高；肝功能出现不同程度损害；凝血酶原时间延长。动脉血气分析示 PaO_2 下降、血氧饱和度（SaO_2）降低。常伴有代谢性酸中毒、低钠血症等。

2. 影像学检　查　腹部超声检查可了解胆道梗阻部位、肝内外胆管扩张情况及病变性质，对诊断很有帮助，可在床旁进行。如病情稳定，可行 CT 或 ERCP 检查。

【处理原则】

立即解除胆道梗阻并引流。当胆管内压降低后，病人情况能暂时改善，有利于争取时间进一步治疗。

1. 非手术治疗　既是治疗手段，又是手术前准备。①抗休克治疗：补液扩容，恢复有效循环血量；休克者可使用多巴胺维持血压。②纠正水、电解质及酸碱平衡失调：常发生等渗或低渗性缺水、代谢性酸中毒，应及时纠正。③抗感染治疗：选用针对革兰阴性杆菌及厌氧菌的抗生素，联合、足量用药。④其他治疗：包括吸氧、禁食和胃肠减压、降温、解痉镇痛、营养支持等；短时间治疗后病情无好转者，应考虑使用肾上腺皮质激素保护细胞膜和对抗细菌毒素。经以上治疗病情仍未改善，应在抗休克同时紧急行胆道减压引流。

2. 手术治疗　主要目的是解除梗阻、降低胆道压力，挽救病人生命。手术力求简单、有效，多采用胆总管切开减压、T 形管引流术。在病情允许的情况下，也可采用经内镜鼻胆管引流术或 PTCD 治疗。急诊手术常不能完全去除病因，待病人一般情况恢复，1~3 个月后根据病因选择彻底的手术治疗。

【护理措施】

1. 病情观察　观察神志、生命体征、腹部体征及皮肤黏膜情况，监测血常规、电解质、血气分析等结果的变化。若病人出现神志淡漠、黄疸加深、少尿或无尿、肝功能异常、PaO_2 代谢性酸中毒及凝血酶原时间延长等，提示发生 MODS，及时报告医师并做相应处理。

2. 维持体液平衡　①观察指标：严密监测生命体征，特别是体温和血压的变化；准确记录 24 小时出入水量，必要时监测中心静脉压及每小时尿量，为补液提供可靠依据。②补液扩容：迅速建立静脉通路，使用晶体液和胶体液扩容，尽快恢复有效循环血量；必要时使用肾上腺皮质激素和血管活性药物，改善组织器官的血流灌注及氧供。③纠正水、电解质及酸碱平衡失调：监测电解质、酸碱平衡情况，确定补液的种类和量，合理安排补液的顺序和速度。

3. 维持有效气体交换

（1）呼吸功能监测：密切观察呼吸频率、节律和幅度；动态监测 PaO_2 和血氧饱和度，了解病人的呼吸功能状况；若病人出现呼吸急促、PaO_2 下降、血氧饱和度降低，提示呼吸功能受损。

（2）改善缺氧状况：非休克病人采取半卧位，使腹肌放松，膈肌下降，利于改善呼吸状况；休克病人取仰卧中凹位。根据病人呼吸型态及血气分析结果选择给氧方式和确定氧气流量或浓度，可经鼻导管、面罩、呼吸机辅助等方法给氧，改善缺氧症状。

4. **维持正常体温**　①降温：根据体温升高的程度，采用温水擦浴、冰袋冷疗等物理降温方法；

必要时使用药物降温。②控制感染：联合应用足量有效的抗生素，控制感染，使体温恢复正常。

5. **营养支持**　禁食和胃肠减压期间，通过肠外营养途径补充能量、氨基酸、维生素、水及电解质，维持和改善营养状况。

6. **完善术前检查及准备**　积极完善术前相关检查，如心电图、腹部超声检查、血常规、凝血功能、肝肾功能等。凝血功能障碍者，补充维生素准备术中用药，更换清洁病人服，按上腹部手术要求进行皮肤准备。待术前准备完善后，送入手术室。

7. **术后护理和健康教育**　参见本章第二节胆石症病人的护理。

第三节　胆道蛔虫病

 考点提示

序号	主要考点
1	胆道蛔虫病的典型症状
2	最重要的特点(症状与体征不相符)
3	确诊胆道蛔虫病的检查方法(腹部 B 超)
4	B 超检查前的饮食指导(禁食 12 小时)
5	胆道蛔虫病服用驱虫药的时间
6	胆道蛔虫病患儿的主要心理反应(恐惧)

胆道蛔虫病是指由于饥饿、胃酸降低或驱虫不当等因素，肠道蛔虫上行钻入胆管引起的一系列临床症状。随着生活环境、卫生条件和饮食习惯的改善，本病发生率已明显下降。

【病因与病理生理】

蛔虫有钻孔习性，喜碱性环境。当胃肠道功能紊乱、饥饿、发热、驱虫不当、妊娠等致肠道内环境发生改变时，蛔虫可窜行至十二指肠。如遇 Oddi 括约肌功能失调，蛔虫可钻入胆管，机械性刺激可引起 Oddi 括约肌痉挛，导致胆绞痛和诱发急性胰腺炎。蛔虫将肠道的细菌带入胆管，造成胆道感染，严重者可引起急性化脓性胆管炎、肝脓肿；如经胆囊管钻至胆囊，可引起胆囊穿孔。括约肌长时间痉挛致蛔虫死亡，其残骸日后可成为结石的核心。

【临床表现】

"症征不符"是本病的特点，即剧烈的腹痛与较轻的腹部体征不相称。

胆道蛔虫病表现为突发性剑突下方钻顶样绞痛，伴右肩或左肩部放射痛，痛时辗转不安、呻吟不止、大汗淋漓，可伴有恶心、呕吐甚至呕出蛔虫。疼痛可突然平息，又可突然再发，无一定规律。合并胆道感染时，可出现寒战高热，也可合并急性胰腺炎的临床表现。体征甚少或轻微，当病人胆绞痛发作时，除剑突下方有深压痛外，无其他阳性体征。体温多不增高，少数病人可有轻微的黄疸，严重者表现同急性梗阻性化脓性胆管炎。

【辅助检查】

1. 实验室检查　可见白细胞计数和嗜酸性粒细胞比值升高。
2. 影像学检查　腹部超声检查为首选方法，可显示蛔虫体影。

【处理原则】

非手术治疗　①解痉镇痛：疼痛发作时可注射阿托品、山莨菪碱等，必要时可用哌替啶。②利胆驱虫：发作时口服食醋、乌梅汤、驱虫药、33%硫酸镁溶液口服或经胃管注入氧气可有驱虫作用。

③控制胆道感染：多为大肠埃希菌感染，选择合适的抗生素预防和控制感染。④纤维十二指肠镜驱虫：ERCP 检查如发现虫体，可用取石钳取出虫体。

2. 手术治疗　大多数病人经积极非手术治疗可治愈或症状缓解。若病情未缓解，或合并胆管结石、急性梗阻性化脓性胆管炎等可行胆总管探查、T 管引流术，术中使用胆道镜去除虫体。术后驱虫治疗，防止胆道蛔虫复发。

【护理措施】

1. 术前/术后护理　参见本章第二节胆石症病人的护理。

2. 健康教育

(1)养成良好的饮食及卫生习惯：不喝生水，蔬菜要洗净煮熟，水果应洗净或削皮后吃，饭前便后要洗手。

(2)正确服用驱虫药：驱虫药一般应于清晨空腹或晚上临睡前服用，根据药物类型观察疗效

【思 考 题】

1. 张女士，39 岁，因反复剑突下疼痛 8 个月，复发加重 2 天入院。8 个月前无明显诱因出现剑突下间歇性疼痛，放射至背部，不伴发热、恶心、呕吐、黄疸等症状，病人未予重视；2天前病人无明显诱因出现上述症状并逐渐加重，6 小时前出现右上腹剧痛，伴发热、寒战等症状，遂入院就诊。体格检查：T 39.1℃，P 116 次/分，R 26 次/分，Bp 123/78 mmHg；神志清楚，急性病容，皮肤巩膜轻度黄染，右上腹及剑突下压痛、反跳痛。辅助检查：CT 示肝右叶肝内胆管结石、胆总管下端结石，肝内外胆管扩张。入院诊断：急性胆管炎、肝内外胆管结石、肝内外胆管扩张。

请问：

(1)该病人目前主要的护理诊断/问题是什么？

(2)针对以上护理诊断/问题，如何进行护理？

2.陈女士，83岁，因突发右上腹持续性疼痛2天、加重12小时入院。2天前无明显诱因突然出现右上腹疼痛，不伴肩背部放射痛，无寒战、高热，无心悸、气短，无恶心、呕吐；12小时前进食后上述症状再次出现，右上腹疼痛阵发性加重并向肩背部放射，伴寒战、高热、恶心、呕吐等症状，遂入院就诊。既往有胆囊结石，未予治疗。体格检查：T 39.5℃，P 126次/分，R 26次/分，Bp 88/64 mmHg；神志欠清、烦躁不安，皮肤巩膜黄染，腹稍膨隆，右上腹及剑突下压痛，轻度反跳痛及肌紧张，肝肿大并伴压痛和叩击痛。辅助检查：血常规示WBC $20.8 \times 10^9/L$。腹部超声示胆囊增大，内见多个强回声团，肝外胆管扩张。入院诊断：急性梗阻性化脓性胆管炎。

请问：

(1)该病人目前主要的护理诊断/问题是什么？

(2)针对以上护理诊断/问题，如何进行护理？

(3)若病人术中安置T形管引流，术后应采取哪些护理措施？

第二十七章

胰腺疾病病人的护理

学习目标

识记

1. 复述急性胰腺炎、胰腺癌、壶腹周围癌、胰岛素瘤的概念。

2. 简述急性胰腺炎、胰腺癌的病因、临床表现和辅助检查。

理解

1. 解释急性胰腺炎的病理生理。

2. 归纳急性胰腺炎、胰腺癌的处理原则。

3. 比较胰腺癌及壶腹周围癌临床表现的异同点。

运用

运用护理程序对胰腺疾病病人实施整体护理。

习题二维码27-1

章前导言

胰腺疾病包括胰腺的炎症性疾病和肿瘤。胰腺疾病病情复杂，手术后并发症较多，术前加强营养支持、控制疼痛，术后预防并有效处理出血、胰瘘等并发症是促进病人快速康复的关键。常见胰腺疾病(急性胰腺炎、胰腺癌)病人的处理原则以及围术期护理是本章学习的重点。

案例导入

李先生，45岁，因上腹痛12小时，伴恶心、呕吐急诊入院。

病人昨日聚餐后突发上腹部疼痛并逐渐加重，疼痛位于左上腹，呈持续性，并放射至腰背部，伴恶心、呕吐，呕吐物为胃内容物。既往无药物过敏史，无肝炎史等：发现胆囊结石3年，吸烟20余年，饮酒10余年。体格检查：T 38.6℃，P 124次/分，R 28次/分，Bp 92/60 mmHg，急性痛苦面容，皮肤巩膜无黄染，腹部膨隆，全腹肌紧张，压痛、反跳痛，以中上腹为甚，肠鸣音减弱。

辅助检查：RBC 5.3×10^{12}/L，Hb 120 g/L，WBC 15.9×10^{9}/L，Pit 110×10^{9}/L 血清淀粉酶(AMS) 1630 U/dl，脂肪酶(LPS) 385 U/L，血糖 12.5 mmol/L，尿淀粉酶 280 U/dL 腹部CT：胰腺肿胀，实质密度不均匀且稍减低，腹腔及腹膜后广泛渗出。

请思考:
(1)该病人目前主要的护理诊断/问题有哪些?
(2)针对病人的护理诊断/问题,应采取哪些护理措施?

第一节　胰腺炎

 考点提示

序号	主要考点
1	急性胰腺炎腹痛特点(进食后疼痛加重、不易被解痉剂缓解)
2	根据病人临床表现诊断急性胰腺炎
3	急性胰腺炎最具诊断意义的实验室检查
4	急性胰腺炎缓解疼痛时的体位(弯腰屈膝侧卧位)
5	急性胰腺炎出血低血压考虑(出血坏死型)
6	急性胰腺炎出现抽搐的原因(低血钙)
7	预防急性胰腺炎最重要的健康教育(防治胆道疾病的发生)
8	急性胰腺炎止痛禁忌使用的药物(吗啡)
9	急性胰腺炎的饮食指导(避免暴饮暴食,禁酒类饮料)
10	急性胰腺炎腹痛、呕吐基本消失的饮食(低脂低蛋白流质饮食)
11	轻型急性胰腺炎开始进食无脂低蛋白饮食时间(3~5天)
12	急性胰腺炎术前护理(禁忌喝水)

一、急性胰腺炎

急性胰腺炎是指胰腺分泌的消化酶被敷活后对器官本身产生自体消化所引起的炎症,是一种常见的急腹症。急性胰腺炎发病突然,病情险恶,病死率高。

【病因】

1.胆道疾病　是最常见的病因。当各种原因导致胆总管下端发生梗阻,均可引起胆汁逆流进入胰管,激活胰酶。

2.酒精中毒或暴食暴饮　酒可直接损伤胰腺,同时还引起Oddi括约肌痉挛,使胰管引流不畅、压力升高,胰液外渗。进食高脂肪食物可促使胰液分泌增多,如存在胰腺部分梗阻时，可诱发急性胰腺炎。

3.十二指肠液反流 当十二指肠内压力增高时，十二指肠液逆流入胰管，其中的肠激酶等物质可激活胰液中的蛋白水解酶及磷脂酶 A，导致胰腺组织自身消化。

4.创伤 钝器伤、贯通伤、手术损伤、胰胆管内镜逆行造影（ERCP）及胰管插管造影等，都可能损伤胰腺组织而引起急性胰腺炎。

5.胰腺血液循环障碍 休克、动脉栓塞、血管炎，以及血液黏滞度增高等因素均可造成胰腺血液循环障碍而发生急性胰腺炎。

6.其他因素 如感染因素、药物因素，以及与高脂、高钙、妊娠有关的代谢、内分泌和遗传因素等。

【病理】

急性水肿性胰腺炎占 80% 左右，预后良好。肉眼可见胰腺水肿、肿胀。镜下可见腺泡及间质充血、水肿并有炎细胞浸润，偶有轻度出血或发生局限性脂肪坏死。

2.急性出血坏死性胰腺炎 胰腺外观增大、肥厚，呈暗紫色，分叶结构模糊，坏死灶呈灰黑色，严重者整个胰腺变黑。腹腔内可见皂化斑和脂肪坏死灶，腹膜后可出现广泛组织坏死。腹腔内有大量血性渗液，内含大量的胰淀粉酶。大量腹腔渗液可发生低容量性休克。相关链接肠道微生态与急性胰腺炎的关系急性胰腺炎病人肠道血供降低，肠黏膜发生缺血性再灌注损伤，肠道屏障功能受损，通透性增加，同时肠道蠕动功能降低。以上变化将引起小肠细菌过度生长，导致肠道细菌移位，继发多器官感染。相关随机对照试验研究结果进一步说明，急性胰腺炎病人肠道微生态的变化情况与疾病发生发展有着密切关系，这些研究结果为急性胰腺炎的诊断和治疗开辟了新视野。

【临床表现】

1.症状

（1）腹痛：是最突出的症状，常于饱餐和饮酒后突发剧烈腹痛，多位于左上腹，严重时放射至两侧腰背部，以左侧为主。胆源性胰腺炎腹痛始发于右上腹，逐渐向左侧转移。病变累及全胰时，疼痛范围大并呈束带状向腰背部放射。

（2）腹胀：与腹痛同时存在，出现早而严重。其原因是随着胰液外渗、腹腔大量积液，肠管扩张，肠麻痹，腹内压急剧增高所致。

（3）恶心、呕吐：疾病早期病人出现较频繁的恶心、反射性呕吐，呕吐物为胃、十二指肠内容物，呕吐后腹痛并不缓解。

（4）发热：早期可有中度发热，一般为 38℃ 左右。胰腺坏死伴感染时，病人可出现高热，常超过 39℃。

（5）黄疸：多在胆源性胰腺炎时发生，程度一般较轻。

（6）休克和脏器功能障碍：严重者出现血压下降、脉搏细速、呼吸加快、面色苍白、神志淡漠、四肢湿冷、尿少等休克症状。可伴急性肺功能衰竭和胰性脑病引起的中枢神经系统症状。

2.体征

（1）腹膜炎体征：坏死性胰腺炎病人腹膜炎体征明显，腹式呼吸减弱，移动性浊音阳性，肠鸣音减弱或消失。

(2)皮下出血:腰部、季肋部和下腹部皮肤出现大片青紫色瘀斑(Grey-Turner 征)或脐周围出现蓝色改变(Cullen 征)。见于少数严重急性坏死性胰腺炎病人,主要因胰液外溢至皮下组织间隙,溶解皮下脂肪,使毛细血管破裂出血所致。

【辅助检查】

1. 实验室检查

(1)血、尿淀粉酶测定:是主要的诊断手段。血清淀粉酶在发病 2 小时后升高,24 小时达高峰,4~5 天后逐渐降至正常;尿淀粉酶在发病 24 小时才开始上升,48 小时达高峰,1~2 周恢复正常。血清淀粉酶升高大于 500 U/dl(正常值 40~180U/dl,)或尿淀粉酶超过 300 U/dl(正常值 80~300 U/dl,)具有诊断意义。

(2)其他检查:病人可出现血糖、白细胞数增高,血钙降低,肝功能、血气分析指标异常等;C-反应蛋白(CRP)增高提示病情严重。

2. 影像学检查

(1)腹部 B 超:可见胰腺均匀性肿大或胰腺组织回声不均匀等水肿性或坏死性胰腺炎的表现。还可了解是否存在胆囊结石和胆管结石。

(2)胸、腹部 X 线片:可见横结肠、胃、十二指肠充气扩张,左侧膈肌升高,左侧胸腔积液等。

(3)CT 和 MRI:最具诊断价值的影像学检查。在胰腺弥漫性肿大的背景上若出现质地不均、液化和蜂窝状低密度区,则可诊断为胰腺坏死。

3. 腹腔穿刺　抽出血性液体,其淀粉酶检查明显升高。

【处理原则】

1. 非手术治疗

非手术治疗是急性胰腺炎必须的基础治疗。包括:①抑制胃酸和胰液分泌:禁食、胃肠减压,以减少胰液分泌,减轻症状;②防治休克:及时补充水、电解质,纠正体液失衡及微循环障碍;③镇静止痛:联合使用哌替啶和阿托品或山莨菪碱(654-2);④药物治疗:使用抑酸及抗胰酶药物治疗,抑制胰酶分泌;⑤营养支持:通过胃肠外营养或鼻-空肠管行肠内营养支持;⑥预防感染;⑦中药治疗:可使用清热解毒,活血化瘀的中药制剂;⑧合并 ARDS 时,采用机械通气治疗,发生急性肾衰竭时行血液滤过治疗。问题与思考急性胰腺炎病人因胰液侵蚀、胰腺充血水肿,病人常常存在严重的腹痛、腰背部胀痛,导致病人烦躁不安,恐惧,需要使用镇静止痛药物,但该类病人不能单独使用哌替啶或吗啡止痛。

2. 手术治疗

(1)适应证:①不能排除其他外科急腹症;②胰腺和胰周坏死组织继发感染;③经非手术治疗,病情继续恶化;④重症胰腺炎经过短期(约24h)非手术治疗,多器官功能障碍仍不能得到纠正;⑤伴胆总管下端梗阻或胆道感染;⑥发生肠穿孔、大出血或胰腺假性囊肿。

(2)手术方式:胆源性胰腺炎原则上应及早手术,解除胰管的梗阻。腹腔坏死组织多,病情严重时可以行胰腺及胰周坏死组织清除引流术。术后胃造口可引流胃液,减少胰腺分泌;病情重病程长的病人,待肠道功能恢复后行空肠造口,提供肠内营养支持。

【护理措施】

（一）非手术治疗的护理/术前护理

1.疼痛护理　禁食、持续胃肠减压，以减少胰液对腹腔组织的刺激；遵医嘱给予抗胰酶药、解痉药或止痛药，禁用吗啡止痛，以免引起 Oddi 括约肌痉挛；协助病人取舒适体位，按摩背部，增加舒适感。

2.维持体液平衡　密切观察病人生命体征、意识状态、皮肤黏膜温度和色泽等情况；准确记录 24 小时出入液量；发生休克时，快速补液补充血容量。

3.维持营养平衡　观察病人营养状况；禁食期间，遵医嘱给予肠外营养；若病情允许，可通过空肠营养管给予肠内营养；待病人病情恢复，可经口进食，从无渣饮食开始，如无不适可逐步过渡到普通饮食，但应限制高脂肪膳食。

4.体温过高的护理　监测体温变化，高热时遵医嘱降温。保持病人舒适：病室内温湿度合适；病人的衣裤、床单保持清洁、干爽；保证病人足够的液体摄入量。

5.心理护理　病人因严重腹痛、腹胀和继发感染等因素，极易出现恐惧，消极、悲观情绪，护士应及时为病人讲解疾病相关知识，主要的治疗措施，鼓励病人表达心中焦虑不安，使病人以良好的心态配合治疗及护理。理论与实践急性胰腺炎血清钙的变化急性胰腺炎在发病后 2~3 天可以出现血清钙降低，抽搐等症状。这可能与胰液外渗，腹腔内大量脂肪组织坏死，组织内钙皂形成有关。当血清钙<2.0 mmol/L 时，常预示病情严重，预后不良。因此，疾病早期应严密监测电解质情况，血钙明显降低，病人有抽搐等症状时，应静脉输注葡萄糖酸钙治疗。治疗期间，加强病情观察，及早发现疾病加重的征兆。

（二）术后护理

主要介绍行胰腺和胰周坏死组织清除引流术后的护理。

1.引流管护理　重症病人术后通常留置多条引流管道，包括胃管、腹腔双套管、胰周引流管、胃造口管、空肠造口管及留置尿管等。应在引流管上标注管道名称和放置时间，分清引流管放置部位及作用；各引流管与相应的引流装置正确连接并妥善固定，保持引流通畅，定期更换引流装置，观察和记录各引流液的性状和量，定期更换引流袋。

（1）腹腔双套管灌洗引流护理：

1 持续腹腔灌洗：用 0.9%氯化钠注射液或复方氯化钠液（可加抗菌药物）灌洗，现配现用，冲洗速度为 20~30 滴/min；②保持引流通畅：持续负压吸引；避免引流管受压、扭曲，并经常挤捏引流管，避免脓液及血凝块等堵塞引流管；3 观察及记录引流液的颜色、量和性状：引流液 2~3 天后颜色渐淡、清亮，若引流液颜色转为鲜红、坏死组织增多，应及时通知医师并做急诊手术准备；④维持出入量平衡：准确记录冲洗液量及引流液量，保持平衡；⑤拔管指征：当病人的体温正常并稳定 10 天左右，白细胞计数正常，腹腔引流液少于 5 mL/d，引流液淀粉酶测定正常后可考虑拔管，拔管后要注意拔管处伤口有无渗漏。

（2）腹腔造口的护理：

①胃造口：保持管道的通畅，观察记录引流液的量和性状，并注意造口口皮肤的清洁；②空肠造口：提供营养的重要途径。造口管应妥善固定，保持管道通畅。营养液要现配现用，使用时间不超过 24 小时；注意输注速度、浓度和温度；注意观察有无腹胀、腹泻等并

发症。

2. 并发症的观察与护理

(1)出血：应密切观察血压、脉搏及其他生命体征变化；观察有无血性液体从胃管、腹腔引流管或手术切口流出，病人有无呕血、黑便或血便。如病人有出血的征象，应立即通知医师，并做好止血、抗休克及急诊手术的准备。

(2)胰瘘、胆汁瘘或肠瘘：病人出现腹痛、持续腹胀、发热、腹腔引流管或伤口流出无色清亮液体或胆汁样液体时，警惕发生胰瘘或胆瘘。护理：①取半坐卧位，保持引流通畅；②根据胰瘘或胆瘘程度，采取禁食、胃肠减压及静脉泵入生长抑素等措施，必要时做腹腔灌洗引流；③准确记录；④保护腹壁瘘口周围皮肤清洁干燥，用凡士林纱布覆盖或氧化锌软膏涂抹。长期不愈合者应考虑手术治疗。

(三)健康教育

1. 减少诱因　治疗胆道疾病、戒烟酒，预防感染等。少量多餐，嘱病人低脂肪饮食，预防感染。

2. 合理饮食　少量多餐，勿暴饮暴食，忌食刺激、辛辣及油腻食物。

3. 控制血糖、血脂　监测血糖、血脂；控制体重，肥胖病人适度减肥；必要时使用药物控制。

4. 休息与活动　劳逸结合，保持良好心情，避免疲劳和情绪激动。

5. 复诊指导　定期复诊，若出现腹部包块、腹痛、腹胀、呕吐及糖尿病症状等应及时就诊。

第二节　胰腺癌病人护理

 考点提示

序号	主要考点
1	胰腺癌的好发部位(胰头部)
2	胰腺癌最常见的首发症状、最主要的症状和体征
3	胰腺癌皮肤瘙痒的护理措施
4	胰腺癌术前空腹血糖增高注射胰岛素的目的(控制血糖水平)
5	胰腺癌术后出院饮食指导(低脂高糖高维生素)
6	胰腺癌病人情绪低落的护理(介绍同病种术后康复期病友与其交流)
7	胰腺癌发生胆瘘的判断(腹壁伤口处溢出胆汁样液体，腹膜刺激征)及时间(术后5~10天)

胰腺癌是一种发病隐匿，进展迅速，治疗效果及预后极差的消化道恶性肿瘤，其发病率呈明显增加的趋势。40岁以上好发，男性比女性多见。多发生于胰头部，占70%~80%，其次为胰体尾部，全胰癌少见。

【病因】

导致胰腺癌的直接病因尚不清楚。在胰腺癌的致病因素中，吸烟是唯一公认的危险因素。高蛋白、高胆固醇饮食摄入可促进胰腺癌的发生。糖尿病、慢性胰腺炎、遗传因素、长期的职业和环境暴露等可能是胰腺癌的致病因素。

【病理】

以导管细胞腺癌最多见，约占90%；腺泡细胞癌，黏液性囊腺癌等少见。导管细胞腺癌致密而坚硬，浸润性强，切面呈灰白色或灰黄色，常伴有纤维化增生及炎症反应，与周围胰腺组织无明确界限。胰腺癌转移和扩散途径主要为局部浸润和淋巴转移，也可经血行转移至肝、肺、骨等处。

【临床表现】

1. 症状

（1）上腹痛：是胰腺癌常见的首发症状。早期因肿块压迫导致胰管不同程度的梗阻，引起胰管扩张、扭曲及压力增高，出现上腹不适，或隐痛、纯痛、胀痛。中晚期因癌肿侵及腹膜后神经丛，出现持续性剧烈疼痛，向腰背部放射，日夜不止，屈膝卧位可稍有缓解。胰体尾部癌的疼痛部位在左上腹或脐周，出现疼痛时已多属晚期。

（2）黄疸：是胰头癌最主要的症状，多系胰头癌压迫或浸润胆总管所致，呈进行性加重，可伴皮肤瘙痒、茶色尿和陶土色大便。约25%的胰头癌病人表现为无痛性黄疸，黄疸伴无痛性胆囊增大称库瓦西耶征，对胰头癌具有诊断意义。10%左右的胰体尾部癌病人也可发生黄疸，与肿瘤发生肝内转移或肝门部淋巴结转移时压迫肝外胆管有关。

（3）消化道症状：早期常有食欲减退、上腹饱胀、消化不良、腹泻等症状；部分病人可出现恶心、呕吐。晚期癌肿浸润或压迫胃、十二指肠，可出现上消化道梗阻或消化道出血。

（4）消瘦和乏力：是主要临床表现之一，随着病程进展，病人消瘦乏力、体重下降，伴有贫血、低蛋白血症等，晚期可出现恶病质。

（5）其他症状：可出现发热、急性胰腺炎发作、糖尿病、脾功能亢进及血栓性静脉炎等。

2. 体征 肝肿大，胆囊肿大，腹部肿块，还可在左上腹或脐周闻及血管杂音；晚期可出现腹水或扪及左锁骨上淋巴结肿大。

【辅助检查】

1. 实验室检查 ①血清生化检查：继发胆道梗阻或出现肝转移时，常出现血清总胆红素和结合胆红素升高，碱性磷酸酶和转氨酶多有升高；空腹或餐后血糖升高及糖耐量异常；血、尿淀粉酶一过性升高。②免疫学检查：诊断胰腺癌常用的肿瘤标志物有糖类抗原19-9（CA19-9）、癌胚抗原（CEA）和胰胚抗原（POA）。CA19-9对胰腺癌敏感性和特异性较好，常用于胰腺癌的辅助诊断和术后随访。

2. 影像学检查 ①腹部超声：可显示胆、胰管扩张，胆囊胀大，胰头部占位病变，同时观察有无肝转移和淋巴结转移。②内镜超声（EUS）：优于腹部超声检查，可发现直径小于1 cm的小胰癌，对评估大血管受侵犯程度敏感性高。③CT：是诊断胰腺癌的重要手段，能清楚显示胰腺形态、肿瘤部位、肿瘤与邻近血管的关系及后腹膜淋巴结转移情况。④MRI 和 ERCP：MRI 显示胰腺肿块的效果较 CT 更好，诊断胰腺癌敏感性和特异性较高；ERCP 可显示胰胆管扩张、梗阻情况，具有重要诊断意义。⑤ERCP：可显示胆管或胰管狭窄或扩张，并能进行活检；还可经内镜在胆管内置入内支撑管，达到术前减轻黄疸的目的。

3.细胞学检查　行 ERCP 检查时收集胰液查找癌细胞，在腹部超声或 CT 引导下经皮细针穿刺胰腺病变组织进行细胞学检查，都是很有价值的诊断方法。

【处理原则】

1.非手术治疗　吉西他滨是晚期胰腺癌治疗的一线化学治疗药物，也可使用氟尿嘧啶和丝裂霉素，还可选择介入治疗、放射治疗、基因治疗及免疫治疗等。

2.手术治疗　手术切除是胰腺癌最有效的治疗方法。尚无远处转移的胰头癌，均应采取手术切除。

(1)胰十二指肠切除术：胰头癌可施行胰十二指肠切除术。手术切除范围包括胰头(含钩突)、胆囊和胆总管、远端胃、十二指肠及空肠上段，同时清除周围淋巴结，再将胰腺、胆总管、胃和空肠吻合，重建消化道。

(2)保留幽门的胰十二指肠切除术(PPPD)：即保留全胃、幽门和十二指肠球部，其他切除范围和经典胰十二指肠切除术相同。该术式适用于幽门上下淋巴结无转移，十二指肠切缘无癌细胞残留者。PPPD 主要的优点在于缩短了手术时间，减少了术中出血，使病人术后能够更快康复，但同时也使病人术后胃溃疡和胃排空障碍的发生有所增加。因此若采用该术式治疗胰头癌，应严格掌握手术适应证。

学科前沿

机器人辅助胰十二指肠切除术

随着机器人辅助腹腔镜手术系统的问世，微创手术技术又有了新的飞跃。截至今日，全世界已有越来越多的报道证实机器人辅助胰十二指肠切除术的安全性及可行性。机器人辅助系统手术与传统单纯腹腔镜手术有共同点，即安全、可行、更小的创伤。机器人辅助系统手术的优势在于由于其三维视觉成像和显微镜放大功能的应用，可使小血管更易于辨认和处理，通常出血量更少。当机器人辅助胰十二指肠切除术在技术达到一定熟练程度后，其在手术时间上与传统开腹手术相比有所缩短，其失血量及术后并发症发生率也较传统剖腹手术减少。手术医师应具备丰富的胰腺手术经验及腹腔镜手术经验，术中的配合、术野的充分暴露及仔细精确的操作是安全及彻底根治肿瘤的关键。

(3)胰体尾切除术：适用于胰体尾部癌，因确诊时多属晚期，故切除率很低。

(4)姑息性手术：对高龄、已有肝转移、肿瘤已不能切除或合并明显心肺功能障碍不能耐受较大手术者，可行胆肠吻合术以解除胆道梗阻，胃空肠吻合术解除或预防十二指肠梗阻，化学性内脏神经切断术或腹腔神经结节切除术减轻疼痛。

【护理措施】

（一）术前护理

1.心理护理　多数病人就诊时已处于癌症中晚期，得知诊断后易出现否认、悲哀、畏惧和愤怒等不良情绪，对手术治疗产生焦虑情绪。护士应理解、同情病人，通过沟通了解其真实感受。根据病人对疾病知识的掌握程度，有针对性地进行健康指导，使病人能配合治疗与护理，促进疾病的康复。

2.疼痛护理　观察病人腹痛的部位、范围、规律及持续时间，对病人进行疼痛评估，合理使用镇痛药，保证病人良好的睡眠及休息。对于中晚期胰腺癌病人，持续疼痛者可给予芬太尼透皮贴剂。

3.营养支持　监测营养相关指标，如血清清蛋白、血清转铁蛋白、血红蛋白、皮肤弹性、体重等。指导病人进食高热量、高蛋白、富含维生素、低脂饮食。营养不良者，可经肠内和（或）肠外营养途径改善病人营养状况。补充人血白蛋白，使手术时血清清蛋白达到或维持35 g/L 左右。

4.改善肝功能　静脉输注高渗葡萄糖加胰岛素和钾盐，增加肝糖原储备；使用保肝药、复合维生素 B 等；有黄疸者，静脉输注维生素 K_3 改善凝血功能。

5.皮肤护理　黄疸伴皮肤瘙痒者，指导病人修剪指甲，勿搔抓皮肤，防止破损；穿宽松纯棉质衣裤；保持皮肤清洁，用温水擦浴，勿使用碱性清洁剂，以免加重皮肤瘙痒。镇静药和抗组胺药可缓解病人的瘙痒，瘙痒剧烈者可给予炉甘石洗剂外用。

6.肠道准备　术前 3 日开始口服抗生素抑制肠道细菌，预防术后感染；术前 2 日进食流质；

术前晚行全肠道灌洗或清洁灌肠，减少术后腹胀及并发症的发生。

7.其他护理　血糖异常者，通过调节饮食和注射胰岛素控制血糖。有胆道梗阻并继发感染者，予抗生素控制感染。

（二）术后护理

1.病情观察　观察生命体征、腹部体征、伤口及引流情况，准确记录 24 小时出入水量，必要时监测 CVP 及每小时尿量。

2.营养支持　术后早期禁食，禁食期间予肠外营养支持，维持水、电解质平衡，必要时输注清蛋白。拔除胃管后从流质、半流质，逐渐过渡至正常饮食。术后因胰腺外分泌功能减退，易发生消化不良、腹泻等，可口服胰酶制剂

3.并发症的护理

（1）出血：胰十二指肠切除术后出血是危及病人生命最严重的并发症，出血可发生在术后早期（24 小时以内）和晚期（24 小时以上），晚期出现常发生在术后 1 周左右。根据出血部位可分为腹腔出血和消化道出血，二者亦可同时发生。

1）原因：术后早期出血常因凝血功能障碍导致创面广泛渗血、手术中止血不确切或吻合口出血引起；晚期出血多系腹腔严重感染、胰瘘、胆瘘使邻近血管受到腐蚀导致破裂出血，应激性溃疡或吻合口溃疡引起。

2）表现：病人出现心慌、面色苍白、血压下降、脉搏细速等休克表现，或出现呕血、黑便

或便血等消化道出血的表现，腹腔引流管和胃肠减压管流出大量鲜红色血性液体。

3）护理：①监测生命体征；②观察胃肠减压及腹腔引流液的颜色、性状及量；③出血量少者可予静脉补液，使用止血药、输血等治疗，出血量大者需急诊行介入或手术止血。

（2）胰瘘：是胰十二指肠切除术后最常见的并发症和导致死亡的主要原因。术前黄疸持续时间长、营养状况差、术中出血量大是术后胰瘘发生的危险因素。胰瘘一经证实，应积极处理，大多数胰瘘可在 2~4 周得到控制并自行愈合。护理措施参见本章第一节急性胰腺炎病人的护理。

（3）胆瘘：多发生于术后 5~7 日，表现为腹腔引流管流出大量胆汁，每日数百毫升至 1000 mL 不等。护理措施参见第三十四章第二节胆石症病人的护理。

（4）感染：以腹腔内局部细菌感染最常见，若病人免疫力低下，还可合并全身感染。术后严密观察病人有无高热、腹痛和腹胀、白细胞计数增高等。遵医嘱合理使用抗生素，加强全身支持治疗。形成腹腔脓肿者，可在超声引导下行脓肿穿刺置管引流术。

（5）胃排空延迟：多见于保留幽门的胰十二指肠切除术后。胃排空延迟是术后因非机械性梗阻因素引起的以胃排空障碍为主要表现的胃动力紊乱综合征，表现为病人手术 10 日以后仍不能规律进食或需胃肠减压。护理：①禁食、持续胃肠减压，每日观察并记录胃液量；②合理补液，监测电解质水平，维持水、电解质平衡；③使用肠外营养支持，并可安置鼻肠管输注肠内营养液；④使用胃动力药物；⑤遵医嘱合理使用抗生素，去除腹腔内感染，必要时予以针对性引流，促进胃动力恢复。多数病人经保守治疗 3~6 周可恢复。

（三）健康教育

1. 自我监测　年龄 40 岁以上者，短期内出现持续性上腹部疼痛、腹胀、黄疸、食欲减退、消瘦等症状时，需行胰腺疾病筛查。

2. 合理饮食　戒烟酒，少量多餐，均衡饮食。

3. 复诊指导　术后每 3~6 个月复查 1 次，若出现贫血、发热、黄疸等情况，及时就诊。

【思考题】

1. 王女士，45 岁，1 个月前因重症急性胰腺炎入院，治疗后病情好转，近 1 周来持续低热，今日突发畏寒、发热，无咳嗽、咳痰。体格检查：T 39.2℃，P 120 次/分，R 22 次/分，Bp 107/62 mmHg。腹部膨隆，中上腹压痛、反跳痛。辅助检查：血常规示 WBC $21.3×10^9$/L，中性粒细胞比值 90.0%，CT 示胰腺头部及体尾部实质显示不清，胰周脂肪模糊，网膜囊内见 8.2 cm×5.7 cm 包裹性积液，散在气泡影。结合病情考虑为"胰周积液伴感染"，急诊行"胰腺及胰周坏死组织清除加引流术、空肠造口术"，术中安置腹腔双套管及空肠造口管，术后经腹腔双套管行腹腔灌洗引流。

（1）该病人目前主要的护理诊断/问题是什么？

（2）针对护理诊断/问题，如何进行护理？

2. 张先生，61 岁，因上腹隐痛 3 个月、皮肤巩膜黄染 10 天入院。病人自患病以来，感上腹隐痛、食欲下降、饱胀不适，小便颜色深黄，体重下降 5 kg。体格检查：T 36.5℃，P 82 次/分，R 18 次/分，Bp 122/76 mmHg；腹软，左上腹压痛，无反跳痛，皮肤巩膜黄染。辅助检查：CEA 及 CA19-9 升高；增强 CT 示胰头部见一肿块，约 2.3 cm×3.1 cm，边界欠清，增强扫描强化不明显。入院诊断：肢头占位病变。收住院进一步检查。入院后完善术前相关检查后行"胰十二指肠切除术"，手术顺利，术后病理报告为"胰腺中-高分化腺癌"。术后第5日突然出现腹腔引流管引流出血性液体600 mL，无呕血及血便，体格检查：T 36.5℃，P 128次/分，R 25次/分，Bp 82/46 mmHg；腹膨隆，腹肌稍紧张。立即建立静脉通道给予补液、输血、升压等治疗，拟急诊行动脉造影和动脉栓塞术。

请问：

(1)该病人目前主要的护理诊断/问题是什么？

(2)针对护理诊断/问题，如何进行护理？

第二十八章
周围血管疾病病人的护理

学习目标

识记

1. 复述动脉硬化性闭塞症、血栓闭塞性脉管炎、原发性下肢静脉曲张、深静脉血栓、间歇性跛行、静息痛的概念。

2. 复述动脉硬化性闭塞症、原发性下肢静脉曲张和深静脉血栓的临床表现。

习题二维码28-1

理解

1. 解释动脉硬化性闭塞症、原发性下肢静脉曲张和深静脉血栓形成的病因。

2. 比较大隐静脉瓣膜功能试验、深静脉通畅试验、交通静脉瓣膜功能试验的实施及结果判断的方法。

3. 归纳动脉硬化性闭塞症、血栓闭塞性脉管炎、原发性下肢静脉曲张、深静脉血栓病人术后的体位要求。

运用

运用护理程序对周围血管损伤、动脉硬化性闭塞症、血栓闭塞性脉管炎、原发性下肢静脉曲张、深静脉血栓的病人实施整体护理。

章前导言

周围血管疾病是临床上的常见病和多发病，发病机制复杂。常见的周围血管疾病有下肢静脉曲张、深静脉血栓、动脉硬化性闭塞症及血栓闭塞性脉管炎等，发病期间可表现为肢体血液循环障碍、疼痛、感染、行走困难及全身发热等，严重者可导致肺栓塞，危及病人的生命。改善肢体的血液循环、预防局部感染、缓解局部症状是治疗和护理的关键。常见周围血管病的临床表现及护理是本章的学习重点。

案例导入

王女士，45岁，因双小腿内侧条索状包块2年入院。病人于2年前无明显诱因出现双小腿内侧条索状包块，平卧消失，直立出现，无不适，未治疗，包块渐渐增多增粗，延及大腿内侧。1个月前出现双小腿内侧瘙痒。门诊拟"双侧大隐静脉曲张"收入院。入院以来精神食欲尚可，大小便正常。既往身体健康。

体格检查：双下肢内侧可见迂曲成团静脉曲张，以小腿内侧居多，双胫、踝前内可见色素沉着及搔抓痕迹，深静脉通畅试验阴性，Homans征阴性。

请思考：（1）护士评估该病人时，应重点关注哪些内容？

（2）病人将实施双侧大隐静脉高位结扎术+剥脱术，围术期主要的护理诊断/问题有哪些？

（3）如何针对病人的护理诊断/问题，采取相应的护理措施？

第一节　原发性下肢静脉曲张

 考点提示

序号	主要考点
1	下肢静脉曲张早期主要的症状
2	加重下肢静脉曲张的因素（坐位时双膝交叉）
3	下肢静脉曲张的诊断
4	深静脉回流实验、大隐静脉瓣膜功能实验
5	诊断下肢静脉曲张最可靠的方法
6	大隐静脉高位结扎剥脱术患肢的体位、使用弹力绷带的方法
7	下肢静脉曲张硬化剂注射疗法后的健康教育

下肢静脉曲张是指下肢浅静脉因血液回流障碍而引起的以静脉扩张和迂曲为主要表现的周围血管疾病。好发于长期从事重体力劳动和久站久坐的人群。

【病因】

1.先天因素　静脉壁薄弱和静脉瓣膜缺陷是全身结缔组织薄弱的一种表现，与遗传因素有关。

2.后天因素　长期站立工作、重体力劳动、妊娠、慢性咳嗽、习惯性便秘等。

【病理生理】

重体力劳动、长时间站立和各种原因引起的腹腔压力增高等，均可使静脉瓣膜承受过度的血液压力，在静脉瓣膜结构不良的情况下，可导致瓣膜关闭不全，产生血液反流。由于浅静脉管壁薄弱且周围缺少结缔组织，血液反流可引起静脉增长增粗，出现静脉曲张。由于下肢静脉压力的增高，在足靴区可出现毛细血管增生和通透性增加，产生色素沉着、轻度水肿和脂质硬化。由于大量纤维蛋白原的堆积，阻碍了毛细血管与周围组织间的交换，可导致皮肤和皮下组织的营养性改变。

【临床表现】

长时间站立后患肢小腿感觉沉重、酸胀、乏力和疼痛。后期表现为下肢浅静脉曲张、隆起和迂曲成团。患肢因长时间静脉血淤滞，足靴区皮肤出现萎缩、脱屑，色素沉着，经久不愈的溃疡，湿疹样改变等。常见并发症：血栓性静脉炎、曲张静脉破裂出血。

【辅助检查】

1. 特殊检查

（1）大隐静脉瓣膜功能试验：病人平卧，抬高患肢使静脉排空，在大腿根部扎止血带以阻断大隐静脉，然后病人站立，迅速松开止血带10秒内，如出现自上而下的静脉逆向充盈，提示大隐静脉瓣膜功能不全。

（2）深静脉通畅试验：病人取站立位，用止血带阻断大腿浅静脉主干，嘱病人用力踢腿或做下蹲活动连续10余次，迫使浅静脉血液向深静脉回流，使曲张静脉排空。如曲张的静脉迅速消失或明显减轻，且无下肢坠胀感时，即表示深层静脉通畅且交通支静脉完好。如在活动后浅静脉曲张更为明显，张力增高，甚至有胀痛，则表明深静脉不畅通。

（3）交通静脉瓣膜功能试验：病人平卧，抬高患肢，在大腿根部扎止血带，由足趾端向腘窝缚缠第一根弹力绷带，再自止血带处向下缚缠第二根弹力绷带；让病人站立，边向下解开第一根弹力绷带，一边向下继续缚缠第二根弹力绷带，如果在两根绷带之间的间隙内出现曲张静脉，即表明该处的交通静脉瓣膜功能不全。

2. 影像学检查

（1）多普勒超声检查：是临床常用的无创检查，有助于了解深静脉瓣膜功能状态。

（2）下肢静脉造影：是一种创伤性检查，也是目前诊断下肢静脉曲张最可靠的方法，它可以准确了解病变的性质、范围和程度。

【处理原则】

1. 非治疗方法　适用于病变局限、症状轻者，妊娠期妇女，或有手术禁忌者。主要方法：①穿弹力袜促进下肢静脉回流；②使用血塞通等药物治疗；③局部注射硬化剂；④继发创面感染、出血等并发症时，给予抗感染、止血等治疗。

2. 手术治疗　主要用于症状较重，下肢深静脉通畅的病人。传统手术方法是行大隐静脉或小隐静脉高位结扎并曲张静脉剥脱术。近年来，根据病人病情可以选择静脉旋切刨吸术、激光治疗，或采用射频消融、电凝治疗、冷冻治疗、硬化剂等方法，与传统手术比较具有安全、有效、微创的优势。

【护理措施】

(一)非手术治疗的护理/术前护理

1. 促进下肢静脉回流，改善活动能力

(1)穿弹力袜或扎弹力绷带：指导病人行走时坚持穿弹力袜或使用弹力绷带，以促进静脉回流。穿弹力袜时，应先平卧并抬高患肢，待曲张静脉的血液充分回流后再穿戴。注意弹力袜的厚薄、压力及长短应符合病人的腿部情况。弹力绷带应自下而上包扎，注意保持合适的松紧度，以不妨碍关节活动、能扪及足背动脉搏动和保持足部正常皮肤温度为宜。

(2)保持合适的体位：坐位时避免双膝交叉过久，以免影响腘静脉回流；休息时尽量抬高患肢高于心脏水平 20~30 cm，可在腿下垫一软枕，并行足部伸屈运动，促进下肢静脉回流。

(3)去除腹内压升高的因素：避免长期站立，保持排便通畅，及时治疗慢性咳嗽和大量腹水，降低腹内压，有利于下肢静脉回流。

2. 加强皮肤护理　裤子宜宽松柔软，避免外力摩擦刺激导致曲张静脉破裂；有湿疹或溃疡者，保持创面清洁，加强换药，控制感染。避免皮肤损伤，皮肤出现湿疹样改变时，应积极药物治疗，尽量防止抓伤皮肤。

3. 并发症的观察与护理

(1)血栓性静脉炎：曲张静脉内血流缓慢，容易引起血栓。一旦发生，应卧床休息，抬高患肢，局部热敷，同时应用有效抗生素，严禁局部按摩。

(2)曲张静脉破裂出血：大多发生于足靴区及踝部。曲张静脉在受到轻微外伤时就会破裂出血。因静脉内压力较高而出血速度快，需抬高患肢和加压包扎止血。

(二)术后护理

1. 病情观察　患肢敷料有无渗血、渗液，有无肿胀、麻木、疼痛不适，检查弹力绷带包扎松紧度及末梢血运情况等。

2. 活动锻炼　术后当日卧床休息，指导患肢行足部背曲、跖曲及踝关节活动。术后 24 小时开始早期下地活动，以促进血液循环，预防静脉血栓形成。活动时注意保护患肢，避免外伤引起静脉曲张破裂出血。

(三)健康教育

1. 去除影响下肢静脉回流的因素　保持良好的姿势，避免久站、久坐、双膝交叉；休息时应抬高下肢；腰带不用扣系过紧的，不穿过紧的内裤；保持大便通畅，控制体重。

2. 坚持使用弹力袜　对于长期从事站(坐)工作、妊娠、有静脉曲张家族史及静脉曲张者，均建议长期穿戴弹力袜预防或治疗。术后病人宜继续使用 1~3 个月。

3. 保护患肢　活动时避免外伤引起曲张静脉破裂出血。

第二节 血栓闭塞性脉管炎

 考点提示

序号	主要考点
1	血栓闭塞性脉管炎的好发部位
2	血栓闭塞性脉管炎缺血障碍期的表现；营养障碍期的表现
3	勃格(Buerger)运动的主要目的
4	脉管炎术后反映肢体远端血运情况的体征(不包括皮肤出血)
5	脉管炎病人的心理反应(焦虑)

血栓闭塞性脉管炎也称 Buerger 病，是一种主要累及血管的炎症性、节段性、周期性发作的慢性闭塞性血管病变。主要累及四肢远端中动脉、小脉和静脉。好发于男性青壮年，北方多见。

【病因】

病因尚未明确，可能因素包括：①外部因素如吸烟、寒冷潮湿的生活环境、慢性损伤及感染等，其中吸烟为本病发生和发展的重要因素；②内在因素如自身免疫功能紊乱、性激素和前列腺素失调以及遗传因素等。

【病理生理】

病变常起于动脉，后累及静脉，由远向近端发展，呈节段性。早期血管壁全层非化脓性炎症，内皮细胞和成纤维细胞增生，淋巴细胞浸润，管腔被血栓堵塞。后期炎症消退，血栓机化，新生毛细血管形成，动脉周围有广泛纤维组织形成，常包埋静脉和神经，闭塞血管远端的组织可出现缺血性改变，甚至坏死。

【临床表现】

血栓闭塞性脉管炎起病隐匿，进展缓慢，呈周期性发作。临床按肢体缺血程度分为 3 期。

1. 局部缺血期　可出现动脉硬化闭塞症 I 期及间歇性跛行的临床表现。此外，可伴下肢游走性血栓性浅静脉炎，即浅表静脉发红、发热、呈条索状，有压痛。1～3 周可恢复，恢复后有残留色素沉着痕迹。

2. 营养障碍期　血管痉挛加重，管腔被血栓堵塞，侧支循环逐步代偿患肢血供。此期间歇性跛行愈加明显，患肢出现静息痛，夜间加重。患肢皮肤温度明显降低，苍白或出现紫斑，皮肤干燥、无汗，小腿肌肉萎缩等。足背和(或)胫后动脉搏动消失。

3. 组织坏死期　可出现动脉硬化闭塞症Ⅳ期的临床表现。

【辅助检查】

1.肢体抬高试验(Buerger 试验)　病人平卧,患肢抬高 45°,3 分钟后观察足部,足趾和足掌部皮肤苍白或呈蜡黄色者为阳性;再让病人坐起,将下肢垂于床旁,若足部皮肤呈潮红或斑块状发绀,提示患肢有严重供血障碍。

2.多普勒超声检查　了解外周血管是否有狭窄或闭塞,同时可测量血流方向、流速及阻力,以便评价血管阻塞的程度。

3.数字减影血管造影技术(DSA)　可显示病变血管的狭窄或闭塞情况,还可显示闭塞血管周围侧支循环情况。

4.CT 血管造影术(CTA)　可以显示整个患肢动、静脉的病变节段及狭窄程度。

【处理原则】

(一)非手术治疗

1.一般疗法　戒烟、避免患肢受凉、受潮及外伤,患肢保暖但不做热疗。疼痛严重者,应用止痛剂和镇静剂。适当锻炼患肢,以促进侧支循环的建立。

2.药物治疗　①使用血管扩张药和抑制血小板聚集的药物;②予以中医中药治疗;③足部有感染创面者选用有效抗生素。

3.高压氧疗法　改善组织缺氧程度。

4.创面处理　干性坏疽创面要保持干燥,给予消毒包扎,预防继发感染。感染创面可用敏感的抗生素溶液湿敷。

(二)手术治疗

手术治疗的目的是重建动脉血流通道,改善肢体缺血情况。手术方法:①腰交感神经切除术:适用于腘动脉远侧狭窄或闭塞的病人,近期疗效尚满意,但远期疗效不确切;②动脉重建术:适用于动脉节段性闭塞,远端存在流出道者。采用自体大隐静脉或人工血管旁路转流术;③动、静脉转流术:可缓解静息痛,但不能降低截肢率;④截肢术:适用于肢体溃疡无法愈合或坏疽无法控制者。

【护理措施】

手术后患肢抬高 30°,制动 1 周;动脉手术后患肢平放,制动 2 周;自体血管移植术后愈合较好者,卧床制动时间可适当缩短。卧床期间适当运动,促进局部血液循环。观察和预防并发症的发生。

其他护理措施参见本章"第一节 动脉硬化闭塞症"的护理。

【思考题】

1.冯先生,40 岁,吸烟 20 年,20 支/日。3 周前因双侧坐骨、耻骨骨折伴分离移位及右髂骨骨折在硬膜外麻醉下行骨盆切开内固定术,卧床休息 3 周后,于今晨突感右侧小腿肿胀、疼痛,按之凹陷。静脉造影检查考虑左下肢深浅静脉血栓形成。

请问：

(1)评估该病人应注意收集哪些资料?

(2)该病人目前主要的护理诊断有哪些? 可采取哪些护理措施?

2.张先生,56岁,建筑工程师,吸烟38年,20~40支/日。近2个月出现左下肢麻木、刺痛,休息后缓解,近日疼痛加重,双股动脉搏动正常,足背动脉消失。诊断为"左下肢动脉硬化性闭塞症",拟在局麻下行经皮腔内血管成形术。

请问：

(1)评估该病人应注意收集哪些资料?

(2)该病人目前主要的护理诊断/问题有哪些? 可采取哪些护理措施?

第二十九章

泌尿、男性生殖系统外科疾病的主要症状与检查

学习目标

识记
描述泌尿、男性生殖系统疾病的主要症状。
理解
概括泌尿、男性生殖系统疾病的常用检查方法与注意事项。
运用
运用所学知识为泌尿、男性生殖系统疾病实施检查的病人进行护理。

习题二维码29-1

章前导言

泌尿外科是一门研究泌尿系统、男性生殖系统以及肾上腺疾病的专门学科。熟悉和掌握泌尿外科的评估方法是正确制定护理计划的先决条件。临床症状往往是发现泌尿外科护理诊断/问题的最初线索，只有充分认识每种泌尿外科疾病的症状与体征，透彻了解各种基本检查方法与原理，才能及时识别病人的健康问题，并正确实施泌尿、男性生殖系统疾病病人的检查配合与护理。

案例导入

关先生，66岁，因夜尿频繁1年余，排尿困难加重1个月余入院。病人近1年来夜尿次数增多，每晚排尿3~5次，每次尿量小于100 mL，睡眠受到明显的影响。近3个月来发生过2次尿潴留，均到医院急诊导尿。近1个月来排尿困难加重，常不能控制排尿而尿湿衣裤，病人十分担忧与痛苦。

请思考：
(1)该病人的护理评估重点是哪些？
(2)该病人的护理诊断/问题有哪些？
(3)如何针对病人的护理诊断/问题，采取相应的护理措施？

第一节 泌尿、男性生殖系统疾病的主要症状

考点提示

序号	主要考点
1	尿量异常的判断
2	尿液颜色的判断

泌尿、男性生殖系统疾病，因其解剖和生理特点，常表现出一些特有的症状，如排尿改变、尿液改变、尿道分泌物异常、疼痛和肿块。

(一) 排尿改变

1. *尿频* 指排尿次数增多但每次尿量减少。正常膀胱容量，男性约 400 mL，女性约 500 mL。每日排尿次数因年龄、饮水量、气候和个人习惯不同而不同。一般白天排尿 4~6 次，夜间 0~1 次，每次尿量 200~300 mL。尿频的病人感到有尿意的次数明显增加，严重时几分钟排尿 1 次，每次尿量仅几毫升。引起尿频的常见原因有泌尿或生殖道炎症、膀胱结石、肿瘤、前列腺增生等。精神因素亦可引起尿频。若排尿次数增加，但每次尿量并不减少甚至增多，可能为生理性，如饮水过多、食用利尿食品；也可能为病理性，如糖尿病、尿崩症或肾浓缩功能障碍。

2. *尿急* 有尿意且迫不及待地要排尿而难以自控，尿量很少，常与尿频同时存在。多见于膀胱炎症或膀胱容量显著缩小、顺应性降低者，也可见于无尿路病变的焦虑病人。

3. *尿痛* 排尿时感到疼痛。可发生在排尿初、排尿中、排尿末或排尿后。疼痛呈烧灼感，与膀胱、尿道或前列腺感染有关。尿频、尿急、尿痛常同时存在，三者合称膀胱刺激征。

4. *排尿困难* 尿液不能通畅地排出，表现为排尿踌躇及费力，尿线无力、分叉、变细、不尽感、滴沥等。见于膀胱以下尿路梗阻。

5. *尿流中断* 排尿突然中断伴疼痛，多见于膀胱结石。

6. *尿潴留* 膀胱内充满尿液而不能排出，分为急性和慢性两类。急性尿潴留多见于膀胱以下尿路严重梗阻、腹部或会阴手术后不敢用力排尿者，表现为不能排尿，尿液滞留于膀胱内。慢性尿潴留见于膀胱出口以下尿路不完全梗阻或神经源性膀胱，表现为排尿困难、膀胱充盈，严重时出现充盈性尿失禁。

7. *尿失禁* 尿液不能控制而自行流出。①真性尿失禁：又称完全性尿失禁，指膀胱失去控尿能力，一直处于空虚状态。常见于因外伤、手术或先天性疾病引起的膀胱颈和尿道括约肌受损；②假性尿失禁，又称充盈性尿失禁：指膀胱功能完全失代偿，膀胱过度充盈，压力增高，当膀胱内压超过尿道阻力时，引起尿液不断溢出。见于前列腺增生等原因所致的慢性尿潴留；③压力性尿失禁：当咳嗽、喷嚏、大笑或突然起立时，使腹内压突然增高，尿液不自主的流出，常见于多次分娩或产伤者；④：严重尿频、尿急时膀胱不受控制而排空，见于膀胱严

重感染。

8.漏尿　指尿液不经尿道口而由泌尿道瘘口流出，如输尿管-阴道瘘、膀胱或尿道-阴道瘘、脐-尿道瘘、先天性输尿管异位开口及膀胱外翻等。

9.遗尿　除正常自主排尿外，睡眠中无意识地排尿。新生儿及婴幼儿为生理性；3岁以后除功能性外，可因神经源性膀胱、感染、后尿道瓣膜等病理性因素引起。

(二)尿液异常

1.尿量　正常成人24小时尿量1000~2000 mL.

(1)少尿：24小时尿量≤400 mL为少尿。突发性少尿是急性肾衰竭的重要标志。

(2)无尿：24小时尿量≤100 mL为无尿。常见于器质性肾衰竭。

(3)多尿：24小时尿量≥2500 mL为多尿。典型病人每日尿量≥3500 mL. 常见于急性肾后肾功能不全的多尿期。

2.血尿　指尿液中含有血液。根据血液含量多少可分为肉眼血尿和镜下血尿。血尿是泌尿系统疾病重要症状之一，常由泌尿系肿瘤、急性膀胱炎、急性前列腺炎、膀胱结石或创伤等引起。有些药物如环磷酰胺、别嘌醇、肝素、双香豆素等也能引起血尿。血尿是否伴有疼痛对区分良恶性泌尿系统疾病有重要意义。血尿伴排尿疼痛大多与膀胱炎或尿石症有关。而间歇性无痛血尿常提示泌尿系统肿瘤。

(1)肉眼血尿：肉眼见尿呈血色或血块。每1000 mL尿液中含1 mL以上血液时，可呈现肉眼血尿。依据排尿过程中血尿出现的先后可分为：①初始血尿：见于排尿的最初阶段。提示尿道或膀胱颈部出血；②终末血尿：见于排尿的终末阶段。提示膀胱三角区、膀胱颈部或后尿道出血；③全程血尿：见于排尿全过程，提示出血在膀胱及以上部位。

(2)镜下血尿：指借助于显微镜可见尿中含有红细胞。正常人尿液每高倍镜视野可见0~2个红细胞，若新鲜尿离心后，尿沉渣每高倍镜视野红细胞超过3个即有病理意义。

3.脓尿、乳糜尿　尿脓尿是指离心尿沉渣每高倍视野白细胞超过5个，提示泌尿系统感染。乳糜尿是指尿液含有乳糜或淋巴液，呈乳白色其内含有蛋白质、脂肪、凝血因子。若同时含有血液，尿呈红褐色，为乳糜血尿，常见于丝虫病。晶体尿是指尿液中盐类呈过饱和状态，其中有机或无机物质沉淀、结晶，排出时尿澄清，静置后有白色沉淀物。

4.气尿　排尿时尿中出现气体，称为气尿，多见于尿道与肠道之间有瘘管相通时。

(三)尿道分泌物

尿道分泌物是泌尿、男性生殖系疾病常见症状。大量黄色、黏稠的脓性分泌物是淋菌性尿道炎的典型症状。少量无色或白色稀薄分泌物多为支原体、衣原体所致非淋菌性尿道炎。慢性前列腺炎病人常在晨起排尿前或排便后尿道口出现少量白色黏稠分泌物。血性分泌物提示尿道癌。留置尿管病人由于尿道刺激可使尿道腺分泌增加，表现为尿道外口、尿管周围有少量黏稠分泌物。

(四)疼痛

1.肾区和输尿管痛　肾病变所致疼痛常位于肋脊角、腰部和上腹部，为持续性钝痛或锐痛。肾与输尿管连接处或输尿管急性梗阻、输尿管扩张时引起的疼痛为肾绞痛，特点是突发绞痛、剧痛难忍、辗转不安、大汗，伴恶心、呕吐；呈阵发性发作，持续几分钟至几十分钟，间歇期可无任何症状；疼痛时可沿输尿管放射至下腹部、膀胱区、外阴及大腿内侧。

2. 膀胱痛　急性尿潴留导致膀胱过度扩张所致，疼痛常位于耻骨上区域。而慢性尿潴留可无疼痛，或略感不适。膀胱炎症常引起锐痛或烧灼痛，可放射至阴茎头部，而女性则放射至整个尿道。

3. 前列腺痛　由于炎症等可引起会阴部、直肠、腰骶部、耻骨上区疼痛，可向腹股沟、下腹、阴囊、睾丸、阴茎头等处放射。

4. 睾丸、阴囊痛　由睾丸及附睾病变引起。睾丸扭转和急性附睾炎时，可引起阴囊剧烈疼痛；肾绞痛或前列腺炎症亦可放射引起睾丸痛；鞘膜积液、精索静脉曲张或睾丸肿瘤，常致阴囊不适，坠胀，多数疼痛不严重。

5. 阴茎痛　尿道、膀胱及前列腺的炎症或结石，病人排尿时或排尿后尿道内会有刺痛或灼烧感。包皮嵌顿时阴茎胀痛明显。

(五)肿块

肿块多因肿瘤、畸形、感染、外伤、梗阻性疾病所致，是泌尿外科疾病重要的体征之一。如肾脏肿块可在腹部、腰部触及，常见于肾的肿瘤、积液、囊肿、重度肾损伤等；膀胱区肿块可在耻骨联合上触及，常见于尿潴留；阴囊内肿块多见于腹股沟斜疝、睾丸肿瘤、附睾与睾丸炎症、鞘膜积液、精索静脉曲张等；前列腺肿块见于前列腺增生或肿瘤；阴茎头部肿块常见于阴茎癌。

(六)男性性功能症状

男性性功能症状主要有性欲改变、勃起功能障碍、射精障碍(早泄、不射精和逆行射精)等。

第二节　泌尿、男性生殖系统疾病的常用检查及护理

考点提示

序号	主要考点
1	尿三杯实验
2	尿路平片

(一)实验室检查

1. 尿液检查

(1)尿三杯试验：用于判断镜下血尿或脓尿的来源和病变部位。以排尿初期的 $5 \sim 10$ mL尿为第 1 杯，排尿最后的 $5 \sim 10$ mL 为第 3 杯，中间部分为第 2 杯。若第 1 杯尿液异常，提示病变在尿道；第 3 杯尿液异常提示病变在膀胱颈部或后尿道；若 3 杯尿液均异常，提示病变在膀胱或上尿路。

(2)尿脱落细胞学检查：用于膀胱肿瘤的初步筛选或肿瘤切除术后的随访，其中膀胱原位癌的阳性率高。应用荧光显微镜对尿脱落细胞吖啶橙染色检查和尿流式细胞测定(FCM)，

有较高的敏感度，尤适用于低级别膀胱肿瘤。

（3）尿病原微生物检查：革兰氏染色尿沉渣涂片检查可初步判断细菌种类，供用药参考。尿沉渣抗酸染色涂片检查或结核菌培养有助于泌尿系统结核的诊断。清洁中段尿培养，若菌落数>105/mL，提示为尿路感染。对于有尿路感染症状者，致病菌落数>102/mL 就有意义。

（4）膀胱肿瘤抗原（BTA）：通过定性或定量反映，测定尿中有无肿瘤相关抗原，正确性在 70%左右。可做为筛选或随访方法，但应避免在严重血尿时留取尿标本。

2. 肾功能检查

（1）尿比重：反映肾浓缩功能和排泄废物的功能。正常尿比重 1.010~1.030，清晨时最高。尿比重固定或接近 1.010，提示肾浓缩功能严重受损。尿中多种物质如葡萄糖、蛋白质等大分子物质均可使尿比重增高。尿渗透压较尿比重更能准确反映肾功能。

（2）血尿素氮和血肌酐：用于判断肾功能。二者均为蛋白质代谢产物，主要经肾小球滤过排出。当肾实质损害时，体内蛋白质产物潴留，血肌酐和血尿素氮增高，其增高的程度与肾损害程度成正比，故可用于判断病情和预后。由于血尿素氮受分解代谢、饮食和消化道出血等多种因素影响，故不如血肌酐精确。

（3）内生肌酐清除率：指肾在单位时间内，将若干毫升血浆中的内生肌酐全部清除出体外的比率，是反映肾小球滤过率的简便有效的方法。测定公式：内生肌酐清除率＝尿肌酐浓度/血肌酐浓度×每分钟尿量，正常值为 90~110 mL/min。

（4）酚磺酞排泄试验：94%的酚磺酞由肾小管排泄，在特定的时间内，尿中酚磺酞的排出量能反映肾小管的排泄功能。

3. 血清前列腺特异性抗原（PSA）　PSA 是由前列腺产生的一种属于激肽释放酶家族的丝氨酸蛋白酶，是目前最常用的前列腺癌生物标记。健康男性血清 PSA 为 0~4ng/mL，如血清 PSA>10ng/mL 应高度怀疑有前列腺癌的可能。

4. 血清前列腺液检查　正常前列腺液呈淡乳白色，较稀薄。涂片镜检可见多量卵磷脂小体，白细胞一般<10 个/高倍视野。如有大量成簇的白细胞出现则提示前列腺炎。标本留取：可经直肠指诊前列腺按摩，再收集尿道口滴出的前列腺液做涂片。对急性前列腺炎、前列腺结核的病人不宜按摩，以免引起炎症或结核播散。

5. 精液分析　常规精液分析包括颜色、量、pH、黏稠度、精子状况及精浆生化测定。精液检查前应禁欲至少 3 日，但不超过 7 日，两次采样间隔应大于 7 日，并且采集后 1 小时内送检。

（二）器械检查

1. 导尿　常用带有气囊的 Foley 导尿管，规格以法制（F）为测量单位，成人导尿检查，一般选 16F 导尿管为宜。

（1）适应证：①收集尿培养标本；②诊断性检查：测定膀胱容量、压力或残余尿量；注入造影剂确定有无膀胱损伤，探测尿道有无狭窄或梗阻；③治疗：解除尿潴留，持续引流尿液，膀胱内药物灌注等。

（2）禁忌证：急性尿道炎。

2. 尿道　探子检查及尿道扩张一般选用 18~20F 尿道探条扩张狭窄处尿道。进入尿道时必须非常小心，不能用暴力推进，以防后尿道破裂。有时还需要使用线形 k 条和跟随器导引经尿道进入膀胱。

（1）适应证：探查尿道狭窄程度；治疗和预防尿道狭窄；探查有无尿道结石。

（2）禁忌证：急性尿道炎。

3. 膀胱 尿道镜在表面麻醉或骶麻下，经尿道将膀胱镜插入膀胱内。

（1）适应证：①观察后尿道及膀胱病变；②取活体组织做病理检查；③输尿管插管作逆行肾盂造影或收集双侧肾盂尿标本送检，也可放置输尿管支架管作内引流或进行输尿管套石术；④早期膀胱肿瘤电灼、电切，膀胱碎石、取石、钳取异物。

（2）禁忌证：①尿道狭窄；②急性膀胱炎；③膀胱容量<50 mL。

4. 输尿管镜和肾镜 在椎管麻醉下，将输尿管镜经尿道、膀胱置入输尿管和肾盂。肾镜通过经皮肾造口进入肾盂。

（1）适应证：①直接窥查输尿管、肾盂内有无病变；②诊断上尿路梗阻、输尿管喷血的病因；③治疗：直视下取石、碎石，切除或电灼肿瘤；④取活体组织作病理学检查。

（2）禁忌证：①未纠正的全身出血性疾病；②严重的心肺功能不全；③未控制的泌尿道感染、病变以下输尿管梗阻；④其他禁忌做膀胱镜检查者。

5. 前列腺细针穿刺活检 诊断前列腺癌最可靠的检查。有经直肠穿刺活检、经会阴部穿刺活检2种途径。适用于直肠指诊发现前列腺结节或 PSA 异常者

6. 尿流动力学测定 借助流体力学和电生理学方法，测定尿路输送、储存、排出尿液的功能，为分析排尿障碍原因、选择治疗方式及评定疗效提供客观依据。目前临床上主要用于诊断下尿路梗阻性疾病（如前列腺增生症）、神经源性排尿功能异常、尿失禁以及遗尿症等。

7. 器械检查病人的护理

（1）心理护理：器械检查属有创性检查，检查前应做好解释工作，消除病人的顾虑与恐惧，使之能更好地配合检查。

（2）预防感染：侵入性检查可能把细菌带入体内而引起感染，因此检查前应清洗病人会阴部，操作过程中严格遵守无菌操作原则，必要时遵医嘱预防性应用抗生素。

（3）排空膀胱：除导尿外，其他各项检查前应嘱病人排空膀胱。

（4）鼓励饮水：内镜检查和尿道探查后，病人大多有肉眼血尿，2~3 日后可自行消失；应鼓励病人多饮水，以增加尿量，起到内冲洗作用。

（5）并发症的护理：密切观察生命体征，注意有无发热、血尿及尿潴留情况。若发生严重损伤、出血或尿道热，应留院观察、输液及应用抗生素，必要时留置导尿管。

（三）影像学检查

1. 超声检查 广泛应用于泌尿外科疾病的筛选、诊断和随访。超声检查方便、无创伤，临床上可用于确定肾肿块性质、结石和肾积水；测定残余尿、测量前列腺体积等；亦应用于检查阴囊肿块以判断囊肿或实质性肿块。多普勒超声仪可显示血管内血流情况，确定动静脉走向，诊断肾血管疾病、睾丸扭转、肾移植排斥反应等。在超声引导下，可行穿刺、引流及活检等。

2. X 线检查

（1）尿路平片：可显示肾轮廓、位置、大小、腰大肌阴影，不透光阴影以及骨骼系统改变如脊柱侧弯、脊柱裂、肿瘤骨转移、脱钙等。全尿路 X 线平片（KUB）最常用于泌尿系统结石的检查。孕妇忌做 KUB 检查。摄片前应做肠道准备，主要包括检查前 1 日少渣饮食，检查前 1 日晚服缓泻药，以清除肠道内的气体和粪便，确保平片质量。

（2）排泄性尿路造影：又称静脉尿路造影（IVU），从静脉注射有机碘造影剂，分别于注射后5分钟、15分钟、30分钟、45分钟摄片。IVU能显示尿路形态，有无扩张、推移、受压和充盈缺损等，同时可了解双侧肾功能。肾功能良好者5分钟即显影，10分钟后显示双侧肾、输尿管和部分充盈的膀胱。

1）禁忌证：①妊娠；②严重肝、肾、心血管疾病和甲状腺功能亢进者；③造影剂过敏者。

2）护理：①肠道准备，为获得清晰的显影，在造影前日应口服缓泻剂排空肠道，以免粪块或肠内积气影响显影效果；②禁食、禁饮6~12小时，使尿液浓缩，增加尿路造影剂浓度，使显影更加清晰；③做碘过敏试验，对离子型造影剂过敏者，可用非离子型造影剂。

（3）逆行肾盂造影（RP）：经尿道、膀胱作输尿管插管，经插管注入有机碘造影剂，能清晰显示肾盂和输尿管形态；亦可注入空气作为阴性对比，有助于判断透光结石。

1）适应证：适用于排泄性尿路造影显影不清晰或禁忌者。

2）禁忌证：急性尿路感染及尿道狭窄。

3）护理：造影前应做肠道准备；操作中应动作轻柔，严格无菌操作，避免损伤。

（4）膀胱造影：将导尿管置入膀胱后注入造影剂，可显示膀胱形态及其病变如损伤、畸形、瘘管、神经源性膀胱及膀胱肿瘤。排泄性膀胱尿道造影可显示膀胱输尿管回流情况及尿道病变。

（5）血管造影：方法主要有直接穿刺、经皮动脉穿刺插管、选择性肾动脉造影、静脉造影以及数字减影血管造影（DSA）等方法。

1）适应证：适用于肾血管疾病、肾损伤、肾实质肿瘤等。DSA能清晰显示血管，包括肾实质内1 mm直径的血管，可发现肾实质内小动脉瘤及动静脉畸形等血管异常。

2）禁忌证：有出血倾向者；其他同排泄性尿路造影的禁忌证。

3）护理：①造影前做碘过敏试验；②造影后穿刺局部加压包扎，平卧24小时；③造影后注意观察足背动脉搏动、皮肤温度、皮肤颜色、感觉和运动情况；④造影后鼓励病人多饮水，必要时静脉输液500~1000 mL以促进造影剂的排泄。

3. CT　主要有平扫和增强扫描两种检查方法。主要诊断依据是器官和病灶的形态组织密度以及增强前后的组织密度变化。适用于鉴别肾囊肿和肾实质性病变，确定肾损伤范围和程度，肾上腺、肾、膀胱、前列腺等部位肿瘤的诊断与分期，也可显示腹部和盆腔转移的淋巴结、静脉内癌栓。

4. MRI　能显示被检查器官的功能和结构，并可显示脏器血流灌注情况。对分辨肾肿瘤的良、恶性，判定膀胱肿瘤浸润膀胱壁深度、前列腺癌分期，可提供较CT更为可靠的依据。体内有起搏器或金属植入物的病人不能做MRI检查。磁共振血管造影（MRA）能较好地显示肾动脉，适用于肾动脉瘤、肾动脉狭窄、肾静脉血栓形成、肾动-静脉瘘、肾癌分期、肾移植术后血管情况等的判定。磁共振尿路造影（MRU）无需造影剂和插管即能显示肾盏、肾盂、输尿管的结构和形态，是了解上尿路梗阻的无创性检查。

5. 放射性核素检查　是通过体内器官对放射性示踪剂的吸收、分泌和排泄过程而显示其形态和功能。虽然显示的图像不如CT和超声清晰，但可提供功能方面的定量数据，有助于疾病判断，治疗评价和随访。

（1）肾图：是一种半定量或定量的分侧肾功能试验，反映尿路通畅及尿排出速率情况。

（2）肾显像：能显示肾形态、大小及有无占位病变，可了解肾功能、测定肾小球滤过率和有效肾血流量。分静态和动态显像2种：①静态显像仅显示核素在肾内的分布图像；②动态显像显示肾吸收、浓集和排泄的全过程。

（3）肾上腺显像：对肾上腺疾病(如嗜铬细胞瘤)有诊断价值。

（4）阴囊显像：放射性核素血流检查可判断睾丸的存活及其能力，并可与对侧的血流灌注相比较，用于确诊睾丸扭转或精索内静脉曲张等。

（5）骨显像：可显示全身骨骼系统有无肿瘤转移，如肾癌、前列腺癌骨转移。

【思 考 题】

何女士，32岁，骑自行车回家途中被汽车撞倒，当时感觉左侧臀部及腰部疼痛，病人烦躁不安，肉眼血尿明显。疑有泌尿系统损伤。请问：

（1）为明确受损部位，首选哪项影像学检查？

（2）如需行排泄性尿路造影，检查的目的是什么？

（3）检查前应做哪些准备？检查后如何护理？

第三十章

泌尿系统损伤病人的护理

学习目标

识记
2. 简述肾、膀胱、尿道损伤的病理生理特点。
理解
1. 简述肾、膀胱、尿道损伤的病因。
1. 比较肾、膀胱、尿道损伤的临床特点。
2. 归纳肾、膀胱、尿道损伤的处理原则。
运用
运用护理程序对泌尿系统损伤病人实施整体护理。

习题二维码30-1

章前导言

　　泌尿系统损伤以男性尿道损伤最多见,肾和膀胱次之,输尿管损伤最少见。由于泌尿系统各器官受到周围组织和脏器的良好保护,通常不易受伤。泌尿系统损伤大多是胸、腹、腰部或骨盆严重损伤时的合并伤。因此当有上述部位严重损伤时,应注意有无泌尿系统损伤;确诊泌尿系统损伤时,也要注意有无合并其他脏器损伤。泌尿系统损伤的主要临床表现为出血、血尿及尿液外渗。大量出血可引起失血性休克;尿液外渗可继发感染,严重时可导致脓毒血症、肾周围脓肿、尿瘘等并发症。正确评估泌尿系统损伤病人,尽早发现并处理病人问题,是泌尿系统损伤病人护理的关键。

案例导入

　　黄先生,27岁,2小时前不慎从3米高处坠落,伤及右后腰肋处,伤后自觉腰腹部疼痛,急诊就医。

　　体格检查:P 110次/分,Bp 80/50 mmHg,面色苍白,右侧上腹部略隆起,有压痛,轻度肌紧张,无反跳痛。

　　辅助检查:血常规示Hb 105 g/L;尿常规示RBC(+++);超声检查显示右肾轮廓不清,右肾周中度积液。

　　请思考:

　　(1)该病人的评估内容应重点关注什么?

　　(2)针对护理评估出现的问题,应采取哪些护理措施?

第一节　肾损伤

 考点提示

序号	主要考点
1	诊断肾损伤的重要依据(血尿)
2	肾损伤病人绝对卧床休息的时间

肾深埋于肾窝,受到肋骨、腰肌、脊椎和腹壁、腹腔内脏器、膈肌的保护,故不易受损。但肾质地脆,包膜薄,受暴力打击易引起肾损伤.

【病因】

1.开放性损伤　因弹片、枪弹、刀刃等锐器所致损伤,常伴有胸部、腹部等其他脏器损伤,病情复杂而严重。

2.闭合性损伤　因直接暴力(如撞击、跌倒、挤压、肋骨骨折等)或间接暴力(如对冲伤、突然暴力扭转等)所致。直接暴力时,上腹部或腰背部受到外力撞击或挤压是肾损伤最常见的原因。

【病理】

临床上闭合性肾损伤较常见,根据其损伤程度,闭合性肾损伤分为以下4种类型(图30-1)。

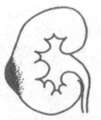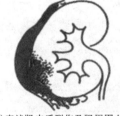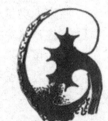

(1)肾瘀斑及包膜下血肿　　(2)表浅肾皮质裂伤及肾周围血肿　　(3)肾实质全层裂伤、血肿及尿外渗

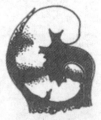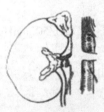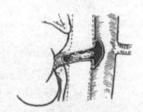

(4)肾横断　　　　　(5)肾蒂血管断裂　　　　(6)肾动脉内膜断裂及血栓形成

图30-1　肾损伤的类型

1. 肾挫伤损伤 仅局限于部分肾实质，形成肾瘀斑和(或)包膜下血肿，肾包膜及肾盂黏膜均完整。大多数病人的肾损伤属此类。

2. 肾部分裂伤 肾实质部分裂伤伴有肾包膜破裂，可致肾周血肿。如肾盂肾盏黏膜破裂，则可有明显的血尿。

3. 肾全层裂伤 肾实质深度裂伤，外及肾包膜，内达肾盂肾盏黏膜，常引起广泛的肾周血肿、严重的血尿和尿外渗。肾横断或破裂时，可导致远端肾组织缺血坏死。

4. 肾蒂损伤 较少见。肾蒂血管部分或全部撕裂时可引起大出血、休克，病人常来不及诊治就已死亡。突然减速运动，如车祸、从高处坠落等，均可引起肾急剧移位、肾动脉突然被牵拉，导致弹性差的内膜破裂，形成血栓可致肾动脉闭塞。若未能及时发现和处理，可造成肾功能的完全丧失。

【临床表现】

肾损伤的临床表现因损伤程度不同，差异很大，在合并其他器官损伤时，轻度的肾损伤症状常被忽视。

1. 症状

(1)血尿：病人大多有血尿，但血尿与损伤程度并不一致。肾挫伤或肾部分裂伤可引起明显肉眼血尿；而肾血管断裂、输尿管断裂或血块堵塞输尿管，可能仅表现为镜下血尿，甚至无血尿。

(2)疼痛：肾包膜下血肿、肾周围软组织损伤、出血或尿外渗等可引起患侧腰、腹部疼痛。血液、尿液进入腹腔或合并腹腔内器官损伤时，可出现腹膜刺激征、腹痛等。血块通过输尿管时可引起同侧肾绞痛。

(3)休克：重度肾损伤或合并其他脏器损伤时，因严重失血常发生休克，可危及生命。

(4)感染：血肿及尿外渗易继发感染并导致发热，但多为低热。若继发肾周围脓肿或化脓性腹膜炎，可出现高热、寒战，并伴有全身中毒症状；严重者可并发感染性休克。

2. 体征出血及尿液外渗 可使肾周围组织肿胀，形成腰部肿块，腰腹部可有明显触痛和肌紧张。

【辅助检查】

1. 实验室检查 尿常规可见大量红细胞。血常规检查时，血红蛋白与血细胞比容持续降低，提示有活动性出血；血白细胞计数增多，常提示为感染。

2. 影像学检查

(1)超声检查：可提示肾损伤的部位和程度，有无包膜下和肾周血肿、尿外渗以及其他器官损伤，还可了解对侧肾情况。

(2)CT、MRI：CT可清晰显示肾实质裂伤程度、尿外渗和血肿范围，以及肾组织有无活力，并可了解与其他脏器的关系，可作为肾损伤的首选检查。MRI与CT作用相似，但对血肿的显示更清晰。

(3)其他：静脉尿路造影、肾动脉造影等检查也可发现肾有无损伤、损伤范围与程度，但临床上一般不做为首选。

【处理原则】

1.急救处理　大出血、休克者,应迅速给予输液、输血和积极复苏处理。一旦病情稳定,尽快连行必要的检查,以确定肾损伤的范围、程度及有无合并其他器官损伤,同时做好急诊手术探查的准备。

2.非手术治疗　适用于轻度肾损伤以及无合并胸腹部脏器损伤者。主要措施包括:绝对卧床休息2~4周;早期合理应用广谱抗生素以预防感染;补充血容量,给予输液、输血等支持治疗;合理应用镇痛、镇静和止血药物。

3.手术治疗　可根据肾损伤程度行肾修补术、肾部分切除术、肾切除或选择性肾动脉栓塞术。

(1)开放性肾损伤:此类损伤的病人大多需施行手术探查,特别是枪伤或锐器伤。原则是清创、缝合及引流,并探查有无其他腹部脏器损伤。

(2)闭合性肾损伤:若明确为严重肾裂伤、肾破裂、肾盂破裂或肾蒂损伤,则需尽早手术。若肾损伤病人在保守治疗期间发生以下情况,也需行手术探查:①经积极抗休克治疗后生命体征仍不稳定,提示有内出血;②血尿逐渐加重,血红蛋白和血细胞比容继续降低;③腰、腹部肿块明显增大;④疑有腹腔内脏器损伤。

【护理评估】

(一)术前评估

1.健康史

(1)一般情况:了解病人的年龄、性别、职业及运动爱好等。

(2)外伤史:了解受伤的原因、时间、地点、部位,暴力性质、强度和作用部位,受伤至就诊期间的病情变化及就诊前采取的急救措施等。

2.身体状况

(1)症状与体征:①局部:评估有无腰部疼痛、肿块和血尿等,有无腹膜炎的症状与体征;②全身:评估生命体征及尿量,判断有无休克、感染等征象。

(2)辅助检查:了解血、尿常规检查结果的动态变化,影像学检查有无异常发现。

3.心理-社会状况　评估病人是否存在明显的焦虑与恐惧;病人及其亲属对肾损伤伤情与治疗的了解程度,能否配合肾损伤的治疗。

(二)术后评估

1.术中情况　了解病人的手术、麻醉方式与效果,术中出血、补液、输血情况。

2.身体状况　评估生命体征是否平稳,病人是否清醒;伤口是否干燥,有无渗液、渗血;肾周引流管是否通畅,引流量、颜色与性状等;有无出血、感染等并发症的发生。

3.心理-社会状况　评估病人是否担心手术预后,是否配合术后治疗和护理。

【常见护理诊断/问题】

1.焦虑与恐惧　与外伤打击、害怕手术和担心预后不良等有关。

2.组织灌流量改变　与肾裂伤、肾蒂损伤或其他脏器损伤引起的大出血有关。

3.潜在并发症　休克、感染。

【护理目标】

(1)病人恐惧与焦虑程度减轻,情绪稳定。

(2)病人的有效循环血量得以维持。

(3)病人未发生并发症,或并发症得到及时发现和处理。

【护理措施】

(一)非手术治疗的护理/术前护理

1.休息　绝对卧床休息2~4周,待病情稳定、血尿消失后病人可离床活动。肾损伤后需经4~6周才趋于愈合,过早过多离床活动有可能致再度出血。

2.病情观察　密切观察血压、脉搏、呼吸、体温情况,观察有无休克征象;每30分钟至2小时留取尿液于编号的试管内,观察尿色深浅变化,若颜色加深,说明有活动性出血;观察腰、腹部肿块范围的大小变化;动态监测血红蛋白和血细胞比容变化,以判断出血情况;观察疼痛的部位及程度。

3.维持体液平衡　建立静脉通道,遵医嘱及时输液,必要时输血,以维持有效循环血量,保证组织有效灌流量。合理安排输液种类,及时输入液体和电解质,以维持水、电解质及酸碱平衡。

4.感染的护理　①伤口护理:保持伤口的清洁、干燥,敷料渗湿时及时更换;②及早发现感染征象:若病人体温升高、伤口疼痛并伴有白细胞计数和中性粒细胞比值升高、尿常规示白细胞计数增多时,提示有感染;③用药护理:遵医嘱应用抗生素,并鼓励病人多饮水。

5.心理护理　主动关心、安慰病人及其家属,稳定情绪,减轻焦虑与恐惧。加强交流,解释肾损伤的病情发展情况、主要的治疗护理措施,鼓励病人及其亲属积极配合各项治疗和护理工作。

6.术前准备　有手术指征者,在抗休克的同时,紧急做好各项术前准备。①协助病人做好术前常规检查,特别注意病人的凝血功能是否正常;②尽快做好备皮、配血等,条件允许时行肠道准备。

(二)术后护理

1.休息　肾部分切除术后病人绝对卧床休息1~2周,以防继发性出血。

2.病情观察　观察病人生命体征,引流液的颜色、性状及量;准确记录24小时尿量。

3.输液管理　合理调节输液速度,避免加重健侧肾脏负担。

4.引流管护理　肾脏手术后常留置肾周引流管,以引流渗血和渗液。应妥善固定,标识清楚,严格无菌,保持引流管通畅,观察、记录引流液颜色、性状与量,一般于术后2~3日、引流量减少时拔除。

(三)健康教育

1.预防出血　出院后3个月内不宜从事体力劳动或竞技运动,防止继发损伤。

2.用药指导　行肾切除术者,须注意保护健侧肾脏,慎用对肾功能有损害的药物,如氨基苷类抗生素等。

【护理评价】

通过治疗与护理，病人是否：①恐惧与焦虑减轻，情绪稳定；②组织灌流量恢复正常，生命体征维持平稳；③并发症得以预防，或得到及时发现和处理。

第二节　膀胱损伤

 考点提示

序号	主要考点
1	膀胱损伤的判断
2	诊断膀胱损伤最简单的方法（导尿试验）
3	膀胱损伤插导尿管预防逆行感染的措施

膀胱损伤是指膀胱壁在受到外力的作用下发生膀胱浆膜层、肌层、黏膜层的破裂，引起膀胱腔完整性破坏，血尿外渗。膀胱排空时位于骨盆深处，受到周围组织的保护，除贯通伤或骨盆骨折外，一般不易受伤。膀胱充盈时，伸展至下腹部，易遭外力撞击而损伤。

【病因】

1. 开放性损伤　由弹片、子弹或锐器贯通所致，常合并其他脏器损伤，形成腹壁尿瘘、膀胱直肠瘘等。

2. 闭合性损伤　膀胱充盈时，下腹部遭撞击、挤压，或骨盆骨折刺破膀胱壁。

3. 医源性损伤

因膀胱镜检查、尿道扩张、尿道手术和下腹部手术造成的膀胱破裂及损伤。

【病理与分型】

1. 膀胱挫伤　损伤限于黏膜或肌层，无膀胱穿孔和尿外渗，表现为局部出血或形成血肿，仅有镜下血尿或轻微肉眼血尿。

2. 膀胱破裂　分为三型：①腹膜外型：破裂处位于膀胱前侧壁近膀胱颈部，裂孔不与腹腔相通，尿外渗和血肿位于膀胱颈周围及耻骨后间隙。②腹膜内型：破裂处位于膀胱颈部和后壁，裂孔与腹腔相通，尿液流入腹腔易引起尿性腹膜炎。③混合型：同时存在腹膜内型和腹膜外型膀胱破裂，多由火器利刃伤所致，为复合型损伤。

【临床表现】

1. 症状

（1）血尿和排尿困难：膀胱壁全层破裂时，由于尿外渗到膀胱周围或腹腔内，虽有尿意，但不能排尿仅排出少量血尿。当有血块堵塞时，则无尿液自尿道排出。

（2）腹痛：腹膜外型膀胱破裂，可导致尿液外渗，刺激腹膜及盆腔组织，从而引起下腹疼痛、压痛、腹肌紧张、腹胀等症状。腹膜内型膀胱破裂则易引起腹膜炎症状。

2. 体征　膀胱挫伤患者常无明显体征，膀胱破裂者在体检时则会发现相应体征，触诊下腹部压痛、肌紧张，叩诊呈移动性浊音，直肠指诊触到直肠前壁饱满感，则提示腹膜外型膀胱破裂，全腹压痛及反跳痛提示腹膜内型膀胱破裂，发现尿液自伤口处流出，则提示开放性膀胱损伤。

3. 并发症

（1）休克　多为合并损伤，如骨盆骨折等引起大出血所致。患者表现为面色苍白、皮肤湿冷和血压下降等休克症状。

（2）尿瘘　尿液由膀胱经不正常通道自行流出，称尿瘘。膀胱破裂与体表、直肠或阴道相通时，可引起伤口漏尿、膀胱直肠瘘或膀胱阴道瘘。

【辅助检查】

1. 实验室检查　尿常规可见肉眼血尿，镜下红细胞满视野。

2. 影像学检查　膀胱造影可见造影剂漏至膀胱外。

3. 特殊检查　导尿及测漏试验：经导尿管注入 0.9%氯化钠注射液 200 mL，5 分钟后吸出，若液体进出量差异很大，提示膀胱破裂。

【治疗原则】

1. 非手术治疗

（1）紧急处理抗休克治疗，输血、输液、止痛、止血，尽早使用抗生素预防感染。

（2）留置导尿管　膀胱挫伤或早期较小的膀胱破裂一般无需手术，留置导尿管持续通畅引流尿液 7~10 日，可自行愈合。

2. 手术治疗　严重膀胱损伤伴出血及尿外渗，宜尽早手术，目的是修补膀胱，清除外渗尿液，处理其他合并伤；同时做膀胱造口或留置导尿管。

【护理评估】

（一）术前评估

1. 健康史　了解患者的年龄、性别、职业及运动爱好等；了解受伤史，包括受伤的原因、时间、地点、部位，暴力性质、强度和作用部位，受伤至就诊期间的病情变化及就诊前采取的急救措施。

2. 身体状况　①局部：有无下腹部疼痛，有无腹膜炎的症状与体征等；②全身：病人的血压、脉搏、呼吸、体温、尿量及尿色的变化情况，有无休克征象；③辅助检查：血、尿常规检查结果的动态情况，影像学检查有无异常发现。

3. 心理和社会支持状况　病人和其亲属对伤情的认知程度、对突发事故及预后的心理承受能力、对治疗费用的承受力和对疾病治疗的知晓程度。

（二）术后评估

1. 伤口　伤口愈合情况，引流管是否通畅。

2. 并发症　有无出血、感染等并发症。

【常见护理诊断/问题】

1. 焦虑/恐惧　与外伤打击、害怕手术等有关。
2. 组织灌流量改变　与膀胱破裂、骨盆骨折损伤血管引起出血、尿外渗或腹膜炎有关。
3. 潜在并发症　包括感染。

【护理措施】

(一)非手术治疗护理/术前护理

1. 心理护理　主动关心、安慰病人及其亲属，稳定情绪，减轻焦虑与恐惧。加强交流，解释膀胱损伤的病情发展和预后、主要的治疗护理措施，鼓励病人及其亲属积极配合各项治疗和护理工作。

2. 维持体液平衡、保证组织有效灌流量　①密切观察病情：定时测量患者的呼吸、脉搏、血压，准确记录尿量；②输液护理：遵医嘱及时输液，必要时输血，以维持有效循环血量和水、电解质及酸碱平衡，注意保持输液管路通畅，观察有无输液反应。

3. 感染的预防与护理　①伤口护理：保持伤口的清洁、干燥，敷料浸湿时及时更换；②尿管护理：保持尿管引流通畅，观察尿液的量、颜色和性状，保持尿道口周围清洁、干燥，尿管留置7~10日后拔除；3遵医嘱应用抗生素，并鼓励病人多饮水；④及早发现感染征象：若病人体温升高、伤口疼痛并伴有血白细胞计数和中性粒细胞比例升高，尿常规示有白细胞时，多提示感染，及时通知医师并协助处理。

4. 术前准备

有手术指征者，在抗休克治疗的同时，紧急做好各项术前准备。完善术前检查：除常规检查外，应注意病人的凝血功能是否正常。备皮、配血，条件允许时，术前行肠道清洁。

(二)术后护理

1. 严密观察病情　及早发现出血、感染等并发症。

2. 膀胱造口管护理　保持引流管通畅，防止逆行感染；注意观察引流液的量、色、性状及气味；保持造口周围清洁、干燥。膀胱造口管一般留置10日左右拔除，拔管前需先夹闭此管，待病人的排尿情况良好后再行拔管，拔管后用纱布堵塞并覆盖造瘘口。

(三)健康教育

1. 膀胱造口或留置　导尿管在拔出之前要夹闭导尿管，以使膀胱扩张到一定的容量，达到训练膀胱功能的目的后再拔出导管。

2. 膀胱破裂　合并骨盆骨折者有部分病人发生勃起功能障碍，病人在伤愈后需加强训练心理性勃起及采取辅助性治疗。

第三节 尿道损伤

 考点提示

序号	主要考点
1	尿道球部损伤多见于
2	尿道膜部损伤多见于
3	尿道损伤的判断
4	闭合性尿道损伤裂伤病人非手术治疗时尿管留置时间(7~14 天)
5	为了预防术后尿道狭窄,可采取的护理措施(定期做尿道扩张)

尿道损伤是泌尿系统最常见的损伤,多见于男性。男性尿道以尿生殖膈为界,分为前、后两段。前尿道包括球部和阴茎体部,后尿道包括前列腺部和膜部。男性尿道损伤是泌尿外科常见的急症,早期处理不当,会产生尿道狭窄、尿瘘等并发症。

【病因与分类】

1. **按尿道损伤的部位分类** 包括:①前尿道损伤:多发生于球部。球部尿道固定在会阴部,会阴部骑跨伤时,将尿道挤向耻骨联合下方,引起尿道球部损伤。②后尿道损伤:多发生于膜部。膜部尿道穿过尿生殖膈,当骨盆骨折时,附着于耻骨下支的尿生殖膈突然移位,产生剪切样暴力,使薄弱的膜部尿道撕裂。

2. **按致伤原因分类** 包括:①开放性损伤:因弹片、锐器伤所致,常伴有阴茎、阴囊、会阴贯通伤。②闭合性损伤:因外来暴力所致,多为挫伤或撕裂伤。

【病理】

尿道挫伤尿道内层损伤,阴茎和筋膜完整;仅有水肿和出血,可以自愈。

1. **尿道裂伤** 尿道壁部分断裂,引起尿道周围血肿和尿外渗,愈合后可引起瘢痕性尿道狭窄。

2. **尿道断裂** 尿道完全离断,断端退缩、分离,尿道周围血肿和尿外渗明显,可发生尿潴留。

(1)尿道球部断裂:血液及尿液渗入会阴浅筋膜包绕的会阴袋,使会阴、阴茎、阴囊肿胀淤血,有时向上扩展至下腹壁。若处理不当或不及时,可发生广泛的皮肤、皮下组织坏死、感染和脓毒血症。

(2)尿道膜部断裂:由骨盆骨折及盆腔血管丛损伤引起大量出血,在前列腺和膀胱周围形成大血肿。当后尿道断裂后,尿液沿前列腺尖处外渗至耻骨后间隙和膀胱周围,若同时有耻骨前列腺韧带撕裂,则前列腺向后上方移位。

【临床表现】

1.症状

(1)疼痛：尿道球部损伤时受伤处疼痛，可放射到尿道口，尤以排尿时为甚。后尿道损伤表现为下腹部疼痛，局部肌紧张并有压痛。

(2)尿道出血：前尿道损伤时，可见尿道外口滴血，血尿；后尿道破裂时，可无尿道口流血或仅少量血液流出。

(3)排尿困难：尿道挫裂伤后，因局部水肿或疼痛性括约肌痉挛，发生排尿困难。尿道断裂时，可发生尿潴留。

(4)休克：骨盆骨折致后尿道损伤，常因合并大出血，引起创伤性、失血性休克。

(5)尿外渗：尿道断裂后，用力排尿时尿液可从裂口处渗入周围组织，形成尿外渗，并发感染时则出现脓毒血症；膜部尿道损伤致尿生殖膈撕裂时，会阴、阴囊部出现尿外渗及血肿。

2.体征　直肠指诊对确定尿道损伤部位极为重要。后尿道断裂时，可触及直肠前方有柔软、压痛的血肿，前列腺向上移位，有浮球感。

【辅助检查】

1.导尿检查　尿道是否连续、完整。严格无菌下轻缓插入导尿管，若能顺利插入至膀胱，说明尿道连续而完整。若一次插入困难，不应勉强反复试插，以免加重局部损伤、导致感染。后尿道损伤伴骨盆骨折时，一般不宜导尿。

2.X线检查　骨盆前后位X线可显示骨盆情况及是否存在异物。尿道造影可显示尿道损伤部位及程度，尿道断裂可有造影剂外渗，而尿道挫伤则无外渗征象。

【处理原则】

1.急救处理　损伤严重伴大出血可致休克，须积极抗休克治疗，尽早施行手术治疗。

2.非手术治疗　尿道挫伤及轻度裂伤者不需特殊治疗，可止血、镇痛、应用抗生素预防感染。排尿困难者，可试插导尿管，如顺利进入膀胱，可留置导尿管2周左右。如试插导尿管失败、尿潴留者，可行耻骨上膀胱穿刺或造瘘术，及时引流出膀胱内尿液。损伤较重者，一般不宜导尿，以免加重局部损伤和引起感染。

3.手术治疗

(1)前尿道裂伤：如导尿失败，立即行经会阴尿道修补；尿道断裂者及时清除血肿后行尿道端端吻合术，并留置导尿管2~3周。

(2)后尿道损伤：早期行尿道会师复位术，借牵引力使已断裂的尿道两断端复位对合，术后留置导尿管3~4周。尿道愈合后注意观察有无尿道狭窄。若病人一般情况差，或尿道会师复位术不成功，可做膀胱高位造口，3个月后若发生尿道狭窄，则需行二期手术，即施行尿道瘢痕切除及尿道端端吻合术。

(3)并发症

1)尿外渗：在尿外渗区作多处切口，置多孔引流管作皮下引流，彻底引流外渗尿液。

2)尿道狭窄：尿道损伤后常并发尿道狭窄，狭窄轻者可定期作尿道扩张术，狭窄严重，可行内镜下尿道内冷刀切开狭窄部位、切除瘢痕组织；必要时可经会阴切除瘢痕窄段，行尿道端端吻合术。

3)直肠损伤：后尿道合并直肠损伤时应立即修补，并作暂时性结肠造口。若并发尿道直肠瘘，应等待3~6个月后再施行修补手术。

知识拓展

尿道扩张术

尿道扩张术是将金属探条由细到粗依次插入尿道内，逐渐扩张尿道，使其狭窄段变粗，达到排尿通畅的目的。方法：病人排空膀胱，取仰卧位。消毒尿道外口，行局部麻醉后，向尿道内注入无菌液体石蜡5~10 mL。取16F金属尿道探条，探条涂上石蜡油。右手持金属尿道探条柄，左手扶持病人的阴茎，将其向上拉直，将探条缓慢插入尿道内，通过尿道狭窄部位并固定1 h，再缓慢取出。扩张成功后根据排尿情况选择尿道扩张周期，可每周1次、每2周1次到每月1次或更长时间，直至可通过22F金属尿道探条。尿道扩张术后嘱病人多饮水，并密切观察尿线、射程及排尿困难的改善情况。有急性尿道感染者禁行此术。

【护理措施】

(一)非手术治疗的护理/术前护理

1.心理护理　尿道损伤以青壮年男性为主，常合并骨盆骨折、大出血，甚至休克，伤情重，故病人及其亲属的精神负担大，极易产生恐惧、焦虑心理。护士应主动关心、安慰病人与家属，稳定情绪，减轻焦虑与恐惧，告诉伤者及其亲属尿道损伤的病情发展、主要的治疗护理措施，鼓励病人及其亲属积极配合。

2.维持体液平衡　①急救护理：有效止血，及时进行骨折复位固定，减少骨折断端的活动，以免损伤血管导致休克；骨盆骨折者须卧硬板床，勿随意搬动，以免加重损伤。②输液护理：迅速建立2条静脉通路，遵医嘱合理输液、输血，并确保输液通道通畅。

3.病情观察　监测病人的神志、脉搏、呼吸、血压、体温、尿量、腹肌紧张度、腹痛、腹胀等的变化，并详细记录。

4.感染的护理　①做好伤口护理和导尿管护理；②嘱病人勿用力排尿，避免引起尿外渗而致周围组织继发感染；③遵医嘱应用抗生素，嘱病人多饮水；④及早发现感染征象，通知医师并协助处理。

5.术前准备　有手术指征者，在抗休克的同时，紧急做好各项术前准备。

(二)术后护理

1.引流管护理

(1)尿管：尿道吻合术与尿道会师术后均留置尿管，引流尿液。

(2)妥善固定：尿管一旦滑脱均无法直接插入，须再行手术放置，直接影响损伤尿道的愈合。应妥善固定尿管于大腿内侧、减缓翻身动作，防止尿管脱落。

1)有效牵引：尿道会师术后行尿管牵引，有利于促进分离的尿道断面愈合。为避免阴茎阴囊交界处尿道发生压迫性坏死，需掌握牵引的角度和力度。牵引角度为尿管与体轴呈 45°，牵引力度约 0.5 kg，维持 1~2 周。

2）保持通畅：血块堵塞是导致尿管堵塞的常见原因，需及时清除。可在无菌操作下，用注射器吸取无菌生理盐水冲洗、抽吸血块。

3）预防感染：严格无菌操作，定期更换引流袋。留置尿管期间，每日清洁尿道口 2 次。

4）拔管：尿道会师术后尿管留置时间一般为 1~2 周，创伤严重者可酌情延长留置时间。

（3）膀胱造口管：同引流管护理常规，膀胱造口管留置 10 日左右拔除。

2. 尿外渗区切开引流的护理　保持引流通畅；定时更换切口浸湿敷料；抬高阴囊，以利外渗尿液吸收，促进肿胀消退。

（三）健康教育

1. 定期行尿道扩张术　经手术修复后，尿道损伤病人尿道狭窄的发生率较高，需要定期进行尿道扩张以避免尿道狭窄。尿道扩张术较为痛苦，应向病人说明该治疗的意义，鼓励病人定期返院行尿道扩张术。

2. 自我观察　若发现有排尿不畅、尿线变细、滴沥、尿液混浊等现象，可能为尿道狭窄，应及时来医院诊治。

【思考题】

刘先生，47 岁，不慎被汽车撞击下腹部，自觉下腹部剧痛，不能活动，2 小时后被平车送往医院救治。病人自述不能自主排尿，疑有尿道损伤。体格检查：面色苍白，呼吸急促，P 120 次/分，Bp 70/50 mmHg；下腹膨隆，压痛，反跳痛，肌紧张，会阴部有青紫。导尿管插入引出 300 mL 血性液体后再无尿液引出。辅助检查：X 线示骨盆骨折，超声示盆腔有大量积液。

请问：

（1）该病人的护理评估包括哪些方面？

（2）目前主要的护理诊断/问题有哪些？应采取哪些相应的护理措施？

第三十一章

前列腺增生病人的护理

学习目标

识记
1. 陈述前列腺增生的病因。
2. 简述前列腺增生的临床表现、辅助检查。
理解
1. 解释前列腺增生的病理特点。
2. 说明前列腺增生的处理原则。
运用
运用护理程序对泌尿系统梗阻病人实施整体护理。

习题二维码31-1

章前导言

　　泌尿系统是由肾小管、集合管、肾盏、肾盂、输尿管、膀胱和尿道组成的管道系统,其主要功能是主动、单向地将肾脏产生的尿液排泄到体外。因此泌尿系统保持通畅是维持正常肾功能的必要条件。泌尿系统的任何一个部位发生梗阻,如不能及时解除,均可致肾积水、肾功能损害,甚至肾衰竭。引起尿路梗阻的疾病很多,包括先天性疾病、肿瘤、结石等。及时解除尿路梗阻、防治尿路梗阻并发症有助于病人顺利康复。肾积水和良性前列腺增生病人的处理原则和护理是本章的重点。

案例导入

　　何先生,68 岁,因夜尿频繁、进行性排尿困难 6 个月入院。病人 6 个月前起出现夜尿增多,每晚 3~4 次,每次尿量小于 150 mL,排尿费力,尿线细。此后症状逐渐加重,近 1 个月小便 6~7 次/晚,排尿更加困难,有时甚至尿失禁。

　　既往未发生过尿潴留,有烟酒嗜好。患高血压 10 年,长期服药。体格检查:前列腺增大如鸽子蛋大小。

　　辅助检查:超声检查示前列腺 5.1 cm×4.4 cm×4.0 cm,残余尿量105.8 mL;尿流动力学检查示最大尿流率为 9.3 mL/s。

　　请思考:
　　(1)该病人的护理评估内容应重点关注什么?
　　(2)病人拟行前列腺切除术,围术期主要的护理诊断/问题有哪些?
　　(3)针对病人的护理诊断/问题,应采取哪些相应的护理措施?

考点提示

序号	主要考点
1	前列腺增生的典型症状
2	前列腺增生术后留置气囊导尿管的主要目的(压迫前列腺窝)
3	前列腺切除术后行膀胱冲洗时引流不畅,护士应首选采取的措施(检查引流管是否通畅)
4	前列腺切除术后行膀胱冲洗时膀胱出血鲜红,护士应该(加快冲洗速度)
5	前列腺增生术后的健康教育(术后1~2个月避免剧烈活动)

前列腺增生简称前列腺增生,俗称前列腺肥大,是男性老年人排尿障碍原因中最为常见的一种良性疾病。

【病因】

前列腺增生病因尚未完全清楚。目前公认高龄和有功能的睾丸是前列腺增生发病的2个重要因素,两者缺一不可。发病率随年龄的增长而增加。男性在45岁以后前列腺可有不同程度的增生,多在50岁以后出现临床症状。此外,受性激素的调控,前列腺间质细胞、腺体上皮和基质的相互影响,各种生长因子的作用,随年龄增长而出现的睾酮、双氢睾酮以及雌激素水平的改变和失去平衡是前列腺增生的重要因素。

【病理】

前列腺腺体由移行带(占5%)、中央带和外周带组成(共占95%)。前列腺增生主要发生于前列腺尿道周围移行带。增生的前列腺体将外围的腺体挤压萎缩成前列腺外科包膜,与增生的腺体有明显界限。增大的腺体压迫尿道使之弯曲、伸长、变窄,尿道阻力增加,从而引起排尿困难。此外,前列腺内尤其是围绕膀胱颈部的平滑肌内含丰富的α肾上腺素能受体,这些受体的激活使该处平滑肌收缩,可明显增加前列腺尿道的阻力。

为了克服排尿阻力,逼尿肌增强其收缩力,代偿性肥大,加之长期膀胱内高压,膀胱壁黏膜面出现小梁、小室或假性憩室。如膀胱容量较小,逼尿肌退变,顺应性变差,出现逼尿肌不稳定收缩,病人有明显尿频、尿急和急迫性尿失禁。如梗阻长期未能解除,逼尿肌萎缩,收缩力减弱,导致膀胱不能排空而出现残余尿。随着残余尿量增加,膀胱无张力扩大,可出现充溢性尿失禁,尿液反流引起上尿路积水及肾功能损害。梗阻引起膀胱尿潴留,易继发感染和结石。

【临床表现】

前列腺增生多在50岁以后出现症状,60岁左右更加明显。症状取决于梗阻的程度、病变发展速度以及是否合并感染和结石与前列腺体积大小不完全成比例。

1. 症状

(1)尿频:尿频是前列腺增生最常见的早期症状,夜间更为明显。早期是因增生的前列腺充血刺激引起。随着梗阻加重,残余尿量增多,膀胱有效容量减少,尿频更加明显,可出现急迫性尿失禁等症状。

（2）排尿困难：进行性排尿困难是前列腺增生最主要的症状，但发展缓慢。典型表现是排尿迟缓、断续、尿细而无力、射程短、终末滴沥、排尿时间延长。严重者需用力并增加腹压以帮助排尿，常有排尿不尽感。

（3）尿失禁、尿潴留：当梗阻加重到一定程度时，膀胱逼尿肌受损，收缩力减弱，残余尿量逐渐增加，继而发生慢性尿潴留。膀胱过度充盈时，使少量尿液从尿道口溢出，称充溢性尿失禁。在前列腺增生的任何阶段，可因气候变化、劳累、饮酒、便秘、久坐等因素，使前列腺突然充血、水肿导致急性尿潴留。病人因不能排尿，膀胱胀满，常需到医院急诊导尿。

（4）并发症表现：①前列腺增生若合并感染或结石，可有尿频、尿急、尿痛症状；②增生的腺体表面黏膜血管破裂时，可发生不同程度的无痛性肉眼血尿；③长期梗阻可引起严重肾积水、肾功能损害；④长期排尿困难导致腹压增高，还可引起腹股沟疝、内痔或脱肛等。

2. 体征　直肠指诊可触到增大的前列腺，表面光滑、质韧、有弹性、边缘清楚、中间沟变浅或消失。

【辅助检查】

1. 超声检查　可经腹壁或直肠，测量前列腺体积、增生腺体是否突入膀胱，还可测定膀胱残余尿量。经直肠超声检查更为精确。

2. 尿流率检查　可确定前列腺增生病人排尿的梗阻程度。检查时要求排尿量在150~200 mL，如最大尿流率<15 mL/s表示排尿不畅；如<10 mL/s则提示梗阻严重，常为手术指征之一。如需进一步评估逼尿肌功能，应行尿流动力学检查。

3. 血清PSA测定　前列腺有结节或质地较硬时，PSA测定有助于排除前列腺癌。

【处理原则】

1. 非手术治疗

（1）观察等待：若症状较轻，不影响生活与睡眠，一般无需治疗可等待观察，但需门诊随访。一旦症状加重，应进行治疗。

（2）药物治疗：适用于梗阻症状轻、残余尿<50 mL者。常用药物包括α受体阻滞药、5a还原酶抑制药和植物类药等。受体阻滞药：能有效降低膀胱颈及前列腺平滑肌张力，减少尿道阻力，改善排尿功能。常用药物有特拉唑嗪、阿夫唑嗪及坦索罗辛等。②5a还原酶抑制药：在前列腺内阻止睾酮转变为有活性的双氢睾酮，进而使前列腺体积缩小，改善排尿症状。一般在服药3~6个月见效，停药后症状易复发，需长期服用，对体积较大的前列腺与α受体阻滞药联合应用疗效更佳。常用药物有非那雄胺和度他雄胺。

2. 手术治疗　排尿梗阻严重、残余尿量>60 mL，或出现前列腺增生导致的并发症如反复尿潴留、反复泌尿系统感染、膀胱结石，药物治疗效果不佳而身体状况能耐受手术者，应考虑手术治疗。经尿道前列腺切除术（TUR）是目前最常用的手术方式；开放手术包括耻骨上经膀胱前列腺切除术和耻骨后前列腺切除术，仅用于巨大前列腺或合并膀胱结石者选用。

3. 其他治疗　用于尿道梗阻较重而又不能耐受手术者。主要包括激光治疗、经尿道气囊高压扩张术、前列腺尿道网状支架、经直肠高强度聚焦超声（HIFU）等。

【护理评估】

(一)术前评估

1.健康史

(1)一般情况:了解病人的年龄、生活习惯、烟酒嗜好、饮食习惯、排尿习惯、睡眠情况等。

(2)既往史:了解既往有无发生尿潴留、尿失禁,有无并发腹股沟疝、内痔或脱肛。病人有无其他慢性病,如高血压、糖尿病、脑血管疾病等。既往手术史、外伤史。

(3)用药史:询问有无服用性激素类药物,有无使用治疗前列腺增生的药物等,目前或近期是否服用影响膀胱出口功能或导致下尿路症状的药物。

2.身体状况

(1)症状与体征:评估病人排尿困难的程度,排尿次数、时间、每次尿量、饮水量,有无血尿、膀胱刺激症状,是否有尿失禁,有无肾积水及积水程度,肾功能受损程度,有无其他合并症。

(2)辅助检查:了解超声检查显示的前列腺的大小、残余尿量,尿流率检查提示尿路的梗阻程度。

3.心理-社会状况 评估病人是否因夜尿、排尿困难、尿潴留感到焦虑及生活不便,病人与其亲属是否了解该病的治疗方法及自我护理方法。

(二)术后评估

1.术中情况 了解病人手术、麻醉方式与效果,术中出血、补液、输血情况。

2.身体状况 评估:①生命体征是否平稳;②意识是否清楚;③伤口是否干燥,有无渗液、渗血;④膀胱冲洗是否通畅,血尿程度及持续时间;⑤有无发生出血、TUR 综合征、膀胱痉挛、尿失禁、尿道狭窄等术后并发症。

【常见护理诊断/问题】

1.排尿型态改变 与膀胱出口梗阻有关。

2.疼痛 与逼尿肌功能不稳定、导尿管刺激、膀胱痉挛等有关。

3.潜在并发症 术后出血、TUR 综合征、尿失禁、尿道狭窄。

【护理目标】

1.病人恢复正常的排尿型态,排尿通畅。

2.病人主诉疼痛减轻或消失。

3.病人未发生并发症,或并发症得到及时发现和处理。

【护理措施】

(一)非手术治疗的护理/术前护理

1.心理护理 尿频尤其是夜尿不仅给病人带来生活上的不便,且将严重影响病人的休息与睡眠;排尿困难与尿潴留又给病人带来极大的身心痛苦。因此,护士应理解病人的身心痛苦,帮助病人更好地适应前列腺增生给生活带来的不便。给病人解释前列腺增生的主要治疗方法,鼓励病人树立治疗疾病的信心。

2. **急性尿潴留** 急性尿潴留的护理:①预防及避免急性尿潴留的诱发因素,如受凉、过度劳累、饮酒、便秘、久坐;指导病人适当限制饮水,可以缓解尿频症状,注意液体摄入时间,如夜间和社交活动前限水,但每日的摄入不应少于1500 mL;勤排尿、不憋尿,避免尿路感染;注意保暖,预防便秘。②当发生尿潴留时,及时留置导尿管或膀胱造口管,并做好管道护理。

3. **用药护理**

(1)α受体阻滞药类:主要不良反应为头晕、直立性低血压,应睡前服用,用药后卧床休息,改变体位时动作慢,预防跌倒,同时与其他降压药分开服用,避免对血压的影响。

(2)5还原酶抑制剂:主要不良反应为勃起功能障碍、性欲低下、男性乳房女性化等。起效缓慢,停药后症状易复发,告知病人应坚持长期服药。

4. **安全护理** 夜尿次数较多的病人,嘱病人白天多饮水,睡前少饮水。夜间睡前在床边为病人准备便器。如需起床如厕,应有病人亲属或护士陪护,以防跌倒。

5. **术前准备** ①前列腺增生病人大多为老年人,常合并慢性病,术前应协助做好心、脑、肝、肺、肾等重要器官功能的检查,评估其对手术的耐受力。②慢性尿潴留者,应先留置尿管引流尿液,改善肾功能;尿路感染者,应用抗生素控制炎症。③术前指导病人有效咳嗽、排痰的方法;术前晚灌肠,防止术后便秘。

(二)术后护理

1. **病情观察** 观察病人神志、生命体征、心功能、尿量、尿液颜色和性状。

2. **饮食** 术后6小时无恶心、呕吐者,即可进流食。病人宜进食易消化、富含营养与含纤维的食物,以防便秘。留置尿管期间鼓励病人多饮水,每日2000 mL,可稀释尿液、冲洗尿路以预防泌尿系统感染。

3. **膀胱冲洗的护理** 术后用0.9%氯化钠注射液持续冲洗膀胱3~5日,以防止血凝块形成致尿管堵塞。护理:①冲洗溶液温度控制在25~30℃,预防膀胱痉挛的发生。②冲洗速度:可根据尿色而定,色深则快、色浅则慢。③确保通畅:若血凝块堵塞管道致引流不畅,可采取挤捏尿管、加快冲洗速度、施行高压冲洗、调整导管位置等方法;如无效可用注射器吸取0.9%氯化钠注射液进行反复抽吸冲洗,直至引流通畅。④观察记录:准确记录尿量、冲洗量和排出量,尿量=排出量−冲洗量,同时观察记录引流液的颜色和性状;术后均有肉眼血尿,随冲洗持续时间的延长,血尿颜色逐渐变浅,若尿液颜色逐渐加深,应警惕有活动性出血,及时通知医师处理。

4. **引流管的护理** 术后利用导尿管的水囊压迫前列腺窝与膀胱颈,起到局部压迫止血的目的。

(1)导尿管护理:①妥善固定导尿管,取一粗细合适的无菌小纱布条缠绕导尿管并打一活结置于尿道外口,将纱布结往尿道口轻推,直至压迫尿道外口,注意松紧度合适;将导尿管牵拉并固定于大腿内侧,稍加牵引,以利于止血,防止因坐起或肢体活动致气囊移位,影响压迫止血效果。②保持通畅:防止导尿管折叠、扭曲、受压、堵塞。③保持会阴部清洁:用苯扎溴铵(新洁尔灭)棉球消毒尿道外口,每日2次。

(2)各引流管的拔管:①经尿道前列腺切除术的病人术后5~7日尿液颜色清澈,即可拔除导尿管。②开放性手术的病人，耻骨后引流管在术后 3~4 日，待引流量很少时拔除；耻骨上前列腺切除术后 7~10 日拔除导尿管；膀胱造口管通常留置 10~14 日后拔除。

5. 并发症的护理

(1) 膀胱痉挛

1) 原因：前列腺切除术后逼尿肌不稳定、导管刺激、血块堵塞、冲洗导管等，均可引起膀胱痉挛。

2) 表现：病人自觉尿道烧灼感、疼痛，强烈的便意或尿意不尽感，常伴有尿道血液或尿液渗出，引流液多为血性，持续膀胱冲洗液逆流。如不及时处理，可能加重前列腺窝出血。

3) 护理：①及时安慰病人，缓解其紧张焦虑情绪；②保持膀胱冲洗液温度适宜，可用温热毛巾湿热敷会阴部；③减少气囊/尿管囊内液体；④保持尿管引流通畅；⑤遵医嘱给予解痉镇痛，必要时给予镇静药。

(2) 经尿道切除术综合征

1) 原因：经尿道前列腺切除术者因术中大量的冲洗液被吸收，可致血容量急剧增加，出现稀释性低钠血症。

2) 表现：病人出现烦躁不安、血压下降、脉搏缓慢等，严重者出现肺水肿、脑水肿、心力衰竭等症状，血清钠浓度低于正常水平。

3) 护理：①术后应加强病情观察，注意监测电解质变化。②一旦出现，立即吸氧，遵医嘱给予利尿药、脱水药，减慢输液速度；静脉滴注 3% 氯化钠溶液纠正低钠症；注意保护病人安全，避免坠床、意外拔管等。有脑水肿征象者遵医嘱行降低颅内压治疗。

(3) 尿失禁

1) 原因：与尿道括约肌功能受损、膀胱逼尿肌不稳定和膀胱出口梗阻等因素有关。

2) 表现：拔导尿管后尿液不随意流出。

3) 护理：术后尿失禁多为暂时性，一般无需药物治疗，可指导病人行盆底肌训练、膀胱功能训练，必要时行电刺激、生物反馈治疗。

(4) 出血：术后保持排便通畅，避免用力排便时腹压增高引起出血；术后早期禁止灌肠或肛管排气，避免刺激前列腺窝引起出血。若发生前列腺窝引起出血，应行紧急处理：①对于非凝血功能障碍造成的出血，用气囊尿管牵拉压迫前列腺窝止血，同时持续膀胱冲洗或配合间断人工冲洗，避免血凝块形成堵塞尿管，尿管引流不畅可致膀胱腔及前列腺窝过度扩张，加重出血。②对于凝血功能障碍的出血，根据不同原因给予止血药物治疗或输血。

(5) 尿道狭窄：属远期并发症，与尿道瘢痕形成有关。定期监测残余尿量、尿流率，必要时行尿道扩张术或尿道狭窄切除术。

(三) 健康教育

1. 活动指导　前列腺切除术后 1~2 个月内避免久坐、提重物，避免剧烈活动，如跑步、骑自行车等，防止继发性出血。

2. 康复指导

(1) 肛提肌训练：若有溢尿现象，指导病人继续作肛提肌训练，以尽快恢复尿道括约肌功能。

(2) 自我观察：经尿道前列腺切除术术后病人可能发生尿道狭窄。术后若尿线逐渐变细，甚至出现排尿困难者，应及时到医院检查和处理。附睾炎常在术后 1~4 周发生，故出院后若出现阴囊肿大、疼痛、发热等症状应及时去医院就诊。

3. 性生活指导 前列腺经尿道切除术后 1 个月、经膀胱切除术后 2 个月，原则上可恢复性生活。前列腺切除术后常会出现逆行射精，但不影响性交。少数病人可出现阳痿，可先采取心理治疗，同时查明原因，再进行针对性治疗。

早期盆底肌训练可明显改善病人的排尿症状，提高生活质量，可作为经尿道前列腺切除术后病人的一项长期锻炼方法。

盆底肌训练方法：可在坐位、站立位、卧位进行。①缓慢收缩法：首先放松大腿、臀部和下腹部肌肉；集中注意力，慢慢向上收紧和提升尿道周围肌肉和肛门括约肌，尽可能把盆底肌肉收紧，维持收缩 10 秒钟，然后慢慢放松、休息 10 秒钟，然后再重复运动。每组运动包括收缩和放松盆底肌肉。每天至少 50 次。②快速收缩法：合并膀胱过度活动症的病人，感到尿急时做快速收缩，可减轻尿急的感觉；收缩 1 秒钟，放松 1 秒钟，循环 10 次。盆底肌训练需坚持训练至少 3 个月以上才能奏效。

【护理评价】

通过治疗与护理，病人是否：①排尿型态恢复正常，排尿通畅；②疼痛减轻；③并发症得以预防，或得到及时发现和处理。

【思 考 题】

何先生，68 岁，良性前列腺增生，在硬膜外麻醉下行经尿道前列腺切除术。术中出血100 mL，术毕回病房后做膀胱冲洗，冲洗液呈淡红色。术后第 1 日，病人诉尿道烧灼感，并有强烈尿意、肛门坠胀感，膀胱冲洗液不滴，引流出的尿液呈红色血性，颜色明显加重。

请问：

(1)病人出现了哪种并发症？发生的可能原因有哪些？

(2)护士该如何预防和处理该并发症？

第三十二章

泌尿系统结石病人的护理

学习目标

识记
1. 陈述泌尿系统结石的病因。
2. 简述泌尿系统结石的临床表现和辅助检查。
理解
1. 解释泌尿系统结石的病理特点。
2. 解释泌尿系统结石的处理原则。
运用
运用护理程序对泌尿系统结石病人实施整体护理。

习题二维码32-1

章前导言

  泌尿系统结石又称尿石症，是泌尿外科3大疾病之一。泌尿系统结石包括肾结石、输尿管结石、膀胱结石及尿道结石。按泌尿系统结石所在的部位分为上尿路结石和下尿路结石。临床以上尿路结石多见。欧美国家流行病学资料显示，5%~10%的人在其一生中至少发生过1次尿路结石。我国泌尿系统结石的患病率为1%~5%。尿石症的好发年龄为30~50岁，男女之比为(2~3):1。全球范围内，尿石症的发病有明显的地区差别，热带和亚热带地区是其好发地区。我国南方的发病率明显高于北方地区。

  尿路结石的治疗方法很多，且疗效满意。但结石的患病率、治疗后复发率均很高。因此做好尿路结石病人护理的同时，采取有效措施预防尿路结石的发生或延迟结石复发十分重要。

案例导入

  管先生，35岁，突发左腰部刀割样痛3小时急诊入院。

  病人3小时前骑自行车途中突发左腰部刀割样痛，向下腹、会阴及大腿内侧放射。

  既往身体健康。平素喜肉食，每日饮水量少，一般为200~500 mL。

体格检查：左肾下区有叩击痛。

  辅助检查：尿液检查示镜下血尿；超声检查示右肾盂内有多个直径0.8~1.5 cm大小不等的结石。

> 请思考：
> (1)该病人的评估内容应重点关注什么？
> (2)该病人拟行体外冲击波碎石术，围术期主要的护理诊断/问题有哪些？
> (3)如何针对病人的护理诊断/问题，采取相应的护理措施？

第一节　上尿路结石

 考点提示

序号	主要考点
1	上尿路结石的主要症状(与活动有关的疼痛和血尿)
2	上尿路结石首选的检查(X线)
3	非手术治疗尿路结石时，结石应小于(0.6 cm)
4	体外冲击波碎石治疗上尿路结石时，最适宜于结石小于(2.5 cm)
5	尿酸结石不宜食用(动物内脏)
6	肾实质切开取石及肾部分切除术的病人应绝对卧床休息(2~4周)

上尿路结石指肾结石和输尿管结石，以单侧多见，双侧约占10%。

【病因】

影响结石形成的因素很多，年龄、性别、种族、遗传、环境因素、饮食习惯和职业等对结石的形成影响很大。身体的代谢异常、尿路梗阻、感染、异物和药物使用是结石形成的常见病因。

1.代谢异常

(1)形成尿结石的物质增加：长期卧床、甲状旁腺功能亢进者尿钙增加；痛风病人、使用抗结核药物和抗肿瘤药物者的尿酸排出增加。内源性合成草酸或肠道吸收草酸增加引起高草酸尿症。摄钠过多易致高钙尿。尿液中钙、草酸或尿酸的排出量增加，易形成尿结石。

(2)尿pH改变：碱性尿中易形成磷酸盐及磷酸镁铵沉淀；酸性尿中易形成尿酸结石和胱氨酸结晶。

(3)尿中抑制晶体形成的物质不足：如枸橼酸、焦磷酸盐、酸性黏多糖等。

(4)尿量减少：使尿中盐类和有机物质的浓度增高。

2.局部因素

(1)尿液淤滞：由于机械性因素导致的尿路梗阻、尿动力学改变、肾下垂等原因均可引起尿液淤滞，促使结石形成。

（2）尿路感染：泌尿系统感染时，细菌、坏死组织、脓块等均可成为结石的核心，尤其与磷酸镁铵和磷酸钙结石的形成有关。

（3）尿路异物：长期留置尿管、小线头等可成为结石的核心而逐渐形成结石。

3. 药物相关因素　药物引起的肾结石占所有结石的 1%~2%。相关药物分为 2 类：①尿液的浓度高而溶解度比较低的药物，包括氨苯蝶啶、治疗 HIV 感染的药物（如印地那韦）、硅酸镁和磺胺类药物等，这些药物本身就是结石的成分。②能够诱发结石形成的药物，包括乙酰唑胺、维生素 D、维生素 C 和皮质激素等，这些药物在代谢的过程中导致了其他成分结石的形成。

【病理生理】

泌尿系统结石在肾和膀胱内形成，绝大多数在排出过程中停留在输尿管和尿道。输尿管结石常停留或嵌顿于 3 个生理狭窄处：①上狭窄：位于肾盂输尿管连接处；②中狭窄：位于输尿管跨过髂血管处；③下狭窄：位于输尿管膀胱壁段。

泌尿系统结石所致的病理生理改变与结石部位、大小、数目、是否有继发性炎症和梗阻的程度等因素有关。位于肾盏的结石可使肾盏颈部梗阻，引起局部积液或积脓，进一步导致肾实质萎缩，甚至发展为肾周围感染。肾盏结石进入肾盂或输尿管后可自然排出，或停留在泌尿道任何部位。当结石堵塞肾盂输尿管连接处或输尿管时，可引起完全性或不完全性尿路梗阻。结石引起的完全性尿路梗阻往往导致肾积水，使肾实质受损、肾功能不全。结石可引起局部损伤、梗阻、感染，梗阻与感染也可使结石增大，三者互为因果加重泌尿系统损害。

泌尿系统结石以草酸钙结石最常见，磷酸盐、尿酸盐、碳酸盐次之，胱氨酸结石罕见。通常尿路结石以多种盐类合形成。上尿路结石以草酸钙结石多见。

【临床表现】

1. 症状

（1）疼痛：病人多有肾区疼痛，疼痛程度取决于结石大小和位置。结石大、移动小的肾盂肾盏结石可无明显临床症状，活动后可引起上腹和腰部钝痛或隐痛。肾内小结石与输尿管结石可引起肾绞痛，常见于结石活动并引起输尿管梗阻的情况。肾绞痛的典型表现为突发性严重疼痛，多在深夜至凌晨发作，可使人从熟睡中痛醒，剧烈难忍。疼痛位于腰部或上腹部，沿输尿管放射至同侧腹股沟，甚至涉及同侧睾丸或阴唇。疼痛持续数分钟至数小时不等。发作时病人精神恐惧，坐卧不安，痛极时可伴恶心、呕吐，面色苍白、冷汗，甚至休克。

（2）血尿：多为镜下血尿，少数为肉眼血尿。有时活动后出现镜下血尿是上尿路结石的唯一症状。

（3）膀胱刺激症状：结石伴感染或输尿管膀胱壁段结石时，可有尿频、尿急、尿痛。

（4）排石：少数病人可自行排出细小结石，是尿石症的有力证据。

（5）感染和梗阻：结石继发急性肾盂肾炎或肾积脓时，可有发热、畏寒等全身症状。小儿上尿路结石以尿路感染为主要表现。双侧上尿路完全性梗阻时可导致无尿，甚至出现尿毒症。

2. 体征　患侧肾区可有轻度叩击痛。结石所致梗阻引起肾积水时，可在上腹部触到增大的肾脏。

【辅助检查】

1. 实验室检查

(1)尿液分析：常能见到肉眼血尿或镜下血尿；伴感染时有脓尿；还可检测尿 pH，持续性酸性尿(尿 pH<6)提示尿酸结石，持续性碱性尿(尿 pH>7.2)提示磷酸铵镁结石。还可测定尿钙、钠、镁、磷、尿酸、草酸盐、胱氨酸等的水平。

(2)血液检查：检测血钙、磷、尿酸、尿素氮和肌酸等的水平。代谢异常者应做相关检查。

2. 内镜检查及同时取石或碎石术

内镜检查及同时取石或碎石的禁忌证：①结石远端尿路梗阻、妊娠、出血性疾病、严重心脑血管病、主动脉瘤、尚未控制的泌尿系统感染等。②过于肥胖、肾位置过高、骨关节严重畸形、结石定位不清等。

(1)经皮肾镜取石或碎石术(PCNL)：利用超声或 X 线检查定位，经腰背部细针穿刺直达肾盏或肾盂，扩张并建立皮肤至肾内的通道，插放肾镜，直视下取石或碎石。取石后酌情放置双 J 管和肾造口管。此法适用于多 2 cm 的肾结石、有症状的肾盏结石、体外震波碎石术(ESWL)治疗失败的结石。术中术后出血是 PCNL 最常见及危险的并发症。

(2)输尿管镜取石或碎石术(URL)：经尿道插入输尿管镜至膀胱，经膀胱输尿管口进入输尿管，直视找到结石，进行套石或取石。若结石较大可用超声、液电、激光或气压弹道碎石。此法适用于中、下段输尿管结石，因肥胖、结石硬、停留时间长而用 ESWL 困难者，亦可用于 ESWL 治疗后所致的"石街"处理。常见并发症主要有感染、黏膜下损伤、穿孔、撕裂等。

(3)腹腔镜输尿管取石(LUL)：适用于直径>2 cm 的输尿管结石，原考虑开放手术，或经 ESWL、输尿管镜手术失败者。一般不作首选方案。

【处理原则】

过去多数尿石症采用开放手术取石，但创伤较大，且复发率高。由于内镜技术及 ESWL 的普遍开展，大多数上泌尿系统结石已不再需用开放手术。开放手术适用于结石远端存在梗阻、部分泌尿系统畸形、结石嵌顿紧密、其他治疗无效，肾积水感染严重或病肾功能丧失的尿石症。主要术式有肾盂切开取石术、肾实质切开取石术、肾部分切除术、肾切除术、输尿管切开取石术等。

【护理评估】

(一)术前评估

1. 健康史

(1)一般情况：包括病人的年龄、性别、职业、居住地、饮水习惯与饮食习惯(如肉类、奶制品的摄入)等。

(2)既往史：了解病人既往有无结石病史，有无代谢和遗传性疾病，有无泌尿系统感染、梗阻性疾病，有无甲状旁腺功能亢进、痛风、肾小管酸中毒、长期卧床病史等。有无服用引起高尿钙尿、高草酸尿、高尿酸尿等代谢异常的药物。既往手术史，肠管切除可引起腹泻，并引起高草酸尿和低枸橼酸尿。

2.身体状况

(1)症状与体征：评估疼痛的部位、性质与程度，肾绞痛的发作情况；血尿的特点，有无活动后血尿；尿石排出情况；是否并发尿路感染、肾积脓、肾积水、肾损害。体格检查是否有肾区叩击痛。

(2)辅助检查：了解实验室检查、影像学检查有无异常发现。

3.心理-社会状况　评估病人是否了解尿石症的治疗方法；是否担心尿石症的预后；是否知晓尿石症的预防方法。

(二)术后评估

1.术中情况　了解病人手术、麻醉方式与效果，术中出血、补液、输血情况。

2.身体状况　评估：①生命体征是否平稳；②病人是否清醒；③伤口与引流管情况：伤口是否干燥，有无渗液、渗血，肾造口管及导尿管是否通畅，引流量、颜色与性状等；④治疗效果：尿路梗阻解除程度，肾功能恢复情况，结石排出情况；⑤并发症发生情况：有无尿路感染、出血、"石街"形成等并发症发生。

3.心理-社会状况　评估病人是否存在焦虑情绪，是否配合术后治疗和护理等。

【常见护理诊断/问题】

1.疼痛　与结石刺激引起的炎症、损伤及平滑肌痉挛有关。

2.潜在并发症　感染、"石街"形成、出血。

3.知识缺乏　缺乏预防尿石症的知识。

【护理目标】

(1)病人自述疼痛减轻，舒适感增强。

(2)病人未发生并发症，或并发症得到及时发现或处理。

(3)病人知晓尿石症的预防知识。

【护理措施】

(一)非手术治疗的护理

1.缓解疼痛　嘱病人卧床休息，局部热敷，指导病人做深呼吸、放松以减轻疼痛。遵医嘱应用止疼镇痛药物，并观察疼痛的缓解情况。

2.饮水与活动　大量饮水可稀释尿液、预防感染、促进排石。在病情允许的情况下，适当做一些运动或经常改变体位，有助于结石的排出。

3.病情观察　观察体温、尿液颜色与性状、尿中白细胞数，及早发现感染征象。观察结石排出情况，排出结石可作成分分析，以指导结石治疗与预防。

(二)体外冲击波碎石的护理

1.术前护理

(1)心理护理：向病人及其亲属解释 ESWL 的方法、碎石效果及配合要求，解除病人的顾虑；嘱病人术中配合做好体位固定，不能随意变换体位，以确保碎石定位的准确性。

(2)术前准备：术前 3 日忌食产气食物，术前 1 日口服缓泻药，术晨禁饮食；教病人练习手术配合体位、固定体位，以确保碎石定位的准确性；术晨行泌尿系统 X 线复查，了解结石是否移位或排出，复查后用平车接送病人，以免结石因活动再次移位。

2. 术后护理

（1）鼓励病人多饮水：每日饮水 2500~3000 mL，可根据出汗量适当增减饮水量，促进排石。

（2）采取有效体位、促进排石：术后卧床休息 6 小时；若病人无全身反应及明显疼痛，适当活动、变换体位，可增加输尿管蠕动、促进碎石排出。①肾结石碎石后一般取健侧卧位；②结石位于中肾盏、肾盂、输尿管上段，碎石后取头高脚低位，上半身抬高；③结石位于肾下盏，碎石后取头低位。

（3）病情观察：严密观察和记录碎石后排尿及排石情况。可用纱布过滤尿液，收集结石碎渣作成分分析；定时摄腹部平片观察结石排出情况。若需再次治疗，间隔时间不少于 7 日。

（4）并发症的护理

1）血尿：碎石术后多数病人出现暂时性肉眼血尿，一般无需特殊处理。

2）发热：感染性结石病人，由于结石内细菌播散而引起尿路感染，往往引起发热。遵医嘱应用抗生素，高热者采用降温措施。

3）疼痛：结石碎片或颗粒排出可引起肾绞痛，应给予解痉止痛等处理。

4）"石街"形成：是常见且较严重的并发症之一。

①原因：体外震波碎石术后碎石过多地积聚于输尿管与男性尿道内没有及时排出，可引起"石街"，阻碍尿液排出。

②表现：病人有腰痛或不适，有时可合并继发感染。如果"石街"形成 2 周后不及时处理，肾功能恢复将会受到影响。

③处理：较大的结石进行体外震波碎石之前常规留置双 J 管以预防"石街"形成；无感染的"石街"可继续用体外震波碎石；对于有感染迹象者，给予抗生素治疗，待感染控制后，用输尿管镜碎石将结石击碎排出。

（三）其他手术的护理

1. 术前护理

（1）心理护理：向病人及其亲属解释手术治疗的方法与优点，术中的配合要求与注意事项。解除病人的顾虑，使其更好地配合治疗与护理。

（2）控制感染：术前感染的控制是手术安全的保证。对于伴有感染的病人，选择合适的抗生素。

（3）术前准备：①除常规检查外，应注意病人的凝血功能是否正常，并了解病人近期是否服用阿司匹林、华法林等抗凝药物，若有则嘱病人停药，待凝血功能正常后再行碎石术。②体位训练：术中病人需取截石位或俯卧位。俯卧位时病人有不舒适感，其呼吸、循环功能可受到影响。因此，术前指导病人做俯卧体位练习，从俯卧 30 分钟开始，逐渐延长至 2 小时，以提高病人对术中体位的耐受性。

2. 术后护理

（1）病情观察：观察病人生命体征，尿液颜色和性状。

（2）引流管护理

1）肾造口管：经皮肾镜取石术后常规留置肾造口管，目的是引流尿液及残余碎石渣。护理：①妥善固定造口引流管，搬运、翻身、活动时勿牵拉造口管，以防脱出；②防止造口引流管逆流，引流管的位置不得高于肾造口，以防引流液逆流引起感染；③保持造口引流管通畅：保持引流管位置低于肾造口，勿压迫、冲洗、折叠导管；定期挤捏，防止堵塞；④观察记录：观察引流液的颜色、性状和量，并做好记录；⑤术后 3~5 日若引流尿液转清、体温正常，则可考虑拔管，拔管前先夹闭 24~48 小时，观察病人有无排尿困难、腰腹痛、发热等不良反应，如无不适则可拔除。

2）双 J 管：碎石术后于输尿管内放置双 J 管，可起到内引流、内支架的作用，还可扩张输尿管，有助于小结石的排出，防止输尿管内"石街"形成。护理：术后指导病人尽早取半卧位、多饮水、勤排尿，勿使膀胱过度充盈而引起尿液反流。鼓励病人早期下床活动，但避免活动不当（如剧烈活动、过度弯腰、突然下蹲等）、防止咳嗽、便秘等使腹压增加的动作，以防引起双 J 管滑脱或上下移位。双 J 管一般留置 4~6 周，经复查腹部超声或 X 线确定无结石残留后，在膀胱镜下取出双 J 管。

3）肾周引流管：开放性手术后常留置肾周引流管，起引流渗血、渗液作用。护理：妥善固定，保持引流通畅，观察、记录引流液颜色、性状与量。

（3）并发症的护理

1）出血：经皮肾镜取石或碎石术后早期，肾造口管引流出血性尿液，一般 1~3 日内尿液颜色转清，不需特殊处理。若术后短时间内造瘘管引出大量鲜红色血性液体，须警惕为出血。应安慰病人，嘱其卧床休息，并及时报告医师处理。除应用止血药、抗感染等处理外，可再次夹闭造口引流管 1~3 小时不等，造成肾盂内压力增高，达到压迫性止血的目的。若经止血处理后，病人生命体征平稳，再重新开放肾造口引流管。

2）感染：术后应密切观察病人体温变化。遵医嘱应用抗生素，嘱病人多饮水；保持各引流管通畅，留置导尿管者做好尿道口与会阴部的清洁。

3）输尿管损伤：术后观察有无漏尿及腹膜炎征象。一旦发生，及时处理。

（四）健康教育

1. 尿石症的预防

（1）饮食指导：嘱病人大量饮水。根据结石成分、代谢状态调节饮食。含钙结石者应合理摄入钙量；草酸盐结石病人应限制浓茶、菠菜、巧克力、草莓、麦麸、芦笋和各种坚果（松子、核桃、板栗等）；尿酸结石者不宜食用含嘌呤高的食物，如动物内脏，限制各种肉类和鱼虾等高蛋白的食物；对于胱氨酸结石，主要限制富含蛋氨酸的食物，包括蛋、奶、花生等。

（2）药物预防：根据结石成分，血、尿钙磷、尿酸、胱氨酸和尿 pH，应用药物预防结石发生。草酸盐结石病人可口服维生素 C 以减少草酸盐排出；口服氧化镁可增加尿中草酸盐的溶解度。尿酸结石病人可口服别嘌醇和碳酸氢钠，以抑制结石形成。

（3）特殊性预防：伴甲状旁腺功能亢进者，必须摘除腺瘤或增生组织。鼓励长期卧床者多活动，防止骨脱钙，减少尿钙排出。尽早解除尿路梗阻、感染、异物等因素。

2. 双 J 管的自我观察与护理

（1）自我护理：部分病人行碎石术后带双 J 管出院，期间若出现排尿疼痛、尿频、血尿时，多为双 j 膀胱端刺激所致，一般经多饮水、减少活动和对症处理后均能缓解。嘱病人术后 4 周回院复查并拔除双 J 管。避免体力活动强度过大，一般的日常生活活动不需受限。

（2）自我观察：如果出现无法缓解的膀胱刺激征、尿中有血块、发热等症状，应及时就诊。

3. 复诊指导　定期行 X 线或超声检查，观察有无残余结石或结石复发。若出现腰痛、血尿等症状，及时就诊。

【护理评价】

通过治疗与护理，病人是否：①疼痛程度减轻；②并发症得到预防，或得到及时发现和处理；③知晓尿石症的预防知识。

加强医患沟通，
建立和谐医患关系

第二节　下尿路结石

考点提示

序号	主要考点
1	膀胱结石病人的典型症状
2	膀胱结石病人的护理要求

下尿路结石包括膀胱结石和尿道结石。

◆ 一、膀胱结石

膀胱结石仅占尿路结石的 5% 以下。原发性膀胱结石多发于男童，与低蛋白、低磷酸盐饮食有关；少数发生在成人。继发性膀胱结石的病因主要是尿道狭窄、前列腺增生、神经源性膀胱、膀胱内异物和感染。感染性结石的成分主要是磷酸镁铵等，非感染性结石的成分则以草酸和尿酸多见。

【临床表现】

常见症状是排尿疼痛、排尿困难和血尿。疼痛在排尿时尤为明显，并放射至远端尿道及阴茎头部，常伴终末血尿。若排尿时结石落于膀胱颈可引起尿流突然中断，若改变体位，又可排出尿液。并发感染时，可出现膀胱刺激症状。

【辅助检查】

超声检查能发现膀胱区的强光团及声影；X 线检查能显示绝大多数结石；膀胱镜检查能直接见到结石，并可发现膀胱病变。

【处理原则】

主要采取手术治疗。膀胱感染严重时，应用抗生素；若有排尿困难，则先留置导尿管，以利引流尿液及控制感染。

1. 经尿道膀胱镜取石或碎石术　大多数结石应用碎石钳机械碎石,并将碎石取出,适用于结石直径<2~3 cm者。较大的结石需采用超声、液电、激光或气压弹道碎石。

2. 耻骨上膀胱切开取石术　为传统的开放手术方式。小儿及膀胱感染严重者,应先做耻骨上膀胱造口,以加强尿液引流,待感染控制后再行取石手术。

➡ 二、尿道结石

尿道结石绝大多数来自肾和膀胱,有尿道狭窄、尿道憩室及异物存在时亦可致尿道结石。

【临床表现】

尿道结石多见于男性,多位于前尿道。典型症状为排尿困难、点滴状排尿及尿痛,甚至造成急性尿潴留。前尿道结石可沿尿道扪及,后尿道结石经直肠指诊可触及。

【辅助检查】

超声、X线检查有助于明确诊断。

【处理原则】

1. 前尿道结石　表面麻醉下,压迫结石近端尿道以阻止结石后退。向尿道内注入无菌石蜡油,轻轻向尿道口推挤,然后将结石钳出。

2. 后尿道结石　用尿道探条将结石推入膀胱,再按膀胱结石处理。

【思考题】

于先生,45岁,因左腰部隐痛1个月就诊。体格检查:左肾区有叩击痛。辅助检查:尿常规示镜下血尿,超声检查示左肾盂内有一结石,大小为1.2 cm×1.4 cm,静脉肾盂造影(IVP)示肾功能正常,双侧输尿管通畅。考虑为"左肾结石。

请问:

(1)该病人目前最适宜的治疗是什么?

(2)目前主要的护理措施有哪些?

(3)如何预防本病的发生?

第三十三章

泌尿、男性生殖系统肿瘤病人的护理

章前导言

　　随着我国经济社会发展、人民生活水平提高和人口老龄化进程的加速，泌尿系统肿瘤的总体发病率逐年提高，已成为严重威胁国人健康的疾病。泌尿系统常见的肿瘤膀胱癌，肾癌和前列腺癌的临床表现、处理原则及护理是本章学习的重点。

案例导入

　　赵先生，60岁，因间歇性全程肉眼血尿2个月入院。2个月前无明显诱因出现肉眼血尿，呈间断性、全程肉眼血尿，伴夜尿增多，一般为7~8次/晚，无尿痛、尿急、排尿困难等症状。

　　辅助检查：上腹部超声检查示膀胱异常实质性回声，性质待查；IVP示右肾结石并轻度积水，膀胱充盈缺损；盆腔MRI平扫+增强+DWI示膀胱后壁不规则增厚并结节形成，符合膀胱肿瘤；膀胱镜检+活检示高级别尿路上皮癌。

　　结合全身检查，无淋巴结及远处转移征象，分期为膀胱癌（T2bN0M0）完善各项检查后，病人在全麻下行腹腔镜根治性膀胱全切术+回肠原位新膀胱术。

　　请思考：
　　（1）该病人术后的护理评估应重点关注哪些问题？
　　（2）针对护理评估出现的问题，应采取哪些护理措施？

考点提示

序号	主要考点
1	泌尿系统肿瘤病人排尿的特点(全程无痛肉眼血尿)
2	膀胱癌最主要的症状(全程无痛肉眼血尿)
3	诊断膀胱癌最可靠的方法(膀胱镜检查)
4	膀胱癌术后留置导尿管的护理
5	膀胱癌术后膀胱灌注化疗常用的药物(卡介苗)

第一节　膀胱癌

膀胱癌是泌尿系统最常见的肿瘤,包括所有原发于膀胱的恶性肿瘤。40 岁以后发病率逐渐增加,60~70 岁达到高峰,男女之比约为(3~4):1,城市居民发病率高于农村居民。

【病因】

1.吸烟　吸烟者膀胱癌发病率是非吸烟者的 1.8~2 倍。吸烟量越大,持续时间越长,初始年龄越小,膀胱癌发病风险越高。目前对吸烟诱发膀胱癌的机制尚缺乏直接、明确的证据,普遍认为与香烟中的多种芳香胺有关。

2.职业因素　目前认为,芳香胺(4-氨基联苯,2-萘胺)、多环芳烃、氯代烃等化合物是膀胱癌发病的第二危险因素。燃料、橡胶、皮革、染发、钢铁铸造、焦炭、煤焦油蒸馏等从业人员,膀胱癌发病危险性显著增加。

3.非职业性因素

(1)食物:大量摄入脂肪、胆固醇、油煎食物和红肉可增加膀胱癌发病风险。

(2)药物:非那西汀是苯胺的衍生物,在代谢过程中可形成邻羟氨基酚,具有致癌作用,致癌性与摄入量相关。环磷酰胺在代谢过程中,其代谢产物从尿液中排出,可诱发膀胱癌发生,致癌性与服药剂量、持续时间有关。

(3)其他因素:如遗传、慢性感染、炎症、结石、电离辐射、硒元素缺乏与膀胱癌的发病密切相关。

【病理】

1.组织类型　95%以上为上皮性肿瘤,其中尿路上皮移行细胞乳头状瘤超过90%。鳞癌和腺癌各占2%~3%。近 1/3 的膀胱癌为多发性肿瘤。非上皮性肿瘤极少见,多数为肉瘤如横纹肌肉瘤,好发于婴幼儿。

2.分化程度　2004 年,WHO 将膀胱等尿路上皮肿瘤分为乳头状瘤、乳头状低度恶性倾向的尿路上皮肿瘤、低级别乳头状尿路上皮癌和高级别乳头状尿路上皮癌。

3. 生长方式　分为原位癌、乳头状癌和浸润性癌：①原位癌局限在黏膜内，无乳头亦无浸润基底膜现象。②移行细胞癌多为乳头状，低分化者常有浸润。③鳞癌和腺癌为浸润性癌。不同生长方式可单独或同时存在。

4. 转移途径　肿瘤的扩散主要向膀胱壁内浸润，直至累及膀胱旁脂肪组织及邻近器官。淋巴转移是最主要的转移途径，主要转移到盆腔淋巴结。血行转移多在晚期，主要转移至肝、肺、肾上腺和小肠等处。种植转移可见于腹部切口、尿路上皮、切除的前列腺窝和损伤的尿道口。高级别尿路上皮癌容易发生浸润和转移。

【临床表现】

1. 症状

(1)血尿：是膀胱癌最常见和最早出现的症状。肿瘤乳头断裂、肿瘤表面坏死和溃疡均可引起血尿。约85%的病人出现肉眼血尿或镜下血尿。典型血尿为无痛性和间歇性。出血量多少与肿瘤大小、数目及恶性程度并不一致。

(2)膀胱刺激症状：包括尿急、尿频和尿痛，多为膀胱癌的晚期表现，常因肿瘤坏死、溃疡或并发感染所致。常见于膀胱原位癌和浸润癌病人，常同时伴有血尿。

(3)其他：肿瘤发生在膀胱内口或三角区，或肿瘤破坏逼尿肌或支配排尿神经时可出现排尿困难，甚至尿潴留；骨转移者有骨痛；腹膜后转移或肾积水者可出现腰痛。

2. 体征　多数病人无明显体征，当肿瘤增大到一定程度时下腹部可扪及肿块。发生肝或淋巴结转移时，可扪及肿大的肝或锁骨上淋巴结。

【辅助检查】

1. 尿液检查　在新鲜尿液中，易发现脱落的肿瘤细胞，但干扰因素过多。近年来开展的尿液膀胱肿瘤抗原检查(BTA)、纤维蛋白和纤维蛋白降解产物(FDPs)、核基质蛋白(NMP-22)等检查方法有助于提高膀胱癌检出率。

2. 影像学检查

(1)超声检查：在膀胱适度充盈下可清晰显示肿瘤部位、数目、大小、形态及基底宽窄情况，能分辨0.5 cm以上的膀胱肿瘤；可检测上尿路是否有积水扩张。

(2)CT：可观察肿瘤累及膀胱的范围和程度，显示病变对邻近器官的侵犯及有无淋巴结和远处转移。

(3)MRI：可显示肌层受侵情况，对膀胱壁外及邻近器官受侵显示优于CT。

3. 膀胱镜检查　是诊断膀胱癌最直接、重要的方法，可以显示肿瘤的数目、大小、形态和部位。膀胱镜观察到肿瘤后应获取组织做病理检查。

【处理原则】

1. 非手术治疗

(1)化学治疗：有全身化疗及膀胱灌注化疗等方式。全身化疗多用于膀胱癌有转移的晚期病人，药物可选用甲氨蝶呤、长春新碱、阿霉素、顺铂及5-氟尿嘧啶等。为预防复发，对保留膀胱的病人，术后可采用膀胱内灌注化疗药物，常用药物有卡介苗(BCG)、丝裂霉素、吡柔比星、表柔比星、阿霉素及羟基喜树碱等。每周灌注1次，8次后改为每月1次，共1~2

年。

(2)放射治疗：包括根治性放射治疗、辅助性放射治疗、姑息性放射治疗，适用于膀胱癌各期病变。

2.手术治疗　原则上局限的2期肿瘤，可采用保留膀胱的手术；较大、多发、反复发作的肿瘤，应行膀胱全切除术。

(1)经尿道膀胱肿瘤切除术(TURBT)：适用于表浅膀胱肿瘤(T)的治疗，切除范围包括肿瘤基底部分及肿瘤周边2 cm的膀胱黏膜。

(2)膀胱部分切除术：适用于T2期分化良好、肿块局限的膀胱癌。切除范围包括距离肿瘤边缘2 cm以内的全层膀胱壁，如肿瘤累及输尿管口，切除后需做输尿管膀胱吻合术。

(3)根治性膀胱全切术：适用于反复复发、多发或侵犯膀胱颈、三角区的膀胱肿瘤；切除范围包括膀胱、前列腺和精囊。膀胱切除术后须行尿流改道和膀胱替代；最常用的是回肠或结肠代膀胱术。

知识拓展

原位新膀胱术

　　原位新膀胱术是指膀胱全切后，截取一段肠管(回肠或乙状结肠)，制成低压储尿囊，双侧输尿管运用各种抗反流的方法与储尿囊相吻合，然后将储尿囊与尿道残端吻合，以重建下尿路储尿、控尿、排尿等正常生理功能。实施该手术的膀胱癌病人应满足以下条件：①尿道完整性和外括约肌功能良好；②术中尿道切缘肿瘤阴性；③肾脏功能良好可保证电解质平衡及废物排泄；④肠道无明显病变。此术式的优点是不需要腹壁造口，提高生活质量，并维护自身形象，减少护理费用，病人更容易接受；缺点是手术步骤烦琐，手术时间长，创伤大，可能出现尿失禁、排尿困难等并发症。

【护理评估】

(一)术前评估

1.健康史

(1)一般情况：包括年龄、性别、吸烟史、职业、饮食习惯等。

(2)既往史：了解病人的完整病史，尤其是膀胱手术史，有无并发症；是否合并高血压、糖尿病等疾病。

(3)家族史：了解家庭中有无遗传性疾病、泌尿系统肿瘤及其他肿瘤病人。

2.身体状况

(1)症状与体征：评估有无血尿，血尿为间歇性还是持续性；有无膀胱刺激症状和排尿困难；有无膀胱排尿梗阻症状。评估有无消瘦、贫血等营养不良的表现，重要脏器功能状况，有无转移的表现及恶病质。

(2)辅助检查：了解有无尿液检查、肾功能、超声检查、CT、MRI、膀胱镜检查及其他有关手术耐受性检查(心电图、肺功能检查等)的异常发现。

3.心理-社会状况　评估病人情况及病人亲属对疾病的认知程度和家庭经济的承受能

力；社会支持系统是否健全。

(二)术后评估

1. 术中情况　了解手术方式、尿流改道、麻醉方式的情况，术中是否进行膀胱灌洗化疗，术中出血、用药、补液、输血等情况。

2. 身体状况　了解病人的生命体征；手术切口的位置、切口敷料是否干燥，造口的情况；引流管的位置、种类、数量，是否标识清楚、引流通畅、固定良好，引流物的颜色、性状和量；有无发生出血、感染、尿瘘、灌注化疗副反应等并发症。

3. 心理-社会状况　评估病人有无悲观、失望、紧张；病人及其亲属对病情的认知；病人对治疗和护理的配合程度。

【常见护理诊断/问题】

1. 焦虑与恐惧　与对疾病认知不足、担忧癌症预后有关。

2. 身体意象紊乱　与尿流改道术后留置造口，化学治疗导致脱发等有关。

3. 潜在并发症　出血、感染、尿瘘、膀胱穿孔、尿失禁、代谢异常等。

【护理目标】

(1)病人焦虑、恐惧缓解，情绪稳定。

(2)病人及其亲属能够接受形象改变。

(3)病人未发生并发症，或并发症得到及时发现和处理。

【护理措施】

(一)术前护理

1. 心理护理　术前宣教与沟通，让病人及家庭成员充分认识可供选择的改道方式，不同术式相应的风险与受益，以及功能、生存质量的改变。

2. 肠道准备　根治性膀胱切除术须做肠道准备。术前 3 日开始口服肠道不吸收抗生素，少渣半流质饮食，每晚灌肠；术前常规禁食禁饮，手术当日清晨清洁灌肠。

(二)术后护理

1. 病情观察与体位　密切观察生命体征、意识与尿量的变化。生命体征平稳，病人取半坐卧位，以利伤口引流及尿液引流。

2. 休息与活动　术后 6~12 周，应避免久坐、重体力劳动、性生活等，多参与日常活动以及轻度、可耐受的锻炼。

3. 饮食护理　适当加强营养、多食用富含纤维的食物，必要时遵医嘱服用缓泻药，以软化粪便，防止便秘影响新膀胱功能。每日液体入量 2000~3000 mL。同时增加饮食中盐的摄取，以预防新膀胱引起的盐丢失综合征。

4. 引流管护理　准确标识，妥善固定，保持通畅，观察记录引流液的颜色、性状、量，发现异常及时报告医师，并协助处理。①输尿管支架管：目的是支撑输尿管、引流尿液。引流袋位置应低于膀胱以防止尿液反流。一般于术后 10~14 日后拔除。②代膀胱造口管：目的是引流尿液及代新膀胱冲洗。术后 2~3 周，经造影新膀胱无尿瘘及吻合口无狭窄后可拔除。③

导尿管：目的是引流尿液、代膀胱冲洗及训练新膀胱的容量；护理时应经常挤压，避免血块及黏液堵塞。待新膀胱容量达 150 mL 以上后拔出。④盆腔引流管：目的是引流盆腔的积血积液，也是观察是否发生活动性出血与尿瘘的重要途径，一般术后 3~5 日拔除。

5. 膀胱灌注治疗的护理　①膀胱灌注药物前避免大量饮水，灌注前排空膀胱，以便使膀胱内药液达到有效浓度。②灌注时，保持病室温度适宜，充分润滑导尿管，以减少尿道黏膜损伤。③膀胱内药液保留 0.5~2 小时，协助病人每 15~30 分钟变换 1 次体位，分别取俯、仰、左、右侧卧位，使药液均匀地与膀胱壁接触。④灌注后，嘱病人大量饮水，稀释尿液以降低药物浓度，减少对尿道黏膜刺激。⑤如有化学性膀胱炎、血尿等症状，遵医嘱延长灌注时间间隔、减少剂量、使用抗生素等，特别严重者暂停膀胱灌注。

6. 造口护理　尿流改道术后留置腹壁造口，病人需终生佩戴造口集尿袋。应保持造口处皮肤清洁干燥、观察造口颜色与状态；及时清理造口及周围皮肤黏液，使尿液顺利流出。术后造口周围皮肤表面常可见白色粉末状结晶物，系细菌分解尿酸而成，先用白醋清洗，后用清水清洗。

7. 新膀胱冲洗的护理　为预防代膀胱的肠黏液过多引起管道堵塞，一般术后第 3 日开始行代膀胱冲洗，每日冲洗 2 次，肠黏液多者可适当增加次数。方法：病人取平卧位，用生理盐水或 5%碳酸氢钠溶液做冲洗液，温度控制在 36℃左右，每次用注射器抽取 30~50 mL 溶液，连接膀胱造口管注入冲洗液，低压缓慢冲洗，并开放导尿管引出冲洗液。如此反复多次，至冲洗液澄清为止。

8. 并发症的护理　经尿道膀胱肿瘤切除术最常见的并发症是膀胱穿孔；根治性膀胱切除术常见的并发症有出血、感染、膀胱穿孔、尿瘘、尿失禁、代谢异常等。

(1)出血：膀胱全切术创伤大，术后易发生出血。密切观察病情，若病人出现血压下降、脉搏加快，引流管内引出鲜血.每小时超过 100 mL 以上易凝固，提示有活动性出血，应及时报告医师处理。

(2)感染：监测体温变化，保持伤口的清洁、干燥，敷料渗湿时及时更换，保持引流管妥善固定，引流通畅，更换引流袋严格执行无菌技术。遵医嘱应用抗生素。若病人体温升高、伤口处疼痛、引流液有脓性分泌物或有恶臭，并伴有血白细胞计数升高、中性粒细胞比值升高、尿常规示有白细胞时，多提示有感染，应及时通知医师并协助处理。

(3)膀胱穿孔：多发生在膀胱侧壁，由闭孔反射所致，一般为腹膜外穿孔，经适当延长导尿管留置时间，大多可自行愈合。

(4)尿瘘：包括新膀胱与尿道吻合口漏、新膀胱与输尿管吻合口漏、新膀胱自身裂开。

1)原因：吻合口漏多由于缝合欠佳，吻合口血供不佳、腹内压增高引起；新膀胱裂开多由于分泌黏液过多堵塞导尿管或造口引流管，导致引流不畅，引起内部压力升高。

2)表现：盆腔引流管引流出尿液、切口部位渗出尿液、导尿管引流量减少，病人出现体温升高、腹痛、白细胞计数升高等感染征象。

3)护理：①指导病人养成定时排尿、及时排尿习惯，避免长时间憋尿，以预防新膀胱自发破裂。②嘱病人取半坐卧位，保持各引流管通畅，盆腔引流管可做低负压吸引，同时遵医嘱使用抗生素。采取上述措施后尿瘘通常可愈合。仍不能控制者，协助医师手术处理。

(5)尿失禁：是新膀胱术后不良后果之一，症状夜间较重。

1)原因：可能与神经反馈和括约肌逼尿肌反射消失及夜间括约肌张力降低有关。

2）护理：指导病人通过排尿日记、尿垫监测尿失禁程度；睡前完全排空膀胱，夜间用闹钟唤醒病人，每晚 2～3 次以帮助排尿，减少夜间尿失禁；坚持盆底肌肉功能锻炼以辅助控尿。

（三）健康教育

1. **自我护理**　进食清淡食物，减少葱、姜、蒜等刺激性食物摄入，适当多饮水；教会病人自我护理的方法：①非可控术后病人更换尿袋的动作要快，避免尿液外流，并准备足够纸巾吸收尿液；睡觉时可调整尿袋方向与身体纵轴垂直，并接引流袋将尿液引流至床旁的容器中（如尿盆），避免尿液压迫腹部影响睡眠。②可控膀胱术后病人自我导尿时，注意清洁双手及导尿管，间隔 3～4 小时导尿 1 次；外出或夜间睡觉可使用尿袋避免尿失禁。

2. **原位新膀胱训练**　应教会病人掌握有效排空新膀胱的技巧，通过锻炼逐渐扩大新膀胱容量，增强排尿可控性。①贮尿功能：夹闭导尿管，定时放尿，初起每 30 分钟放尿 1 次，逐渐延长至 1～2 小时。放尿前收缩会阴，轻压下腹，逐渐形成新膀胱充盈感。②控尿功能：收缩会阴及肛门括约肌 10～20 次/日，每次维持 10 秒钟。③排尿功能：选择特定的时间排尿，如餐前 30 分钟、晨起或睡前；定时排尿，一般白天每 2～3 小时排尿 1 次，夜间 2 次，减少尿失禁。④排尿姿势：病人自行排尿早期可采用蹲位或者坐位排尿，如排尿通畅，试行站立排尿。注意排尿时先放松盆底肌，然后稍微增加腹内压。

3. **复诊指导**　保留膀胱手术后，每 3 个月进行 1 次膀胱镜检查，2 年无复发者，改为每半年 1 次；根治性膀胱手术后，终生随访，定期进行血常规、尿常规、生化检查、腹部超声、盆腔 CT、尿路造影等检查。

【护理评价】

通过治疗与护理，病人是否：①恐惧与焦虑减轻；②能够接受形象改变；③并发症得以预防，或得到及时发现和处理。

第二节　肾　癌

 考点提示

序号	主要考点
1	肾癌术后需要绝对卧床的时间及主要目的
2	肾癌术后拔除引流管的时间（7 天）

肾癌是指起源于肾实质泌尿小管上皮系统的恶性肿瘤，又称肾细胞癌（RCC），占成人恶性肿瘤的 2%～3%，35 岁以上发病率快速升高，75～80 岁达高峰，男性发病率、病死率明显高于女性，男女比例约为 2:1，城市发病率高于农村。

【病因】

肾癌的确切病因至今未明。目前认为肾癌发病与遗传、吸烟、肥胖、饮食、职业接触(石棉、皮革等)、高血压与抗高血压药物治疗等有关。

【病理】

绝大多数肾癌发生于一侧肾脏,常为单个肿瘤,10%~20%为多发病灶。多发病灶病例常见于遗传性肾癌以及肾乳头状腺癌的病人。

1.组织学分类　肾癌主要有3种组织学分类:肾透明细胞癌,占70%~80%;乳头状肾细胞癌,占10%~15%;嫌色性肾细胞癌,约占5%。

2.转移途径　肾癌可蔓延至肾盏、肾盂、输尿管,并常侵犯肾静脉。静脉内柱状的癌栓可延伸至下腔静脉,甚至右心室。远处转移最常见的部位是肺、骨骼、肝、大脑。

【临床表现】

1.症状

(1)肾癌三联征:即腰痛、血尿、肿块,目前同时具备"三联征"表现的病人已很少见。腰痛常为钝痛或隐痛,多由于肿瘤生长牵张肾包膜或侵犯腰肌、邻近器官所致;血块通过输尿管时可发生肾绞痛:肿瘤较大时在腹部和腰部易被扪及。血尿常为无痛性、间歇性,表明肿瘤已经侵犯肾盏、肾盂。

(2)副瘤综合征:10%~40%的肾癌病人有副瘤综合征,临床表现为高血压、贫血、体重减轻、恶病质、发热、红细胞增多症、肝功能异常、高钙血症、高血糖、血沉增快、神经肌肉病变、淀粉样变性、溢乳症和凝血机制异常等。

(3)转移症状:肾癌因转移部位和程度不同可出现咳嗽和咯血、瘙痒、黄疸、骨痛和病理性骨折、神经系统症状等。

2.体征　肾癌早期体征不明显。不到10%的肾癌病人有体征,体积巨大的肾癌可出现腹部肿块,有淋巴结转移者可出现左侧锁骨上淋巴结肿大,有下腔静脉癌栓严重阻塞静脉回流者可出现双下肢水肿,左肾肿瘤肾静脉癌栓者可出现不受体位改变而变化的左侧精索静脉曲张。

【辅助检查】

1.影像学检查　能对肾癌病人进行临床诊断和临床分期。①腹部超声能够准确的区分肿瘤和囊肿,查出 lcm 以上的肿瘤,发现肾癌的敏感性高,是发现肾肿瘤最简便和常用方法。②腹部 CT/MRI:CT 是临床诊断肾癌和进行临床分期最主要的手段,对肾脏肿块检出率近100%,肿瘤诊断正确率达95%以上;MRI 在肾癌与出血性肾囊肿的鉴别诊断以及确定静脉癌栓范围方面具有优势。

2.肾穿刺活检检查　影像检查诊断为肾癌且适于手术治疗者,不主张术前做肾肿瘤穿刺活检。不宜手术治疗的肾癌病人或不能手术治疗的晚期肾癌病人,全身系统治疗前行穿刺活检明确病理诊断,有助于选择治疗用药。选择消融治疗的肾癌病人,消融前应行肾肿瘤穿刺活检获取病理诊断。

【处理原则】

1. 非手术治疗　肾癌具有多药物耐药基因，对放疗及化疗不敏感。免疫治疗如干扰素、白细胞介素的使用对预防和治疗转移癌有一定疗效。分子靶向药物罗安酸激酶抑制药可提高晚期肾癌的治疗有效率。

2. 手术治疗　根治性肾切除术是治疗肾癌最主要的手段，传统手术范围包括患肾、肾周围脂肪及筋膜、近端 1/2 输尿管、区域淋巴结。肾肿瘤已累及肾上腺时，需切除同侧肾上腺、肾门旁淋巴结。腹腔镜根治性肾切除术或肾部分切除术具有创伤小、术后恢复快等优点，得到广泛应用。

3. 消融治疗　包括射频消融、冷冻消融、高强度聚焦超声，适用于不适合手术的小肾癌病人的治疗。

【护理措施】

(一)术前护理

1. 营养支持　提供色香味俱全、营养丰富的食品，增进病人食欲，必要时给予肠外营养支持，贫血者可予少量多次输血。

2. 心理护理　主动关心病人，倾听病人诉说，适当解释病情，告知手术治疗的必要性和可行性，以稳定病人情绪，争取病人配合。

(二)术后护理

1. 卧床与休息　行肾癌根治术者建议早期下床活动，行肾部分切除术者常需卧床 3~7 日。

2. 并发症的护理

(1)出血：术中和术后出血是肾部分切除术最主要的并发症。护理应密切观察病人生命体征的变化，若病人引流液较多、色鲜红且很快凝固，同时伴有血压下降、脉搏增快等低血容量休克表现，常提示出血，应及时通知医师并协助处理：①遵医嘱应用止血药物；②对出血量大、血容量不足的病人给予输液和输血；③对经处理出血未能停止者，积极做好手术止血准备。

(2)腹胀：肾脏位于腹膜后，手术时腹膜后神经受到刺激；麻醉抑制胃肠蠕动，胃内容物不能排空，可导致腹胀。病人呼吸吞入空气、长时间卧床可加重腹胀。一般在术后 2~3 日胃肠功能即可恢复正常，肛门排气后症状迅速缓解。

3. 健康教育

(1)生活指导：充分休息，适度运动，戒烟减肥，避免重体力活动，加强营养，增强体质，避免感冒。

(2)复诊指导：定期复查超声检查、CT 和血尿常规，及时发现肾癌复发或转移。

【思考题】

1. 钟先生，65 岁，因进行性排尿困难 2 年余就诊。体格检查：生命体征平稳；直肠指诊：

前列腺Ⅱ度肿大,质硬辅助检查:泌尿系统超声检查示前列腺增大;前列腺肿瘤二项特异性抗原:T-前列腺特异性抗原(T-PSA)28.6 ng/mL,F-前列腺特异性抗原(F-PSA)2.01 ng/mL;MRI 平扫+增强:前列腺右侧周围带异常信号,考虑前列腺癌可能性大、病人在超声引导下行经直肠前列腺穿刺活检术,病理检查示前列腺腺癌。完善各项术前准备后,于全麻下经腹膜外途径行腹腔镜前列腺癌根治术、

请问:

(1)该病人目前主要的护理诊断/问题有哪些?

(2)针对上述护理诊断/问题,应采取哪些护理措施?

2.陈女士,29 岁,因体检发现右肾肿瘤 2 天入院。体格检查:右上腹可扪及肿物,质地韧,活动度差,无明显触压痛。辅助检查:腹部超声示右肾占位性病变,大小为 104 mm×89 mm×66 mm;IVU 示右肾增大,右输尿管中下段未显影;腹部 CT+肾 CTA 示右肾占位性病变,初步诊断为肾癌。完善各项检查后,病人在全麻下经腹行恨治性右肾切除术。

请问:

(1)该病人目前主要的护理诊断/问题有哪些?

(2)针对上述护理诊断/问题,应采取哪些护理措施?

第三十四章

骨科病人的一般护理

章前导言

　　骨科疾病,包括骨及关节损伤、退行性改变、感染、肿瘤等,往往会不同程度地影响病人的运动功能,影的病人的日常生活和劳动。复位固定、功能锻炼做为骨关节损伤三大治疗原则,需要与护理密切配合才能起到应有的效果,牵引术,石膏绷带固定术、功能锻炼是本章学习的重点。

案例导入

　　王先生,32岁,因右侧大腿疼痛2小时入院。

　　病人2小时前骑自行车时被汽车撞倒,当即感到大腿剧烈疼痛,不能移动肢体.急送医院。

　　体恪检查:右侧大腿部畸形、疼痛,其他未见异常。辅助检查:X线检查显示右股骨下段骨折。处理措施:经闭合复位后采用胫骨结节牵引术。

　　请思考:

　　(1)该病人实施胫骨结节牵引术的目的是什么?

　　(2)该病人牵引期间如何护理?

　　(3)如何指导该病人进行功能锻炼?

第一节　运动系统的常用检查

　　运动系统由骨、关节、肌肉、肌腱、筋膜、滑膜、神经、血管、淋巴等组织和器官组成，主要的功能是运动，还有支持、维持体姿和保护脏器的功能。护士必须对运动系统疾病病人进行全面、准确的护理评估，才能提出正确的护理诊断，继而实施正确的护理措施，因此首先要掌握基本的理学检查，其次要结合病史及其他辅助检查进行综合分析判断。

一、理学检查

　　理学检查又称体格检查，是临床上最基本、最主要的检查方法。

　　(一)理学检查的原则

　　1. 用具齐备　骨科除一般体格检查及神经检查用具外，还包括卷尺、各部位关节量角器、前臂旋转测量器、骨盆倾斜度测量计、枕骨粗隆垂线等。

　　2. 体位　一般取卧位，上肢及颈部检查取坐位，下肢和腰背部检查取下蹲位，特殊检查采取特殊体位。

　　3. 充分暴露　根据检查需要充分显露检查部位及可能有关的部位，同时显露健侧便于对比。

　　4. 顺序正确　一般先行全身检查，再行局部检查。先查健侧，后查患侧；先查病变远处，后查病变近处；先主动检查后被动检查；若遇危重病人应首先进行急救，避免因不必要的检查和处理而延误治疗。

　　5. 手法规范　①轻柔：检查时动作规范、轻巧，尽量不给病人增加痛苦；②重复：每一次主动、被动或对抗运动都应重复几次，以明确症状有无加重或减轻；③到位：检查关节活动范围时，主动或被动活动都应达到最大限度，检查肌力时，肌肉收缩至少保持 5 秒钟，以确定有无肌力减弱。

　　(二)理学检查的方法和内容

　　骨科理学检查一般包括视诊、触诊、叩诊、听诊、动诊、量诊及神经系统检查。

　　1. 视诊　观察姿势、步态与活动有无异常；脊柱有无侧弯、前后凸；肢体有无畸形。患处皮肤有无发红、创面、窦道、瘢痕、色素沉着或静脉曲张；软组织有无肿胀，肌肉有无萎缩、与健侧相应部位是否对称。

　　2. 触诊　检查病变局部有无压痛，压痛程度及性质；骨性标志有无异常，有无异常活动及骨擦感；病变部位有无包块，包块的大小、硬度、活动度、有无波动感；皮肤感觉及温度有无异常等。

　　3. 叩诊　为明确骨折、脊柱病变或进行反射检查时常用此法，四肢骨折常有纵向叩击痛，脊柱病变常有棘突叩痛、脊柱间接叩痛等。

　　4. 听诊　检查有无骨擦音、弹响，是否伴有相应临床症状；借助听诊器可检查骨传导音和肢体有无血流杂音。

5.动诊　检查关节的活动及肌肉的收缩力，先观察病人的主动运动，再进行被动运动和异常活动的检查。注意有无活动范围减小、超常及假关节活动。

6.量诊　测量肢体的长度、周径、关节的活动范围。

(1)肢体长度测量将患肢与健肢放在对称位置。以相同的解剖标志为起止点，双侧对比测量。测量方法如下：①上肢长度：肩峰至桡骨茎突(或中指尖)；②上臂长度：肩峰至肱骨外上髁；③前臂长度：肱骨外上髁至桡骨茎突或尺骨鹰嘴至尺骨茎突；④下肢长度：髂前t棘至内踝下缘或大转子至外踝下缘；⑤大腿长度：大转子至膝关节外侧间隙；⑥小腿长度：膝关节内侧间隙至内踝下缘或膝关节外侧间隙至外踝下缘。

(2)肢体周径测量：两侧肢体取相对应的同一水平测量比较，若有肌萎缩或肿胀选取表现最明显的平面测量。测量方法如下：①上肢周径：通常在双侧肩峰下 10 cm 或 15 cm 处，测量两侧肱二头肌周径；②大腿周径：通常在髌骨上 10 cm 或 15 cm 处测量；③小腿周径：通常在双侧胫骨结节下 10 cm 或 15 cm 处测量，测量腓肠肌腹周径。

(3)轴线测量：测量躯干、肢体的轴线是否正常。正常人站立时背面相，枕骨粗隆垂线通过颈、胸、腰、骶椎棘突以及两下肢间；前臂旋前位伸肘时上肢呈一直线；下肢伸直时髂前上棘与第 1、2 趾间连线经过髌骨中心前方。

(4)关节活动范围测量可用量角器测量，以中立位为 0°，测量关节各方向活动的角度。人体各主要关节正常活动的范围是：①肩关节前曲 70°~90°后伸 40°、外展 80°~90°、内收 20°~40°、内旋 45°~70°、外旋 45°~60°；②肘关节屈曲 135°~150°、后伸 10°；③髋关节屈曲 130°~140°、后伸 10°、外展 30°~45°，内收 20°~30°；④脊柱颈椎前屈、后伸均为 35°~45°、左、右侧屈 45°。

7.神经系统检查

(1)肌力检查：是指某一肌肉或一条运动神经支配的肌群主动收缩的力量。根据抗引力或抗阻力的程度，临床通常将肌力分为 6 级。

0 级：无肌肉收缩，无关节活动；

1 级：有轻度肌肉收缩，无关节活动；

2 级：有肌肉收缩，关节有活动，但不能对抗引力；

3 级：可对抗引力，但不能对抗阻力；

4 级：对抗中度阻力时，有完全关节运动幅度，但肌力较弱；

5 级：肌力正常。

(2)感觉异常区的检查：一般只检查触觉和痛觉，必要时还要检查温觉、位置觉及两点辨别觉等，并用不同的标记描绘出人体感觉异常区域。常用棉花测触觉；用注射针头测痛觉；用分别盛有冷热水的试管测温觉。

(3)反射检查：应在病人肌肉和关节放松的情况下进行。检查内容包括生理反射及病理反射 2 类。生理反射包括浅反射和深反射，浅反射包括腹壁反射、提睾反射、肛门反射及跖反射等；深反射主要有膝腱反射、跟腱反射、肱二头肌反射、肱三头肌反射及桡骨骨膜反射等。常用的病理性反射检查有霍夫曼征、巴宾斯基征等。

(4)常见的周围神经损伤

1)尺神经：发自臂丛内侧束，在肘关节以下发出分支，支配尺侧腕屈肌和指深屈肌尺侧半；在腕以下分支，支配骨间肌、小鱼际肌、拇收肌及第3、4蚓状肌。尺神经损伤时，上述肌力减弱，若为陈旧性损伤可出现"爪形手"，即小鱼际肌和骨间肌萎缩，小指和无名指指间关节屈曲，掌指关节过伸。

2）桡神经：发自臂丛后束，在肘关节水平分为深支和浅支。肘关节以上损伤，出现垂腕畸形，手背"虎口"区皮肤麻木，掌指关节不能伸直。肘关节以下桡神经伸支损伤时，因桡侧腕长伸肌功能存在，故无垂腕畸形；单纯浅支损伤可发生在前臂下1/3，仅有拇指背侧及手桡侧感觉障碍。

3）正中神经：由臂丛内侧束和外侧束组成。损伤多发生于肘部和腕部，在腕关节水平损伤时，鱼际肌瘫痪，桡侧3个半手指掌侧皮肤感觉迟钝或消失，不能用拇指和示指捏取精细物品；损伤水平高于肘关节时，还表现为前臂旋前和拇指、示指的指间关节不能屈曲；陈旧性损伤还有鱼际肌萎缩，拇指伸直与其他手指在同一水平面，不能对掌，称为平手或猿手。

4）腓总神经：起自坐骨神经，绕过腓骨小头后面下行至足背。在腓骨小头处位置表浅，容易受伤，损伤后足下垂内翻，不能主动背屈和外翻，小腿外侧及足背感觉障碍。

◆ 二、其他特殊检查

1. 压头试验　病人取坐位，头后仰并偏向患侧，检查者手掌在其头顶加压，出现颈痛并向患侧手臂放射可判定为阳性，常见于神经根型颈椎病。

2. 上肢牵拉试验　检查者一手扶患侧颈部、一手握患侧腕部，外展上肢，双手反向牵引，病人出现放射痛与麻木感为阳性，常见于颈椎病。

3. 杜加征　又称搭肩试验，正常人将手搭在对侧肩上，肘部能贴近胸壁。肩关节脱位时，病人肘部内收受限，若手搭在对侧肩上，则肘关节不能与胸壁贴紧，若肘部贴紧胸壁，则手不能搭到对侧肩，此为杜加征阳性。

4. 直腿抬高及加强试验　病人取仰卧位，检查者一手保持病人膝关节伸直，一手托其足跟，缓慢抬高患肢，至60°以内即出现放射痛则为直腿抬高试验阳性，系神经根受压或粘连使移动范围减小或消失、牵拉坐骨神经所致；缓慢放低患肢高度，至放射痛消失，再被动背屈踝关节以牵拉坐骨神经，如又出现疼痛，则为加强试验阳性。

5. 骨盆挤压分离试验　病人仰卧，检查者双手从其双侧髂前上棘用力向中心相对挤压或向外后方分离诱发疼痛者为阳性，常提示骨盆骨折。

6. 浮髌试验　病人仰卧、伸膝、放松股四头肌，检查者一手置于髌骨近侧，将膝内液体挤入髌骨下关节腔，另一手急速下压髌骨后快速松开，若觉察到髌骨浮起时，为浮髌试验阳性，常提示膝关节积液。一般积液达到50 mL时，浮髌试验才呈阳性。

◆ 三、影像学检查

1. X线检查　是骨科最常用的影像学检查，对骨科疾病的诊断具有十分重要的作用。摄片时注意：①X线投照位置，常规位置包括正位和侧位，特殊位置包括轴位，如髌骨、跟骨及尺骨鹰嘴等；斜位，如腕舟状骨、腕大多角骨及脊柱等；开口位，如寰枢关节；②四肢疾病摄片时需要两侧对比；③应包括附近的关节；④标出拍摄投照方向。但要注意，部分病变的X

线征象，出现要迟于临床症状，故亦不能过度依赖该检查。必要时可将造影剂注入腔隙或组织间隙内，用以显示间隙的各种改变。骨科常用造影包括关节造影、椎管造影、动静脉造影及窦道造影等。

2.CT 可显示人体横断面图像，对运动系统疾病的定位、诊断及鉴别诊断有重要价值。适用于脊柱及四肢肿瘤、结核、炎症、骨折、脱位，椎间盘突出及普通 X 线定位不明者的运动系统疾病的诊断。

3.MRI 可提供横切面、矢状面、额状面等不同断面的图像，是目前检查软组织的最佳手段。在骨质疏松、肿瘤、感染、创伤以及关节病变，如股骨头缺血坏死及膝关节韧带损伤等具有诊断价值，对脊柱、脊髓病变的诊断价值更高。

4.核素骨扫描 将亲骨性核素注入体内，利用其积聚于骨骼和关节部位的特点使骨骼和关节显现。核素骨扫描既能显示骨关节形态，又可反映局部代谢和血供状况。因而可以明确病变部位，早期发现骨关节疾病。对骨转移瘤、急性血源性骨髓炎等有早期诊断价值。

第二节　牵引术

 考点提示

序号	主要考点
1	牵引期间护理
2	牵引并发症

牵引术是骨科常用的治疗方法，是利用牵引力和反牵引力作用于骨折部，达到复位或维持复位固定的治疗方法。

【分类】

牵引方法包括皮牵引、骨牵引和兜带牵引 3 种。

1.皮牵引 又称间接牵引，是用贴敷于患肢皮肤上的胶布(胶布牵引)或包压于患肢皮肤上的牵引带(海绵带牵引)，利用其与皮肤的摩擦力，通过滑轮装置及肌肉在骨骼上的附着点，将牵引力传递到骨骼。由于胶布会对病人的皮肤产生刺激作用，故目前临床上胶布牵引已少见。

2.骨牵引 又称直接牵引.是将不锈钢针穿入骨骼的坚硬部位，通过牵引钢针直接牵引骨骼。

3.兜带牵引 是利用布带或海绵兜带兜住身体突出部位施加牵引力。

【适应证】

牵引术适应证包括：①骨折、关节脱位的复位及维持复位后的稳定；②挛缩畸形的矫正治疗和预防；③炎症肢体的制动和抬高；④骨和关节疾病治疗前准备；⑤防止骨骼病变。

【禁忌证】

局部皮肤受损和对胶布或泡沫塑料过敏者禁用皮牵引。

【护理措施】

(一)操作前准备

1. 做好解释　向病人及其亲属解释牵引的意义、固的、步骤及注意事项，取得配合。

2. 了解药物过敏史　骨牵引术前应询问病人的药物过敏史，尤其是普鲁卡因过敏史，如过敏，可改用1%利多卡因。

3. 局部准备　被牵引的肢体局部皮肤必须用肥皂和清水擦洗干净，去除油污。必要时剃毛。行颅骨牵引时，剃除全部头发。

4. 用物准备　除常规准备牵引床、牵引架、牵引绳、重锤等外，皮牵引备胶布、纱布绷带、扩张板或海绵牵引带；骨牵引备骨牵引器械包(内备骨圆针和克氏针、手摇钻、骨键)、切开包、牵引弓等手术器械。

5. 体位准备　牵引前摆好病人体位，协助医师进行牵引。

(二)操作中配合

1. 皮牵引　多用于四肢牵引。无创、简单易行，但牵引重量小，一般不超过 5 kg，牵引时间为 2~4 周。

(1)胶布牵引：局部皮肤涂以安息香酸酊(婴幼儿除外)，以增加黏合力及减少对胶布过敏。在骨隆突处加衬垫，防止局部压迫。根据肢体的粗细及粘贴部位选择适当宽度的胶布，沿肢体纵轴粘贴胶布于肢体两侧，并使之与皮肤紧贴平整无皱摺。皮牵引的胶布两头分叉劈开，以扩展其宽度。在胶布长度中点黏着面上放置比肢端稍宽的中央有孔的扩张板。胶布外用绷带缠绕，防止松脱。借牵引绳通过滑轮进行皮牵引。

(2)海绵带牵引：将海绵带平铺于床上，用大毛巾包裹需牵引的肢体，骨突处垫以棉垫或纱布，将肢体包好，扣上尼龙搭扣，连接牵引绳、滑轮和重锤(图 34-1)。行下肢皮牵引时，牵引带不能压迫腓骨头部，以免压迫腓总神经，导致肢体麻痹。

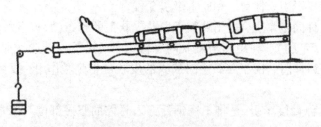

图 34-1　下肢海棉带牵引

2. 骨牵引　常应用于颈椎骨折或脱位、肢体开放性骨折及肌肉丰富处的骨折。牵引力量大、持续时间长，可达 2~3 个月。骨牵引属有创牵引方式，故可能发生感染。

(1)进针

1)四肢牵引：做皮肤小切口，协助医师用手摇钻将牵引针钻入骨质并从对侧皮肤穿出。针孔处皮肤用75%乙醇纱布覆盖，牵引针两端套上软木塞或有胶皮盖的小瓶，以免刺伤皮肤或划破皮肤。

2)颅骨牵引：用安全钻头钻穿骨外板，将牵引弓两侧的钉尖插入此孔，旋紧固定螺丝，以防滑脱(图34-2)

(2)牵引：系上牵引绳，通过滑轮，加上所需重量的重锤进行牵引。牵引重量根据病情、部位和病人体重确定。下肢牵引重量一般是体重的 1/10 ~ 1/7，颅骨牵引重量一般为6~8 kg，不超过 15 kg。

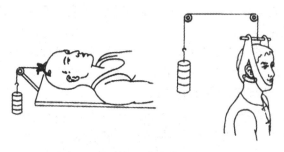

图 34-2　颅骨牵引

3.兜带牵引

(1)枕颌带牵引：常用于颈椎骨折或脱位、颈椎间盘突出症及颈椎病等。卧床持续牵引时，牵引重量一般为2.5~3 kg；坐位牵引时牵引重量自6 kg 开始，可逐渐增加至 I5 kg，每日1~2 次，每次 30 分钟。牵引时，避免枕额带压迫两耳及头面两侧(图34-2)。

(2)骨盆水平牵引：常用于腰椎间盘突出症的治疗。将骨盆兜带包托于骨盆，在骨盆兜带上加适当重量，将床尾抬高 20~25 cm 行反牵引，可定时间歇牵引，也可将特制胸部兜带固定在床架上行反牵引(图34-3)。

(3)骨盆悬吊牵引：常用于骨盆骨折的复位与固定。将兜带从后方包托于骨盆，前方两侧各系牵引绳，交叉至对侧上方通过滑轮及牵引架进行牵引(图34-4)。牵引重量以将臀部抬离床面 2~3 cm 为准。

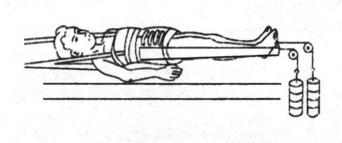

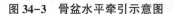

图 34-3　骨盆水平牵引示意图

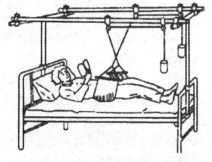

图 34-4　骨盆悬吊牵引示意图

(三)牵引期间护理

1. **生活护理** 持续牵引者由于制动造成活动不便，生活不能完全自理。应协助病人满足正常生理需要，如协助洗头、擦浴，教会病入床上使用拉手、便盆等。

2. **保持有效的牵引** ①保持反牵引力：颅骨牵引时，.应抬高床头；下肢牵引时，抬高床尾 15~30 cm。若身体移位，抵住床头或床尾，及时调整。②牵引重锤保持悬空：牵引期间，牵引方向与被牵引肢体长轴应成直线，不可随意放松牵引绳，牵引重量不可随意增减或移除。③皮牵引时，检查胶布、绷带、海绵牵引带有无松脱，扩张板位置是否正确，若出现移位，及时调整。④颅骨牵引时，检查牵引弓有无松脱，并拧紧螺母，防止其脱落。⑤避免过度牵引：每日测量被牵引的肢体长度，并与健侧进行对比；也可通过 X 线检查了解骨折对位情况，及时调整牵引重量。

3. **维持良好的血液循环** 皮牵引时密切观察病人患肢末梢血液循环情况。检查局部包扎有无过紧、牵引重量是否过大。若局部出现青紫、肿胀、发冷、麻木、疼痛、运动障碍以及脉搏细弱时，详细检查、分析原因并及时报告医师。

4. **皮肤护理** 胶布牵引部位及长期卧床病人骨突部皮肤可出现水疱、溃疡及压疮，注意观察胶布牵引病人胶布边缘皮肤有无水疱或皮炎。若有水疱，可用注射器抽吸并予换药；若水疱面积较大，立即去除胶布，暂停牵引或换用其他牵引方法；在可能发生压疮的部位放置水垫、应用减压贴或气垫床，保持床单位清洁、干燥和平整，定时翻身，并观察受压皮肤的情况。

5. **并发症的护理**

(1)血管和神经损伤

1)原因与表现：多由于骨牵引穿针时判断不准确导致，也可因皮牵引包压过紧引起。颅骨牵引者还可因牵引针钻太深引起颅内出血；因牵引过度损伤舌下神经、臂丛神经等，病人表现吞咽困难、伸舌时舌尖偏向患侧、一侧上肢麻木等。

2)护理：密切观察创口敷料的渗血情况、患肢末梢血运、病人生命体征及肢体运动情况，关注颅骨牵引者的意识、神经系统检查结果等。根据情况及时调整。

(2)牵引针、弓脱落

1)原因：多系牵引针打入太浅、螺母未拧紧或术后未定期拧紧引起。

2)护理：定时检查、及时拧紧。

(3)牵引针眼感染

1)原因：操作时未严格执行无菌操作技术、反复穿刺、未及时清除针眼处积血及分泌物或牵引针滑动均可引起。

2)护理：①预防：骨牵引针两端套上软木塞或胶盖小瓶；针眼处每日滴 75% 乙醇 2 次；及时擦去针眼处分泌物或痂皮；牵引针若向一侧偏移，消毒后调整。②处理：发生感染者充分引流，严重时须拔去钢针，改变牵引位置。

(4)关节僵硬：最常见的是足下垂畸形，部分病人还可能出现膝关节屈曲畸形、髋关节屈曲畸形、肩内收畸形等。

1)原因：主要与腓总神经受压及患肢长期固定体位、缺乏功能锻炼有关。下肢水平牵引时，踝关节呈自然足下垂位，加之关节不活动，会发生跟腱挛缩和足下垂。

2)护理：下肢水平牵引时，在膝外侧垫棉垫，防止压迫腓总神经；可用垂足板将踝关节置于功能位。若病情许可，定时做踝关节活动预防足下垂。

（5）其他：由于长期卧床，病人还可能出现坠积性肺炎、便秘、下肢深静脉血栓、泌尿系统感染等并发症，应注意预防，加强病情观察并及时处理。枕颌带牵引时应注意避免牵引带压迫气管导致呼吸困难、窒息。

第三节　石膏绷带固定术

 考点提示

序号	主要考点
1	石膏固定期间护理
2	石膏固定的配合

石膏绷带是常用的外固定材料之一，适用于骨关节损伤及术后的固定。传统的石膏绷带卷是将熟石膏粉撒在特制的稀孔纱布绷带上用木板刮匀，卷制而成。熟石膏是天然生石膏经加热脱水而成，当熟石膏遇到水分时，可重新结晶硬化。因此，石膏绷带经温水浸泡后，包在需要固定的肢体上，5~10分钟即可硬结成形，并逐渐干燥坚固，对患肢起到有效的固定作用。其缺点是较沉重、透气性差及X射线透光性差。近年来，粘胶石膏绷带的使用较为广泛，是将胶质黏合剂与石膏粉完全混合后牢固地黏附在支撑纱布上制成，使石膏绷带的处理更为清洁、舒适。

常用的石膏按照形状可分为石膏托、石膏夹板、石膏管型、石膏围领等。按照固定部位可分为躯干石膏、四肢石膏及特殊类型石膏等。

【适应证】

适应证包括：①骨折复位后的固定；②关节损伤和关节脱位复位后的固定；③周围神经、血管、肌腱断裂或损伤，皮肤缺损，手术修复后的制动；④急慢性骨、关节炎症的局部制动；⑤畸形矫正术后矫形位置的维持和固定。

【禁忌证】

禁忌证　包括：①全身情况差，如心、肺、肾功能不全，进行性腹水等；②伤口发生或疑有厌氧菌感染；③孕妇禁忌躯干部大型石膏固定；④年龄过大、新生儿、婴幼儿及身体衰弱者不宜行大型石膏固定。

【护理措施】

（一）操作前准备

1. 做好解释　向病人及其亲属说明石膏固定的目的与意义。解释操作过程中石膏散热属正常现象，并告知病人肢体关节必须固定在功能位或所需的特殊体位，中途不能随意变动，以取得病人配合。

2.**影像学检查** 石膏固定前，患处需行 X 线检查，以备术后对照。

3.**用物准备** 备齐石膏固定所需用物，如石膏绷带、内盛 35~45℃ 温水的水桶或水盆、石膏刀、剪、衬垫、支撑木棍、卷尺和有色铅笔等。

4.**皮肤准备** 用肥皂及清水清洁需石膏固定处的皮肤并擦干；有伤口者更换敷料；发现皮肤异常应记录并报告医师。

(二)操作中配合

1.**体位** 将病人置于关节功能位，特殊情况根据需要摆放。由专人维持或置于石膏牵引架上，切不可中途变换体位。

2.**覆盖衬垫** 在石膏固定处的皮肤表面覆盖一层衬垫，可用棉织筒套、棉垫或棉纸，以防局部受压形成压疮。

3.**石膏包扎**

(1)石膏托制作：首先制作石膏条，根据肢体长度选择石膏绷带的型号，在平台上将石膏绷带来回折叠，通常上肢 10~12 层，下肢 12~15 层，宽度以包围肢体周径的 2/3 为宜。而后从两头向中间折叠，平放入水内浸泡充分后，向中间轻挤，去除多余水分后，推摸压平，置于患肢背面。然后用普通棚带缠绕附有石膏条的肢体即可。

(2)石膏管型制作：若制作石膏管型，则将石膏卷平放入水桶并完全浸没，至石膏卷停止冒气泡时双手持石膏卷两头取出，挤去多余水分。石膏卷贴着躯体从肢体近侧向远侧推动，使绷带粘贴缠绕，每一圈绷带覆盖上一圈的 1/3。缠绕过程中用手掌均匀抚摩绷带，以使各层贴合紧密、平整无褶，曲线明显、粗细不匀处要用拉回打"褶裥"(图 34-5)，不可包得过紧或过松；层次均匀，一般包 5~7 层，绷带边缘、关节部及骨折部多包 2~3 层；石膏绷

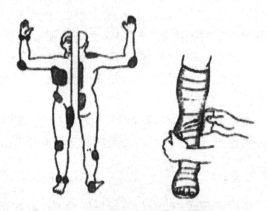

图 34-5 绷带缠绕方法示意图

带的厚度上下一致，以不断裂为标准，不可任意加厚。

4.**捏塑成形** 未定型前，根据局部解剖特点适当捏塑及整理，使石膏在干固过程中固定牢稳而不移动位置，重点注意关节部位。在石膏表面涂上石膏糊，加以抚摩，使表面平滑。应露出手指或足趾，以便观察肢体末端血液循环、感觉和运动，同时有利于功能锻炼。

5.**包边** 将衬垫从内面向外拉出一些，包住石膏边缘，若无衬垫，可用一宽胶布沿石膏边包起，在石膏表面涂上石膏糊，使表面平滑。

6.**标记** 用记号笔在石膏外标记固定日期及预定拆石膏的日期。

7.**开窗** 石膏未干前，为便于局部检查或伤口引流、更换敷料等，可在相应部位石膏上开窗。方法是确定开窗范围并标记，用石膏刀沿标记线向内侧斜切，边切边将切开的石膏向上拉直至完全切开。已开窗的石膏须用纱布填塞后包好，或将石膏盖复原后用绷带加压包紧，以防软组织向外突出。

(二)石膏固定期间的护理

1. 石膏干固前

(1)加快干固:石膏一般自然风干,从硬固到完全干固需 24~72 小时;若要加快干固可创造条件天气冷时可通过适当提高室温、灯泡烤箱、红外线照射等烘干及热风机吹干等方法,但须注意石膏传热,温度不宜过高,且应经常移动仪器位置,避免灼伤。

(2)搬运:搬运及翻身时,用手掌平托石膏固定的肢体,切忌抓捏,以免留下指凹点,干固后形成局部压迫。注意维持肢体的位置,避免石膏折断。

(3)体位:潮湿的石膏容易变形,故须维持石膏固定的位置直至石膏完全干固,病人需卧硬板床,用软枕妥善垫好石膏。病人在石膏固定后 8 小时内勿翻身,8~10 小时后协助翻身。四肢包扎石膏时抬高患肢,适当支托以防肢体肿胀及出血;行石膏背心及人字形石膏固定者,勿在头及肩下垫枕,避免胸腹部受压;下肢石膏应防足下垂及足外旋。

(4)保暖:寒冷季节注意保温。未干固的石膏需覆盖毛毯时应用支被架托起。

2. 石膏干固后

(1)保持清洁、干燥:髋人字形石膏及石膏背心固定者,尤其是婴幼儿,大小便后应及时清洁臀部及会阴,并注意勿污染及弄湿石膏。石膏污染后用布蘸少量洗涤剂擦拭,清洁后立即擦干。断裂、变形和严重污染的石膏应及时更换。

(2)保持有效固定:行石膏管型固定者,因肢体肿胀消退或肌萎缩可导致原石膏失去固定作用,必要时应重新更换。

(3)并发症的护理

1)骨筋膜室综合征:骨筋膜室是由骨、骨间膜、肌间隔和深筋膜形成的密闭腔隙。四肢骨折时,骨折部位骨筋膜室内的压力增高,导致肌肉和神经因急性缺血而产生一系列早期综合征,即为骨筋膜室综合征。骨筋膜室综合征好发于前臂掌侧和小腿。应密切观察石膏固定肢体的末梢血液循环,注意评估"5P"征:疼痛、苍白、感觉异常、麻痹及脉搏消失。病人一旦出现肢体血液循环受阻或神经受压的征象,立即放平肢体,并通知医师全层剪开固定的石膏,严重者须拆除,甚至行肢体切开减压术。

2)压疮:行石膏固定术病人多需长期卧床,故容易发生骨突部位的压疮。应保持床单位清洁、干燥,定时翻身,避免剪切力、摩擦力等损伤。

3)化脓性皮炎:多因石膏塑形不好,石膏未干固时搬运或放置不当等致石膏凹凸不平引起;部分病人可能将异物伸入石膏内搔抓石膏下皮肤,导致肢体局部皮肤受损。主要表现为局部持续性疼痛、形成溃疡、有恶臭及脓性分泌物流出或渗出石膏,一旦发生应及时开窗检查及处理。

4)石膏综合征:部分行躯干石膏固定者可能出现反复呕吐、腹痛甚至呼吸窘迫、面色苍白、发绀、血压下降等表现,称为石膏综合征。常见原因为:①石膏包裹过紧,影响病人呼吸及进食后胃的扩张;②手术刺激神经及后腹膜致神经反射性急性胃扩张;③过度寒冷、潮湿等致胃肠功能紊乱。护理措施包括:缠绕石膏绷带时不可过紧,且上腹部应充分开窗;调整室内湿度为 50%~60%;嘱病人少量多餐,进食时避免过快过饱及进食产气多的食物等。发生轻度石膏综合征可通过调整饮食、充分开窗等处理;严重者应立即拆除石膏,予禁食、胃肠减压及静脉补液等处理。

5)废用综合征:由于肢体长期固定、缺乏功能锻炼导致肌萎缩;同时大量钙盐逸出骨骼可致骨质疏松；关节内纤维粘连致关节僵硬。因此石膏固定期间应加强未固定肢体的功能锻炼。

6）出血：手术切口或创面出血时，血液或渗出液可能渗出石膏外，用记号笔标记出范围、日期.并详细记录。如血迹边界不断扩大须及时报告医师，必要时协助医师开窗以彻底检查。

7）其他：由于行石膏固定术后长期卧床，病人还可能出现坠积性肺炎、便秘、泌尿道感染等并发症，应加强观察并及时处理。

3. 石膏拆除　拆除石膏前需向病人解释，使用石膏锯时可有振动、压迫及热感，但无痛感，不会切到皮肤。石膏拆除后，病人可能有肢体减负的感觉。石膏下的皮肤一般有一层黄褐色的痂皮或死皮、油脂等；其下的新生皮肤较为敏感，应避免搔抓，可用温水清洗后，涂一些润肤霜以保护皮肤，每日行局部按摩。由于长时间固定不动，开始活动时肢体可能产生关节僵硬感或肢体肿胀，应指导病人加强患肢功能锻炼，必要时用弹性绷带包扎患肢，并逐步放松，以缓解不适症状。

第四节　功能锻炼

功能锻炼是骨科治疗的重要组成部分，是促进肢体功能恢复、预防并发症的重要保证。康复训练应遵循循序渐进、动静结合、主动与被动运动相结合的原则。可应用图、表的方式，与病人共同讨论并制定个性化的功能锻炼方案，从而充分调动病人的主观能动性，争取早期、科学、合理地进行康复训练。通常骨科病人的功能锻炼分 3 个阶段。

1. 初期　术后 1～2 周，此期功能锻炼的主要目的是促进肢体血液循环，消除肿胀，防止废用综合征。此期病变部位可能由于疼痛、肿胀导致肢体活动受限，因此功能锻炼应以肌肉等长舒缩运动为主；而身体其他部位应加强各关节的主动活动。

2. 中期　术后 2 周以后，即手术切口愈合、拆线到解除牵引或外固定支具之间的时间，此时病变部位肿胀已消退，局部疼痛减轻，应根据病情需要，在医护人员指导和健肢帮助下，配合简单的器械或支架辅助锻炼，逐渐增加病变肢体的运动范围和运动强度。

3. 后期　此时病变部位已基本愈合，外固定支具已拆除，是功能锻炼的关键时期，特别是早期、中期训练不足者，要尽早消除肢体部分肿胀和关节僵硬的现象，加强关节活动范围和肌力的锻炼，并配合理疗、按摩、针灸等物理治疗和外用药物熏洗，促进恢复。

此外，还应保持关节功能位，但由于功能位是相对的，在临床实际应用中应视病人的年龄、性别、职业等综合因素确定。

【思考题】

1. 刘先生，28 岁，因高处跌落后右股部疼痛 1 小时就诊。体格检查：神志清楚，腹痛，右下肢畸形、疼痛 X 残栓查显示右股骨下端骨折。经手法复位后采用胫骨结节牵引术。

请问：

（1）如何保持该病人的有效牵引？

（2）该病人可能发生哪些牵引并发症？如何预防？

（3）请为该病人制定术后功能锻炼计划：

2.孙先生，42岁，因骑电动车急刹车时不慎跌倒致左小腿剧烈疼痛，移动下肢体时痛加重8小时入院。体格检查：左小腿肿胀明显，皮下有瘀斑，未见皮肤裂口，左下肢畸形，压痛明显，活动受限，X线检查显示左胫骨、腓骨中下段粉碎性骨折。经手术切开复位后左下肢管型石膏固定，目前患肢肿胀严重。

请问：

（1）列举该病人石膏固定前的护理要点。

（2）如何观察该病人伤肢的末梢循环情况？

（3）病人可能发生哪些并发症？如何预防？

第三十五章

骨折病人的护理

学习目标

识记
1. 简述骨折的定义、病因、分类、病理生理和常用的辅助检查。
2. 简述常见四肢骨折、脊柱骨折、脊髓损伤和骨盆骨折的病因和分类。
理解
1. 简述四肢骨折、脊柱骨折、脊髓损伤和骨盆骨折的临床表现。
2. 简述常见四肢骨折、脊柱骨折、脊髓损伤和骨盆骨折的处理原则。
运用
运用护理程序对骨折病人实施整体护理。

习题二维码35-1

章前导言

骨折不仅有骨的连续性或完整性中断，而且可能因损伤到周围的神经、血管、脊髓和脏器等，引起更为严重的并发症，因此对骨折的及时诊断，以及骨折后正确的复位、固定和功能锻炼都极为重要。骨折病人共有的临床表现和处理原则，以及不同部位骨折的临床特点和骨折后护理是本章学习的重点。

案例导入

张女士，68岁。因跌倒后左髋部疼痛活动障碍3小时入院。病人于3小时前被汽车撞倒，当时感觉左髋部剧痛，不能站起。入院时意识清醒。痛苦面容。

体格检查：左髋部压痛，叩击足跟时髋部疼痛加重，左下肢内收、外旋、缩短畸形。

辅助检查：X线检查示左股骨颈骨折。

请思考：
(1) 护士评估该病人时，应重点关注哪些方面？
(2) 该病人拟行左股骨颈骨折手术复位内固定术，其围术期主要的护理诊断/问题有哪些？
(3) 针对该病人的护理诊断/问题应提供哪些护理措施？

第一节　概　述

 考点提示

序号	主要考点
1	判断骨折的最重要的依据(骨折的专有体征)
2	肺癌病人发生骨折的原因(病理性骨折)
3	骨折的专有体征包括
4	青枝骨折属于稳定性骨折
5	骨折的早期并发症判断
6	以"爪形手"为典型表现的骨折并发症是
7	骨折的护理措施和健康教育

骨折是指骨的完整性和连续性中断。

骨折可由创伤和骨骼疾病所致。创伤性骨折多见,如交通事故、坠落或跌倒等。骨髓炎、骨肿瘤等疾病导致骨质破坏,在轻微外力作用下即发生的骨折,称为病理性骨折。本章重点介绍创伤性骨折。

1.**直接暴力**　暴力直接作用于局部骨骼使受伤部位发生骨折,常伴有不同程度的软组织损伤。如小腿被车轮碾压的部位出现骨折(图35-1)。

2.**间接暴力**　暴力通过传导、杠杆、旋转和肌肉收缩等方式使受力点以外的骨骼部位发生骨折。如跌倒时以手掌撑地,由于上肢与地面的角度不同,暴力向上传导可致桡骨远端骨折或肱骨髁上骨折;骤然跪倒时,股四头肌猛烈收缩,可致髌骨骨折。

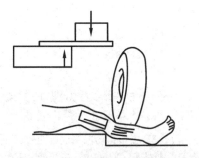

图35-1　直接暴力引起的骨折

3.**疲劳性骨折**　长期、反复、轻微的直接或间接外力可致肢体某一特定部位骨折。如长途行军易致第2、3跖骨及腓骨下1/3骨干骨折。

【分类】

1.**根据骨折的程度和形态分类**

(1)不完全骨折:骨的完整性和连续性部分中断,按其形态又可分为:

1)裂缝骨折:骨质出现裂隙,无移位,像瓷器上的裂纹。多见于颅骨、肩胛骨等。

2)青枝骨折:多见于儿童。主要表现为骨皮质和骨膜部分断裂,可有成角畸形,因骨折与青嫩树枝被折断时相似而得名。

(2)完全骨折:骨的完整性和连续性全部中断。按骨折线的方向及其形态可分为(图35-2):

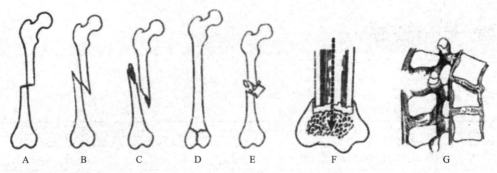

图 35-2　按骨折线方向及骨折形态分类

1) 横形骨折：骨折线与骨干纵轴接近垂直。

2) 斜形骨折：骨折线与骨干纵轴呈一定角度。

3) 螺旋形骨折：骨折线呈螺旋状。

4) 粉碎性骨折：骨质碎裂成 3 块以上。骨折线呈"T"形或"Y"形者又称为"T"形或"Y"形骨折。

5) 嵌插骨折：骨折片相互嵌插，多见于干骺端骨折，即骨干的密质骨嵌插入骨骺端的松质骨内。

6) 压缩骨折：骨质因压缩而变形，多见于松质骨，如脊椎骨骨折和跟骨骨折。

7) 骨骺损伤：经过骨骺的骨折，骨骺的断面可带有数量不等的骨组织。

2. 根据骨折处皮肤、筋膜或骨膜的完整性分类

(1) 开放性骨折：骨折处皮肤、筋膜或骨膜破裂，骨折端直接或间接与外界相通。如刀枪打击造成骨折处有开放性创口，直肠破裂伴尾骨骨折。

(2) 闭合性骨折：骨折处皮肤或黏膜完整，骨折端不与外界相通。

3. 根据骨折端的稳定程度分类

(1) 稳定性骨折：在生理外力作用下，骨折端不易移位或复位后不易再发生移位的骨折，如裂缝骨折、青枝骨折、横形骨折、压缩骨折和嵌插骨折等。

(2) 不稳定性骨折：在生理外力作用下，骨折端易移位或复位后易再移位的骨折，如斜形骨折、螺旋形骨折和粉碎性骨折等。

【骨折移位】

由于暴力作用、肌肉牵拉以及不恰当的搬运等原因，大多数完全骨折均有不同程度的移位。常见的移位有以下 5 种(图 35-3)，并常同时存在：①成角移位：两骨折段的纵轴线交叉成角，以其顶角的方向为准分为向前、后、内或外成角；②侧方移位：以近侧骨折段为准，远侧骨折段向前、后、内、外的侧方移位；③缩短移位：两骨折段相互重叠或嵌插，使其缩短；④分离移位：两骨折段在纵轴上分离，形成间隙；⑤旋转移位：远侧骨折段围绕骨的纵轴。

【骨折愈合】.

1. 骨折愈合过程　根据组织学和细胞学的变化，通常将骨折后的愈合过程分为以下 3 个

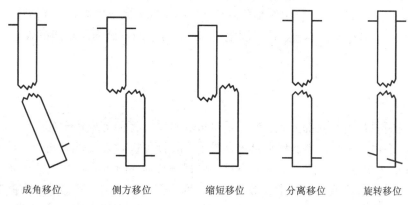

成角移位　　　侧方移位　　　缩短移位　　　分离移位　　　旋转移位

图 35-3　骨折段 5 种不同移位

相互交织逐渐演进的阶段。

（1）血肿炎症机化期：骨折导致骨髓腔、骨膜下和周围组织血管破裂出血。伤后 6~8 小时，骨折断端及其周围形成的血肿凝结成血块。损伤可致部分软组织和骨组织坏死，在骨折处引起无菌性炎症反应。炎性细胞逐渐清除血凝块、坏死软组织和死骨，而使血肿机化形成肉芽组织。肉芽组织内成纤维细胞合成和分泌大量胶原纤维，转化为纤维结缔组织连接骨折两端，称为纤维连结。此过程约在骨折后 2 周完成。同时，骨折端附近骨外膜的成骨细胞伤后不久即活跃增生，1 周后即开始形成与骨干平行的骨样组织，并逐渐延伸增厚。骨内膜在稍晚时也发生同样改变。

（2）原始骨痂形成期：骨内、外膜增生，新生血管长入，成骨细胞大量增殖，合成并分泌骨基质，使骨折端附近内、外形成的骨样组织逐渐骨化，形成新骨，即膜内成骨。由骨内、外膜紧贴骨皮质内、外形成的新骨，分别称为内骨痂和外骨痂。填充于骨折断端间和髓腔内的纤维组织逐渐转化为软骨组织，软骨组织经钙化而成骨，即软骨内成骨，形成环状骨痂和髓腔内骨痂，即为连接骨痂。连接骨痂与内、外骨痂相连，形成桥梁骨痂，标志着原始骨痂形成。这些骨痂不断钙化加强，当其达到足以抵抗肌收缩及剪力和旋转力时，则骨折达到临床愈合，一般需 12~24 周。此时 X 线片上可见骨折处有梭形骨痂阴影，但骨折线仍隐约可见。

（3）骨痂改造塑形期：原始骨痂中新生骨小梁逐渐增粗，排列越来越规则和致密。随着破骨细胞和成骨细胞的侵入，完成骨折端死骨清除和新骨形成的爬行替代过程。原始骨痂被板层骨替代，使骨折部位形成坚强的骨性连接，此过程约需 1~2 年。根据 Wolff 定律，骨的机械强度取决于骨的结构，正常与异常骨结构随着功能需要而发生变化。因此在骨痂形成成熟骨板后，破骨细胞与成骨细胞相互作用。在应力轴线上成骨细胞相对活跃，有更多新骨形成坚强的板层骨；在应力轴线以外破骨细胞相对活跃，吸收和清除多余的骨痂。最终，髓腔重新沟通，骨折处恢复正常骨结构，在组织学和放射学上不留痕迹。但这种改建有一定限度，畸形严重者将很难完全矫正。

2.**临床愈合标准**　临床愈合是骨折愈合的重要阶段，其标准为：①局部无压痛及纵向叩击痛；②局部无反常活动；③X 线检查显示骨折处有连续性骨痂通过，骨折线已模糊。达到临床愈合后，可拆除病人的外固定，通过功能锻炼逐渐恢复患肢功能。

3.影响愈合的因素　主要包括：①全身因素：如年龄、健康状况；②局部因素：如骨折的类型、骨折部位的血液供应、软组织损伤程度、软组织嵌入以及感染等；③治疗方法：如反复多次的手法复位、治疗操作不当、骨折固定不牢固、过早和不恰当的功能锻炼等。

【临床表现】

（一）全身表现

大多数骨折只会引起局部症状，但严重骨折和多发性骨折可导致全身反应。

1.休克　多由于出血所致，特别是骨盆骨折、股骨骨折和多发性骨折，严重时出血量可超过 2000 mL。严重的开放性骨折或并发重要内脏器官损伤时可导致休克甚至死亡。

2.发热　骨折后体温一般正常。股骨骨折、骨盆骨折等的出血量较大，血肿吸收时可出现吸收热，但一般不会超过 38℃。开放性骨折出现高热时，应考虑感染的可能。

（二）局部表现

1.一般表现

（1）疼痛和压痛：骨折和合并伤处疼痛，移动患肢时疼痛加剧，伴明显压痛。由骨长轴远端向近端叩击和冲击时可诱发骨折部位的疼痛，为纵向叩击痛。

（2）肿胀和瘀斑：骨折处血管破裂出血形成血肿，软组织损伤导致水肿，这些都可使患肢严重肿胀，甚至出现张力性水疱和皮下瘀斑。由于血红蛋白的分解，皮肤可呈紫色、青色或黄色。

（3）功能障碍：局部肿胀和疼痛使患肢活动受限。完全骨折时受伤肢体活动功能可完全丧失。

2.特有体征

（1）畸形：骨折段移位可使患肢外形改变，多表现为缩短、成角或旋转畸形。

（2）反常活动：正常情况下肢体非关节部位出现类似于关节部位的活动。

（3）骨擦音或骨擦感：两骨折端相互摩擦时，可产生骨擦音或骨擦感。

具有以上特有体征三者之一即可诊断为骨折。但是，三者都不出现不能排除骨折，如裂缝骨折和嵌插骨折。不能为了检查特有体征而刻意搬动患肢，不可故意反复检查，以免加重周围组织特别是血管和神经的损伤。

（三）并发症

骨折常由较严重的创伤所致，有时骨折伴有或导致重要组织、器官的损伤比骨折本身更严重，甚至可以危及病人的生命。

1.早期并发症

（1）休克：严重创伤、骨折引起大出血或重要脏器损伤可致休克。

（2）脂肪栓塞综合征：成人多见，多发生于粗大的骨干骨折，如股骨干骨折。由于骨折部位的骨髓组织被破坏，血肿张力过大，使脂肪滴经破裂的静脉窦进入血液循环，引起肺、脑、肾等部位的脂肪栓塞。通常发生在骨折后 48 小时内，典型表现有进行性呼吸困难、发绀，低氧血症可致烦躁不安、嗜睡，甚至昏迷和死亡，胸部 X 线显示有广泛性肺实变。

（3）重要内脏器官损伤：骨折可导致肝、脾、肺、膀胱、尿道和直肠等损伤，如骨盆骨折可导致膀胱破裂。

（4）重要周围组织损伤：骨折可导致重要血管、周围神经和脊髓等损伤，如脊柱骨折和脱位伴发脊髓损伤。

（5）骨筋膜室综合征：引起骨筋膜室内压力增高的因素包括骨折的血肿和组织水肿使室内内容物体积增加，或包扎过紧、局部压迫使室内容积减小。当压力达到一定程度，供应肌肉血液的小动脉关闭（图35-4），可形成缺血-水肿-缺血的恶性循环。骨筋膜室综合征好发于前臂掌侧和小腿，出现以下4个体征可确诊：①患肢感觉异常；②肌肉被动牵拉试验阳性（被动牵拉受累肌肉出现疼痛）；③肌肉主动屈曲时出现疼痛；④筋膜室（即肌腹处）有压痛。骨筋膜室综合征常并发肌红蛋白尿。

2.晚期并发症

（1）坠积性肺炎：主要发生于因骨折长期卧床不起者，以老年、体弱和伴有慢性病者多见，有时甚至可危及病人生命。

（2）压疮：骨突处受压时，局部血液循环障碍易形成压疮。常见部位有骶骨部、髋部、足跟部等。截瘫病人由于肢体失去神经支配，局部缺乏感觉且血液循环更差，因此压疮更易发生且更难治愈。

（3）下肢深静脉血检形成（DVT）：多见于骨盆骨折或下肢骨折病人。由于下肢长时间制动，静脉血液回流缓慢，以及创伤导致的血液高凝状态等，都容易导致下肢深静脉血栓形成。若血栓脱落阻塞肺动脉及其分支可引起肺栓塞（PE）。深静脉血栓形成和肺栓塞合称为静脉血栓栓塞症（VTE）。

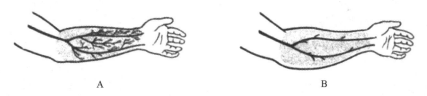

A　　　　　　　　　　　　　　　　　　　　　　B

图35-4　前臂骨筋膜室综合征发展过程

A.早期肌肉的毛细血管血液循环开始受压；B.若臂筋膜室内张力继续增加，肌肉血液供应可完全丧失，但远侧的动脉博动还可以存在，因此临床上不能以此作为安全的客观指标

（4）感染：开放性骨折时，由于骨折断端与外界相通而存在感染的风险，严重者可能发生化脓性骨髓炎。

（5）损伤性骨化：又称骨化性肌炎。关节扭伤、脱位或关节附近骨折时，骨膜剥离形成骨膜下血肿，若血肿较大或处理不当使血肿扩大，血肿机化并在关节附近的软组织内广泛骨化，严重影响关节活动功能。多见于肘关节周围损伤，如肱骨髁上骨折反复暴力复位，或骨折后肘关节活动受限时强力反复牵拉所致。

创伤性关节炎：关节内骨折后若未能准确复位，骨折愈合后关节面不平整，长期磨损易引起活动时关节疼痛。多见于膝关节、踝关节等负重关节。

（7）关节僵硬：最常见。由于患肢长时间固定导致静脉和淋巴回流不畅，关节周围组织发生纤维粘连，并伴有关节囊和周围肌肉挛缩，致使关节活动障碍。

（8）急性骨萎缩：是损伤所致关节附近的痛性骨质疏松，又称反射性交感神经性骨营养不良。好发于手、足骨折后，典型症状是疼痛和血管舒缩紊乱。疼痛与损伤程度不一致，随邻近关节活动而加剧，局部有烧灼感，因关节周围保护性肌肉痉挛而致关节僵硬。由于血管舒缩紊乱，骨折早期皮温升高、水肿、汗毛和指甲生长加快，随之皮温低、多汗、皮肤光滑、汗毛脱落，导致手或足部肿胀、僵硬、寒冷、略呈青紫达数月。

(9)缺血性骨坏死：骨折使某一断端的血液供应被破坏，导致该骨折段缺血坏死。常发生在腕舟状骨骨折后近侧骨折段或股骨颈骨折后股骨头部位。

(10)缺血性肌挛缩：是骨折最严重的并发症之一，是骨筋膜室综合征处理不当的严重后果。常见原因是骨折处理不当，特别是外固定过紧，也可由骨折和软组织损伤直接导致。一旦发生则难以治疗，可造成典型的爪形手(图35-5)或爪形足。

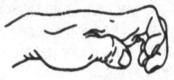

图35-5　爪形手

【辅助检查】

1. 实验室检查　①血常规：骨折致大量出血时可见血红蛋白和血细胞比容降低。②血耗、血磷：在骨折愈合阶段，血钙和血磷水平常升高。③尿常规：月旨滕塞综合征时尿液中可出现脂肪球。

2. 影像学检查

(1)X线检查：对骨折的诊断和治疗具有重要价值，是最常用的检查方法。凡疑为骨折者都应常规进行X线检查，以了解骨折的部位、类型和移位等。

(2)CT和MRI：可发现结构复杂的骨折或常规X线检查难以发现的骨折(如椎体骨折)，以及其他组织的损伤(如脊髓损伤)。

【处理原则】

(一)现场急救

在现场急救时不仅要处理骨折，更要注意全身情况的处理。骨折急救的目的是用最为简单而有效的方法抢救生命、保护患肢并迅速转运，以便尽快妥善处理。

(二)临床处理

骨折的治疗有3大原则，即复位、固定和功能锻炼。

1. 复位　是将移位的骨折段恢复正常或接近正常的解剖关系，重建骨的支架作用，是骨折固定和功能锻炼的基础。临床可根据对位(两骨折端的接触面)和对线(两骨折段在纵轴上的关系)是否良好衡量复位程度。

(1)复位标准

1)解剖复位：骨折段恢复了正常的解剖关系，对位和对线完全良好。

2)功能复位：骨折段虽未恢复正常的解剖关系，但骨折愈合后对肢体功能无明显影响。

(2)复位方法

1)手法复位：又称闭合复位，适用于大多数骨折。其步骤包括解除疼痛、松弛肌肉、对准方向和拔伸牵引。复位时应争取达到解剖复位或接近解剖复位，如不易达到则功能复位即可。不能为了追求解剖复位而反复进行多次复位，以免加重软组织损伤，影响骨折愈合。

2)切开复位：指手术切开骨折部位的软组织，暴露骨折端，在直视下将骨折复位。适用于手法复位失败、关节内骨折经手法复位无法达到解剖复位、手法复位未能达到功能复位、骨折并发主要血管或神经损伤、多处骨折等情况。其最大优点是可使手法复位无效的骨折达到解剖复位，有效的内固定还可使病人早期下床活动，减少并发症，方便护理。但是切开复位本身可加重局部软组织损伤，影响血液供应，若无菌操作不当可造成感染。

2．固定　固定是将骨折断端维持在复位后的位置直至骨折愈合，是骨折愈合的关键。常用方法有外固定和内固定2类。

（1）外固定：常用方法有小夹板、石膏绷带、外展支具、持续牵引和外固定器等。

1）小夹板：利用有一定弹性的柳木板、竹板或塑料板制成的长、宽合适的小夹板．在适当部位加固定垫，用横带绑在骨折部肢体的外面固定骨折。此法主要适用于四肢闭合性、无移位、稳定性骨折。其优点是固定范围一般不包括骨折的上、下关节，便于及早进行功能锻炼，并发症较少，治疗费用低。缺点是易导致骨折再移位，若使用不当可导致压疮和骨筋膜室综合征等后果。应掌握正确的固定方法，避免绑扎太松或太紧、固定垫应用不当等。

2）石膏绷带：石膏绷带可根据肢体形状塑形，固定可靠，维持时间较长。缺点是无弹性，不能调节松紧度，固定范围一般须超过骨折部的上、下关节，无法进行关节活动，易引起关节僵硬。

3）头颈及外展支具：前者主要用于颈椎损伤，后者可将肩、肘、腕关节固定于功能位，适用于肩关节周围骨折、肱骨骨折及臂丛神经损伤等。外展架使患肢处于抬高位，有利于消肿、止痛，且可避免因肢体重量的牵拉导致骨折分离移位。

4）持续牵引：既有复位作用，也有外固定作用。方法包括皮肤牵引、骨牵引和兜带牵引等。应根据病人的年龄、骨折部位、肌肉发达程度和软组织损伤情况等来选择牵引的方法和牵引重量。

5）外固定器：骨折复位后将钢针穿过远离骨折处的骨骼，利用夹头在钢管上的移动和旋转矫正骨折移位，最后用金属外固定器固定（图35-6）。外固定器主要用于开放性骨折，或闭合性骨折伴有局部软组织损伤或感染灶等情况。它具有固定可靠、易于处理、不限制关节活动、可早期功能锻炼等优点。

（2）内固定：切开复位后，将骨折段固定在解剖位置。内固定物包括接骨板、螺丝钉、髓内钉和加压钢板等。但取出内固定器材多需要二次手术。

3．功能锻炼　功能锻炼是在不影响固定的情况下，尽快地恢复患肢肌肉、肌腱、韧带、关节囊等软组织的舒缩活动。功能锻炼是尽早恢复患肢

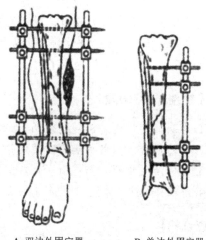

A.双边外固定器　　　　B.单边外固定器

图35-6　骨外固定器

功能和预防并发症的重要保证。患肢功能锻炼的方法参见第三十四章骨科病人的一般护理。在锻炼过程中，可配合理疗、中医和中药治疗等。

【护理评估】

(一)非手术治疗/术前评估

1. 健康史

(1)一般情况：包括年龄、性别、婚姻、职业和运动爱好等。

(2)外伤史：了解受伤的时间、原因和部位，受伤时的体位、症状和体征、搬运方式、急救情况，有无昏迷史和其他部位复合伤等。

(3)既往史：重点了解与骨折愈合有关的因素，如病人有无骨质疏松、骨折、骨肿瘤病史或手术史。

(4)家族史：了解家族中是否有患骨科疾病的病人。

2. 身体状况

(1)症状与体征：评估有无休克或体温异常的症状；是否有骨折局部的一般表现和专有体征；皮肤是否完整，开放性损伤的范围、程度和污染情况；有无其他重要伴发伤，如神经、血管或脊髓损伤；有无骨折后早期和晚期并发症；石膏固定、夹板固定或牵引固定是否维持于有效状态等。

(2)辅助检查：了解有无 X 线、CT、MRI 及其他有关手术耐受性检查(如心电图、肺功能检查)等的异常发现。

3. 心理-社会状况　了解病人对疾病的认知程度，对治疗方案和疾病预后有何顾虑和思想负担；了解病人的朋友及家属对其关心和支持程度；了解家庭对治疗的经济承受能力。

(二)术后评估

1. 术中情况　了解病人手术、麻醉方式与效果、骨折修复情况、术中出血、补液、输血情况和术后诊断。

2. 身体评估　评估石膏固定、小夹板固定或牵引术是否维持于有效状态；功能恢复情况；是否出现与手术有关或与骨折有关的并发症。

3. 心理-社会状况　评估病人有无焦虑、抑郁等负性情绪；康复训练和早期活动是否配合；对出院后的继续治疗是否了解。

【常见护理诊断/问题】

1. 疼痛　与骨折部位神经损伤、软组织损伤、肌肉痉挛和水肿有关。

2. 有外周神经血管功能障碍的危险　与骨和软组织损伤、外固定不当有关。

3. 躯体活动障碍　与骨折、牵引或石膏固定有关。

4. 潜在并发症　休克、脂肪栓塞综合征、骨筋膜室综合征、静脉血栓栓塞症、关节僵硬等。

【护理目标】

1. 病人主诉骨折部位疼痛减轻或消失。

2. 患肢末端维持正常的组织灌注，皮肤温度和颜色正常，末梢动脉搏动有力，感觉正常。

3. 病人能够在不影响牵引或固定的情况下有效移动。

4. 病人未出现并发症，或并发症得到及时发现和处理。

【护理措施】

（一）急救护理

1. 抢救生命　骨折病人，尤其是严重骨折者，往往合并其他组织和器官的损伤。应检查病人全身情况，首先处理休克、昏迷、呼吸困难、窒息或大出血等可能威胁病人生命的紧急情况。

2. 包扎止血　绝大多数伤口出血可用加压包扎止血，大血管出血时可用止血带止血。最好使用充气止血带，并记录所用压力和时间。创口用无菌敷料或清洁布类包扎，以减少再污染。若骨折端已戳出伤口并已污染，又未压迫重要血管或神经，则不应现场复位，以免将污物带到伤口深处。若在包扎时骨折端自行滑入伤口内，应做好记录，以便入院后清创时进一步处理。

3. 妥善固定　妥善的固定可以防止骨折断端活动，从而避免其对周围血管、神经或内脏等重要组织的损伤，减轻疼痛，并便于搬运。凡疑有骨折者均应按骨折处理。对闭合性骨折者在急救时不必脱去患肢的衣裤和鞋袜，患肢肿胀严重时可用剪刀将患肢衣袖和裤脚剪开。骨折有明显畸形，并有穿破软组织或损伤附近重要血管、神经的危险时，可适当牵引患肢，使之变直后再行固定。固定物可以为特制的夹板，或就地取材的木板、木棍或树枝等。若无任何可利用的材料，可将骨折的上肢固定于胸部，骨折的下肢与对侧健肢捆绑固定。

4. 迅速转运病人　经初步处理后，应尽快地转运至就近的医院进行治疗。

（二）非手术治疗的护理/术前护理

1. 心理护理　向病人及其家属解释骨折的愈合是一个循序渐进的过程，充分固定能为骨折断端连接提供良好的条件，而正确的功能锻炼可以促进断端生长愈合和患肢功能恢复，因此若能在医务人员指导下积极锻炼，则可取得良好的治疗效果。对骨折后可能遗留残疾者，应鼓励其表达自己的思想，减轻病人及其家属的心理负担。

2. 病情观察　观察病人意识和生命体征，患肢固定和愈合情况，患肢远端感觉、运动和末梢血液循环等。若发现休克、脂肪栓塞综合征、骨筋膜室综合征等骨折早期并发症征象，或下肢深静脉血栓形成、感染、损伤性骨化等骨折晚期并发症征象，应及时报告医师，采取相应处理措施。

3. 疼痛　护理根据疼痛原因，对因对症处理。若因创伤性骨折造成的疼痛，在现场急救中予以临时固定可缓解疼痛。若因伤口感染引起疼痛，应及时清创并应用抗生素等进行治疗。疼痛较轻时可鼓励病人听音乐或看电视以分散注意力，也可用局部冷敷或抬高患肢来减轻水肿以缓解疼痛，热疗和按摩可减轻肌肉痉挛引起的疼痛，疼痛严重时可遵医嘱给予镇痛药。护理操作时动作应轻柔准确，严禁粗暴搬动骨折部位，以免加重疼痛。

4. 患肢缺血护理　骨折局部内出血、包扎过紧、不正确使用止血带或患肢严重肿胀等原因均可导致患肢血液循环障碍。应严密观察肢端有无剧痛、麻木、皮温降低、皮肤苍白或青紫、脉搏减弱或消失等血液灌注不足表现。一旦出现应对因对症处理，如调整外固定松紧度，定时放松止血带等。若出现骨筋膜室综合征应及时切开减压，严禁局部按摩、热敷、理疗或使患肢高于心脏水平，以免加重组织缺血和损伤。

5. 外固定护理　行石膏或牵引外固定病人的护理参见第四十四章骨科病人的一般护理。

6. 体位与功能锻炼　骨折复位后，遵医嘱将患肢维持于固定体位。在保证牢固固定的前提下，应循序渐进地进行患肢功能锻炼（参见第三十四章骨科病人的一般护理），以促进骨折愈合，预防并发症发生。其他未固定肢体可正常活动。

7. 生活护理　指导病人在患肢固定制动期间进行力所能及的活动,为其提供必要的帮助,如协助进食、进水、排便和翻身等。

8. 加强营养　指导病人进食高蛋白、高钙和高铁的食物,多饮水。增加晒太阳时间以促进骨中钙和磷的吸收,促进骨折修复。对不能到户外晒太阳者要注意补充鱼肝油滴剂、维生素 D 片、强化维生素 D 牛奶和酸奶等。

(三) 术后护理

术后早期维持肢体于固定体位(如抬高患肢),鼓励病人积极进行功能锻炼,早期下床活动,及时拆除外固定,促进肿胀消退,预防压疮、下肢深静脉血栓、关节僵硬和急性骨萎缩等。其他护理措施参见本节术前护理和第七章手术前后病人的护理。

(四) 健康教育

1. 安全指导　指导病人及家属评估家居环境的安全性,妥善放置可能影响病人活动的障碍物,如小块地毯、散放的.家具等。指导病人安全使用步行辅助器械或轮椅。行走练习需有人陪伴,以防跌倒。

2. 功能锻炼　告知病人出院后继续功能锻炼的意义和方法。指导家属如何协助病人完成各种活动。

3. 复诊指导　告知病人若骨折远端肢体肿胀或疼痛明显加重,肢体感觉麻木、肢端发凉,夹板、石膏或外固定器械松动等,应立即到医院复查并评估功能恢复情况。

【护理评价】

通过治疗与护理,病人是否:①主诉骨折部位疼痛减轻或消失,感觉舒适;②肢端维持正常的组织灌注,皮肤温度和颜色正常,末梢动脉搏动有力;③能够在不影响牵引或固定的情况下有效移动;④并发症得以预防,或得到发现和处理。

第二节　常见四肢骨折

 考点提示

序号	主要考点
1	桡骨下段伸直型骨折典型的畸形姿势
2	股骨头下骨折出现股骨头缺血坏死的判断
3	肱骨干骨折术后 3 天功能锻炼的方法(伤者爬墙运动,以活动上臂肌肉)
4	桡骨下端骨折行石膏固定术后最重要的健康教育(患肢前臂抬高,注意血液循环)
5	骨折病人功能锻炼的错误做法(活动量始终一致)

一、肱骨干骨折

肱骨干骨折是发生在肱骨外科颈下 1~2 cm 至肱骨髁上 2 cm 段内的骨折。在肱骨干中下 1/3 段后外侧有桡神经沟，此处骨折容易发生桡神经损伤。

【病因】

肱骨干骨折可由直接暴力或间接暴力引起。直接暴力常由外侧打击肱骨干中部，致横形骨折或粉碎性骨折。间接暴力常由于手部或肘部着地，外力向上传导，加上身体倾倒所产生的剪式应力，多导致肱骨中下 1/3 骨折。有时也可因投掷运动或"掰腕"引起，多为斜形骨折或螺旋形骨折。骨折端多有移位。

【临床表现】

1. 症状　患侧上臂出现疼痛、肿胀、皮下瘀斑，上肢活动障碍。
2. 体征　患侧上臂可见畸形、反常活动，感知骨擦感/骨擦音。若合并桡神经损伤，可出现患侧垂腕畸形，各手指掌指关节不能背伸，拇指不能伸直，前臂旋后障碍，手背桡侧皮肤感觉减退或消失。

【辅助检查】

X 线检查可确定骨折的类型、移位方向。

【处理原则】

1. 手法复位　外固定手法复位后比较稳定的骨折可用 U 形石膏固定。中段、下段长斜形骨折或长螺旋形骨折因不够稳定，可采用上肢悬垂石膏固定。宜采用轻质石膏，以免因重量太大而导致骨折端分离。选择小夹板固定者可在屈肘 90° 位用三角巾悬吊，成人固定 6~8 周，儿童固定 4~6 周(图 35-7)。

2. 切开复位　内固定在切开直视下骨折复位后，用外固定支架或内固定器械来固定骨折部位。内固定物可在半年以后取出，若无不适也可不取。对于有桡神经损伤者应术中探查神经，若完全断裂可一期修复桡神经。若为挫伤则切开神经外膜，减轻神经继发性病理改变。

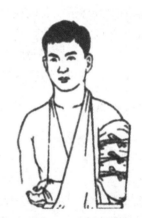

图 35-7　肱骨干骨折
小夹板固定的外形

【护理措施】

1. 局部制动　用吊带或三角巾将患肢托起，以促进静脉回流，减轻肢体肿胀疼痛。
2. 功能锻炼　复位固定后尽早开始手指屈伸活动，并进行上臂肌肉的主动舒缩运动，但禁止做上臂旋转运动。2~3 周后，开始腕、肘关节屈伸主动活动和肩关节外展、内收活动，逐渐增加活动量和活动频率。6~8 周后加大活动量，并作肩关节旋转活动，以防肩关节僵硬或萎缩。在锻炼过程中，要随时检查骨折对位、对线及愈合情况，还可配合理疗和中医治疗等。

二、肱骨髁上骨折

肱骨髁上骨折是指肱骨干与肱骨髁交界处发生的骨折。肱骨髁上骨折多发生于 10 岁以下儿童，占小儿肘部骨折的 30%～40%。在肱骨髁内、前方有肱动脉和正中神经，肱骨髁的内侧和外侧分别有尺神经和桡神经，骨折断端向前移位或侧方移位时可损伤相应神经血管。在儿童期，肱骨下端有骨骺，若骨折线穿过骺板有可能影响骨发育，导致肘内翻或外翻畸形。

【病因】

肱骨髁上骨折多为间接暴力引起。

【分类】

根据暴力和骨折移位的方向的不同，肱骨髁上骨折分为屈曲型和伸直型（图 35-8），其中伸直型占 85.4%。

1. 伸直型　跌倒时手掌着地，肘关节处于半屈曲或伸直位，暴力经前臂向上传递，同时身体前倾，由上向下产生剪式应力，造成肱骨干与肱骨髁交界处骨折。骨折近端向前下方移位，远折端向后上方移位。若跌倒时同时受到侧方暴力可发生尺侧或桡侧移位。

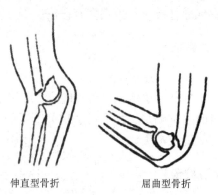

伸直型骨折　　　　　屈曲型骨折

图 35-8　肱骨髁上骨折的典型移位

2. 屈曲型　跌倒时肘后方着地，肘关节处于屈曲位，暴力传导致肱骨下端骨折。骨折近端向后下方移位，远端向前上方移位。很少合并神经和血管损伤。

【临床表现】

1. 症状　受伤后肘部出现疼痛、肿胀和功能障碍，肘后凸起，患肢处于半屈曲位，可有皮下瘀斑。

2. 体征　局部明显压痛和肿胀，有骨擦音及反常活动，肘部可扪及骨折断端，肘后三角关系正常。若正中神经、尺神经或桡神经受损，可有手臂感觉异常和运动功能障碍。若肱动脉挫伤或受压，可有前臂缺血表现。屈曲型骨折时，由于肘后方软组织较少，骨折断端锐利，骨折端可刺破皮肤形成开放性骨折。

【辅助检查】

肘部正、侧位 X 线检查能够确定骨折的存在并判断骨折移位情况。

【处理原则】

1. 手法复位　外固定对受伤时间短，局部肿胀轻，没有血液循环障碍者，可进行手法复位外固定。复位后用后侧石膏托在屈肘位固定 4～5 周。

2. 切开复位　内固定手法复位困难、复位失败或有神经血管损伤者在切开直视下复位后用交叉克氏针做内固定。

3.功能锻炼　复位固定后应严密观察肢体血液循环及手的感觉、运动功能，同时进行功能锻炼。

伸直型肱骨髁上骨折由于近折端向前下移位，极易压迫或刺破肱动脉，加上损伤后的组织反应使局部严重肿胀，均会影响远端肢体血液循环，导致前臂骨筋膜室综合征。因此在治疗过程中，一旦确定骨筋膜室高压存在，应紧急手术，切开前臂掌、背侧深筋膜，充分减压，辅以脱水药、扩张血管药等治疗，则可能预防前臂缺血性肌挛缩的发生。

若儿童骨折的桡侧或尺侧移位未被纠正，或合并骨骺损伤，骨折愈合后可出现肘内翻或外翻畸形，因此治疗时应尽量达到解剖复位。不严重的畸形可在儿童生长发育过程中逐渐得到纠正。若随着生长发育，畸形有加重趋势并有功能障碍者，可在12~14岁时做肱骨下端截骨矫正术。

【护理措施】

1.病情观察　观察石膏绷带或夹板固定的松紧度，必要时及时调整，以免神经、血管受压，影响有效组织灌注。密切观察前臂血液循环、肿胀程度以及手的感觉、运动功能，如果出现高张力肿胀，手指主动活动障碍，被动伸指剧痛，桡动脉搏动减弱或消失，手指发凉，感觉异常，即应确定骨筋膜室高压的存在，须立即通知医师，并做好手术准备。

2.局部制动　抬高患肢，或用吊带或三角巾将患肢托起。

3.功能锻炼　复位固定后尽早开始手指及腕关节屈伸活动，并进行上臂肌肉的主动舒缩运动，有利于减轻水肿。4~6周后外固定解除，开始肘关节屈伸活动。手术切开复位且内固定稳定者，术后2周即可开始肘关节活动。若病人为小儿，应耐心向患儿及其亲属解释功能锻炼的重要性，并指导锻炼的方法，使亲属能协助患儿进行功能锻炼。

◇ 三、前臂双骨折

尺桡骨干双骨折较多见，以青少年多见。因骨折后常导致复杂的移位，复位十分困难，易发生骨筋膜室综合征。

【病因】

1.直接暴力　多由于重物直接打击、挤压或刀砍伤引起。特点为两骨同一平面的横形或粉碎性骨折，多伴有不同程度的软组织损伤，包括肌肉、肌腱断裂，神经血管损伤等，整复对位不稳定。

2.间接暴力　常为跌倒时手掌着地，由于桡骨负重较多，暴力作用向上传导后首先使桡骨骨折，继而残余暴力通过骨间膜向内下方传导，引起低位尺骨斜形骨折。

3.扭转暴力　跌倒时手掌着地，同时前臂发生旋转，导致不同平面的尺桡骨螺旋形骨折或斜形骨折，尺骨的骨折线多高于桡骨的骨折线。

【临床表现】

1.症状　受伤后，患侧前臂出现疼痛、肿胀、畸形及功能障碍。

2.体征　可发现畸形、反常活动、骨擦音或骨擦感。尺骨上 1/3.骨干骨折可合并桡骨小头脱位,称为孟氏骨折。桡骨干下 1/3 骨折合并尺骨小头脱位,称为盖氏(Galeazzi)骨折。

【辅助检查】

X 线检查应包括肘关节或腕关节,可发现骨折的准确部位、骨折类型、移位方向以及是否合并有桡骨头脱位或尺骨小头脱位。

【处理原则】

1.手法复位　外固定除了要达到良好的对位、对线以外,应特别注意防止畸形和旋转,以免发生尺骨桡骨交叉愈合,影响旋转功能。复位成功后可采用石膏固定,即用上肢前、后石膏夹板固定,待肿胀消退后改为上肢管型石膏固定,一般 8~12 周可达到骨性愈合。也可采用小夹板固定.即在前臂掌侧、背侧、尺侧和桡侧分别放 4 块小夹板并捆扎,将前臂放在防旋板上固定,再用三角巾悬吊患肢。

2.切开复位　内固定在切开直视下准确对位,用加压钢板螺钉固定或髓内钉固定,可不用外固定。

【护理措施】

1.病情观察　参见本节肱骨髁上骨折。
2.局部制动　支持并保护患肢在复位后体位,防止腕关节旋前或旋后。
3.功能锻炼　复位固定后尽早开始手指屈伸活动,并进行上臂和前臂肌肉的主动舒缩运动。2 周后局部肿胀消退,开始练习腕关节活动。4 周以后开始练习肘关节和肩关节活动。8~10 周后 X 线检查证实骨折已愈合,才可进行前臂旋转活动。

四、桡骨远端骨折

桡骨远端骨折是指距桡骨远端关节面 3 cm 以内的骨折,常见于有骨质疏松的中老年女性。

【病因】

桡骨远端骨折多为间接暴力引起。因跌倒时手部着地,暴力向上传导导致。

【分类】

根据受伤机制的不同,可发生伸直型骨折和屈曲型骨折,其发生率分别占全身骨折的 4.6% 和 0.4%。伸直型骨折(Colles 骨折)多因跌倒后手掌着地,骨折远端向背侧和桡侧移位。屈曲型骨折(Smith 骨折)常由于跌倒后手背着地,骨折远端向掌侧和桡侧移位,也称为反 Colles 骨折。

【临床表现】

1.症状　伤后腕关节局部疼痛、皮下瘀斑、肿胀和功能障碍。

2. 体征　患侧腕部压痛明显, 腕关节活动受限。伸直型骨折从侧面看腕关节呈"银叉"畸形, 从正面看呈"枪刺"样畸形(图 35-9)。屈曲型骨折者腕部出现下垂畸形。

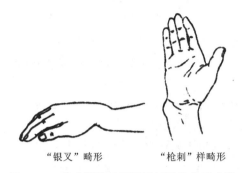

"银叉"畸形　　　　　"枪刺"样畸形

图 35-9　伸直型桡骨下端骨折后的典型畸形

【辅助检查】

X 线检查可见腕部典型移位。骨折还可合并下尺桡关节损伤、尺骨茎突骨折和三角纤维软骨损伤。

【处理原则】

1. 手法复位　外固定对伸直型骨折者行手法复位后, 在旋前、屈腕、尺偏位用石膏绷带固定。2 周后水肿消退, 在腕关节中立位改用石膏托或前臂管形石膏继续固定。屈曲型骨折的处理原则基本相同, 复位手法相反。

2. 切开复位　内固定严重粉碎骨折移位明显、手法复位失败或复位后外固定不能维持复位者, 可行切开复位内固定。

【护理措施】

1. 病情观察　观察石膏绷带或夹板固定的松紧度, 前臂血液循环、肿胀程度和感觉、运动功能。

2. 局部制动　支持并保持患肢在复位后体位。

3. 功能锻炼　复位固定后尽早开始手指伸屈和用力握拳活动, 并进行前臂肌肉舒缩运动。4~6 周后可去除外固定, 逐渐开始腕关节活动。

五、股骨颈骨折

股骨颈骨折多发生在中老年人, 以女性多见, 占成人骨折的 3.6%。

【病因】

股骨颈骨折的发生常与骨质疏松导致骨质量下降有关, 使病人在遭受轻微扭转暴力时发生骨折。病人多在走路时滑倒, 身体发生扭转倒地, 间接暴力传导致股骨颈发生骨折。青少年股骨颈骨折较少见，常需较大暴力才会引起，且多为不稳定型。

【分类】

1. **按骨折线部位分类** 分为：①股骨头下骨折；②经股骨颈骨折；③股骨颈基底骨折（图35-10）。前二者属于关节囊内骨折，由于股骨头的血液供应大部分中断，易发生骨折不愈合或股骨头缺血坏死。基底骨折由于两骨折端的血液供应受干扰较小而较易愈合。

2. **按骨折线方向分类**

（1）内收骨折：远端骨折线与两侧髂嵴连线的夹角（Pauwels角）大于50°。由于骨折面接触较少，容易再移位，故属于不稳定性骨折。

（2）外展骨折：远端骨折线与两侧髂嵴连线的夹角小于30°。由于骨折面接触多，不容易再移位，故属于稳定性骨折（图35-11）。

3. **按移位程度分类** 常采用 Garden 分型，可分为：①Ⅰ型：不完全骨折；②Ⅱ型：完全骨折但不移位；③Ⅲ型：完全骨折，部分移位且股骨头与股骨颈有接触；④Ⅳ型：完全移位的骨折。

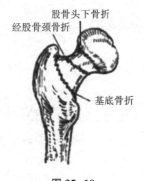

图 35-10

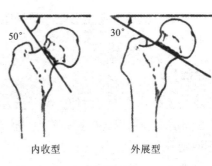

图 35-11

【临床表现】

1. **症状** 中老年人有跌倒外伤史，伤后感髋部疼痛，下肢活动受限，不能站立和行走。部分外展嵌插型骨折病人受伤后仍能行走，但数日后髋部疼痛逐渐加重，活动后更疼，甚至完全不能行走，提示可能由受伤时的稳定骨折发展为不稳定骨折。

2. **体征** 内收型骨折病人可有患肢缩短，出现45°~60°的外旋畸形（图35-12）。患侧大转子突出，局部压痛和纵向叩击痛。病人较少出现局部肿胀和瘀斑。

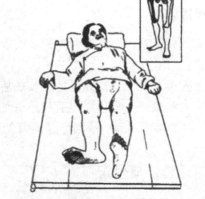

图 35-12 股骨颈骨折患肢的外旋畸形

【辅助检查】

髋部正侧位 X 线检查可明确骨折的部位、类型和移位情况，是选择治疗方法的重要依据。

【处理原则】

1. 非手术治疗　适用于年龄过大，全身情况差，或合并有严重心、肺、肾、肝等功能障碍者。病人可穿防旋鞋，下肢外展中立位皮牵引卧床6~8周。对全身情况很差的高龄病人应以挽救生命和治疗并发症为主，骨折可不进行特殊治疗。尽管可能发生骨折不愈合，但部分病人仍能扶拐行走。

2. 手术治疗

(1)闭合复位内固定：对所有类型股骨颈骨折病人均适用。闭合复位成功后，在股骨外侧打入多根空心拉力螺纹钉内固定或动力髋螺钉固定。

(2)切开复位内固定：对手法复位失败，或固定不可靠，或青壮年病人的陈旧骨折不愈合，可在切开直视下进行复位和内固定。

(3)人工关节置换术：对65岁以上的股骨头下骨折病人，已合并骨关节炎或股骨头坏死者，可选择单纯人工股骨头置换术或全髋关节置换术。

【护理措施】

(一) 非手术治疗的护理/术前护理

1. 搬运　尽量避免搬运或移动病人。搬运时将髋关节与患肢整个平托起，防止关节脱位或骨折断端移位造成新的损伤。

2. 体位　卧床期间保持患肢外展中立位，即平卧时两腿分开，腿间放枕头，脚尖向上或穿"丁"字鞋。不可侧卧，不可使患肢内收，坐起时不能交叉盘腿，以免发生骨折移位。

3. 功能锻炼　指导患肢股四头肌等长收缩、踝关节和足趾屈伸、旋转运动，每小时练习1次，每次20分钟，以防下肢深静脉血栓形成、肌肉萎缩和关节僵硬。在锻炼患肢的同时，指导病人进行双上肢及健侧下肢全范围关节活动和功能锻炼。在病情允许的情况下，遵医嘱指导病人借助吊架和床栏更换体位、坐起、移动以及使用助行器、拐杖的方法。

4. 牵引护理　具体牵引护理措施参见第三十四章骨科病人的一般护理。一般牵引6~8周后复查X线，若无异常可去除牵引后在床上坐起。3个月后骨折基本愈合，可扶双拐患肢不负重活动。6个月后根据骨折愈合情况决定是否拄拐或使用助行器行走。

5. 术前准备　拟行手术治疗者应完善术前检查。拟行人工关节置换术者若有肥胖或超重，应减轻体重以减少新关节负荷；对受累关节附近肌肉进行力量性训练。

(二) 术后护理

1. 一般护理　做好生命体征监测、引流管护理、术后并发症的护理等。

2. 体位和活动

(1)内固定术后：卧床期间患肢不内收，坐起时不交叉盘腿。若骨折复位良好，术后1周即可遵医嘱床上坐起和扶双拐下床活动，逐渐增加负重量。X线检查证实骨折完全愈合后可弃拐负重行走。

(2)人工关节置换术后：术后一般采取外展中立位。在病人麻醉清醒后即可开展肌力训练，包括踝关节背伸和跖屈，以及股四头肌和髋部肌肉的收缩舒张运动，之后逐渐开始髋关节外展、膝关节和髋关节屈伸、抬臀、直腿抬高等运动。病人可以在术后1周开始使用助行器、拐杖等做行走练习。根据病人个体情况制定具体康复计划，如果活动后感到关节持续疼痛和肿胀，说明练习强度过大。

3. 人工关节置换术后并发症的护理　人工关节置换术后病人可能出现关节脱位、关节感染、关节磨损、假体松动、深静脉血栓形成以及神经、血管损伤等并发症，严重影响其治疗效果。因此应做好病情观察，保护关节，积极预防并发症的发生。

(1) 关节脱位：人工关节置换术后，若关节周围软组织没有充分愈合，体位摆放不当或锻炼方法不当等均可引起关节脱位。若病人髋部不能活动，伴有疼痛，双下肢不等长，应警惕是否出现了关节脱位。为预防关节脱位，应避免屈髋大于 90°（如上身向前弯腰超过 90°，或患侧膝关节抬高超过髋关节），避免下肢内收超过身体中线。应告诉病人：①避免下蹲、坐矮凳、坐沙发、跪姿、过度弯腰拾物、盘腿、交叉腿站立、跷"二郎"腿或坐位时向侧方弯腰等动作；②侧卧时应健肢在下，患肢在上，两腿间夹枕头；③病人平时应坐高椅，排便时使用全便器，上楼时健肢先上，下楼时患肢先下。

(2) 关节感染：关节感染虽然少见，但却是最严重的并发症，可导致手术治疗彻底失败。若手术后关节持续肿胀疼痛，伤口有异常液体渗出，皮肤发红，局部皮温较高，应警惕是否为关节感染轻者可经抗感染治疗治愈，重者需要取出假体，二期手术。

(三) 健康教育

告知病人股骨颈骨折愈合时间较长，无论是否接受手术治疗，都需要长期、循序渐进地进行患肢功能锻炼。尽量不做或少做容易磨损关节的活动，如爬山、爬楼梯和跑步等。避免在负重状态下反复做髋关节伸屈动作，或做剧烈跳跃和急停急转运动。肥胖病人应控制体重，预防骨质疏松，避免过多负重。若人工关节置换术后多年后关节松动或磨损，可在活动时出现关节疼痛、跛行、髋关节功能减退等表现。嘱病人出现上述情况尽快就诊。

◇ 六、股骨干骨折

股骨干骨折是指股骨转子以下、股骨髁以上部位的骨折。约占全身各类骨折的 4.6%，多见于青壮年。股骨是人体最粗、最长、承受应力最大的管状骨，需遭受强大暴力才能发生股骨干骨折，同时也使骨折后的愈合与重塑时间延长。股骨干血运丰富，一旦骨折常有大量失血，甚至可导致失血性休克。骨折也可损伤股部肌肉和筋膜，再加上出血后血肿机化和粘连、骨折固定等因素，可使肌肉功能发生障碍，导致膝关节屈伸活动受限。

【病因】

直接暴力容易引起股骨干的横形或粉碎性骨折，同时有广泛软组织损伤。高处坠落、机械扭转等间接暴力常导致股骨干斜形骨折或螺旋形骨折，周围软组织损伤较轻。

【分类】

在暴力作用、肢体位置、肌肉牵拉和急救搬运等多种因素的作用下，不同部位的股骨干骨折可有不同的移位。

1. 股骨上 1/3 骨折　由于髂腰肌、臀中肌、臀小肌和外旋肌的牵拉，使近折端向前、向外及外旋方向移位；远折端则由于内收肌的牵拉而向内、后方向移位；由于股四头肌、阔筋膜张肌及内收肌的共同作用而有缩短畸形。

2. 股骨中 1/3 骨折　由于内收肌群的牵拉，可使骨折向外成角。

3. 股骨下 1/3 骨折　远折端由于腓肠肌的牵拉以及肢体的重力作用而向后方移位，压迫或损伤腘动脉、腘静脉、胫神经或腓总神经；又由于股前、外、内的肌肉牵拉的合力，使近折端向前上移位，形成缩短畸形。

【临床表现】

1. 症状　患肢疼痛、肿胀，远端肢体异常扭曲，不能站立和行走。

2. 体征　患肢明显畸形，可出现反常活动、骨擦音。单一股骨干骨折因失血量较多，可能出现休克前期表现；若合并多处骨折，或双侧股骨干骨折，甚至可以出现休克表现。股骨下 1/3 骨折时可损伤腘动脉、腘静脉、胫神经或腓总神经，出现远端肢体相应的血液循环、感觉和运动功能障碍。

【辅助检查】

正位、侧位 X 线检查可明确骨折的准确部位、类型和移位情况。

【处理原则】

1. 非手术治疗

(1) 皮牵引：儿童股骨干骨折多采用手法复位、小夹板固定、皮牵引等方法治疗。3 岁以下儿童则采用垂直悬吊皮肤牵引(图 35-13)，即将双下肢向上悬吊，牵引重量应使臀部离开床面有患儿一拳大小的距离。

(2) 骨牵引：成人股骨干骨折闭合复位后，可采用 Braim 架固定持续牵引，或 Thomas 架平衡持续牵引，一般需持续牵引 8~10 周。

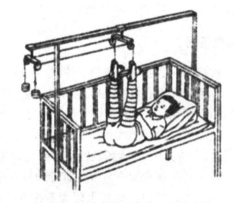

图 35-13　儿童的垂直悬吊皮肤牵引

2. 手术治疗　非手术治疗失败、多处骨折、合并神经血管损伤、老年人不宜长期卧床、陈旧骨折不愈合或有功能障碍的畸形愈合等病人，可行切开复位内固定。

【护理措施】

1. 病情观察　由于股骨干骨折失血量较大，应观察病人有无脉搏增快、皮肤湿冷、血压下降等低血容量性休克表现。因骨折可损伤下肢重要神经或血管，应观察患肢血液供应，如足背动脉搏动和毛细血管充盈情况，并与健肢比较，同时观察患肢是否出现感觉和运动功能障碍等。一旦出现异常，及时报告医师并协助处理。

2. 牵引护理　参见第三十四章第二节牵引病人的护理。

3. 功能锻炼　患肢复位固定后，可在维持牵引条件下作股四头肌等长收缩运动，并活动足部、踝关节和小腿。在 X 线检查证实有牢固的骨愈合后，才能停止牵引，逐渐下床活动。

➡ 七、胫腓骨干骨折

胫骨、腓骨干骨折指胫骨平台以下至踝以上部分发生的双骨折(以下简称胫腓骨折)。胫腓骨干骨折是长骨骨折中最常见的一种,以青壮年和儿童居多。

【病因】

1. 直接暴力 胫腓骨位置表浅,又是负重的主要骨骼.易受重物揸击、车轮辗轧等直接暴力损伤,可引起胫腓骨同一平面的横形骨折、短斜形骨折或粉碎性骨折。

2. 间接暴力 多因高处坠落后足着地,身体发生扭转所致。可引起胫骨、腓骨螺旋形骨折或斜形骨折等。

【分类】

胫腓骨干骨折分为胫腓骨干双骨折、单纯胫骨干骨折和单纯腓骨干骨折 3 种类型。前者最多见,由于所受暴力大,骨和软组织损伤重,并发症多,治疗较困难。后两者少见.常因直接暴力引起.移位少,预后较好。

【临床表现】

1. 症状 患肢局部疼痛、肿胀,不敢站立和行走。

2. 体征 患肢可有反常活动和明显畸形。由于胫腓骨表面的皮肤和组织薄弱,骨折常合并软组织损伤,成为开放性骨折,可见骨折端外露。胫骨上 1/3 骨折可致胫后动脉损伤,引起下肢严重缺血甚至坏死。胫骨骨折后,由于骨折断端出血、血肿或水肿,可引起骨筋膜室压力升高,胫前区和腓肠肌区可有张力增加。胫骨下 1/3 段骨折由于血运差,软组织覆盖少,容易发生延迟愈合或不愈合。腓骨颈有移位的骨折可损伤腓总神经,出现相应感觉和运动功能障碍。小儿"青枝"骨折表现为不敢负重和局部压痛。骨折后期,若骨折对位对线不良,使胫骨上、下两端的关节面失去平行,改变了关节的受力面,易发生创伤性关节炎。

【辅助检查】

X 线检查包括膝关节和踝关节,可确定骨折的部位、类型和移位情况。

【处理原则】

原则是矫正畸形,恢复胫骨上、下关节面的平行关系,恢复肢体长度。

1. 非手术治疗

(1)手法复位外固定:无移位骨折、稳定的胫腓骨干横形骨折或短斜形骨折可在手法复位后用小夹板或石膏固定,10~12 周可扶拐部分负重行走。单纯胫骨干骨折由于有完整腓骨的支撑,多无明显移位,石膏固定 10~12 周后可下地活动。单纯腓骨干骨折若不伴有上、下胫腓骨联合分离,也无需特殊治疗。为减少下地活动时疼痛,用石膏固定 3~4 周。

(2)牵引复位:不稳定的胫腓骨干双骨折可采用跟骨结节牵引,纠正缩短畸形后行手法复位,小夹板固定。6 周后去除牵引,改用小腿功能支架固定,或行长腿石膏固定,10~12 周后扶拐部分负重行走。

2.手术治疗　手法复位失败、损伤严重或开放性骨折者应切开复位内固定。若固定牢固，手术4~6周后可扶双拐部分负重行走。

【护理措施】

1.病情观察　参见第三十四章骨科病人的一般护理。

2.功能锻炼　复位固定后尽早开始趾间和足部关节的屈伸活动，做股四头肌等长舒缩运动以及髌骨的被动活动。有夹板外固定者可进行踝关节和膝关节活动，但禁止在膝关节伸直情况下旋转大腿，以防发生骨不连。去除牵引或外固定后遵医嘱进行踝关节和膝关节的屈伸练习和髋关节各种运动，逐渐下地行走。

第三节　脊柱骨折和脊髓损伤

 考点提示

序号	主要考点
1	脊柱骨折呼吸困难的原因
2	脊柱骨折的搬运方法
3	会对脊柱骨折心理产生不良影响的沟通是(介绍脊髓损伤的并发症)

一、脊柱骨折

脊柱骨折约占全身骨折的6.4%，其中以胸腰段脊柱骨折最多见。脊柱骨折可以并发脊髓或马尾神经损伤，特别是颈椎骨折–脱位合并有脊髓损伤者，往往能严重致残甚至致命。

每块脊椎骨分为椎体与附件两部分。从解剖结构和功能上讲，整个脊柱可以被分成前、中、后三柱。其中，中柱和后柱包裹了脊髓和马尾神经，此处损伤可以累及神经系统，特别是中柱的损伤，碎骨片和髓核组织可以突入椎管的前半部导致脊髓损伤，因此对每个脊柱骨折病人都必须了解有无中柱损伤。

【病因】

多数脊柱骨折因间接暴力引起，少数为直接暴力所致。间接暴力多见于从高处坠落后头、肩、臀或足部着地，由于地面对身体的阻挡，使暴力传导至脊柱造成骨折。直接暴力所致的脊柱骨折多见于战伤、爆炸伤、直接撞伤等。

【分类】

胸腰椎骨折的分类　胸腰段脊柱(T1~L2)处于两个生理弧度的交汇处，是应力集中部位,因此该处骨折十分常见。

1. 按照骨折的稳定性分类

(1)稳定性骨折:包括后柱完整的轻度、中度椎体压缩骨折以及单纯横突、棘突和椎板等附件骨折。

(2)不稳定性骨折:包括①三柱中有两柱骨折;②暴裂骨折:中柱骨折后骨折块突入椎管,可能损伤神经;③累及三柱的骨折-脱位:常伴有神经损伤。

2. 按照骨折形态分类(图 35-14)

(1)压缩骨折:多因高处坠落时身体猛烈向前屈曲引起,椎体通常成楔形,后方的结构很少受影响,脊柱仍保持稳定。压缩程度以 X 线检查侧位片上椎体前缘高度占后缘高度的比值计算,Ⅰ度为 1/3,Ⅱ度为 1/2,Ⅲ度为 2/3。

(2)暴裂骨折:椎体呈粉碎骨折,骨折块向四周移位,向后移位可压迫脊髓、神经。X 线和 CT 检查可见椎体前后径和横径均增加,两侧椎弓根距离加宽,椎体高度减小。

(3)Chance 骨折:为椎体水平状撕裂性损伤,属于不稳定性骨折,临床上比较少见。

(4)骨折-脱位:可以是椎体向前或向后移位,可伴有关节突关节脱位或骨折。

以上按照骨折形态分类可参考图 35-14 所示。

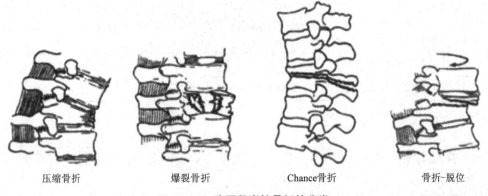

压缩骨折   爆裂骨折   Chance骨折   骨折-脱位

图 35-14　胸腰段脊柱骨折的分类

【临床表现】

1. 症状

(1)局部疼痛:颈椎骨折者可有头颈部疼痛,不能活动。胸腰椎损伤后,因腰背部肌肉痉挛、局部疼痛,病人无法站立,或站立时腰背部无力,疼痛加重。

(2)腹痛、腹胀:腹膜后血肿刺激了腹腔神经节,使肠蠕动减慢,常出现腹痛、腹胀、肠蠕动减慢等症状。

(3)其他:伴有脊髓损伤者可有四肢或双下肢感觉和运动障碍。病人还可伴有颅脑、胸部、腹部和盆腔脏器等损伤,出现相应的症状。

2. 体征

(1)局部压痛和肿胀:后柱损伤时中线部位有明显压痛,局部肿胀。

(2)活动受限和脊柱畸形:颈段、胸段、腰段骨折病人常有活动受限,站立及翻身困难,强迫体位，胸腰段骨折时常可摸到后凸畸形。

【辅助检查】

1. X 线检查　有助于明确骨折的部位、类型和移位情况。

2. CT　凡有中柱损伤或有神经症状者均须做 CT 检查，可以显示出椎体的骨折情况、椎管内有无出血和碎骨片。

3. MRI　有助于观察和确定脊髓、神经及椎间盘损伤的程度和范围。

【处理原则】

1. 急救处理　脊柱损伤病人伴有颅脑、胸腔、腹腔脏器损伤或并发休克时首先处理紧急病症，抢救生命。待病情稳定后再处理脊柱骨折。

2. 卧硬板床　胸腰椎单纯压缩骨折时应卧硬板床，骨折部位垫厚枕，使脊柱处于过伸位。

3. 复位　固定稳定性颈椎骨折脱位、压缩或移位较轻者，应卧床休息，并采用枕颌带卧位牵引复位、颅骨牵引或头胸固定架牵引等方法固定。待 X 线证实已复位，可改用头颈胸石膏或支具固定，石膏干硬或支具固定牢固后即可起床活动。对有神经症状、骨折块挤入椎管内以及不稳定性骨折等损伤严重者应行切开复位内固定。

4. 腰背肌锻炼　利用背伸肌的肌力和背伸姿势使脊柱过伸，借助椎体前方的前纵韧带和椎间盘纤维环的张力，使压缩的椎体自行复位，恢复原状。

【护理措施】

1. 急救搬运　对疑有脊柱骨折者应尽量避免移动。若确实需要搬运，可采用平托法或滚动法移至硬担架、木板或门板上。前者是将病人平托至担架上；后者是使病人身体保持一条直线的状态，整体滚动至担架上。无论采用何种搬运方法，都应让病人保持脊柱中立位。严禁 1 人抬头 1 人抬脚，或用搂抱的方法搬运，以免因增加脊柱弯曲而使碎骨片挤入椎管，从而造成或加重脊髓损伤。颈椎损伤者需有专人托扶头部并沿纵轴向上略加牵引，搬运后用沙袋或折好的衣服放在颈部两侧以固定头颈部。

2. 脊髓损伤的观察和预防　观察病人肢体感觉、运动、反射和括约肌功能是否随着病情发展而变化，及时发现脊髓损伤征象，报告医师并协助处理。尽量减少搬动病人，搬运时保持病人的脊柱中立位，以免造成或加重脊髓损伤。

3. 预防压疮

(1)定时翻身：间歇性解除压迫是有效预防压疮的关键，故在卧床期间应每 2~3 小时翻身 1 次。翻身时采用轴线翻身法：胸腰段骨折者双臂交叉胸前，两护士分别托扶病人肩背部和腰腿部翻至侧卧位；颈段骨折者还需 1 人托扶头部，使其与肩部同时翻动。病人自行翻身时应先挺直腰背部再翻身，以利用绷紧的躯干肌肉形成天然内固定夹板。侧卧时，病人背后从肩到臀用枕头抵住以免胸腰部脊柱扭转，上腿屈髋屈膝而下腿伸直，两腿间垫枕以防髋内收。颈椎骨折病人不可随意低头、抬头或转动颈部，遵医嘱决定是否垫枕及枕头放置位置。避免在床上拖拽病人，以减少局部皮肤剪切力。

(2)合适的床单位：床单应清洁、平整、干燥和舒适，有条件时可使用气垫床，保持病人皮肤清洁干燥。

（3）增加营养：保证足够的营养摄入，提高机体抵抗力。

4.功能锻炼　根据骨折部位、程度和功能锻炼计划，指导和鼓励病人早期活动和功能锻炼。单纯压缩骨折病人卧床3日后开始腰背部肌肉锻炼，开始时臀部左右移动，然后做背伸动作，使臀部离开床面，随着腰背肌力量的增加，臀部离开床面的高度也逐渐增高。2个月后骨折基本愈合，第3个月可以下地少量活动，但仍以卧床休息为主。3个月后逐渐增加下地活动时间。除了腰背肌锻炼，还应定时进行全身各个关节的全范围被动或主动活动，每日数次，以促进血液循环，预防关节僵硬和肌肉萎缩。鼓励病人适当进行日常活动能力的训练，以满足其生活需要。

第四节　骨盆骨折

 考点提示

序号	主要考点
1	骨盆骨折的病因分析
2	骨盆骨折选择的牵引方法
3	骨盆骨折静脉输液应选择的静脉通路（上肢或颈部）
4	骨盆骨折预防便秘的措施错误的是（每日灌肠通便）

骨盆骨折约占全身骨折的1.5%，常合并静脉丛和动脉大量出血，以及盆腔内脏器的损伤。开放性骨盆骨折的病死率在30%～50%，闭合性损伤的病死率为10%～30%，因此必须高度重视。

【病因】

骨盆骨折多由强大的直接暴力挤压骨盆所致。年轻人骨盆骨折主要是由于交通事故和高处坠落引起，老年人最常见的原因是跌倒。

【分类】

按骨折位置与数量分类

（1）骨盆边缘撕脱伤骨折：因肌肉猛烈收缩而造成骨盆边缘肌肉附着点撕脱性骨折，骨盆环不受影响。最常见的有髂前上棘撕脱骨折、髂前下棘撕脱骨折和坐骨结节撕脱骨折。多见于青少年运动损伤。

（2）髂骨翼骨折：多为侧方挤压暴力所致，移位不明显，可为粉碎性骨折，不影响骨盆环。

（3）骶尾骨骨折：骶骨骨折可位于骶骨翼部、骶孔处或正中骶管区，后两者损伤时可分别损伤骶神经和马尾神经。尾骨骨折通常于滑倒坐地时发生，常伴骶骨末端骨折，一般移位不明显。

（4）盆环骨折：单处盆环骨折不会引起骨盆环变形，骨盆环双处骨折时常伴骨盆变形，包括双侧耻骨上、下支骨折；耻骨上支大于下支骨折合并耻骨联合分离、合并骶髂关节脱位或合并髂骨骨折；髂骨骨折合并骶髂关节脱位；耻骨联合分离合并骶髂关节脱位等。产生这类骨折的暴力通常较大，往往并发症也较多。

【临床表现】

1. 症状　病人髋部肿胀、疼痛，不敢坐起或站立，多数病人存在严重的多发伤。有大出血或严重内脏损伤者可有休克早期表现。

2. 体征

（1）骨盆分离试验与挤压试验阳性：检查者双手交叉撑开两髂嵴，骨折的骨盆前环产生分离，如出现疼痛即为骨盆分离试验阳性。检查者用双手挤压病人的两髂嵴，伤处出现疼痛为骨盆挤压试验阳性；在做以上 2 项检查时偶尔会感到骨擦音。

（2）肢体长度不对称：用皮尺测量胸骨剑突与两髂前上棘之间的距离，骨盆骨折向上移位的一侧长度较短。也可测量脐孔与两侧内踝尖端的距离。

（3）会阴部瘀斑：是耻骨和坐骨骨折的特有体征。

【辅助检查】

X 线检查可显示骨折类型及骨折块移位情况。CT 和三维重建可明确骨折类型并避免遗漏。伴神经损伤症状时，可行腰骶部 MR1 检查，以排除脊髓神经根损伤压迫。

【处理原则】

原则是先处理休克和各种危及生命的合并症，再处理骨折。

1. 非手术治疗

（1）卧床休息：骨盆边缘性骨折、骶尾骨骨折和骨盆环单处骨折时无移位，以卧床休息为主，卧床 3~4 周。骨盆环单处骨折者用多头带作骨盆环形固定，可以减轻疼痛。

（2）牵引：单纯性耻骨联合分离且较轻者可用骨盆兜带悬吊固定。此法不适用于侧方挤压损伤导致的耻骨支横形骨折。但由于治疗时间较长，目前大都主张手术治疗。

2. 手术治疗　对骨盆环双处骨折伴骨盆变形者，多主张手术复位及内固定，必要时加上外固定支架。

【护理措施】

1. 急救处理　有危及生命的并发症时应先抢救生命，对休克病人先抗休克治疗，然后处理骨折。

2. 体位和活动　卧床休息期间，髂前上棘、下棘撕脱骨折可取髋、膝屈曲位；坐骨结节撕脱骨折者应取大腿伸直、外旋位；骶尾骨骨折者可在骶部垫气圈或软垫。协助病人更换体位，骨折愈合后才可患侧卧位。长期卧床者需练习深呼吸，进行肢体肌肉等长收缩训练。允许下床后，可使用助行器或拐杖，以减轻骨盆负重。

3. **骨盆兜带悬吊牵引的护理**　骨盆兜带用厚帆布制成，其宽度上抵髂骨翼，下达股骨大转子，依靠骨盆挤压合拢的力量，使耻骨联合分离复位。选择宽度适宜的骨盆兜带，悬吊重量以将臀部抬离床面为宜，不要随意移动，保持兜带平整，排便时尽量避免污染兜带。

4. **并发症的护理**　骨盆骨折常伴有严重并发症，如腹膜后血肿、盆腔内脏损伤和神经损伤等。这些并发症常较骨折本身更为严重，因此应进行重点观察和护理。

(1)腹膜后血肿：骨盆各骨主要为松质骨，邻近又有许多动脉和静脉丛，血液循环丰富。骨折后巨大血肿可沿腹膜后疏松结缔组织间隙蔓延至肾区或膈下，病人可有腹痛、腹胀等腹膜刺激症状。大出血可造成失血性休克，甚至造成病人迅速死亡。护士应严密观察生命体征和意识变化，立即建立静脉输液通路，遵医嘱输血输液，纠正血容量不足。若经抗休克治疗仍不能维持血压，应配合医师及时做好手术准备。

(2)盆腔内脏损伤：①膀胱或后尿道损伤：尿道的损伤远比膀胱损伤多见。注意观察有无血尿、无尿或急性腹膜炎等表现。膀胱和尿道损伤时均需行修补术。具体护理措施参见第三十章泌尿系统损伤病人的护理。②直肠损伤：较少见。直肠破裂如发生在腹膜返折以上可引起弥漫性腹膜炎；如在返折以下，则可发生直肠周围感染。应要求病人禁食，遵医嘱静脉补液，合理应用抗生素。由于行直肠修补术时还需做临时的结肠造口，以利于直肠恢复，因此应做好造口口护理。

(3)神经损伤：主要是腰骶神经丛与坐骨神经损伤。观察病人是否有括约肌功能障碍，下肢某些部位感觉减退或消失，肌肉萎缩无力或瘫痪等表现，发现异常及时报告医师。

(4)脂肪栓塞与静脉栓塞：发生率可高达35%～50%，有症状性肺栓塞发生率为2%～10%，是病人死亡的主要原因之一。由于下肢长时间制动，静脉血液回流缓慢，以及创伤导致的血液高凝状态等，易导致下肢深静脉血栓形成；骨盆内静脉丛破裂以及骨髓腔被破坏，骨髓脂肪溢出随破裂的静脉窦进入血液循环，引起肺、脑、肾等部位的脂肪栓塞。如病人突然出现胸痛、胸闷、呼吸困难、咳嗽、咯血、烦躁不安甚至晕厥时，应警惕肺栓塞的发生。接受手术前后常规采取预防栓塞的措施：鼓励病人勤翻身、抬高患肢、按摩下肢；早期功能锻炼、下床活动；适度补液、多饮水以避免脱水；改善生活方式，如戒烟、戒酒、控制血糖和血脂等；避免下肢静脉尤其是股静脉穿刺输液，必要时遵医嘱使用抗凝药物。一旦出现脂肪检塞或静脉栓塞，嘱病人绝对卧床，予以高流量氧气吸入、抗凝、溶栓等处理，同时监测生命体征、意识、血氧饱和度、血气分析和出血、凝血时间等。

【思 考 题】

1. 王女士，65 岁，晨练时跌倒，右手掌撑地后腕部剧烈疼痛，不敢活动，遂来院就诊、体格检查：右腕部明显肿胀和畸形、X 线检查示桡骨远端向背侧和桡侧移位，被诊断为桡骨远端伸直型骨折，给予右腕部骨折复位及石膏绷带固定。

请问：

(1)该病人桡骨远端向背侧和桡侧的移位会出现什么典型畸形？

(2)如何指导病人进行功能锻炼？

2. 李先生，37 岁，建筑工人。2 小时前在工作中不慎从高处坠落，背部剧烈疼痛，不敢活动，被送往医院就诊。经过一系列检查，被诊断为胸 11 椎体单纯压缩骨折，椎体压缩 1/4。

医师建议他暂行非手术治疗，回家卧床休息：诊治过程中该病人忧心忡忡，向护士询问如何能够尽快康复。

请问：

(1)该病人目前存在哪些主要护理诊断/问题？

(2)该病人在卧床期间应采取何种体位？

(3)为了促进康复，如何指导该病人进行肢体活动和腰背肌功能锻炼？

第三十六章

关节脱位病人的护理

学习目标

识记

1. 复述关节脱位的概念、病因和分类。

2. 描述肩关节、肘关节、髋关节脱位的临床表现。

理解

1. 归纳关节脱位的主要护理措施。

2. 比较成人和小儿肩关节、肘关节、髋关节脱位处理原则的异同。

运用

运用护理程序对关节脱位病人实施整体护理。

习题二维码36-1

章前导言

　　关节脱位常发生在肩关节、肘关节、髋关节等，常伴有关节囊的撕裂或韧带损伤，严重者会合并骨折。关节脱位一般有外伤史，患处可出现程度不等的疼痛、肿胀、功能丧失等。若脱臼的骨骼压迫神经，会造成脱位关节以下的肢体麻木；若压迫血管，脱位关节以下肢体动脉波动难以触及且肢体颜色发紫。根据病人外伤史、临床表现等及时识别病人关节脱位部位，并采取相应的急救护理是本章的学习重点。

案例导入

　　刘先生，47岁，因肩部肿痛、活动受限4小时入院。病人4小时前因路滑跌倒，跌倒时右手掌着地，跌倒后右肩部疼痛难忍收入院。受伤以来，食欲精神欠佳。

　　既往身体健康，无药物或食物过敏史，吸烟20余年，10支/日。体格检查：T 36.5℃，P 72次/分，R 16次/分，Bp 112/80 mmHg。心肺腹检查未见异常。专科检查：肩部呈方肩畸形，肩峰下空虚，Dugas征阳性，右上肢远端感觉、肌力、运动均正常。

　　辅助检查：X线检查示右肩关节前脱位。

　　请思考：

　　(1)护士评估该病人时，应重点关注哪些内容？

　　(2)医生将给病人实施手法复位，复位成功的标志有哪些？

　　(3)病人复位成功后行三角巾悬手期间，如何指导病人对患肢进行功能报炼。

第一节　概　述

 考点提示

序号	主要考点
1	关节脱位的特有体征
2	脱位和骨折共有的特征是
3	关节脱位复位后固定的时间
4	关节脱位复位后的护理措施

关节脱位是指由于直接或间接暴力作用于关节，或关节有病理性改变，使骨与骨之间相对关节面失去正常的对合关系；失去部分正常对合关系的称半脱位。关节脱位多见于青壮年和儿童；四肢大关节中以肩关节和肘关节脱位最为常见，髋关节次之，膝关节、腕关节脱位则少见。

【病因】

1. 创伤　由外来暴力间接作用于正常关节引起的脱位，是导致脱位最常见的原因，多发生于青壮年。

2. 病理改变　关节结构发生病变，骨端遭到破坏，不能维持关节面正常的对合关系，如关节结核或类风湿关节炎所导致的脱位。

3. 先天性关节发育不良　胚胎发育异常导致关节先天性发育不良，出生后即发生脱位且逐渐加重，如由于髋臼和股骨头先天性发育不良或异常引起的先天性髋关节脱位。

4. 习惯性脱位　创伤性脱位后，关节囊及韧带松弛或在骨附着处被撕脱，使关节结构不稳定，轻微外力即可导致再脱位，如此反复，形成习惯性脱位，如习惯性肩关节脱位、习惯性颞下颌关节脱位等。

【分类】

(1)按脱位程度分类分为：①全脱位：关节面对合关系完全丧失；②半脱位：关节面对合关系部分丧失。

(2)按脱位发生的时间分类分为：①新鲜性脱位：脱位时间未超过2周；②陈旧性脱位：脱位时间超过2周。

(3)按脱位后关节腔是否与外界相通分类分为：①闭合性脱位：局部皮肤完好，脱位处关节腔不与外界相通；②开放性脱位：脱位处关节腔与外界相通。

【临床表现】

1. 症状

病人常出现关节疼痛、肿胀、局部压痛和关节功能障碍。早期全身可合并复合伤、休克等,局部可合并骨折和神经血管损伤。晚期可发生骨化性肌炎、缺血性骨坏死和创伤性关节炎等。

2.体征

(1)畸形:关节脱位后肢体出现旋转、内收或外展、外观变长或缩短等畸形,与健侧不对称。关节的正常骨性标志发生改变。

(2)弹性固定:关节脱位后,由于关节囊周围未撕裂的肌肉和韧带的牵拉,使患肢固定在异常的位置,被动活动时感到弹性阻力。

(3)关节盂空虚:脱位后可触到空虚的关节盂,移位的骨端可在邻近异常位置触及;但肿胀严重时常难以触及。

【辅助检查】

X线检查对确定脱位的方向、程度、有无合并骨折、有无骨化性肌炎或缺血性骨坏死等有重要作用。

【处理原则】

1.复位 以手法复位为主,最好在脱位后3周内进行,因为早期复位容易成功,且功能恢复好;若脱位时间较长,关节周围组织发生粘连,空虚的关节腔被纤维组织充填,常导致手法复位难以成功。若发生以下情况,考虑行手术切开复位:①合并关节内骨折;②经手法复位失败或手法难以复位;③有软组织嵌入。关节脱位复位成功的标志是被动活动恢复正常、骨性标志恢复、X线检查提示已复位。

2.固定 即将复位后的关节固定于适当位置,以修复损伤的关节囊、韧带、肌肉等软组织。固定的时间视脱位情况而定,一般为2~3周。陈旧性脱位经手法复位后,固定时间适当延长。

3.功能锻炼 鼓励早期活动,在固定期间经常进行关节周围肌肉的收缩练习和患肢其他关节的主动或被动活动,防止肌肉萎缩及关节僵硬。固定解除后,逐步扩大患部关节的活动范围,并辅以理疗、中药熏洗等治疗,逐渐恢复关节功能。功能锻炼过程中切忌粗暴的被动活动,以免加重损伤。

【护理评估】

1.健康史 ①一般情况:如年龄、出生时的情况、日常运动的量和强度等;②外伤史:评估病人有无突发外伤,受伤后的症状和处理方法;③既往史:病人既往有无类似外伤病史、有无习惯性关节脱位、既往脱位后的治疗及恢复情况等。

2.身体状况

(1)症状与体征:评估患肢疼痛程度、有无血管或神经受压的表现、有无皮肤受损;评估生命体征、躯体活动能力、生活自理能力等。

(2)辅助检查:评估X线检查有无阳性发现。

3.心理-社会状况 评估病人的心理状态,对本次治疗有无信心;评估病人所具有的疾病知识和对治疗、护理的期望。

【常见护理诊断/问题】

1.疼痛　与关节脱位引起局部组织损伤及神经受压有关。

2.躯体活动障碍　与关节脱位、疼痛、制动有关。

3.潜在并发症　血管、神经受损。

4.有皮肤完整性受损的危险　与外固定压迫局部皮肤有关。

【护理目标】

(1)病人疼痛减轻或消失。

(2)病人关节活动能力和舒适度改善。

(3)病人未出现血管、神经损伤等并发症，或得到及时发现和处理。

(4)病人皮肤完整，未出现压疮或感染。

【护理措施】

1.体位　抬高患肢并保持患肢于关节的功能位，以利于静脉回流，减轻肿胀。

2.缓解疼痛

(1)局部冷热敷：受伤24小时内局部冷敷，达到消肿止痛目的；受伤24小时后局部热敷，以减轻肌肉痉挛引起的疼痛。

(2)避免加重疼痛的因素：进行护理操作或移动病人时，托住患肢，动作轻柔，以免用力不当加重疼痛。

(3)镇痛：应用心理暗示、转移注意力或松弛疗法等非药物镇痛方法缓解疼痛，必要时遵医嘱应用镇痛剂。

3.病情观察　移位的骨端压迫邻近血管和神经，可引起患肢缺血，感觉、运动障碍。定时观察患肢远端血运、皮肤颜色、温度、感觉和活动情况等；发现患肢苍白、发冷、肿胀、疼痛加剧、感觉麻木等，及时通知医师并配合处理。

4.保持皮肤完整性　使用石膏固定或牵引者，避免因固定物压迫而损伤皮肤。此外，髋关节脱位固定后需长期卧床者，鼓励其经常更换体位，保持床单位整洁，预防压疮形成。对于皮肤感觉功能障碍的肢体，防止烫伤和冻伤。

5.心理护理　关节脱位多由意外事故造成，病人常有焦虑、恐惧以及自信心不足，应在生活上给予帮助，加强沟通，耐心开导，使之心情舒畅，从而接受并配合治疗。

6.健康教育　向病人及其亲属讲解关节脱位治疗和康复的知识。说明复位后固定的目的、方法、重要意义及注意事项，使其充分了解固定的重要性、必要性及复位后的固定时限。讲述功能锻炼的重要性和必要性，并指导其进行康复锻炼，使病人能自觉按计划实施。固定期间进行关节周围肌肉收缩活动及邻近关节主动或被动运动；固定拆除后，逐步进行肢体的全范围关节功能锻炼，防止关节粘连和肌肉萎缩。习惯性脱位者，须保持有效固定并严格遵医嘱坚持功能锻炼，避免各种导致再脱位的因素。

【护理评价】

通过治疗与护理，病人是否：①疼痛减轻或消失；②关节功能得以恢复，满足日常活动需要；③血管、神经损伤得以预防，或得到及时发现和处理；④皮肤完整，压疮或感染得以预防，或得到及时发现和处理。

第二节　肩关节脱位

 考点提示

序号	主要考点
1	肩关节脱位常见的类型
2	肩关节脱位的判断
3	肩关节脱位复位固定后活动肩关节的时间（3 周）
4	肩关节脱位首选的处理方法及复位后正确的固定方法

肩关节是人体运动范围最大而又最灵活的关节，可做屈、伸、收、展、旋转及环转运动。肩关节周围有很多肌肉通过，这些肌肉维护了肩关节的稳定性，但肩关节的前下方肌肉较少，关节囊最松弛，是关节稳定性最差的薄弱点。

【病因】

创伤是肩关节脱位的主要原因，多由间接暴力引起。当身体侧位跌倒时，手掌或肘撑地，肩关节处于外展、外旋和后伸位，肱骨头在外力作用下突破关节囊前壁，滑出肩胛盂而致脱位；当肩关节极度外展、外旋和后伸时，肱骨颈或肱骨大结节抵触于肩峰时构成杠杆的支点，使肱骨头向盂下滑出发生脱位。若肩关节后方受到直接暴力的碰撞，可使肱骨头向前脱位。

【分类】

根据脱位的方向，肩关节脱位分为前脱位、后脱位、下脱位和上脱位。由于肩关节前下方组织薄弱，因此以前脱位多见。肩关节前脱位可发生在锁骨下、喙突下、肩前方及关节盂下，其中以喙突下最为常见。肩关节脱位常合并肱骨大结节撕脱骨折和肩袖损伤。

【临床表现】

1.症状　肩关节疼痛，周围软组织肿胀，活动受限。常用健侧手扶持患肢前臂，头倾向患肩。

2.体征　肩关节脱位后，关节盂空虚，肩峰明显突出，肩部失去正常饱满圆钝的外形，呈"方肩"畸形（图 36-1）；在腋窝、喙突下或锁骨下可触及肱骨头；Dugas 征阳性。

【辅助检查】

X 线检查能帮助明确脱位的类型及发现是否合并有骨折。

【处理原则】

1. 复位

(1)手法复位：对于新鲜肩关节脱位，在进行充分的临床评估后，手法复位多能获得成功，常用的有手牵足蹬法和悬垂法。小儿非创伤性脱位很少需要手法复位，通常可自行复位。

(2)切开复位：当合并大结节骨折、肩胛盂骨折移位、软组织嵌入等时，积极采取手术治疗。

2. 固定　单纯肩关节脱位，复位后腋窝处垫棉垫，用三角巾悬吊上肢，保持肘关节屈曲90°；关节囊破损明显或仍有肩关节半脱位者，将患侧手置于对侧肩上，上肢以绷带与胸壁固定，腋下垫棉垫(图36-1)。一般情况下，固定3周，合并大结节骨折者应延长1~2周，有习惯性脱位病史的年轻病人适当延长固定期；40岁以上的病人，固定时间可相应缩短，因为年长病人关节制动时间越长，越容易发生关节僵硬。

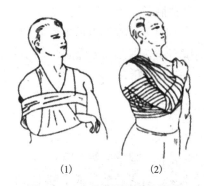

(1)　　　(2)

图36-1　肩关节脱位复位固定

3. 功能锻炼　固定期间须主动活动腕部与手指；疼痛肿胀缓解后，用健侧手缓慢推动患肢行外展与内收活动，活动范围以不引起患侧肩部疼痛为限。解除固定后，开始进行肩关节的活动锻炼；锻炼须循序渐进，主动进行肩关节各方向的活动，使其活动范围得到最大限度恢复，切忌操之过急。配合理疗按摩，效果更好。

【护理措施】

参见本章第一节概述。

第三节　肘关节脱位

 考点提示

序号	主要考点
1	肘关节脱位的特有体征
2	肘关节脱位的正确处理方法

肘关节脱位的发生率仅次于肩关节脱位，好发于10~20岁青少年，多为运动损伤，占肘关节损伤的3%~6%，发病高峰年龄在13~14岁，即骺板闭合后。

【病因与分类】

肘关节脱位多由间接暴力所致，根据脱位的方向可分为后脱位、侧方脱位及前脱位。

1. 后脱位　为最常见的肘关节脱位。当肘关节处于伸直位、前臂旋后位跌倒时，手掌着地，暴力沿尺、桡骨上端向近端传导，在尺骨鹰嘴处产生杠杆作用，导致前方关节囊撕裂，使尺、桡骨近端同时向肱骨远端后方脱出，形成肘关节后脱位。

2. 侧方脱位　当肘关节处于内翻或外翻位时遭受暴力，可发生尺侧或桡侧方脱位。

3. 前脱位　当肘关节处于屈曲位时，肘后方受到直接暴力作用，可产生尺骨鹰嘴骨折和肘关节前脱位，此类相对少见。

小儿肘关节脱位以后外侧脱位为主，常见原因是手或肘关节伸直位跌倒，杠杆的力量使得鹰嘴自滑车脱出，导致脱位。小儿肘关节脱位可能伴有尺骨冠突骨折，也可能伴有肱骨内髁、外上髁骨折。

【临床表现】

1. 症状　肘关节局部疼痛、肿胀，功能受限。

2. 体征　肘部变粗、后突，前臂短缩，肘后三角关系失常。鹰嘴突高出内外髁，可触及肱骨下端。若患肢前臂或手麻木、胀痛、运动不灵活等则可能出现正中神经或尺神经损伤，亦可出现动脉受压的临床表现。

【辅助检查】

X线检查帮助明确脱位的类型、移位情况及有无合并骨折。对于陈旧性关节脱位，X线检查有助于明确有无骨化性肌炎或缺血性骨坏死。

【处理原则】

1. 复位　一般情况下，通过手法闭合复位可完成脱位关节的复位。复位方法为：助手配合沿畸形关节方向行前臂和上臂牵引和反牵引，术者从肘后用双手握住肘关节，以指推压尺骨鹰嘴向前下，同时矫正侧方移位，助手在复位过程中维持牵引并逐渐屈肘，出现弹跳感表示复位成功。手法复位失败时，不可强行复位，应采取手术复位。合并有神经损伤者，手术时先探查神经，在保护神经的前提下进行手术复位。

小儿肘关节脱位须在镇静、止痛甚至采用局部或全身麻醉后，才能进行闭合复位。8岁以下的患儿可取俯卧位，患侧上肢自床边下垂，将鹰嘴向前推挤，以获得复位；8岁以上的患儿取仰卧位，在远侧牵引下，前臂旋后、肘关节屈曲可获得复位。

2. 固定　复位后，用超关节夹板或长臂石膏托固定患肢于屈肘90°功能位，再用三角巾悬吊于胸前，2~3周后去除固定。

3. 功能锻炼　固定期间，可做伸掌、握拳、手指屈伸等活动。去除固定后，练习肘关节的屈伸、前臂旋转活动及锻炼肘关节周围肌力，通常需要3~6个月方可恢复。

【护理措施】

参见本章第一节概述。

第四节　髋关节脱位

 考点提示

序号	主要考点
1	髋关节脱位复位后护理措施
2	髋关节脱位的临床表现

髋关节由股骨头和髋臼构成，是人体最大的杵臼关节。髋臼为半球形，深而大，周围有强大韧带和肌肉附着，结构相当稳定，故往往只有强大暴力才能导致髋关节脱位，约50%髋关节脱位同时合并有骨折。

小儿髋关节脱位的发病时间成双峰分布，发病的第一高峰在2~5岁，这与关节松弛及软骨比较柔韧有关，常发生于轻微外伤，如站立位时跌倒。第二个高峰出现在11~15岁，与运动损伤和交通事故增多有关，且常合并髋臼骨折。

【病因】

发生交通事故时，如病人处于坐位，膝、髋关节屈曲，暴力使大腿急剧内收、内旋，以致股骨颈前缘抵于髋臼前缘而形成一个支点，股骨头因受杠杆作用冲破后关节囊而向后方脱出。此外，房屋倒塌时，若病人处于下蹲位，下肢强力外展、外旋时，大转子抵于髋臼缘上，形成杠杆的支点，股骨头向前滑出穿破关节囊，发生髋关节前脱位。

【分类】

按股骨头的移位方向，分为后脱位、前脱位和中心脱位(图 36-2)，其中以后脱位最常见，占全部髋关节脱位的85%~90%。脱位时常造成关节囊撕裂、髋臼后缘或股骨头骨折，有时合并坐骨神经挫伤或牵拉伤。

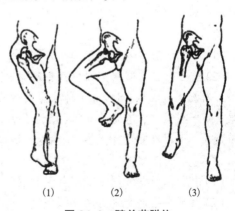

(1)　　　　(2)　　　　(3)

图 36-2　髋关节脱位

【临床表现】

1. 症状　患侧髋关节疼痛，主动活动功能丧失，被动活动时引起剧烈疼痛。

2. 体征　不同方向的脱位，其体征有所不同。

(1)后脱位：髋关节呈屈曲、内收、内旋及短缩畸形。臀部可触及向后上突出移位的股骨头。合并坐骨神经损伤时，多表现以腓总神经损伤为主的体征，出现足下垂、趾背伸无力、足背外侧感觉障碍等，足部出现神经营养性改变，如早期出现皮肤潮红、皮温增高、干燥无汗等；晚期出现皮肤苍白、皮温降低、自觉寒冷及皮纹变浅等。

（2）前脱位：髋关节呈明显外旋、轻度屈曲和外展畸形，患肢很少短缩，合并周围骨折损伤也较少见。腹股沟肿胀，可摸到股骨头。

【辅助检查】

X线检查可明确诊断，必要时行CT检查髋臼后缘及关节内骨折情况。

【处理原则】

1. 复位　脱位后力争在24小时内、麻醉状态下进行闭合复位，常用的复位方法有提拉法和悬吊法。闭合复位不成功时采用手术切开复位，同时将伴发的骨折进行复位、内固定。小儿髋关节脱位后12小时内，可行闭合复位；对不能行闭合复位需行手术治疗的患儿，术后行骨牵引或人字形石膏固定4~6周以获得髋关节稳定。

2. 固定　用绷带将双踝暂时捆在一起，于髋关节伸直位下将病人搬运至床上，患肢作皮肤牵引或穿丁字鞋2~3周，不必做石膏固定，保持患肢处于伸直、外展位，防止髋关节屈曲、内收、内旋。

3. 功能锻炼　卧床期间做股四头肌收缩动作，2~3周后开始活动关节，4周后扶双拐下地活动，3个月后可完全承重。

【护理措施】

参见本章第一节概述。

【思考题】

1. 张先生，28岁，打篮球时右肩关节受伤。病人肩关节处疼痛、肿胀，活动受限，固定于轻度外展内旋位，用左手托住右侧前臂，外观呈"方肩"畸形，肩峰明显突出，肩峰下空虚。
请问：
（1）如何帮助病人缓解疼痛？
（2）护士应注意哪些方面的病情观察9（3）如何指导病人进行功能锻炼？
2. 符姓患儿，男，8岁，上体育课时摔伤髋部。体格检查：患儿右髋关节疼痛，活动少且受限，处于屈曲位，患儿站立时，骨盆前倾，臀部后耸，行走时呈鸭行步态，X线检查示右髋关节脱位，予以在麻醉下行复位治疗，术后右侧髋人字石膏固定。
请问：
（1）该患儿行石骨固定期间如何护理？
（2）如何指导患儿进行功能锻炼？

图书在版编目(CIP)数据

外科护理学／米树文，王锡娟主编. —长沙：中
南大学出版社，2020.8(2022.8重印)

ISBN 978-7-5487-0644-1

Ⅰ.①外… Ⅱ.①米… ②王… Ⅲ.①外科学－护理
学－职业教育－教材 Ⅳ.①R473.6

中国版本图书馆 CIP 数据核字(2020)第 108288 号

外科护理学
WAIKE HULIXUE

主编　米树文　王锡娟

□责任编辑　谢新元
□责任印制　唐　曦
□出版发行　中南大学出版社
　　　　　　社址：长沙市麓山南路　　　　　邮编：410083
　　　　　　发行科电话：0731-88876770　　传真：0731-88710482
□印　　装　长沙雅鑫印务有限公司

□开　　本　787 mm×1092 mm　1/16　　□印张 29.25　　□字数 742 千字
□互联网+图书　二维码内容　字数 108.9 千字　图片 1 张
□版　　次　2020 年 8 月第 1 版　　　　　□印次 2022 年 8 月第 2 次印刷
□书　　号　ISBN 978-7-5487-0644-1
□定　　价　78.00 元